改訂第3版
内視鏡診断のプロセスと疾患別内視鏡像

監修　田尻　久雄
編集　田中　信治／長南　明道／武藤　学

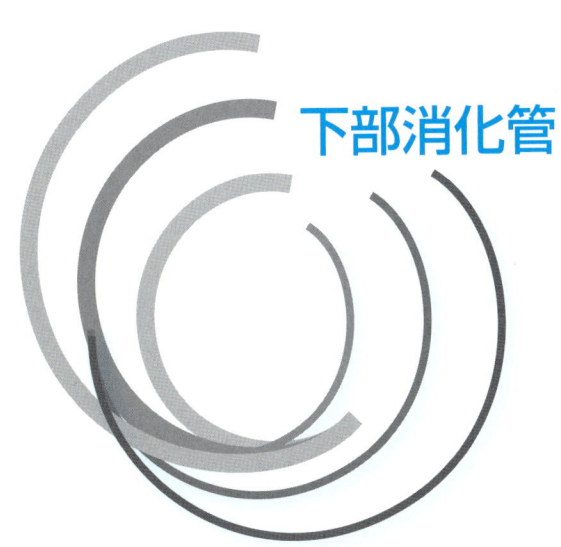

下部消化管

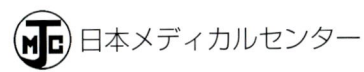

■監　修
田尻　久雄　東京慈恵会医科大学内科学講座消化器・肝臓内科/内視鏡科主任教授

■編　集
田中　信治　広島大学病院内視鏡診療科教授/広島大学大学院先進医療開発科学講座内視鏡医学教授
長南　明道　仙台厚生病院消化器センター　センター長/副院長
武藤　学　　京都大学大学院医学研究科消化器内科学准教授

■執筆者（執筆順）
田村　智　　田村クリニック胃腸科・内科院長
赤松　泰次　長野県立病院機構須坂病院内視鏡センター　センター長
佐野　寧　　医療法人薫風会佐野病院消化器センター　顧問/院長
斎藤　豊　　国立がん研究センター中央病院消化管腫瘍科副科長
山本　博徳　自治医科大学光学医療センター教授
中村　哲也　獨協医科大学医療情報センター　センター長/教授
生沼　健司　獨協医科大学消化器内科
寺野　彰　　獨協学園理事長
細江　直樹　慶應義塾大学医学部内視鏡センター
緒方　晴彦　慶應義塾大学医学部内視鏡センター教授
津田　純郎　岡山市医師会総合メディカルセンター附属診療所所長（元　福岡大学筑紫病院消化器科准教授）
岡　志郎　　広島大学病院内視鏡診療科
田中　信治　広島大学病院内視鏡診療科教授/広島大学大学院先進医療開発科学講座内視鏡医学教授
池松　弘朗　国立がん研究センター東病院消化管内視鏡科
岩館　峰雄　医療法人薫風会佐野病院消化器センター
髙田さやか　広島大学病院内視鏡診療科
渡辺　憲治　大阪市立大学大学院医学研究科消化器内科学講師
山上　博一　大阪市立大学大学院医学研究科消化器内科学講師
荒川　哲男　大阪市立大学大学院医学研究科消化器内科学教授
吉田　直久　京都府立医科大学大学院医学研究科消化器内科学特任講師
八木　信明　京都府立医科大学大学院医学研究科消化器内科学准教授
内藤　裕二　京都府立医科大学大学院医学研究科消化器内科学准教授
松田　尚久　国立がん研究センター中央病院消化管内視鏡科医長
中島　健　　国立がん研究センター中央病院消化管内視鏡科
趙　栄済　　洛和会音羽病院消化器病センター所長/副院長（前　大津市民病院消化器科）
飯沼　昌二　洛和会音羽病院消化器病センター部長
中島　正継　京都第二赤十字病院院長
三宅　直人　仙台厚生病院消化器センター医長
長南　明道　仙台厚生病院消化器センター　センター長/副院長
寺井　毅　　寺井クリニック院長/順天堂大学医学部消化器内科非常勤講師
阿部　哲史　武藤医院院長
鶴田　修　　久留米大学医学部消化器病センター内視鏡診療部門教授
河野　弘志　久留米大学医学部内科学講座消化器内科部門講師
前山　泰彦　久留米大学医学部内科学講座消化器内科部門
長田修一郎　久留米大学医学部内科学講座消化器内科部門
五十嵐正広　がん研有明病院内視鏡診療部部長/北里大学医学部客員教授
花房　正雄　大阪府立成人病センター消化管内科

浜本	順博	大阪医科大学第二内科非常勤講師/浜本クリニック院長
井上	拓也	大阪医科大学第二内科
平田	一郎	藤田保健衛生大学医学部消化管内科教授
池上	雅博	東京慈恵会医科大学病院病理部准教授
安藤	正夫	金上病院院長
小林	広幸	福岡山王病院消化器内科部長
堺	勇二	医療法人親愛天神クリニック
渕上	忠彦	松山赤十字病院胃腸センター/院長
野田	哲裕	久留米大学医学部内科学講座消化器内科部門
石原	誠	名古屋大学大学院医学系研究科消化器内科
大宮	直木	名古屋大学大学院医学系研究科消化器内科講師
後藤	秀実	名古屋大学大学院医学系研究科消化器内科学教授
山田	弘志	名古屋大学大学院医学系研究科消化器内科学
竹中	宏之	名古屋大学大学院医学系研究科消化器内科学
志田	陽介	獨協医科大学第一外科
加藤	広行	獨協医科大学第一外科教授
藤盛	孝博	獨協医科大学病理学（人体分子）教授
樫田	博史	近畿大学医学部消化器内科教授・消化器内視鏡部長
松本	主之	九州大学病院消化管内科診療准教授
飯田	三雄	公立学校共済組合九州中央病院院長
中村昌太郎		九州大学大学院病態機能内科学講師
笹田	寛子	ハワイ大学医学部病理
岩男	泰	慶應義塾大学医学部内視鏡センター講師
上野	義隆	広島大学病院内視鏡診療科診療講師
八尾	建史	福岡大学筑紫病院内視鏡部准教授
斉藤	裕輔	市立旭川病院消化器病センター センター長
小澤賢一郎		市立旭川病院消化器病センター部長
垂石	正樹	市立旭川病院消化器病センター部長
為我井芳郎		がん研有明病院内視鏡診療部副部長
蔵原	晃一	松山赤十字病院胃腸センター部長
石原	裕士	福岡大学筑紫病院消化器内科/戸畑共立病院消化器内科
松井	敏幸	福岡大学筑紫病院消化器内科教授
中村	直	医療法人抱生会丸の内病院消化器内科部長
山本	香織	医療法人抱生会丸の内病院消化器内科科長
下平	和久	長野県立病院機構須坂病院内科
松田	保秀	松田病院理事長・院長

改訂第3版の序

　本書の初版は2005年に刊行され，好評のもと2007年には改訂2版が刊行されました．本書は，通常の書籍と異なり所見ごとに項目立てされているのが特徴です．すなわち隆起・陥凹といった所見を見て，その所見から質的診断に至るプロセスを鮮明で美しい内視鏡写真と簡潔な説明・フローチャートを用いて解説しています．また，疾患ごとにも大切な事項は疾患別内視鏡像の項にまとめて示し，最新のトピック・技術的なコツは充実したコラムに盛り込まれています．このように，本書は診療の現場での即戦力として，また，診断学を系統的に脳裏に焼き付けるためのテキストとして手離すことのできない最高の書籍のひとつとして皆さんのお役に立ってきたものと自画自賛しております．

　一方，ここ数年の間に，NBI（Narrow Band Imaging）などの画像強調観察（IEE；Image-Enhanced Endoscopy）を用いた新しい診断学が発展・普及し，日常の診療の中でルーチン検査として導入されつつあります．また，バルーン小腸内視鏡やカプセル内視鏡の普及によって，小腸疾患の診断学も大きく進歩しています．さらに，「大腸癌取扱い規約」「大腸癌治療ガイドライン」，「炎症性腸疾患の診断指針・治療指針」の改訂が相次いで行われ，内視鏡医が理解し身に付けねばならない新しい情報が山積しております．そこで，今回の2度目の改訂にあたり，この数年間で大きな飛躍を遂げたIEEによる内視鏡診断について項を追加し詳しく解説するとともに，症例の差し替え・追加に加えて，各項目の内視鏡画像にもIEE画像を追加していただきました．また，バルーン小腸内視鏡やカプセル内視鏡の画像診断学や改訂された種々の規約・指針や，新しいガイドラインの内容も盛り込み，最新の下部消化管診断学の情報を網羅した内容になっております．

　本書の読者は，消化器内視鏡専門医を目指す若手医師をターゲットにしていますが，最近，内視鏡治療手技の修得ばかりに没頭し，診断学が軽視される風潮が危惧されています．良質の画像による正確で緻密な診断学を論理的・系統的に身につけてこそ，正しい治療方針の決定が可能であり，治療の確実性が得られることは論を待ちません．この改訂第3版を是非とも座右に備えて新しい情報を整理し，日常の消化器病診療に役立てていただきたいと思います．

　最後に，これまで版を重ねることができましたのも，初版・第2版で監修の労をおとりいただきました丹羽寬文先生（日本消化器内視鏡学会名誉理事長，最高顧問）のお力の賜と厚く御礼申し上げます．また，快く改訂に協力して下さった先生方に御礼申し上げますとともに，このような素晴らしい書籍を刊行する機会を下さり御協力頂いた日本メディカルセンタースタッフに心から感謝致します．

2011年初秋

田中　信治
長南　明道
武藤　　学
田尻　久雄

改訂の序 (抜粋)

　今回の改訂にあたり，この1年で大きな飛躍を遂げた特殊光による内視鏡診断について項を追加し，改訂された種々の規約や，新しいガイドラインの内容も盛り込み，最新の情報を網羅して提供できる内容にするとともに，全体の内容も画像の追加・変更も含めて加筆していただき，この度改訂版として再刊行することとなった．

　本書は「論理的・系統的に診断学を学ぶことのできる書籍」を目指したが，多くの先生に必要とされたことは，すなわち診断学の重要性を認識し，学ぼうという内視鏡医が数多いということであり，大変喜ばしいことである．是非とも座右に備え，何度も読み込むことで己の血肉とし，質的診断に至るプロセスを学んでいただきたい．本書が，読者の日々の消化器診療に役立つことを願っている．

　2007年春

　　　　　　　　　　　　　　　　　　田中　信治　　長南　明道　　田尻　久雄

初版の序 (抜粋)

　診断学は，薬物治療・内視鏡治療・外科的治療などの治療方針を決定するうえで必要不可欠の重要なステップであり，正確な診断なくして正しい治療はありえない．

　消化管診断学には，日常診療で汎用されているものだけでも，X線造影検査，内視鏡検査，拡大観察，超音波内視鏡検査，体外式超音波検査，CTスキャン，MRIなど多くのmodalityがあるが，本書は，とくに内視鏡診断学を中心に初学者から中級者までの先生方に実践的に役に立つ内容を目指した．

　本書の最大の特徴は，各論を疾患別の項目立てのみでなく，所見別の項目立てにも力を入れた点である．疾患別の特徴的な内視鏡診断学に加えて，ひとつの内視鏡所見から導かれる鑑別診断の実際と多くの参考症例・その解説がたっぷり盛り込まれた本書は，内視鏡鑑別診断学を系統的に習得するためにきわめて有意義であると確診する．

　最近，内視鏡診断に関する成書も数多く出版されており，どの本を購入しようかと迷うことであろう．このようななかで，本書は他の成書とは異なった切り口から「小腸・大腸内視鏡診断学習得のための初級～中級者必須のテキスト」という観点で作成されたものであり，その内容は内視鏡専門医を目指す先生方が手に取ってすぐに役立つきわめて実践的な内容となっている．本書は，内視鏡診断学習得にきわめて有用な教科書であると，編集させていただいたわれわれも自画自賛している．

　2005年盛夏

　　　　　　　　　　　　　　　　　　田中　信治　　長南　明道　　田尻　久雄

Contents

内視鏡診断のプロセスと疾患別内視鏡像

下部消化管

I. 総論

1. 症状・身体所見から何を考えるか ▶19
田村　智

　腹痛と病態生理/19
　便通異常/21
　下　血/23
　腹部膨満感（abdominal distension, abdominal fullness）/24
　発　熱/26

2. 内視鏡検査の適応と禁忌 ▶29
赤松泰次

　下部消化管内視鏡検査の心構え/29
　適応と禁忌/29
　インフォームド・コンセント/29
　偶発症/31

3. 内視鏡検査の準備 ▶35
赤松泰次

　前処置/35
　前投薬/36
　使用するスコープの特徴と選択/37
　内視鏡機器の再生処理/37

4. 部位別解剖と正常内視鏡像 ▶41
田村　智

　大腸の走行と部位別解剖/41
　大腸の正常組織所見と血管支配/46

5. 大腸内視鏡挿入観察法 ▶49
佐野　寧, 斎藤　豊

　スコープ操作の基本/49
　内視鏡挿入法について/50
　内視鏡観察の基本/54

6．小腸内視鏡挿入観察法―バルーン法を中心に ▶57　　　　山本博徳

    バルーン内視鏡の原理/57
    ダブルバルーン電子内視鏡システム/58
    シングルバルーン電子内視鏡/59
    挿入方法/60
    バルーン内視鏡による観察/62

7．カプセル内視鏡検査 ▶67

（1）GIVEN ……………67　　　　中村哲也，生沼健司，寺野　彰

    ギブン画像診断システムとそのメカニズム/67
    カプセル内視鏡 PillCam SB2 の保険適用・禁忌/68
    カプセル内視鏡 PillCam SB2 の検査法/68

（2）オリンパス ……………73　　　　細江直樹，緒方晴彦

    オリンパス社製カプセル内視鏡のメカニズム/73
    検査の実際/74
    読影の実際/75

8．色素内視鏡観察 ▶77　　　　津田純郎

    色素内視鏡観察の種類，原理，特徴/77
    色素散布の方法とコツ/79

9．拡大観察 ▶83　　　　岡　志郎，田中信治

    拡大観察の臨床的意義/83
    拡大観察を始める前に/83
    拡大観察の手順と手技/84
    コントラスト法による拡大観察/84
    染色法による拡大観察/84
    拡大内視鏡観察と実体顕微鏡観察による pit pattern 一致率/87
    通常内視鏡観察と拡大内視鏡観察による pit pattern 一致率/88
    コントラスト法と染色法によるⅤ型 pit pattern の診断能/88

10．画像強調観察（IEE）▶93

（1）総　論 ……………93　　　　田中信治

    画像強調内視鏡観察法の分類/93
    基本的原理/94
    大腸腫瘍に対する NBI 拡大内視鏡観察の基本所見/94

NBI拡大内視鏡観察のピットフォール/96
だれでも使用できる診断学の構築が重要/98
NBI拡大内視鏡所見分類の簡便化/100
NBI拡大観察の基本分類としてのNICE分類/101

（2）NBI……………103

1 スクリーニングにおける重要性/103　　　　　　　　　池松弘朗
NBIによる拾い上げ診断の問題点/103
NBIによる拾い上げ診断の検討/104
考　察/106

2 腫瘍・非腫瘍の鑑別/108　　　　　　　　　佐野　寧，岩館峰雄
大腸非腫瘍/腫瘍性病変に対する質的診断/109

3 組織型・深達度診断/114　　　　　　　　髙田さやか，田中信治
広島分類/114
広島分類と組織型・深達度診断/114
NICE分類（CTNIGコンセンサス）/117

4 炎症性腸疾患での有用性/118　　　　渡辺憲治，山上博一，荒川哲男
潰瘍性大腸炎に対するサーベイランス内視鏡の基本的事項/119
NBIによる潰瘍性大腸炎サーベイランス内視鏡の実際/119
NBIから色素拡大内視鏡へ：colitic cancer/dysplasiaに対する精査/121

（3）FICE……………123　　　　　　　　吉田直久，八木信明，内藤裕二
FICEの原理/123
FICE分類/124
FICEの臨床病理学的検討/124
症例呈示/125

（4）AFI……………128　　　　　　　　　松田尚久，中島　健，斎藤　豊
AFI画像の原理/128
AFIによる大腸ポリープ拾い上げ診断能の評価/129
AFIによる大腸病変の質的診断/130
症例呈示/130

11. 超音波内視鏡（EUS）▶133　　　　　　　趙　栄済，飯沼昌二，中島正継
検査の基本/133
正常層構造/135
おもな疾患/135

目次

II. 診断のプロセス

形態を表現する用語 ▶147　　　　　　　　　　　三宅直人，長南明道
- 隆起性病変を表現する用語/147
- 陥凹性病変を表現する用語/148

［大　腸］

隆　起 ▶150　　　　　　　　　　　　　　　　田中信治，岡　志郎
- 上皮性か非上皮性か？/150
- 単発か多発か？/152
- 随伴症状はないか？/153

ひ　だ ▶172　　　　　　　　　　　　　　　　寺井　毅，阿部哲史
- 腫瘍性病変に伴うひだの所見/172
- 炎症性病変に伴うひだの所見/173

陥　凹 ▶182　　　　　　　　　　　　鶴田　修，河野弘志，前山泰彦
- 病変の発見/182
- 陥凹の有無の確認/182
- 陥凹主体の病変か，隆起主体の病変か？/183
- 陥凹の性状/183

アフタ・びらん ▶198　　　　　　　　　　　　　　　　五十嵐正広
- 腫瘍か非腫瘍か？/198
- 主病変の有無/199
- 注目すべき所見/199
- 病歴聴取/200

潰　瘍 ▶206　　　　　　　　　　　浜本順博，井上拓也，平田一郎
- 潰瘍性病変の鑑別におけるポイント/206

色　調 ▶222　　　　　　　　　　　　　　　　寺井　毅，阿部哲史
- 腫瘍性病変に伴う色調の所見/222
- 炎症性病変に伴う色調の所見/223

血管透見 ▶236　　　　　　　　　　　　　　　　　　　　　　斎藤　豊

　　炎症性疾患/236
　　過形成性ポリープ/237
　　腫瘍性病変/237

変形，狭窄・狭小化 ▶244　　　　　　　　　　　　　　　小林広幸，堺　勇二，渕上忠彦

　　変形（狭窄・狭小化）の形態/244
　　随伴病変/245
　　好発部位/245
　　臨床像/245
　　他の画像所見/246

[小　腸]

隆　起 ▶260　　　　　　　　　　　　　　　　　　石原　誠，大宮直木，後藤秀実

　　上皮性病変/261
　　非上皮性腫瘍/261
　　ポリポーシス症候群の小腸病変/262

アフタ・びらん ▶266　　　　　　　　　　　　　　山田弘志，大宮直木，後藤秀実

潰　瘍 ▶268　　　　　　　　　　　　　　　　　　竹中宏之，大宮直木，後藤秀実

　　小腸潰瘍の臨床診断について/268
　　内視鏡所見による鑑別診断/269

Ⅲ．疾患別内視鏡像

[大腸・小腸]

大腸癌取扱い規約の分類 ▶276　　　　　　　　　　　　　　　　　　　　田中信治

　　解剖（腫瘍の占居部位）/276
　　肉眼分類/277
　　　内視鏡像　｜　表在型大腸腫瘍の肉眼形態（0-Ⅰ型・0-Ⅱ型・複合型）
　　　　　　　｜　進行型大腸腫瘍の肉眼形態（1型・2型・3型・4型）

大腸の病理組織分類 ▶286

志田陽介, 加藤広行, 藤盛孝博

大腸の病理組織分類/286
注目すべき腫瘍および腫瘍類似疾患/286

> 炎症性腸疾患の病理組織像（クローン病, 潰瘍性大腸炎）
> 大腸腫瘍性疾患および腫瘍類似病変の病理組織像〔管状腺腫, 管状絨毛腺腫, 鋸歯状腺腫, 乳頭腺腫, 管状腺癌（高分化, 中分化）, 低分化管状腺癌, 粘液癌, 印環細胞癌, 内分泌細胞癌, カルチノイド腫瘍, 過形成性ポリープ, SSA/P, Micropneumatosis〕

大腸の pit pattern 分類 ▶294

樫田博史

内視鏡像　大腸の pit pattern 分類（工藤分類）
（Ⅰ型・Ⅱ型・ⅢS型・ⅢL型・Ⅳ型・Ⅴ₁型・Ⅴ_N型）
Ⅴ型 pit pattern の亜分類

大腸鋸歯状病変の分類 ▶300

岩館峰雄, 佐野 寧

大腸鋸歯状病変の分類/300
SSA/P の治療基準/300

内視鏡像　大腸鋸歯状病変
〔過形成性ポリープ（HP）, SSA/P, 鋸歯状腺腫（TSA）〕

大腸ポリポーシスの分類と鑑別 ▶302

松本主之, 飯田三雄

大腸ポリポーシスの分類/302
大腸ポリポーシスの内視鏡所見/302

内視鏡像　家族性大腸腺腫症（密生型, 非密生型, 平坦型腺腫を伴う介在粘膜）
Peutz-Jeghers 症候群
若年性ポリポーシス
Cowden 病
Cronkhite-Canada 症候群

大腸悪性リンパ腫の分類 ▶306

中村昌太郎, 松本主之

大腸悪性リンパ腫の分類/306
大腸悪性リンパ腫の内視鏡所見/306

内視鏡像　MALT リンパ腫（隆起型, びまん型）
濾胞性リンパ腫（MLP 型）
マントル細胞リンパ腫（混合型）
DLBCL（潰瘍型, 隆起型）
成人 T 細胞リンパ腫（びまん型）
末梢性 T 細胞リンパ腫（混合型）

GIST(Gastrointestinal Stromal Tumor)の定義 ▶310
浜本順博，笹田寛子，平田一郎

GIST の定義とその病理組織学的特徴/310
GIST の発生部位および予後の組織学的評価について/311
大腸の GIST の特徴/311
他の消化管間葉系腫瘍との鑑別診断/312
- **内視鏡像** ｜ 直腸の GIST
  ｜ 小腸（空腸）の GIST

潰瘍性大腸炎の内視鏡所見 ▶314
岩男　泰

潰瘍性大腸炎の診断/314
潰瘍性大腸炎の内視鏡所見/314
- **内視鏡像** ｜ 潰瘍性大腸炎活動期（軽度，中等度，重度）

潰瘍性大腸炎の Matts 内視鏡分類 ▶318
五十嵐正広

潰瘍性大腸炎の内視鏡分類/318
潰瘍性大腸炎の Matts 分類（内視鏡的重症度）/318
- **内視鏡像** ｜ 潰瘍性大腸炎の Matts 内視鏡分類
  ｜ （Grade 2, Grade 3, Grade 4）

大腸クローン病の内視鏡所見 ▶322
岩男　泰

クローン病の診断/322
クローン病の典型的な内視鏡所見/323
- **内視鏡像** ｜ 大腸クローン病（縦走潰瘍，敷石像，縦列する小不整形潰瘍）
  ｜ 上部消化管病変

小腸クローン病の内視鏡所見 ▶326
八尾建史

クローン病の分類についての概説・現況/326
病型を決定する縦走潰瘍と敷石像の内視鏡像/326
- **内視鏡像** ｜ 小腸クローン病（縦走潰瘍，敷石像，アフタ様びらん）

感染性腸炎の分類と鑑別 ▶330
五十嵐正広

感染性腸炎の病因分類/330
感染性腸炎の内視鏡所見と鑑別診断/330

目 次

内視鏡像	カンピロバクター腸炎
	サルモネラ腸炎
	O157腸炎
	エルシニア腸炎
	サイトメガロウイルス腸炎
	アメーバ赤痢
	腸結核
	糞線虫症

虚血性腸炎の重症度分類 ▶336
松本主之，飯田三雄

　虚血性大腸炎の病型/336
　虚血性大腸炎の重症度分類/336

内視鏡像	虚血性腸炎一過性型（急性期，治癒期，瘢痕期）
	虚血性腸炎狭窄型（急性期，治癒期，瘢痕期）

薬剤性大腸炎の分類と特徴 ▶340
松本主之，蔵原晃一，飯田三雄

　薬剤性大腸炎の病態と診断/340
　薬剤性大腸炎の分類と内視鏡所見/340

内視鏡像	偽膜性大腸炎
	出血性大腸炎
	NSAIDs起因性大腸炎（潰瘍型，腸炎型）

腸の血管性病変の分類 ▶344
浜本順博，平田一郎

　動静脈奇形（arteriovenous malformation；AVM）/344
　血管拡張症（angioectasia）/345
　血管の腫瘍性病変/345

内視鏡像	虚血性腸炎（一過性型，壊疽型）
	動静脈奇形
	海綿状血管腫
	血管拡張症
	放射線照射性腸炎
	静脈硬化性虚血性腸炎
	直腸静脈瘤

特発性静脈硬化症 ▶348
中村昌太郎，松本主之

　特発性静脈硬化症の臨床病理学的所見/348
　特発性静脈硬化症の内視鏡所見/348

特発性静脈硬化症（大腸内視鏡所見・注腸X線所見）

Collagenous colitis ▶350
石原裕士，松井敏幸

Collagenous colitis の疾患概念/350
Collagenous colitis の成因/350
Collagenous colitis の臨床症状/350
Collagenous colitis の治療/351
Collagenous colitis の内視鏡所見/351
　内視鏡像 ｜ Collagenous colitis（血管網増生，粗糙・顆粒状粘膜，縦走潰瘍）

Cap polyposis ▶354
中村　直，赤松泰次，山本香織

Cap polyposis の疾患概念および自覚症状/354
Cap polyposis の内視鏡所見および病理組織所見/354
　内視鏡像 ｜ Cap polyposis（典型像，地図状発赤，生検組織像）

粘膜脱症候群 ▶356
赤松泰次，下平和久

粘膜脱症候群の疾患概念/356
直腸粘膜脱症候群の臨床症状/356
直腸粘膜脱症候群の診断/356
鑑別診断/356
直腸粘膜脱症候群の治療/357
　内視鏡像 ｜ 直腸粘膜脱症候群（隆起型，潰瘍型，生検組織像）

[その他]

内視鏡医が知っておくべき肛門病変 ▶360
松田保秀

概　説/360
　痔核，肛門周囲膿瘍，痔瘻，膿皮症，裂肛，尖圭コンジローマ，
　毛巣瘻，直腸瘤，直腸脱，肛門ポリープ，肛門帯状疱疹，
　壊疽性筋膜炎（Fournier 症候群），クローン病，出産時会陰裂傷
　痔瘻癌，扁平上皮癌，Paget 病，Pagetoid 現象，
　肛門管癌，肛門部悪性リンパ腫

Column

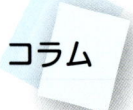
コラム

- LSTとは？/田中信治 170
- 生検すべき場所（大腸）/
　　鶴田　修，河野弘志，長田修一郎 195
- 大腸SM癌の浸潤距離実測法/田中信治 196
- aberrant crypt foci/花房正雄，佐野　寧 205
- 大腸腫瘍の発育様式―PG・NPG分類/池上雅博 220
- 大腸病変術前のマーキング/安藤正夫 235
- 粘液の洗浄（大腸）/鶴田　修，河野弘志，野田哲裕 259
- クッションサイン/松田尚久，佐野　寧 265
- 「大腸癌取扱い規約」の記載を再確認―内視鏡摘除標本の
　切除断端の評価を中心に/田中信治 283
- 早期大腸癌の治療の原則と根治度判定/田中信治 284
- Ⅴ型pit pattern・箱根コンセンサス/田中信治 297
- 大腸腫瘍と生検/田中信治 299
- 大腸癌のハイリスクとは？/松田尚久，佐野　寧 305
- 悪性黒色腫の大腸転移/田村　智 309
- 過敏性腸症候群（irritable bowel syndrome；IBS）/
　　田村　智 317
- 潰瘍性大腸炎のMatts以外の内視鏡分類/
　　上野義隆，田中信治 321
- 受動湾曲の細径スコープ/斉藤裕輔，小澤賢一郎，垂石正樹 329
- AIDSの下部消化管病変/為我井芳郎 333
- blue rubber bleb nevus（BRBN）症候群/田中信治 339
- 空気量/安藤正夫 353
- 鉗子触診/安藤正夫 359

I

総 論

1. 症状・身体所見から何を考えるか　19
2. 内視鏡検査の適応と禁忌　29
3. 内視鏡検査の準備　35
4. 部位別解剖と正常内視鏡像　41
5. 大腸内視鏡挿入観察法　49
6. 小腸内視鏡挿入観察法　57
7. カプセル内視鏡検査　67
8. 色素内視鏡観察　77
9. 拡大観察　83
10. 画像強調観察（IEE）　93
11. 超音波内視鏡（EUS）　133

1. 症状・身体所見から何を考えるか

田村　智

　腹腔内の各種臓器の障害で，同じような腹部症候を呈することがあるため，単純に消化管や下部消化管の症候に限って述べることは困難である．ここで扱う各症候では，おもに消化管疾患と関連する一般的な症候について述べ，そのなかで下部消化管に関連する事項を強調するようにした．

腹痛と病態生理

　腹痛を主訴とする疾患はきわめて多岐にわたっているため，単に「お腹が痛い」というだけでは，病態と疾患を特定することは困難である．また，痛みの程度は，個人差があり，客観的に評価することが難しいため，原疾患の重篤さをそのまま表しているわけでもない．また，腹部臓器だけでなく，血管系，泌尿生殖器や心疾患などでも腹痛を訴えることが，その病態を複雑にしている．そのため，基本的な診察手技である，問診・視診・触診・打診・聴診から，その局在性・重篤度・緊急性などを判断する必要がある．

1．病　態

1）内臓痛（visceral pain）

　内臓神経を介して伝えられる痛み．臓器の腫脹に伴う皮膜の伸展，腸管内圧の上昇や強い攣縮に伴う痛みで，シクシクした感覚の鈍痛である．境界は不明瞭で，上腹部中央から臍周囲に感じる．急性虫垂炎の初期に感じる心窩部痛や，胆石発作の初期・間欠期にしばしば訴える心窩部の鈍痛がこの疼痛である．自律神経症状（悪心・嘔吐，発汗，頻脈，徐脈）を伴うこともある．

2）腹膜刺激痛

　壁側腹膜や腸間膜に炎症・刺激が加わったときに発生する．自律神経症状を伴うこともある．

3）関連痛（referred pain）

　障害臓器と同レベルの脊髄支配を受ける皮膚・筋肉に感じる痛みである．痛みは，広範囲に普遍的に感知されるが，病変のみに限局しない鋭く，境界明瞭なキリキリした痛みである．臓器に限局した段階の炎症性病変に伴う腹痛・関連痛は，Head 帯といわれる皮膚の限局した知覚過敏・痛覚過敏を伴って現れるのが一般的で，軽度の場合は知覚過敏帯のみが現れる．

4）放散痛（radiating pain）

　一つの脊髄分節では説明困難な，遠隔部への痛みの投影である．直腸疾患では仙骨部へ，十二指腸潰瘍穿孔や胆石症では右肩甲骨へ，食道疾患では左鎖骨上窩や左腋窩への放散痛を自覚することがある．

5）心因性疼痛

心理的因子に反応して起こる，消化管の異常による痛み（胃痛，蠕動亢進等）．

2．種　　類

1）疝　　痛（colicky pain）

腸管に代表される，周期的に消長する痛みで，圧迫や暖めることで軽快する．腸疝痛は，階段状に増強し，その頂点で急に消失するのが特徴的である．胆道疝痛は，階段状に増強するが，その頂点でしばらく持続し，次第に軽減するのが特徴，といわれている．

2）持続性刺激痛

臓器の破裂・穿孔・強い炎症などに伴って発生する痛みで，圧迫で増強する．

3）持続性鈍痛

軽度の腸管内圧の上昇など，さまざまな原因で発生するもっとも多い腹痛である．

3．痛みの局在と疾患

1）腹部全体

胃腸炎や過敏性腸症候群でみられる程度の軽い痛みから，汎発性腹膜炎の急激な痛みまである．

2）心窩部痛（epigastric pain, epigastralgia）

上部消化管疾患，肝胆道疾患，膵疾患，虫垂炎の初期などで認める．胃・十二指腸潰瘍ではこの部位に痛みを自覚することが多く，疝痛であることが多い．肝胆膵疾患では背部痛を伴うことが多い．

3）右季肋部痛（right hypochondriac pain, right hypochondralgia）

胆石症に伴う胆嚢・胆管炎，十二指腸潰瘍が代表的．右側尿路疾患でも認める．肝炎でもこの部位に，軽い持続性の痛みを自覚する．

4）左季肋部痛（left hypochondriac pain, left hypochondralgia）

まず膵疾患を疑うが，胃・脾臓・左側尿路疾患でも認める．

5）右下腹部痛

まず虫垂炎を疑うが，上行結腸憩室炎，急性腸炎，クローン病，移動盲腸，尿路結石，卵巣嚢腫茎捻転などでも認める．急性腸炎や過敏性大腸でもこの部位の痛みを訴える場合がある．

6）左下腹部痛

急性・慢性大腸炎，潰瘍性大腸炎，クローン病，虚血性大腸炎，Ｓ状結腸憩室炎，便秘症，過敏性大腸，尿路結石などで認める．

7）臍下部痛

6）で挙げた疾患で認められるほかに，限局性の腹膜炎や癌播種の好発部位でもある．

4．腹痛の原因

腹痛の原因としては，表1のごとく多くの疾患が挙げられる．

小腸疾患では，急性腸炎による痙攣性の痛みと慢性疾患の狭窄に由来する痛みが多く，食後20分くらい経過して自覚する．大腸疾患では，腫瘍・炎症・過敏性腸症候群などに伴って起こるが，排便排ガスと関連して症状が変化することが多い．

表1　腹痛の原因

1）悪性疾患：大腸癌などの癌腫
2）腸閉塞
3）虚血性腸炎
4）腹膜炎（限局性，汎発性）
5）消化性潰瘍に伴う病態
6）膵胆道疾患，肝疾患：胆嚢・胆管炎，肝炎
7）腹膜伸展
8）腸管の機能異常と過剰なガス：過敏性腸症候群，消化不良，乳糖不耐症
9）動静脈系疾患
10）泌尿器系疾患：感染症，結石
11）婦人科系疾患：子宮内膜症，月経痛，卵巣嚢腫茎捻転，骨盤の炎症性疾患，卵巣癌
12）細菌，ウイルス等の感染とそれに伴う毒素：食中毒（サルモネラ菌，赤痢菌によるもの），ウイルス性胃腸炎，虫垂炎，憩室炎，腹膜炎
13）ヘルニア
14）代謝疾患：ポルフィリン症，Zollinger-Ellison症候群，原発性副甲状腺機能亢進
15）外傷
16）心因性など

　これらの鑑別には，痛みの発生時期，持続時間，部位，性状，程度や悪心・嘔吐，便の性状などについて問診した後，発熱の有無，圧痛点（tenderness），筋性防御（muscular defense），反跳痛（Blumberg's sign）といった理学的所見から疾患を同定していく．

5．緊急の処置を要する所見

　緊急の処置を要する所見には，
　1）悪心や発熱を伴い，痛みが激しいもの
　2）筋性防御や反跳痛を伴うもの
　3）吐・下血を伴うもの
などがある．

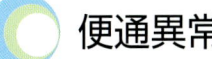

便通異常

1．下　痢

　水様便を頻繁に排泄する状態であり，便中水分量が増加するために発生する．正常の便中水分量は，100〜200 g/dayであり，それ以上になった場合に発生する．その程度は，原因疾患や便中水分量に左右される．排泄回数が多くても，有形便である場合は頻便であり，下痢と区別する．

　下痢の多くは腸の感染症によって起こり，通常は短期で軽快する自己制限型であり，薬物治療なしでも数日で軽快する場合が多い．

　下痢症は，いくつかの種類に分類されるが，急性か慢性か，血便や全身症状を伴うか否かで，原因疾患がある程度推測可能となる（**表2**）．

I．総　論

表2　下痢の種類と原因

1）水性下痢
a．浸透圧性下痢：薬剤，食物の吸収障害により腸管内浸透圧が上昇することが，腸管内への水分の分泌をきたす．
① Mg^{2+} 製剤
② 難吸収性有機イオン：乳糖不耐症，ラクツロース
③ 胃切後・短腸症候群：脂肪などの栄養素吸収障害，乳糖不耐症をきたす．
④ 回腸末端部の病変：胆汁酸吸収障害
b．分泌性下痢：腸管粘膜障害，細菌毒素，ホルモンなどによる active secretion が起こることで発生．
① 感染性腸炎：細菌の細胞内侵入に伴う粘膜障害型と菌体毒素型，ウイルス，寄生虫による場合がある．発熱，腹痛，下痢という共通の症状があるが，サルモネラ腸炎のように1年を通じて高頻度にみられるものから，腸炎ビブリオのように夏季に多いものがあり，起因菌推測に役立つ．
② 非感染性粘膜障害：クローン病，潰瘍性大腸炎，虚血性腸炎，放射線腸炎，薬剤性（NSAID，抗生物質，抗癌剤など），アレルギー性
③ 腫瘍性：ポリポーシス，絨毛腫瘍，大腸癌，カルチノイド，など
④ 脂肪性：食物脂肪中のオレイン酸が Na^+ と水の吸収を抑制する（膵疾患，小腸疾患）．
⑤ 胆汁酸性：抱合型が腸内細菌で非抱合型となることによる．
⑥ ホルモン産生腫瘍：Zollinger-Ellison 症候群（ガストリン），WDHA 症候群（VIP），カルチノイド
c．通過時間の異常
① 遅い場合：食物の停滞，細菌の増殖による脂肪性・胆汁性の下痢．原因疾患としては，糖尿病，消化管狭窄，アシドーシス，盲係蹄症候群，強皮症などが挙げられる．
② 速い場合：消化吸収が間に合わずに腸管内容が増加した状態で通過することによる．過敏性腸症候群，甲状腺機能亢進症などによる．
d．collagenous colitis：PPIやNSAID等の薬剤に起因する場合が多い．水様性の下痢をきたす．
2）刺激性下痢　少量・頻回の排便を呈する．
a．過敏性腸症候群：慢性下痢の多くの原因である．
b．炎症性疾患：IBD，憩室炎，虫垂炎，骨盤内炎症など
c．直腸・肛門腫瘍

表3　便秘の種類と原因

1）器質的便秘：腫瘍，腸管の癒着，炎症性腸疾患に伴う狭窄などで発生する．
a．管内性：腫瘍・炎症に伴う狭窄，S状結腸過長症，ヒルシュスプルング病
b．管外性：腹腔内臓器の腫瘍・炎症，術後癒着，ヘルニア
2）機能的便秘：腸管運動と腸管分泌が関与．生活習慣や精神的変化に伴って一時的に発生する便秘や，イレウスなどの腹部疾患などに伴って急に発生する便秘と，以下に述べる慢性的な便秘がある．
a．慢性弛緩性：Auerbach 神経叢の興奮が不完全であるための蠕動低下が原因で，もっとも多い便秘．便の停滞時間が長くなり，硬便となる．低残渣食の摂取，胃-結腸反射の減弱（幽門狭窄，小食，朝食を摂らない），安静臥床，高齢者，便意をこらえる習慣，などが原因となる．女性の習慣性便秘に多い原因である．
b．慢性痙攣性：運動は亢進していても，便を肛門側へ送り出す協調的な運動が障害されている．S状結腸を中心とする緊張が亢進し，糞便の直腸内への送り出しが阻害され，水分吸収も亢進し，硬い兎糞状となる．腹痛を伴うことが多い．便秘下痢交代型過敏性腸症候群の原因となる．
c．慢性直腸性：直腸内圧上昇に伴う骨盤神経の排便反射が低下しているために起こる．浣腸乱用者や習慣的に便意を抑制している場合に起こる．直腸内は拡張し，多量の糞便停滞を認める．
3）その他の便秘をきたす疾患と薬剤
a．全身疾患：内分泌（甲状腺機能低下症，原発性副甲状腺機能亢進症，褐色細胞腫）・代謝疾患（糖尿病），膠原病（強皮症），神経・精神疾患
b．薬　　剤：麻薬，抗うつ薬，パーキンソン病薬，抗コリン薬，降圧薬，利尿薬

2．便　秘

なんらかの原因で排便回数の減少に伴う便中水分量が減少して，排出困難となった状態であるが，腹部膨満感や腹痛，不快感などは個人差があるため，単純に排便回数や排便量から定義することは困難である．

腸管の運動は，ペースメーカーとしてのカハール間質細胞によりコントロールされ，排便を促す腸管蠕動運動が誘発されていることがわかってきた．結腸にたまった糞便が，1日数回発生する大蠕動や胃結腸反射によって直腸へ送られると，直腸内圧の上昇に伴う便意を自覚し，神経反射により肛門括約筋の弛緩が生じ排便が行われる．大腸は水分吸収臓器であるから，大腸内での便停滞時間が長くなると，便の硬さが増すことになる．

便秘症は，器質的なものと機能的なものに分類される（表3）．

下　血

肉眼的に認識できる経肛門的な出血である．消化管出血をきたす疾患では，すべて下血を呈する可能性があるが，下血を主訴とする病変は，一般に十二指腸球部から肛門側に存在する．下血は，タール（黒色）便と鮮血便，粘血便に分類される．

1．タール（黒色）便とその原因疾患

タール便は，ヘモグロビンが胃酸で酸化された（ヘマチン，メトヘモグロビン）ことによる．一般に上部消化管からの出血であるが，大量の出血の場合は，胃酸の作用を受けない血液が存在するため，鮮血便を呈する．下部消化管でも，黒褐色便を呈することがある．黒甘草，鉛，またはブルーベリーを摂取すると，黒色便が出たり，偽の下血を起こしたりする場合がある（表4）．

表4　タール（黒色）便とその原因疾患

1）食　道
a．gastroesophageal reflux disease（GERD）
b．食道静脈瘤
c．食道潰瘍
d．食道癌
2）胃・十二指腸
a．胃静脈瘤
b．潰瘍
c．diffuse antral vascular ectasia（DAVE）
d．癌
e．portal hypertensive gastropathy
f．急性胃粘膜病変
g．膵臓癌の十二指腸浸潤
h．胆道・膵管からの乳頭出血

2．鮮血便（hematochezia）とその原因疾患

空腸から肛門側の病変では，一般に鮮血便となる．ただし，少量の場合は，ヘモグロビンが腸内細菌で分解され，ヘマチンやメトヘモグロビンに変化することで黒褐色となる．

I. 総　論

表5　鮮血便（hematochezia）とその原因疾患

1）小　腸
a．潰瘍
b．gastrointestinal stromal tumor（GIST），平滑筋(肉)腫
c．Meckel 憩室
d．血管性病変
e．癌
2）大　腸
a．癌
b．潰瘍性大腸炎
c．クローン病
d．憩室炎
e．虚血性大腸炎
f．放射線性腸炎
g．腸管 Behçet 病
h．腸結核
i．感染性腸炎
j．薬剤性出血性腸炎
k．血管性病変
l．mucosal prolapse syndrome
m．痔核
n．急性出血性直腸潰瘍

　大腸または直腸からの出血が大部分だが，小腸からの出血もある（**表5**）．

3．粘血便とその原因疾患

　炎症に伴う，粘液分泌の増加と，粘膜病変（びらん，潰瘍）からの出血が原因で，イチゴゼリー状とかトマトケチャップ様などとも形容される．潰瘍性大腸炎に典型的な症状であるが，他の疾患でも認められる（**表6**）．

表6　粘血便とその原因疾患

a．潰瘍性大腸炎：ほとんど必発
b．感染性腸炎：いろいろな原因で起こるが，アメーバ赤痢では約半数で認められるといわれている．
c．偽膜性腸炎：下痢が多いが，5〜10％で粘血便を呈する．
d．放射線性腸炎：早期症状としてみられることがある．
e．アフタ様大腸炎
f．その他（頻度は低い）：虚血性腸炎，薬剤性出血性腸炎，憩室症，mucosal prolapse syndrome，大腸癌，など．

腹部膨満感（abdominal distension, abdominal fullness）

　腹部膨満感は，腹部の張った感じを訴える症状の一つであり，一般的には理学所見としての腹部膨隆を認める．その原因は多岐にわたるが，常習性便秘や消化不良によることが

多い．女性では，妊娠を常に念頭において診療する必要がある．以下のごとく成因によって分類した．

1．鼓　腸（meteorism）

腸管内の貯留ガスが増加することが，そのおもな原因である．腸管内ガスの主供給源は，嚥下（70％）と血中からの遊離（20％）や腸内細菌による産生（10％）であるが，その排泄経路である血中への移行や排ガスの障害でも起こる（表7）．

2．腹　水（ascites）

表8参照．

3．腫　瘤（tumor）

腹腔内に発生する腫瘤が巨大になれば膨満感として自覚するが，視診で左右・上下腹部の不自然な膨隆を認めた場合に，その存在を疑う．触診による，硬さや可動性，圧痛，拍動の有無などから，炎症性，囊胞性，動脈性などが推測可能である．表9に示すような疾患が重要である．

表7　腹部膨満感の原因—①
鼓腸（meteorism）

1．供給過剰
　a．空気嚥下症，神経症，ヒステリー：女性に多い
　b．食餌性
　c．吸収不良症候群
　d．腸内細菌叢の変化
2．排泄障害
　a．常習性便秘
　b．過敏性腸症候群
　c．イレウス（閉塞性，麻痺性）
　d．S状結腸過長症
　e．運動低下：甲状腺機能低下症，アミロイドーシス，糖尿病，強皮症，慢性特発性偽性腸閉塞症
　f．吸収障害（炎症性腸疾患，循環障害）
　g．幽門狭窄

表8　腹部膨満感の原因—②
腹水（ascites）

1．漏出性
　a．うっ血性心不全
　b．静脈閉塞
　c．肝硬変症
2．滲出性
　a．腹膜炎
　b．悪性腫瘍の破裂・腹膜播種
3．その他
　a．血性腹水
　b．乳び腹水

表9　腹部膨満感の原因—③
腫瘤（tumor）

　a．大腸癌
　b．原発性・転移性肝臓癌
　c．胆囊・胆管癌
　d．膵臓癌
　e．膵囊胞性疾患
　f．胃癌
　g．後腹膜腫瘍
　h．子宮・卵巣の良・悪性腫瘍

Ⅰ．総　論

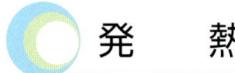発　熱

　　体温調節は視床下部で制御されており，正常体温は 36.8±0.4℃で変動する．通常，朝の起床時には低く，食事，厚着，興奮，および不安によって体温は上昇する．また，激しい運動でも，体温は上昇する．女性の場合，月経周期によっても体温が変動する．程度によって，微熱（37〜37.9℃），中等度（38〜38.9℃），高熱（39℃〜）に分けられる．
　　発熱は，熱型によっても分類される（**表 10**）．発熱の機序，原因疾患を**表 11，12**に示した．

表 10　熱型による発熱の分類

1. 稽留熱（continuous fever）
   1 日の体温差が 1℃以内の持続する高熱（肺炎，脳炎，化膿性髄膜炎，腸チフス）．
2. 弛張熱（remittent fever）
   1 日の体温差が 1℃以上で上下するが，平熱とならない発熱（敗血症，感染性心内膜炎，膠原病，悪性腫瘍）．
3. 間欠熱（intermittent fever）
   1 日の体温差が 1℃以上で，平熱まで下がる（マラリア，敗血症，胆道感染）．
4. 波状熱（undulant fever，Pel-Ebstein 熱型）
   有熱期と無熱期を繰り返す（ホジキンリンパ腫，ブルセラ症）．

表 11　発熱の機序

1. 中枢性
   a．脳腫瘍
   b．脳血管障害
   c．脳炎
2. 発熱物質
   　発熱物質には，外因性（exogenous pyrogen）と内因性（endogenous pyrogen）があり，前者は病原微生物が，後者は炎症性サイトカイン（IL-1，6，TNF，免疫複合体＋補体）がおもに関与している．

表 12　発熱の原因疾患

1. 感染症：細菌，ウイルス，真菌
2. 膠原病：SLE，RA，など
3. 悪性腫瘍：悪性リンパ腫，白血病，癌
4. クローン病
5. 甲状腺機能亢進症
6. 細菌性心内膜炎
7. 肝硬変症：侵入細菌の処理能力低下
8. 熱射病：水分や塩分を摂らずに過度な運動を行うことで起こり，体温が 40℃以上まで上昇する．
9. 原因不明：3 週間以上にわたって持続する，1 週間以上の検査で原因不明の熱は，不明熱（FUO）*として扱われる．もっとも多いのは感染症である．
10. 薬剤アレルギー：抗生物質類，抗ヒスタミン薬類，バルビツール酸誘導体などの薬剤投与および高血圧用の薬剤，salazosulfapyridine（サラゾピリン®）

*fever of unknown origin

参考文献

1) 川上　澄：腹痛．木原　彊，他 編：新消化器病学．1 消化管．65-88，医学書院，東京，1989
2) 佐々木大輔：便秘．木原　彊，他 編：新消化器病学．1 消化管．175-181，医学書院，東京，1989
3) 木下芳一，足立経一：症候・検査値から見た内分泌疾患　6．消化器症状．日内会誌　1998；87：1023-1027
4) 笹田昌孝：発熱．井村裕夫 編：わかりやすい内科学（第2版）．973-975，文光堂，東京，2002
5) 中村武史：腹痛．井村裕夫 編：わかりやすい内科学（第2版）．1025-1029，文光堂，東京，2002
6) 工藤正俊：腹部膨満．井村裕夫 編：わかりやすい内科学（第2版）．1045-1049，文光堂，東京，2002
7) 笹川　力：下痢の病態生理．名尾良憲，笹川　力 編：下痢―病態生理と治療．1-13，ライフ・サイエンス出版，東京，1985

2．内視鏡検査の適応と禁忌

赤松泰次

下部消化管内視鏡検査の心構え

　大腸は，①解剖学的に屈曲の強い部位が存在する，②腸管の長さや走行に個人差がある，③壁の厚さが薄い，④開腹術の既往のある患者では腸管に癒着が存在する，などの点から，スコープの挿入は上部消化管内視鏡検査に比べてより高度な技術と経験を必要とする．したがって，スコープの挿入は常に愛護的に行うとともに，危険を感じた場合には上級者に交代したり検査を中止する勇気が必要である．また観察は，半月ひだの裏面に存在する病変を見逃さないように丹念に行い，スコープの抜去時だけでなく挿入時にも観察を行うことが大切である．

適応と禁忌

　下部消化管内視鏡検査の適応は幅広い．腹痛や便通異常，血便などの症状を認める場合だけでなく，個別検診や集団検診の要精査としても広く行われている．とくに血便を訴える場合には器質的病変（とくに大腸癌）が存在する可能性を疑って積極的に施行すべきである．
　一方，強い腹膜刺激症状を認める場合は，腸管穿孔や腸管壊死などの可能性があるため原則的に禁忌であり，まず腹部単純写真や腹部CT検査などの非侵襲的検査を行う．これに対して腸管狭窄や腸管の強い炎症が疑われるときは，前処置として用いられる腸管洗浄液（ニフレック®）の服用は避けるべきであるが，スコープの挿入自体は禁忌ではない．このような場合には，グリセリンや微温湯による浣腸を行えばS状結腸までは容易に観察できる．また，心疾患や呼吸器疾患などの重篤な合併症を有する患者では，術中に心電図や酸素分圧などのモニタリングを行うとともに，患者の状態をよく観察しながら，より慎重な態度で行う必要がある．

インフォームド・コンセント

　検査に先立って内視鏡検査の方法，必要性，危険性などについて患者によく説明し，同意を得る．最近では偶発症に関して発生頻度を具体的な数字を挙げて説明することが推奨されている．実際には術者の技量や患者の身体条件によって異なるために正確な数字を挙げることは難しいが，後述するような偶発症に関する全国調査の数字を参考にするとよい．
　当院では下部内視鏡検査を施行するすべての患者に対して図1のような説明書を用いてインフォームド・コンセントを得ている．その内容は前投薬と偶発症に大別され，①抗コリン薬の使用の可否，②静脈麻酔薬使用の希望の有無（本院では患者の希望によってド

I．総　論

大腸内視鏡検査を受ける方へ

《大腸内視鏡検査とは？》

肛門から直径約12mmの内視鏡を回盲部まで挿入し，大腸を詳しく観察する検査です．

（1）注　射

　腸管の収縮が強く，内視鏡の挿入が困難な方や観察しにくい方には腸管の動きを止める薬（抗コリン薬）を注射します．この薬はまれに緑内障の発作（眼圧が上がって眼が痛くなる）を誘発したり，前立腺肥大の方では尿閉（尿が出なくなる）を起こすことがあります．また狭心症や心筋梗塞の方は，心臓に負担になります．以上のような病気にかかっている方はお申し出ください．また軽い静脈麻酔薬（眠り薬）を注射することがあります．この薬を注射した後は，ボーッとした感じが残り，車の運転ができませんので，車で来院しないでください．なおこの注射により，呼吸が抑制されることがあるため，高齢の方には使用していません．検査後，車を運転される方にも使用していません．

（2）内視鏡の挿入・観察

　大腸は3ヵ所ほど強く屈曲したところがあり，そこを通過する際多少痛みが感じることがあります．まれに内視鏡の挿入の際に，腸の壁を損傷して穴があく（穿孔）ことがあり，万一そのようなことが起きた時には，手術が必要な場合があります．

（3）生検組織検査

　検査中にポリープなどの病変が見つかった場合には「生検」といって病変の組織の一部を取り，顕微鏡で詳しく調べることがあります．腸の粘膜には神経がありませんので痛みは感じませんが，少量の出血があります．通常は自然に止血しますが，まれに大量の出血が起きたり，検査終了後に再出血することもありますので，その日は無理をせず，アルコールは避けて下さい．もし大量の出血があった場合にはすぐに病院にご連絡下さい．

《内視鏡的ポリープ切除術とは？》

◎検査中に発見されたポリープについては通常「生検」結果をみて治療方針を決めます．大きなポリープで，内視鏡的ポリープ切除術が必要な場合は，原則として日を改めて入院準備をしてから行います．内視鏡の中の小さな穴からワイヤーを入れ，ポリープを締めて電気で焼き切ります．

◎小さくて凹みを伴う病変は『悪性』のことがあるため，診断と治療をかねてその場で内視鏡的切除術を行うことがあります．この場合は，小病変ですので入院は行いません．

◎まれに偶発症として，出血や穿孔（大腸の壁に小さな穴があく）をきたすことがあります．このような場合，入院期間が長くなったり，開腹手術が必要となることがあります．

同　意　書

私は，大腸内視鏡検査について，上記の如く医師（　　　　　　　　）より説明を受け，了解いたしました．についてはその施行を依頼いたします．

　平成　　年　　月　　日

患者　現住所
　　　氏　名
配偶者・親権者・その他の親族（　　　　）
　　　現住所
　　　氏　名

○○病院長殿

図1　下部消化管内視鏡検査のインフォームド・コンセントに用いている書面
前投薬や偶発症について記載してあり，下が同意書となっている．

ルミカム®を使用し，使用する場合には帰宅時に車の運転をしないように注意している），③偶発症として，挿入時の腸管穿孔と鉗子生検による出血の可能性，④病変が発見された場合，必要に応じて当日，内視鏡的粘膜切除術（以下，EMR）ないし内視鏡的ポリペクトミー（以下，EP）を施行する可能性とそれに伴う偶発症の危険性，について説明し，患者および家族のサインをもらっている．また，鉗子生検やEMR（ないしEP）を行った患者に対しては，**図2**のような緊急連絡先を書いた用紙を渡し，帰宅後に万一出血や腹痛があった場合に速やかに対応できるような体制を整えている．

＜表＞

生検を受けられた方へ
本日、組織の一部を検査に提出しました。
結果については
月　日　曜日　時頃
説明します。当日は中央受付後、＿＿外来に
来て下さい。
尚、本日はアルコールを控えてください。
生検後は特に心配なことはありませんが、
帰宅後、腹痛や下血、吐血など変わったことが
ありましたら下記にご連絡下さい。

○○病院代表　TEL 0263-35-XXXX
昼間＿＿＿＿外来
夜間　直通電話でお願いします
（裏面を見て下さい）
担当医

＜裏＞

直通電話

消化器内科
外来　（０２６３）３７－ＸＸＸＸ
医局　（０２６３）３７－ＸＸＸＸ
東７階病棟（０２６３）３７－ＸＸＸＸ

加齢総合診療科
外来　（０２６３）３７－ＸＸＸＸ
医局　（０２６３）３７－ＸＸＸＸ
東８階病棟（０２６３）３７－ＸＸＸＸ

消化器外科
外来　（０２６３）３７－ＸＸＸＸ
医局　（０２６３）３７－ＸＸＸＸ

図２　外来患者に対して鉗子生検や内視鏡治療を行った場合に渡している書面
出血や腹痛があった場合にすぐに連絡できるように，日中と夜間の両方の電話番号が記載されている．

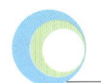

偶発症

芳野ら[1)]の偶発症の第５回全国調査（2003～2007 年）では，大腸内視鏡検査の偶発症発生件数は 3,311,104 件中 2,567件（0.078%），死亡数 28 件（0.00082%）であったと報告している．しかし，これらの数字は日本消化器内視鏡学会の指導施設を対象としたアンケート調査であり，実際にはさらに多くの偶発症が発生しているものと予想される．

下部消化管内視鏡検査で起こりうる偶発症は，**表**に示すように，前投薬による副作用と手技に伴う偶発症に大別される．

1．前投薬による副作用

1）抗コリン薬

虚血性心疾患，緑内障，前立腺肥大症を有する患者では症状を増悪させる可能性があるので使用しない．このような疾患を有する患者ではグルカゴンを使用する場合がある．

2）局所麻酔薬（キシロカイン®）

キシロカインの副作用には，アナフィラキシー・ショックと過剰投与によるキシロカイン中毒の二つがある．上部消化管内視鏡検査時に比べてキシロカインの使用量は少ないためキシロカイン中毒となるおそれは低いが，アナフィラキシー・ショックは少量でも起こりうるので前もって問診を行っておく必要がある．もしキシロカインによるアレルギーがある場合には，キシロカインの入っていない潤滑剤を使用する．アナフィラキシー・ショックはキシロカインそのものではなく，防腐剤として混入しているメチルパラミンが原因物質といわれている．

I. 総論

表 検査前に必要なチェック項目とインフォームド・コンセント

1．前投薬に関するもの
1）抗コリン薬使用の可否
虚血性心疾患，緑内障，前立腺肥大などの有無を確認
2）静脈麻酔使用の希望の有無
希望のある場合
a．静脈麻酔による副作用の説明
b．検査終了後は車の運転を控えることの注意
2．偶発症に関するもの
1）検査に伴う偶発症
a．スコープ挿入時の穿孔
b．鉗子生検による出血
2）病変が発見された場合に内視鏡治療を行う可能性
内視鏡治療を行う場合の危険性（出血と穿孔）
3．その他
1）既往症
2）腹部手術歴の有無
3）抗凝固薬服用の有無

3）静脈麻酔

一般にセルシン®，ドルミカム®，オピスタン®などが用いられている．呼吸抑制が起きる場合があるので，使用する場合には，必ず酸素分圧などのモニタリングと拮抗薬の準備をしておく．高齢者に使用する場合にはとくに注意が必要である．また検査後は十分なリカバリーが必要である．

2．手技に伴う偶発症

1）出　血

鉗子生検やEMR（ないしEP）を行った場合に出血をきたす場合がある．とくに抗凝固薬を服用中の患者は注意が必要で，服用の中断が可能な場合には検査前に一定期間中止したほうがよい[2,3]．検査中の出血はただちに止血操作を行うことができるので問題になることは少ないが，遅発性出血（後出血）はしばしば止血操作に難渋することがある．とくに大量出血して血液が腸管内に充満している場合，スコープを深部まで挿入したり，出血部位を同定することは容易ではない．患者のバイタルサインが落ち着いている場合は，洗腸（ニフレックの服用または高圧浣腸）を行ってから緊急内視鏡検査を行うほうがよい．

2）穿　孔

穿孔はスコープの挿入時にもっとも注意すべき偶発症である．とくに開腹術の既往がある患者や高齢者は注意が必要である．予防策としては無理な挿入を行わないという一言に尽きるが，挿入困難例ではX線透視や内視鏡挿入形状観察装置を利用するとよい．また，細径の軟らかいスコープを用いるのも一つの方法である．

スコープの挿入時に万一穿孔をきたした場合は原則的に外科手術が必要になるが，①穿孔部の大きさが比較的小さい，②前処置が良好で腸管内が清潔である，③患者の身体条件が良好，といった条件が揃っていれば，止血用クリップを用いて内視鏡的穿孔部閉鎖術を行い，保存的治療（絶食，輸液，抗生剤投与）が可能な場合がある[4]．一方，EMR（ない

し EP) によって生じた穿孔は，スコープの挿入時に起きた穿孔と比べて大きさが小さいため，上記のような適切な対応を行えば，多くの場合，保存的治療が可能である[3]．

穿孔に関してもっとも重要なことは，穿孔が起きたことに早く気づき，適切な処置を行うことである．しかし，まれに検査時には明らかな穿孔を認めないものの，数日後に汎発性腹膜炎となって発見される「遅発性穿孔」症例（図3）が存在するので注意が必要である．

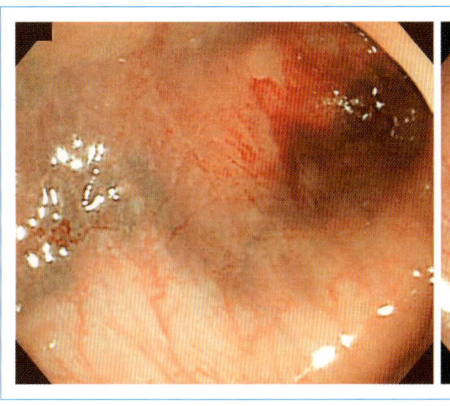

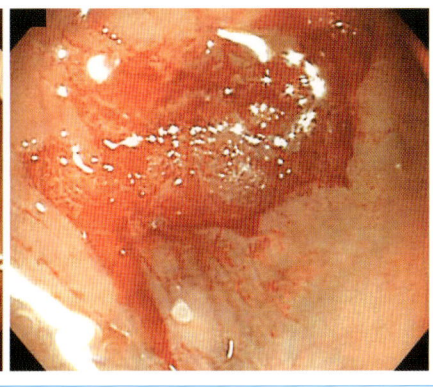

下部消化管内視鏡検査後に遅発性穿孔をきたした症例の検査時の内視鏡像．粘膜の一部が発赤しているが，明らかな穿孔所見は認めない．

図3 遅発性穿孔症例

70歳，女性．卵管癌の進展度診断の目的で大腸内視鏡検査を施行したところ，S状結腸に強い癒着があり結局，深部への挿入を断念した．挿入に難渋した部位の一部の粘膜に発赤を認めたが，明らかな穿孔を認めないため，そのまま検査を終了した．翌日から軽度の腹痛と微熱を認め，徐々に症状が増悪して3日後にエンドトキシン・ショックとなって当科を受診した．腹部全体に腹膜刺激症状を認め，腹部単純X線検査で少量の遊離ガス像がみられた．緊急開腹術を行ったところ，S状結腸の発赤部とほぼ一致する部位に穿孔がみられた．本例はスコープの挿入時に腸管壁（とくに固有筋層や漿膜）を損傷し，かろうじて残っていた粘膜が発赤してみえていたと推定される．本例は幸い救命することができたが，遅発性穿孔は発見が遅れると致命的となる場合があるので注意が必要である．

文献

1) 芳野純治，五十嵐良典，大原弘隆，他：消化器内視鏡関連の偶発症に関する第5回全国調査報告—2003年より2007年までの5年間．Gastroenterol Endosc 2010；52：95-103
2) 加藤元嗣：上部消化管内視鏡検査に伴う偶発症の予防と対策．赤松泰次 編：これだけは知っておきたい内視鏡室のリスクマネジメント．76-81，南江堂，東京，2003
3) 岡 志郎，田中信治：下部消化管内視鏡治療に伴う偶発症の予防と対策．赤松泰次 編：これだけは知っておきたい内視鏡室のリスクマネジメント．96-105，南江堂，東京，2003
4) 井上勝朗，赤松泰次，菅 智明，他：クリップによる内視鏡的穿孔部閉鎖術にて保存的に治癒し得た医原性大腸穿孔の4例．Gastroenterol Endosc 2006；48：1006-1013

3．内視鏡検査の準備

赤松泰次

前処置

　下部消化管内視鏡検査の前処置は，かつては注腸造影検査の場合と同様に検査前日に大腸検査食と下剤を服用する Brown 変法が一般に行われていた．近年，等張性腸管洗浄液（ニフレック®）が登場し，下部消化管内視鏡検査の前処置は大きく変貌した．等張性腸管洗浄液による前処置が Brown 変法に比べて優れている点は，① 洗腸効果がよい，② 脱水になることがなく粘膜が湿潤な状態に保たれるため，スコープの挿入が容易，③ 検査前日に大腸検査食を摂取する必要がない，などが挙げられる．一方，等張性腸管洗浄液の使用は消化管狭窄が疑われる症例には禁忌であり，強い腸管の炎症が存在する場合にも慎重に投与する必要がある．一方，最近錠剤型経口腸管洗浄剤（ビジクリア®）が発売され，等張性腸管洗浄液が十分量飲めない患者に対して使用されている．

　等張性腸管洗浄液による前処置は，原法では検査前日には処置は行わず検査当日に 4 l 服用することになっており，米国ではこの方法が用いられている．しかし，このような大量の腸管洗浄液を服用することは実際には困難であり，わが国では前日に下剤を服用させることによって腸管洗浄液の服用量を減らしている施設が多い．本稿では当院における前処置について紹介する（**表 1**）．

1．検査前日

　検査前日はとくに食事の制限はなく，夕食後 1 時間してからマグコロール P® 1 包を 150 ml の水に溶かして服用させる．普段から便秘傾向の患者では，3 日前より少量の下剤を服用させておくと前処置を円滑に行うことができる．

表 1　下部消化管内視鏡検査の前処置

1．全大腸内視鏡検査	
検査前日	・食事制限なし
	・夕食後 1 時間経ってからマグコロール P 1 包を 150 ml の水に溶かして服用
	・便秘傾向の強い患者は 3～4 日前より就寝前にプルゼニド® 2～3 T 服用させる
検査当日	・食止め（飲水は可）
	・検査開始 4～5 時間前よりニフレック 2 l を 2 時間で服用
2．S 状結腸内視鏡検査	
検査 30 分前にグリセリン浣腸 60～120 ml	
食事制限なし	

2．検査当日

食止め（飲水は可）とし，検査開始4〜5時間くらい前から等張性腸管洗浄液（ニフレック®）2 l を2時間で服用させる（30分ごとに500 ml ×4回ないし15分ごとに250 ml ×8回）．腸管洗浄液の服用は原則として検査当日に病院内で行っているが，患者の希望により自宅で服用する場合もある．

なお，S状結腸までの観察の場合は前日の下剤服用は不要で，当日検査30分前にグリセリン浣腸のみ（60〜120 ml）を行っている．

前投薬

1．抗コリン薬

抗コリン薬を投与したほうが腸管の収縮が少ないためスコープの挿入や観察が容易である．内視鏡治療を行う場合は必ず用いたほうがよい．抗コリン薬が禁忌（虚血性心疾患，緑内障，前立腺肥大など）の患者にはグルカゴン®を用いる場合がある．また，このような患者ではペパーミントオイル（散布）を用いる方法もある．

2．静脈麻酔（sedation）

欧米では全例に静脈麻酔を行っているが，わが国では施設によって使用状況や使用薬剤の種類が異なっている．当院では，患者があらかじめ静脈麻酔を希望する場合と，検査中に強い痛みや不快感を訴える場合に限ってドルミカム®（0.1 mg/kg）を使用している．

1）使用薬剤

下部消化管内視鏡検査の際に一般によく使用される薬剤は，セルシン®，ドルミカム®，オピスタン®などがある．

2）施行時の注意（表2）

静脈麻酔を行う場合は呼吸抑制に注意し，酸素分圧，脈拍，血圧などのモニタリング（図1）は必須である．心疾患を有する患者では心電図のモニタリングも必要になる．万一に備えて内視鏡室内に救急カート（図2）の準備をし，挿管に必要な道具を日頃から点検しておく．また，アネキセート®などの拮抗薬を用意しておくことも大切である．検査終了後はリカバリー室で十分休ませ，当日は車や自転車の運転は避けるように注意する．なお，麻酔医でない医師がsedationを行う場合のガイドライン[1]が米国麻酔学会より提唱されているので参照されたい．

表2　静脈麻酔施行時の問題点と注意点

1．問題点
呼吸抑制，不穏，しゃっくり，記銘力障害，せん妄など
2．注意点
1）モニター（酸素分圧，脈拍，心電図など）をつける
2）拮抗薬（アネキセート®）を準備しておく
3）万一に備えて，救急カートを用意しておく
4）リカバリールームを充実させる
5）帰宅時の注意（車の運転はしないように注意）
6）高齢者に使用する際はとくに注意が必要

図1　モニター

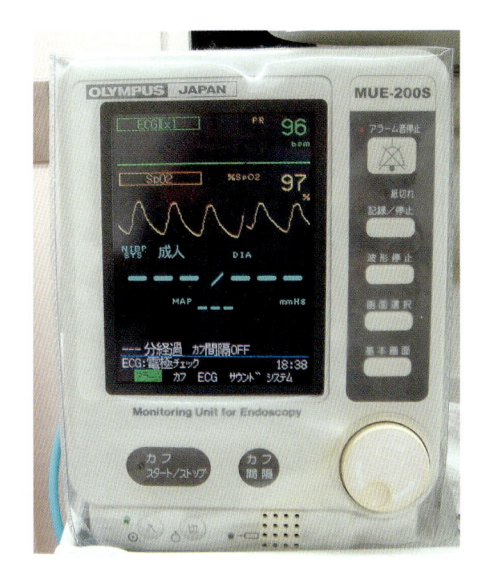

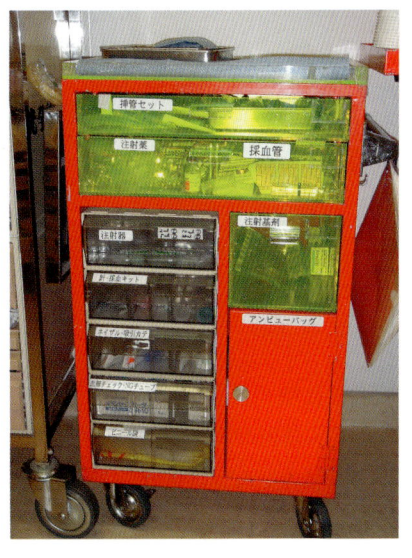

図2　救急カート

使用するスコープの特徴と選択

　下部消化管用のスコープには通常観察に用いる細くて軟らかいタイプと，拡大内視鏡のように太くて硬いタイプがある．スコープの選択は術者の好みもあるが，挿入法の違いによって適するスコープが異なる．一般に細径の軟らかいスコープは，S状結腸を越える際に多少ループを作りながら挿入する手技に適している[2]．一方，硬いスコープはS状結腸をループを作らずに挿入する工藤ら[3]の「軸保持短縮法」に適している．

　近年オリンパス社から硬度可変式スコープが商品化され，検査中に状況に合わせて4段階（0～3）にスコープの硬度を変更できるようになった．筆者らが硬度可変式スコープを用いる場合は，S状結腸を越えるまではもっとも軟らかい0に設定し，脾彎曲から横行結腸に進める場合に，必要に応じて設定を2（やや硬め）にしている．軟らかい設定のほうがループを形成した場合でも患者の疼痛は少なく，腸管への負荷が少ないため穿孔防止になると考えられる．とくに腹部手術歴があって腸管の癒着が強い場合やS状結腸に多数の憩室を認める場合には，細径（PCF）の軟らかい設定のスコープを用いるとS状結腸を越えるのが容易である．一方，硬い設定のほうがスコープの手元操作が先端部に伝わりやすく，いったんストレートにしたスコープが再びたわむのを防止するのに役立つ．

内視鏡機器の再生処理

　スコープおよび内視鏡処置具の洗浄・消毒は，ガイドライン[4]を遵守して標準的予防策（standard precaution）の原則に従い，1回検査ごとに繰り返し行う．標準的予防策とは，すべての患者が感染症を有する可能性があるという前提のもとに，毎回同じ方法で再生処理を行うことを指し，従来のように感染症のある患者に使用した機器だけを念入りに再生処理するという方法とは相反する考え方である．下部消化管用スコープの再生処理方法は上部消化管用スコープの場合と同じでよい．Spauldingの分類（**表3**）によれば，粘膜に直

I. 総 論

表3 Spaulding の分類

医療機器の患者に対する感染危険度の分類
1. 危　険　　血管や粘膜内などの無菌の組織に直接接するもの 　　　　　　　内視鏡処置具（生検鉗子，局注針，高周波スネアなど）
2. やや危険　　粘膜に接触するもの 　　　　　　　スコープ，超音波プローブなど
3. 危険でない　上記以外のもの 　　　　　　　光源装置，モニター，カート，ベッドなど

接接触するスコープは「やや危険」な医療機器に相当し，高度作用消毒が必要である．一方，無菌の組織や血管に接触する内視鏡処置具の大部分は「危険」な医療機器に分類され，滅菌ないしディスポーザブル使用が要求される．

1. スコープの洗浄・消毒

スコープの再生処理は図3に示す順序で行う．

1）洗　　浄

洗浄のポイントを表4に示す．もっとも重要な点はチャンネル内のブラッシングである．水を吸引するだけでは血液や粘液などの付着が残存し，十分な洗浄効果が得られない[5]．不十分な洗浄のまま消毒薬に浸漬すると，残存した血液や粘液が固化して消毒薬が浸透せず，結果的に不十分な再生処理となるので，洗浄をおろそかにしてはならない．

2）消　　毒

消毒のポイントを表5に示す．高度作用消毒薬（グルタルアルデヒド，フタラール製剤，過酢酸）に一定時間浸漬するが，この工程は作業レベルの均一性や消毒薬の医療従事者への曝露の軽減などから，自動洗浄機を用いるほうが望ましい．高度作用消毒薬を使用するときの注意点として，消毒薬に浸漬した後に消毒薬がスコープに残留していると腸管の粘膜障害をきたすので，すすぎを十分に行うことが重要である．自動洗浄機で消毒する場合はこの工程は機械が行うので問題はないが，用手で消毒する場合には注意しなければならない．また，医療従事者への曝露を軽減するため，十分な換気と防具の着用（マスク，手

```
用手洗浄
  ↓
高度作用消毒薬
による消毒
  ↓
アルコールリンス

標準的予防策の原則に従って1回検査ごとに行う
```

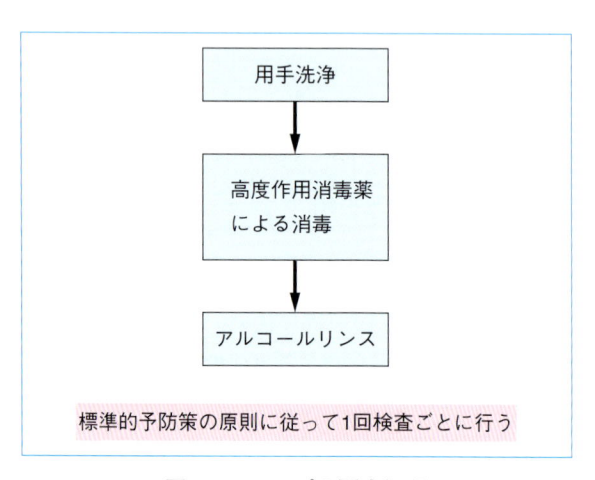

図3　スコープの再生処理

表4　スコープの用手洗浄のポイント

1．鉗子チャンネル内のブラッシング
2．スコープの複雑な構造をよく理解する
3．酵素洗剤や中性洗剤の使用

- 後で消毒するからといって，用手洗浄で手抜きをすると，スコープに付着した血液や粘液が固化して消毒薬が十分浸透しない
- 用手洗浄をしっかり行えば，洗浄だけで菌数を1/1,000～1/10,000に減らすことができる
- 自動洗浄機による洗浄効果は過大に期待しない

表5　スコープの消毒のポイント

1．高度作用消毒薬を用いる
　　グルタルアルデヒド，フタラール製剤，過酢酸
2．自動洗浄機を用いて消毒することが望ましい
　　作業時間の短縮，作業レベルの均一性，消毒薬の人体への影響の軽減
3．すすぎを確実に行って消毒薬を残留させない
4．消毒薬の取り扱いに注意する
　　十分な換気，防具（マスク，手袋，ガウン）の着用

袋，ガウンなど）が必要である．

　強酸性水による消毒は，①コストが低い，②消毒薬のような毒性がない，③短時間ですむ，という長所がある反面，①抗酸菌に対する消毒効果が低く，高度作用消毒になっていない，②安定性に問題があり，有機物に接触すると急速に消毒効果が低下する，という欠点がある．

3）アルコールリンス

　アルコールリンスは乾燥だけでなく，抗酸菌の消毒効果をさらに高めるという報告がある．

4）スコープの保管

　スコープは保管庫に吊るした状態で保管する．次回使用時に改めて洗浄・消毒が必要か否かのデータは少ない．当院で実験を行ったところ，ガイドラインどおりに再生処理を行って通常の保管庫で保管すれば，少なくとも1週間程度は再度消毒の必要はないという結果を得ている．

2．処置具の再生処理

　内視鏡処置具の再生処理は図4に示す順序で行う．重要な点は，
① 分解できる処置具はいったん分解してから洗浄する
② 超音波洗浄を行う
③ 滅菌パックに入れてオートクレーブまたはエチレンオキサイド（EO）ガスによる滅菌を行う（耐熱性のものはオートクレーブで行う）
の三つである．

　一方，最近の内視鏡処置具はディスポーザブル製品が普及してきている．コストや医療廃棄物が増加するという問題はあるものの，安全性やコ・メディカルスタッフの仕事量の軽減という面で優れている．

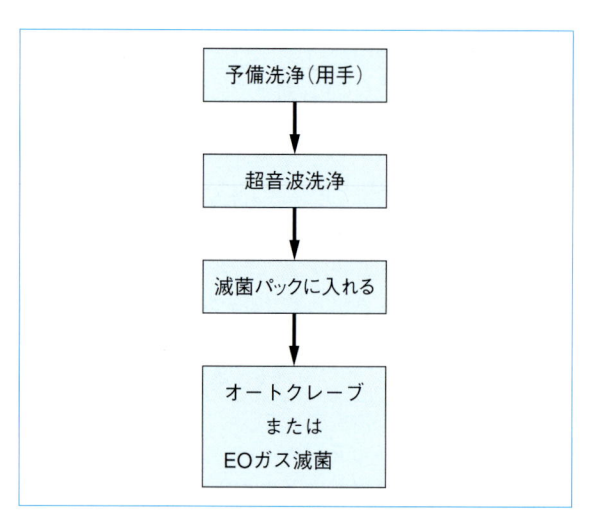

図4 内視鏡処置具の再生処理

文　献

1) Practice guideline for sedation and analgesia by non-anesthesiologist. A report by the American Society of Anesthesiologists Task Force on Sedation and Analgesia by Non-Anesthesiologists. Anesthesiology　1996；84：459-471
2) 光島　徹：私はこうしている：Screening colonoscopy の手技の実際．臨牀消化器内科　1999；14：107-115
3) 工藤進英：大腸内視鏡挿入法—ビギナーからベテランまで．医学書院，東京，1997
4) 日本消化器内視鏡学会消毒委員会　編：消化器内視鏡機器洗浄・消毒ガイドライン．Gastroenterol Endosc　1998；40：2022-2034
5) 赤松泰次，矢野いづみ，茅野仁美，他：内視鏡の用手洗浄方法—潜血反応および極細内視鏡を用いた検討．消化器内視鏡　2000；12：549-554

4．部位別解剖と正常内視鏡像

田村　智

　大腸内視鏡検査は，その目的が病変の発見・診断にあることはいうまでもないが，その前提として，内視鏡を盲腸まで挿入できなければ，検査・診断そのものが成り立たないことになる．しかし，大腸では，他臓器の内視鏡検査と異なり，盲腸までの挿入が難しいという特徴がある．そのために，内視鏡診断・治療を行うためのファーストステップとして，盲腸までの確実な挿入法が重要となる．そのためには，大腸の解剖学的特性を理解し，その特徴的な走行を思い浮かべながら，内視鏡を深部へ挿入していくことが大切である．本稿では，大腸内視鏡検査を念頭においた部位別解剖について述べて，各部位の正常内視鏡像を提示する．

大腸の走行と部位別解剖

　大腸は，盲腸に始まり直腸で終わる管腔臓器であるため，その近位側（proximal）は盲腸側で，遠位側（distal）は直腸側に相当する（図1）．しかし，内視鏡検査施行に際しては，遠位側からの挿入であるため，その順序で述べていく．

　大腸の長さは，内視鏡で短縮して盲腸まで到達した場合は，70〜80 cmであるが，通常の状態では，120〜150 cmである．口径は盲腸で最大で，遠位側にいくに従って小さくなる（直腸は別にして）．

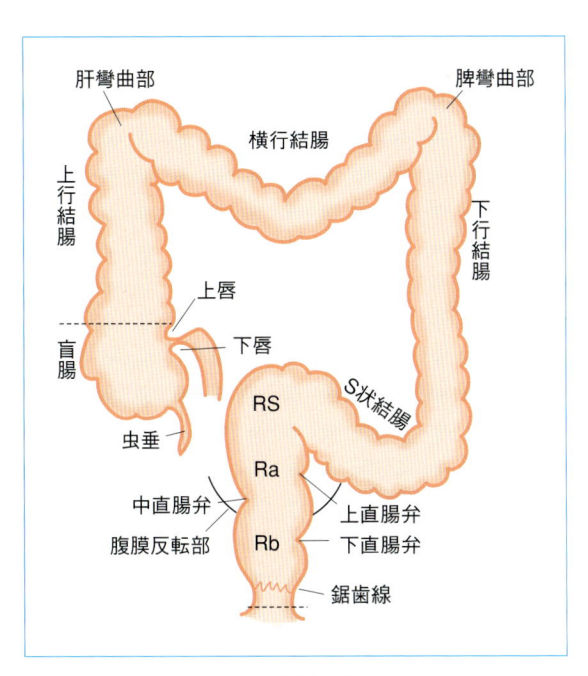

図1　大腸の走行
（田村　智：臨牀消化器内科　1999；14：p.12）

Ⅰ．総　論

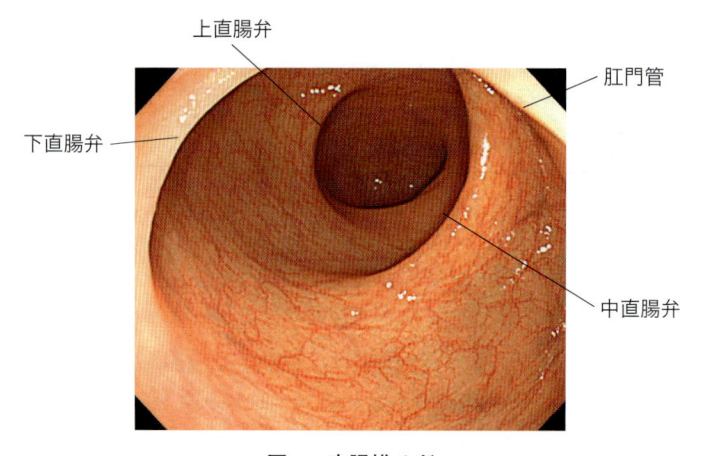

図2　直腸横ひだ
肛門管越しに下・中・上直腸弁が観察される．

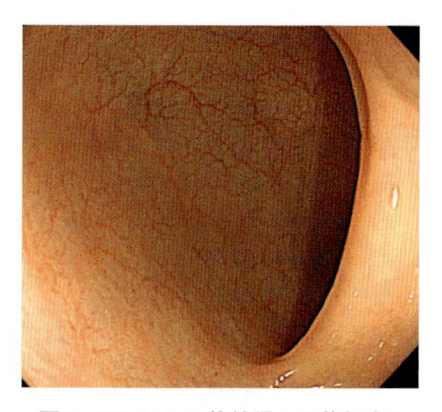

図3　RSからS状結腸への移行する屈曲部
RSからS状結腸への移行部はモニター上は，右方向への屈曲部として観察される．

1．直腸からRS

　　直腸の長さは，歯状線（dentate or pectinate line：円柱上皮と扁平上皮の境界）から直腸S状結腸移行部までで，10～15 cm である．その長軸は仙骨前面の彎曲に沿って走行する．直腸膨大部は，3個の突出と反対側の不完全な横ひだ（直腸横ひだ，Houston's valves）からなっており（**図2**），肛門側より下直腸弁，中直腸弁（コールラウシュ：Kohlraush ひだ），上直腸弁と呼ばれる．これらの弁のうち，通常は上下の直腸弁は左側に，もっとも目立つ中直腸弁は右側にあり，腹膜反転部のやや上方に位置する．肛門管〔ここでは肛門縁（anal verge；AV）より恥骨直腸筋付着部上縁までの外科的肛門管を指す．解剖学的肛門管はAVより歯状線までで外科的肛門管の下2/3に相当する〕口側縁より腹膜反転部までがRb（下部直腸），腹膜反転部から第2仙椎下縁までがRa（上部直腸），第2仙椎下縁から岬角までがRS（直腸S状部）に相当する．RSは一部腸間膜を有し解剖学的にはS状結腸が含まれるが，脈管支配の関係から臨床上は直腸として扱っている．内視鏡上は，RbとRaの境界は，ほぼ中直腸弁に相当すると理解しておいて差し支えないが，RaとRSおよび，RSとS状結腸の境界は，明確に認識できない．しかし，実際に内視鏡を施行するに当たり，RSの肛門側は上直腸弁付近，口側はその次の屈曲部（完全な横ひだ）として認識する場合が多い（**図3**）．この直腸の部位に関する定義は，次のS状結腸と同様，注腸造影によらないと明確に決めることは困難である．しかし，病変の局在を記載するに当たっては，内視鏡上の部位とAVからの距離をともに記載しておけば日常診療上問題になることはほとんどない．また，AVと下直腸弁の間のRbは，見落としの多い部位なので注意が必要である．

2．S状結腸

　　S状結腸は腸間膜に覆われ，その長さは20～85 cm（平均40 cm）と変化に富み，岬角から腸間膜付着部の口側（左腸骨窩上部）までに相当する．内視鏡的には，S状結腸と下行結腸の境界は，比較的強い屈曲部（SD junction）として認識される（**図4**）（この場合も厳密には左腸骨窩上部とは一致していない場合が多い）．このS状結腸は変化に富んだ腸間膜と相俟って，腸管の走行もさまざまで（**図5**），短く屈曲のほとんどない場合から腹腔の高い位置まで伸びる極端に長い例まで存在する．このS状結腸の走行パターンの認識が，

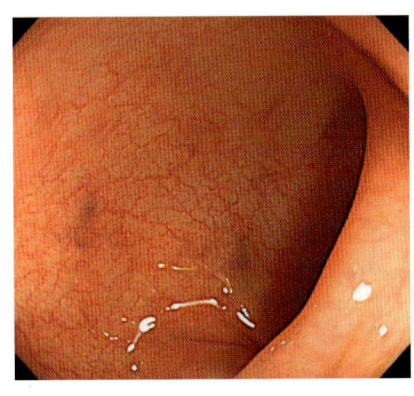

図4 S状結腸から下行結腸へ移行する屈曲部
ループを作らずにSD junctionに到達した場合は，図のようにモニター上，右方向への屈曲部として観察される場合が多い．

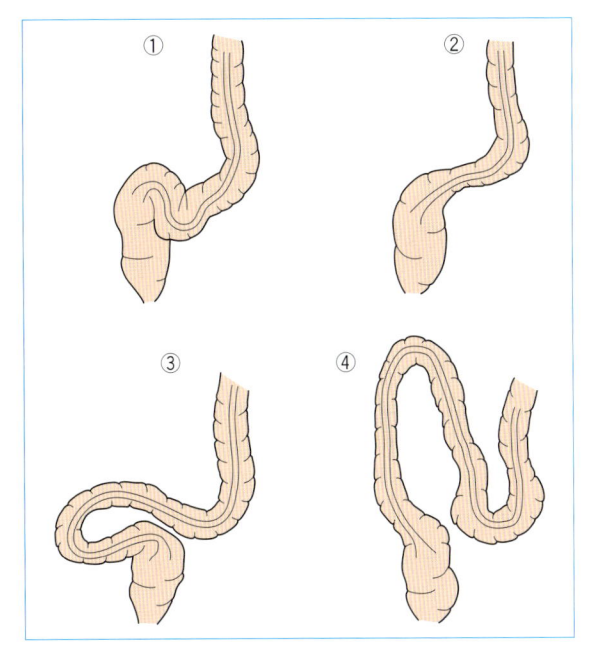

図5 S状結腸の走行
①，②は，腸管は左へ向かい，内視鏡モニター上は右へ右へと走行する．③は，腸管は右へ向かい，内視鏡上は左へ走行する．④は，腸管が腹腔内で横隔膜近くまで伸びるタイプである．
（田村　智：臨牀消化器内科　1999；14：p.13）

内視鏡挿入に際し非常に重要である．

3．下行結腸

下行結腸は，長さ約20〜25 cmで，SD junctionから脾彎曲部（**図6**）までの後腹膜腔にあり，後腹壁に固定され可動性がない．下行結腸は半月ひだやhaustraの突出が著明でな

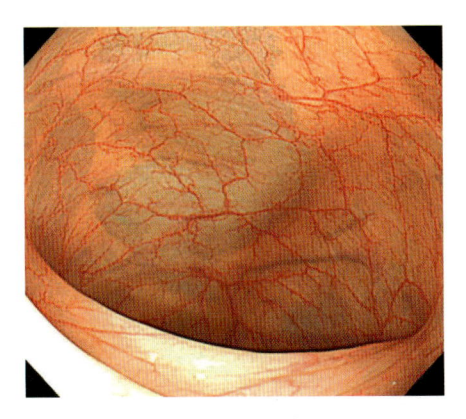

図6 脾彎曲部
下行結腸が，前壁側へ方向を変えて，横行結腸に至る屈曲部であり，腸管壁と接する脾臓が透見される．

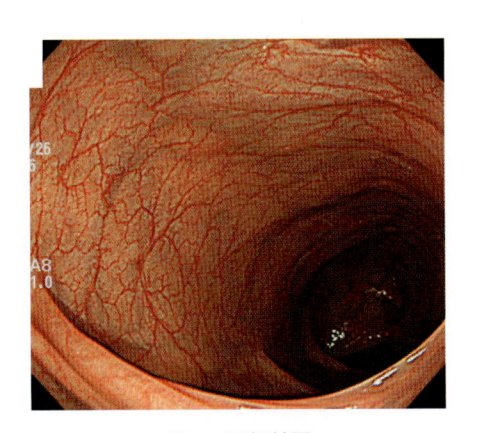

図7 下行結腸
半月ひだやhaustraの突出が少なく，内視鏡観察しやすい部位である．

いため，内視鏡観察で見落としの少ない部位である（図7）．

左腎外側で脾臓下縁に位置する脾彎曲部（左結腸曲）は，大腸のなかでもっとも高い位置に存在する．この近傍は，上・下腸間膜動脈の支配血流境界に相当し，吻合して辺縁動脈を形成しているが個人差があり，虚血性大腸炎の好発部位となっている．

4．横行結腸

横行結腸は，腸間膜に覆われた30〜60 cmのU字型の状態で腹腔内に存在する．被覆された横行結腸間膜の根部で後腹膜に付着しているだけなので，S状結腸と同様，可動性に富み，その長さにも個人差がある．脾彎曲部から，腹壁側へ屈曲し骨盤側へ下行する．その中央部（図8）において，もっとも下垂した後，背側へ上行し肝彎曲部に至る．全体としては，腹壁側（前面）に凸の形をとっている．肝彎曲部では，腸管壁と接する肝臓が青斑として観察される．

5．上行結腸

上行結腸は，長さ15〜20 cmで，肝彎曲部から回盲弁（Bauhin弁）の上唇に至る後腹膜腔にあり，腸間膜には覆われていない．肝彎曲部（図9）において横行結腸から右背側へ

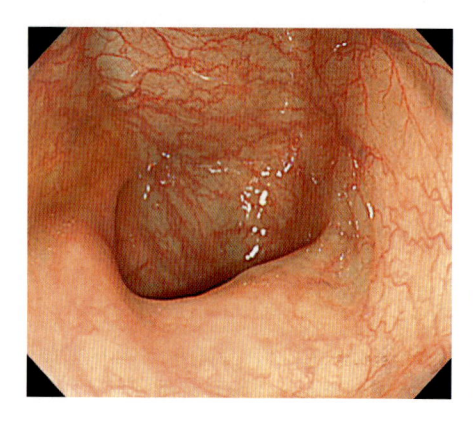

図8　横行結腸中央屈曲部
脾彎曲部から前壁側方向へ下垂した後，背側へ上行して腹壁側（前面）に凸の形をとっていく屈曲部である．

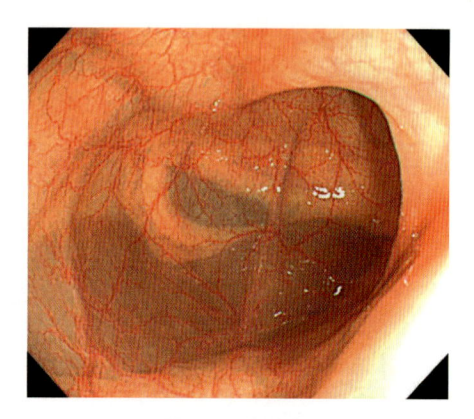

図9　肝彎曲部
横行結腸から右背側へ屈曲し上行結腸へと移行する屈曲部で，腸管壁と接する肝臓が青斑として観察される．

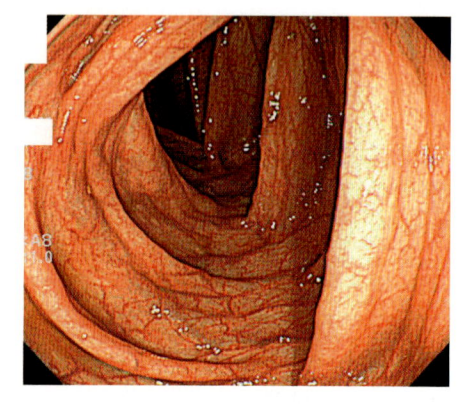

図10　上行結腸
半月ひだが発達しているため，内視鏡観察時にひだの口側にある病変を見逃しやすいので，注意が必要である．

屈曲し上行結腸となる．上行結腸は半月ひだがよく発達しており（図10），直線的な走行にもかかわらず内視鏡観察上盲点が多くなる部位である．

6．盲　　腸

盲腸と上行結腸はBauhin弁の上唇を境界としている（図11）．盲腸は右腸骨窩にあり，後腹壁に固定されている場合と腹膜に覆われて可動性を有する場合がある．その遠位端には虫垂開口部（図12）がある．大腸内視鏡挿入の終着点は，この虫垂開口部を確認することであり，そうでなければ全大腸内視鏡検査ではない，と認識してBauhin弁口側の盲点の見落としを防ぐことも重要である．Bauhin弁は上唇・下唇からなっている（図13）．この二つの隆起が両端で融合し回盲弁小帯（図14）と呼ばれる粘膜隆起を形成し，半月ひだとなり上行結腸と盲腸の境界となっている．

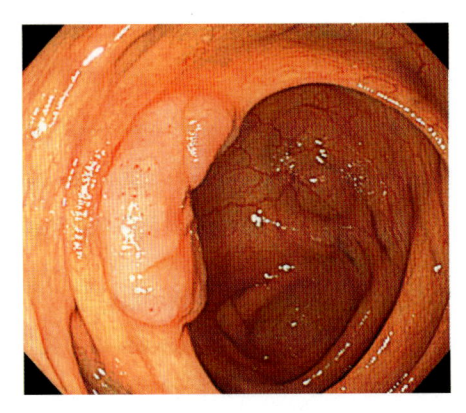

図11　Bauhin弁
ループを形成しない状態で到達すると，モニターの左側に観察される．

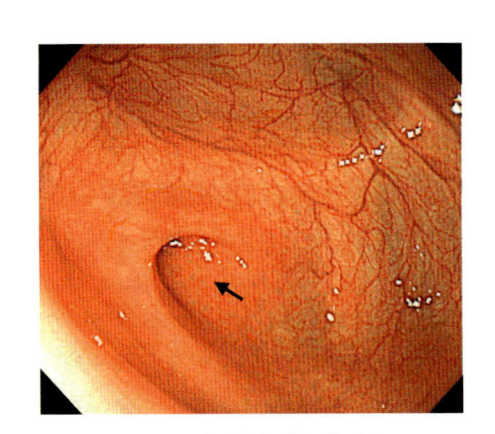

図12　虫垂開口部（矢印）

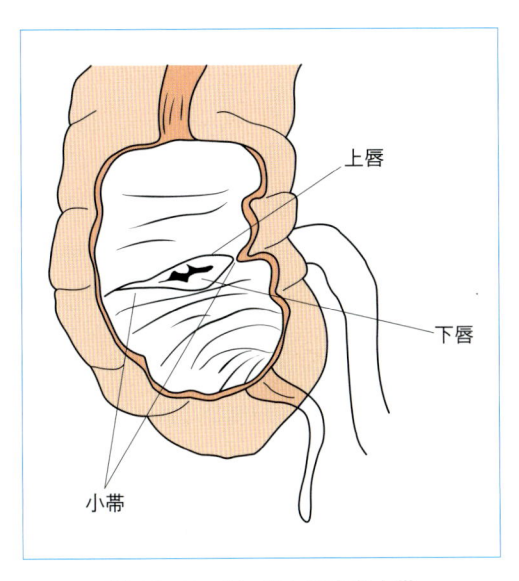

図13　Bauhin弁と回盲弁小帯
（田村　智：臨牀消化器内科　1999；14：p.13）

Ⅰ. 総論

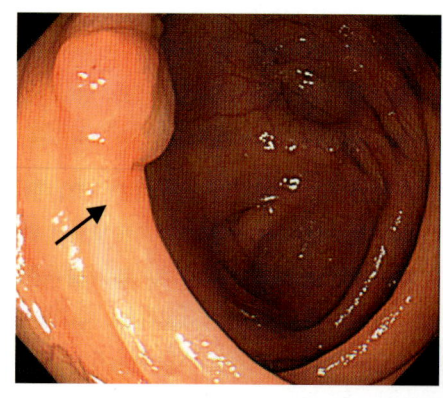

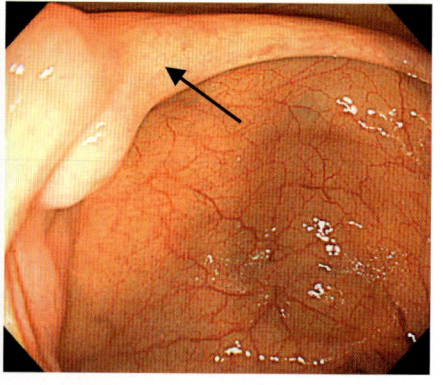

図14 回盲弁小帯像
Bauhin弁の上唇・下唇が両端で融合し回盲弁小帯と呼ばれる粘膜隆起を形成し（矢印），半月ひだとなって上行結腸と盲腸の境界となっている．

大腸の正常組織所見と血管支配

1．大腸の正常組織所見

　正常大腸壁の厚さは約5 mm で，粘膜〔mucosa（粘膜固有層：lamina propria mucosae，粘膜筋板：muscularis mucosae）〕，粘膜下層（submucosa），固有筋層（muscularis propria），漿膜（serosa）からなっている（**図15**）．粘膜内の長い管状の腸腺は，リーベルキューン陰窩と呼ばれる陰窩を形成する4種類の細胞が腺底部の stem cell から発生する．円柱細胞（columnar absorptive cell）は表面に多く，陰窩では杯細胞（goblet cell）に圧排されて目立たない．陰窩を構成する細胞は杯細胞が多く，粘液分泌が豊富であることがわかる．上皮は粘膜表面に到達すると apoptosis を起こすため，粘膜表層では apoptotic bodies を認めるが，陰窩ではまれである．内分泌細胞（endocrine cell）は，全大腸で腺底部に存在するが，遠位側に多い傾向がある．パネート細胞（Paneth cell）は，一般的には大腸にはみられない（盲腸と上行結腸にのみ認めるとの記載もある）が，慢性炎症に伴って出現することもある[1]．また，大腸粘膜には，正常でも孤立リンパ小節が散在する．神経の集合は，粘膜下層ではマイスネル神経叢（Meissner's plexus），筋層ではアウエルバッハ神経叢（Auerbach's plexus）（粘膜下層深部の神経叢は Henle's plexus とも呼ばれるが，通常はアウエルバッハ神経叢に含まれる）として観察される．筋層は，内輪筋と外縦筋層からなる．外縦筋は，幅0.6〜1.0 cm の3本の結腸ひも（teniae coli）に終結しているため，ひもの間にはほとんど存在しない．この結腸ひもが，腸管の長さより短いことで，結腸膨起（haustra coli）と内腔の半月ひだ（semilunar fold）が形成される．結腸ひもは，直腸までは続いておらず，腸管壁を取り巻く外縦筋層へ移行する．そのため，直腸では典型的な内輪筋層と外縦筋層が観察される．また，結腸ひもは，虫垂では融合して縦走筋層を形成している．

2．大腸の血管支配

　大腸の血管支配は，上腸間膜動脈の ileocolic, right colic, middle colic 各分枝が盲腸から脾彎曲部までを，下腸間膜動脈が残りの下行結腸とS状結腸に分布している．上・下腸間膜動脈の分枝は，多くのアーケイド状吻合を形成し，腸間膜側の大腸辺縁で辺縁動脈（mar-

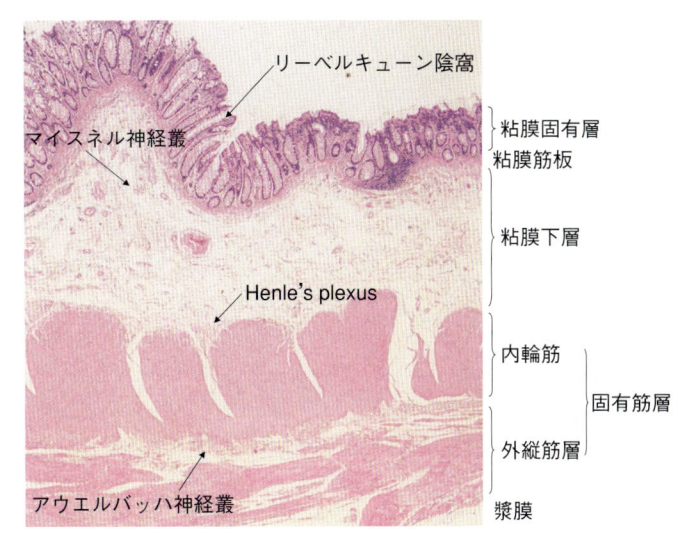

図15 大腸の正常組織断面

ginal artery of Drummond）として集合している．この辺縁動脈はバリエーションに富んでおり，その径が脾彎曲部近傍で小さくなっていることがあり，虚血性腸炎の原因にもなっている．直腸は，下腸間膜動脈の分枝である上直腸動脈，内腸骨動脈の分枝である中直腸動脈，内陰部動脈の分枝である下直腸動脈で栄養されているため，上直腸動脈領域の静脈は門脈系へ，他は下大静脈から体循環へ入る．

文　献
1) Ridell RH, Petras RE, Williams GT, et al：Normal anatomy and histology. Rosai J（ed）：Tumors of the Intestines. 1-24, Armed Forces Institute of Pathology, Washington, 2003

5. 大腸内視鏡挿入観察法

佐野　寧，斎藤　豊

　消化器内視鏡もその主役がファイバースコープから電子スコープに取って代わり，挿入法も変わってきたといえよう．もともと胃の挿入法には blind で梨状窩を越える方法，直視しながら挿入する方法，大腸では one man method，two man method などがあるが，決まったルールがあるわけではない．当然それぞれの挿入法には一長一短があるし，同じことをやっても施行者の経験年数，機械の違い，熟達したコメディカル・スタッフの有無，患者の既往などでうまく挿入できないこともある．しかしながら，医者として安全で患者に楽な挿入を行う基本姿勢を常に忘れてはならない．

　われわれ若い内視鏡医は先人が何年あるいは何十年もかけて築いてきた挿入法を，彼らから伝授してもらうことで比較的短期間で習得できる恵まれた環境にいる．私も含め，若い内視鏡医の先生には多くの本を読破し，機会があれば研修や見学に出向いたり，研究会に参加したりして内視鏡挿入法に対する向上心を常にもつことが重要である．外科手術を本で読んで行う人がいないように，独学はこの分野では好ましくないように思われる．誰もができる検査になってきたゆえ，問題も多くなってきたのではなかろうか．

　本稿では大腸内視鏡挿入法（一人法）および色素内視鏡観察法について，われわれが日常臨床で行っている基本事項を中心に述べる．

スコープ操作の基本

　すべての症例に対して，挿入困難例を想定して常に基本に忠実な挿入法を施行することを心がけるが，その際に以下の基本的なポイントに気をつけるようにしている．

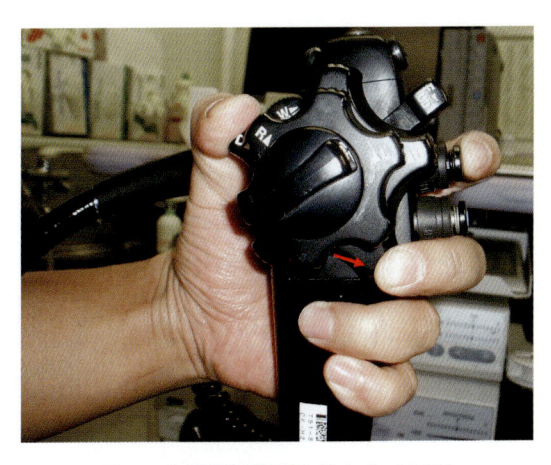

図1　内視鏡操作部の持ち方（左手）
up/down の操作は親指と中指の協調運動で操作する．治療や拡大観察の際，中指が up/down アングルのストッパー的役割を果たすので（矢印），この基本操作を習得することが重要である．

I．総　論

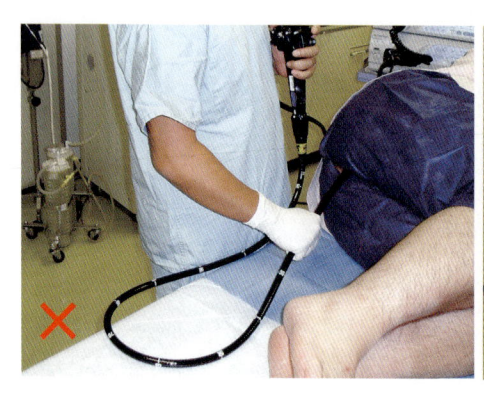

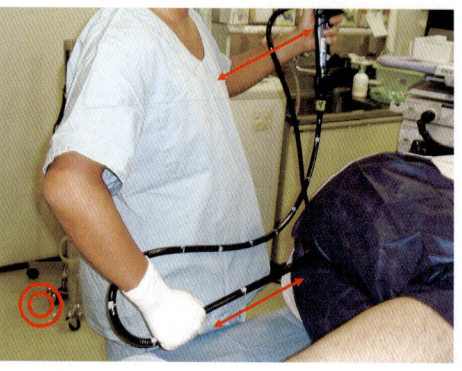

図2　内視鏡の持ち方（右手）
内視鏡は肛門縁から20〜40 cm離して持つ（矢印）．筆者は挿入されていないスコープは垂らすのではなく（左図），左手の操作部を左前方に移動させ（矢印），空中に浮いたように持つこと（ギターをかかえたような感覚）で左右のトルクの操作性をより簡単に可能にしている．

① 左手でup/down/right/leftアングルを操作し，"てこの原理"を使うためにもスコープは右手で肛門縁から20〜40 cm離して持つ（**図1，2**）．両手は独立して操作し，両手でup/down/right/leftアングルを操作することは避けるよう心がける．
② スコープはフリー感を感じるためにもソフトに握る．また，内視鏡の軸が患者の長軸方向に沿うように操作する（図2）．
③ スコープの操作はあせらずゆっくり行う（初心者の場合，挿入が困難になるほどスコープ操作が荒くなるので，平常心を常に保つことが重要である）．
④ 無駄な操作は行わない（無意味なjiggling techniqueやひねりなど）．
⑤ 吸引は自然に腸管内に存在する空気を利用して必要にして最小限，その代わり無駄な送気は一切しない．

内視鏡挿入法について

1．RS junctionまで

　　被検者の体位は左側臥位で検査を開始する．直腸内挿入後最初の屈曲が左方向に見えるので，それを左回旋にてスコープを進める．この際，pushで入るのではなく，ひだを左右に掻き分けながら入り込むような感覚である．吸引に関しては，管腔が虚脱するほどの過度の吸引はしない．管腔が虚脱するまで吸引してしまうと，とくに初心者においては次の管腔を探すために再度送気が必要となり，吸引，送気を繰り返しているうちに腸管のspasmを誘発し，かえって過度の送気をしてしまう結果になりかねない．自然に腸管内に存在する空気を利用して吸引は必要にして最小限，その代わり無駄な送気は一切しないことが重要である．もちろんエキスパートの内視鏡医であれば吸引で管腔をつぶしていく挿入法[1]でも問題はない．

2．RSからSD junctionまで

　　基本的に右回転を主体に挿入する．スコープを押すのではなく回転で次々にカーブをパスしていく感覚である（スラロームテクニック[2,3]）．脾彎曲を越えるまでは基本的に右回

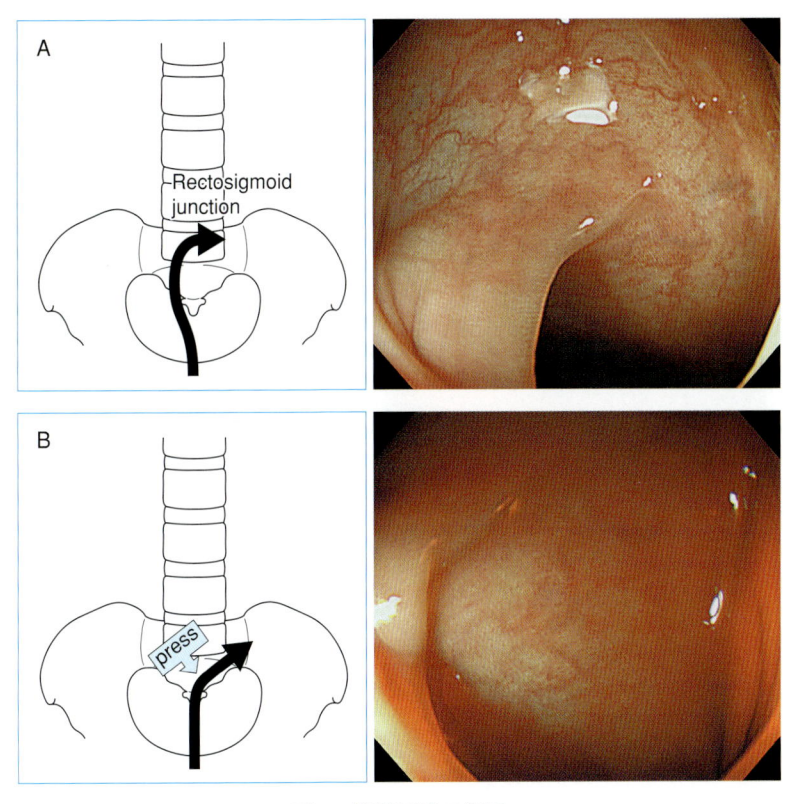

図3 腹壁圧迫の併用
腹壁圧迫のポイントは，基本は点で押してみて向こう側の腸管がこちらに近づいてくるポイントをやさしく圧迫してもらうこと．

　旋主体だが，左回旋したほうが軸を保てる，すなわち，スコープのフリー感がある場合は右回旋に必ずしもとらわれない．あくまでも軸保持短縮法である．ここで工藤のいうAパターンであれば，この右回旋主体の軸保持短縮法で腸（腸間膜）を伸ばすとSD junctionまで到達する[2]．

　軸保持短縮法のみで短縮が困難な場合には，躊躇なく腹壁圧迫を併用する．腹壁圧迫のポイントは，基本は点で押してみて向こう側の腸管がこちらに近づいてくるポイントをやさしく圧迫してもらうことである（図3）．SD junctionの手前であれば恥骨上部のやや左側であることが多い[1),4),5)]．熟練した介助者がいればその人に任せてもよいが，そうでない場合は内視鏡医が自分で圧迫のポイントを探して介助者に押してもらう．腹壁圧迫をしても短縮が難しい場合は，患者に仰臥位から右側臥位になってもらうと短縮が容易になることが多い．

　結腸過長例では，この腹壁圧迫や体位変換を駆使した軸保持短縮法にてもSD junctionまでは到達しない．このような症例では，軸保持短縮法で挿入できるところまで挿入しても，なおその時点で腸管が土管状に見えている状態となる（図4）．その場合は，そこまでの右回旋主体の挿入法から方針を切り替えて，スコープの回転を左へ左と戻しながらやさしくpushで挿入していく（αループ法）[6]．ここでポイントは左回旋主体にスコープをゆっくり静かに押し進め，土管状に見える腸管の先の急峻な屈曲（いわゆるS-top）を越えるか越えないかのところで（要するに完全にループを作る前に）スコープをゆっくり右回転しながら短縮することである（right turn shortening）[7]（図5）．ここで完全にループを作ってか

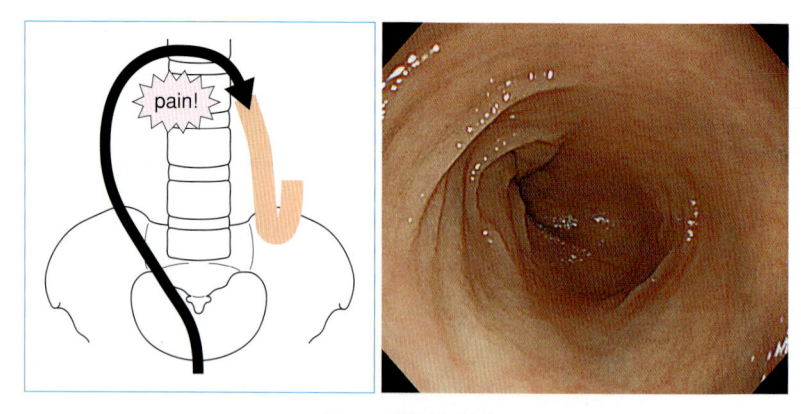

I．総　論

図 4　結腸過長例
結腸過長例ではこの腹壁圧迫や体位変換を駆使した軸保持短縮法にても SD junction までは到達しない．このような症例では，軸保持短縮法で挿入できるところまで挿入しても，なおその時点で腸管が土管状に見えている状態となる．

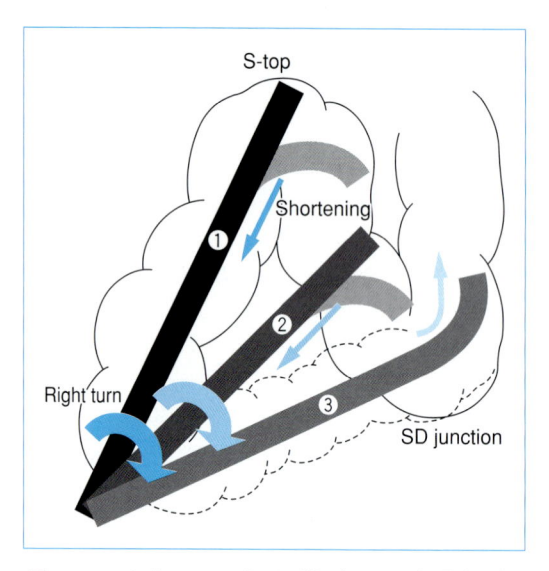

図 5　RS から S-top までが伸びてしまう場合の挿入
スコープをゆっくり静かに押し進め，土管状にみえる腸管の先の急峻な屈曲（いわゆる S-top）を越えるか越えないかのところで（要するに完全にループを作る前に）スコープをゆっくり右回転しながら短縮する（①）ことである（right turn shortening）．この操作を繰り返すことで（②），徐々に腸管はたたまれて SD junction を push することなく通過可能となる（③）．

ら，right turn shortening をしようとすると，患者に苦痛を与えることになる．ここで強調したいことは，S状結腸を短縮できるところまで短縮したうえで上記の操作を行うことによって，以後の挿入がスムーズになるということである．もう一点大切なことは，right turn shortening は単純な右回転だけではないということである．スコープのフリー感を感じながら，フリー感を損なわない方向，またスコープがずるずると抜けてこない方向へ微妙にトルクの方向を調整しながらゆっくりと短縮してくることである．最初は左方向へねじり

ながら次に右方向へトルクをかけてきて，また微妙に左へねじるなどのコンビネーションが必要になることもある．このときに患者の痛みも参考になる．ねじりを加えて痛いという方向は，間違った方向へねじっていることが多い．以上のように短縮して挿入すればSD junction は肛門縁から 30 cm で挿入されている．

3．SD junction から脾彎曲まで

下行結腸は後腹膜に支持固定された状態で後腹膜腔に位置しているため，軸保持短縮された状態でのスコープ挿入は比較的容易である．注意点はスコープに右トルクをかけながら挿入し，S状結腸に再ループを作らないようにすることである．また脾彎曲を越えるときについpush してしまうと患者は痛みを訴えるため，ここまできたら焦らずスコープをいったん引いて，ダウンアングル気味に引きの操作で脾彎曲を越えることがポイントである．

4．脾彎曲から横行結腸中部まで

脾彎曲までは，引きの操作が主体でスコープのpush 操作はほとんど必要としなかったが，脾彎曲を過ぎてから横行結腸中部までが唯一 push 操作が必要となるところである．また挿入の重要な変更ポイントとして，今まで右トルクが中心であった回旋が，左トルクを中心としたスコープの回旋となることである．スコープへのトルクのみで横行結腸がたわんでしまう場合は，上腹部〔臍上部付近（これも腹部を軽く圧迫して向こう側の腸管が近づいてくるポイント）〕の圧迫が有効である．腹壁圧迫でもスコープが進まない場合は，右側臥位への体位変換が非常に有用であることが多い．この体位変換を面倒がってやらないと，患者に痛みを与えてしまうことになる．

5．横行結腸中部から肝彎曲部，盲腸まで

mid-T の屈曲部を左トルクで越えた後に，右に切り返しながらスコープを引き込むことで肝彎曲部が近づいてくる．そこで空気をサクションしながら右回旋にて上行結腸にスコープを落とし込むのが理想的な肝彎曲部の越え方である．横行結腸は，結腸間膜による固定が緩やかで腹腔内での可動性に富んでいるため，過長症例において時に挿入が難しい場合がある．しかし，先に述べたような原理で上下のスラロームテクニック（スコープの保持）を駆使しながらスコープを進めることで解決できる．また横行結腸がW型になっているような過長例では，mid-T を越える操作を2回繰り返すイメージで挿入する必要がある．肝彎曲の通過が難しい場合は，左側臥位に体位変換することや，右季肋部あるいは臍上部の軽い圧迫が有効である．

以上のテクニックを駆使してもなお盲腸まで到達しえない超 long colon の症例にまれに遭遇する．そのような場合には，

① ミニスライディングチューブを使用する
② long type のスコープに入れ替える
③ それでも駄目なら患者を苦しめる前に潔く諦めて，注腸などに変更するタイミングを逸さないこと

が重要である．

I. 総　論

内視鏡観察の基本

1．通常の抜去方法

　　盲腸まで到達後，観察をしながらの抜去となる．抜去時も基本的には両手は独立して操作し，両手でアングルを操作することは避けるよう指導している．レンズが管腔の中心を捉えるように左手のup/down，右手の左右のトルク回転を利用しながら抜去してくる．その際，送気と吸引を交互に使用して管腔が過伸展するのを避けるよう心がける．吸引口は通常5時～6時方向に位置しているので，吸引する際は，粘膜を吸引しないように左上方にスコープを位置するように訓練するとよい．S状結腸まで抜去してくると，外にあるスコープのあそびの部分が操作の邪魔となるので，左手を利用してあそびを逃がしてやるように心がける（前述）．

2．病変の観察法

　　病変を発見した際は，十分に水洗いをしたあと観察を行う．病変を観察する際は，鉗子口の位置する5時から6時方向に病変をもってくることを心がける（図6）．これは内視鏡治療を行ううえでも重要になってくるので忘れてはならない．この操作を日頃から心がけることで右手と左手の内視鏡コントロールが上達し，切除しにくい病変でも，より簡単に切除できるようになる．

　　病変の観察の際は，重力の方向を念頭においておくことも重要である．質的診断の際，色素散布を行うが，重力と同方向に病変が位置している場合，色素に病変がつかって観察が十分に行えない（図7）．この場合，体位変換を利用して重力方向と反対側に病変をもってくるとよい（図8）．このように，内視鏡医は画面で見ている映像だけでなく，その病変が患者のどの方向に位置しているかも常に考えながら観察治療を行うことが望まれる．

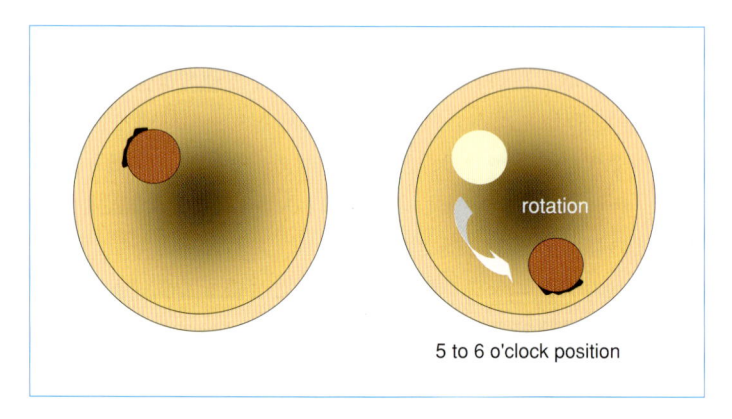

図6　観察治療の際の病変の位置
　病変を発見したら可能なかぎり鉗子口の位置する5時～6時方向に病変をもってくることが重要である．

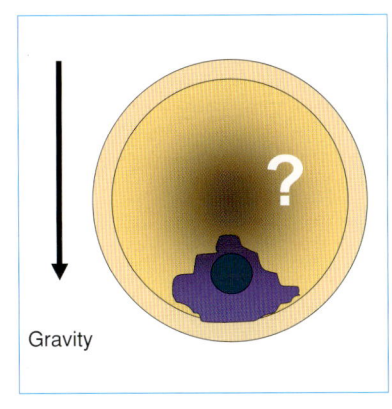

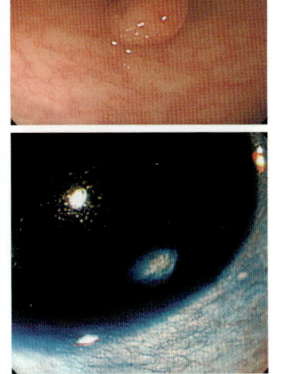

図7 重力方向と病変の位置関係
重力方向に病変が位置している場合，色素散布はかえって病変観察の妨げになり，治療の妨害にもなる．

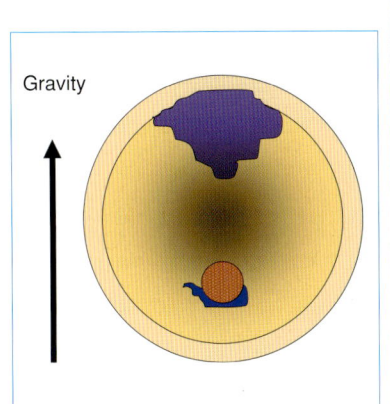

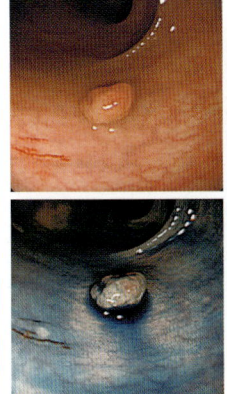

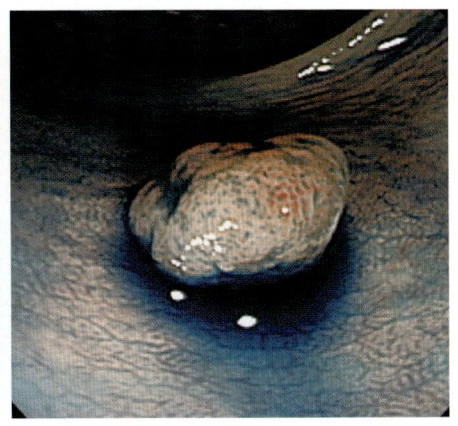

図8 重力方向と病変の位置関係
重力と反体側に患者体位を変換することで，観察治療環境が劇的に改善することが多いので，画面を平面的に捉えるだけでなく，常に立体的な感覚で内視鏡をアプローチしていく必要がある（平面の認識から立体の認識へ）．

おわりに

　内視鏡挿入は，大腸内視鏡のすべてではなく観察・治療の出発点にすぎないということを忘れてはならない．軸保持短縮法にて短時間で確実に挿入できて初めて，拡大内視鏡観察などの詳細な病変の観察や，難しい病変の内視鏡治療を行うことができるのである．以前，ある雑誌に"盲腸まで5分をめざして"という特集が組まれた．5分をめざすことは内視鏡医にとって重要なことだが，患者にとって苦痛であったり，病変を見逃すようでは意味がなくなる．あらゆる問題をクリアーしたうえでの5分を可能にするためにも日々愛日の精神を忘れず内視鏡に携わっていくことが必要だと思う．かつてベテランの内視鏡医いわく"日常何気なく見ている所見でも，見るひとの立場によって石にも玉にもなる．不断の内視鏡に対する気迫が1年，5年と月日の積み重ねを経ると，人によっては驚くほど

の差となってゆく—中略—内視鏡が見せてくれる所見の一つ一つに感激し，それを記憶しさらに先を目指してほしい"（電子コロノスコピー．南江堂，1993より抜粋）．挿入法は師匠によって異なる．胃内視鏡の挿入でblindだと危険だという先生もいる．正論であるが，かつてその方法で事故のない人もいた．要はセンスと，最初に教えた人がいかに内視鏡を持つ心を伝えるかであろう．方法論だけではない．

文　献

1) 藤井隆広，田村文雄，尾田　恭，他：大腸内視鏡における腹壁圧迫と体位変換．消化器内視鏡　1996；8：189-193
2) 工藤進英：大腸内視鏡挿入法—ビギナーからベテランまで．医学書院，東京，1997
3) 工藤進英：汎用内視鏡によるtotal colonoscopyの挿入法．早期大腸癌　2000；4(1)：9-15
4) 松田尚久，藤井隆広，神津隆弘，他：苦痛のない大腸内視鏡—腹壁圧迫と体位変換の工夫．早期大腸癌　2000；7：418-422
5) 加藤茂治，藤井隆広：技術による大腸スコープ挿入困難例の克服—Rs-S〜SD junctionをいかに越えるか．消化器内視鏡　2001；13：1161-1164
6) 田島　強，松永藤雄，宇野千春，他：Colonoscopyについて．Gastroenterol Endosc　1970；12：221
7) Shinya H：Colonoscopy—Diagnosis and treatment of colonic diseases. Igakushoin, Tokyo, 1982

6．小腸内視鏡挿入観察法 —— バルーン法を中心に

山本博徳

　消化管内視鏡検査のなかで小腸内視鏡は長年にわたって進歩から取り残された分野であったが，21世紀になりカプセル内視鏡，ダブルバルーン内視鏡という二つの新たな内視鏡の開発によって，そこに大きな改革がもたらされた．カプセル内視鏡は被検者に苦痛を与えることなく小腸全域の内視鏡画像を提供する素晴らしい技術革命であり，ダブルバルーン内視鏡は小腸全域において生検を含めた内視鏡的精査，そして内視鏡治療をも可能にした画期的方法である[1),2)]．ダブルバルーン内視鏡は2003年に市場に導入され，2007年に導入されたシングルバルーン内視鏡とあわせ，バルーン内視鏡として小腸内視鏡のスタンダードとして認められるようになっている．

　本稿ではバルーン内視鏡による小腸内視鏡検査をダブルバルーン内視鏡の挿入観察法を中心に解説させていただく．

バルーン内視鏡の原理

　ダブルバルーン内視鏡の挿入原理はプッシュ式の小腸内視鏡が挿入困難となる理由は何かという疑問から考えついたものである[3)]．プッシュ式挿入が困難となる理由は挿入ととも

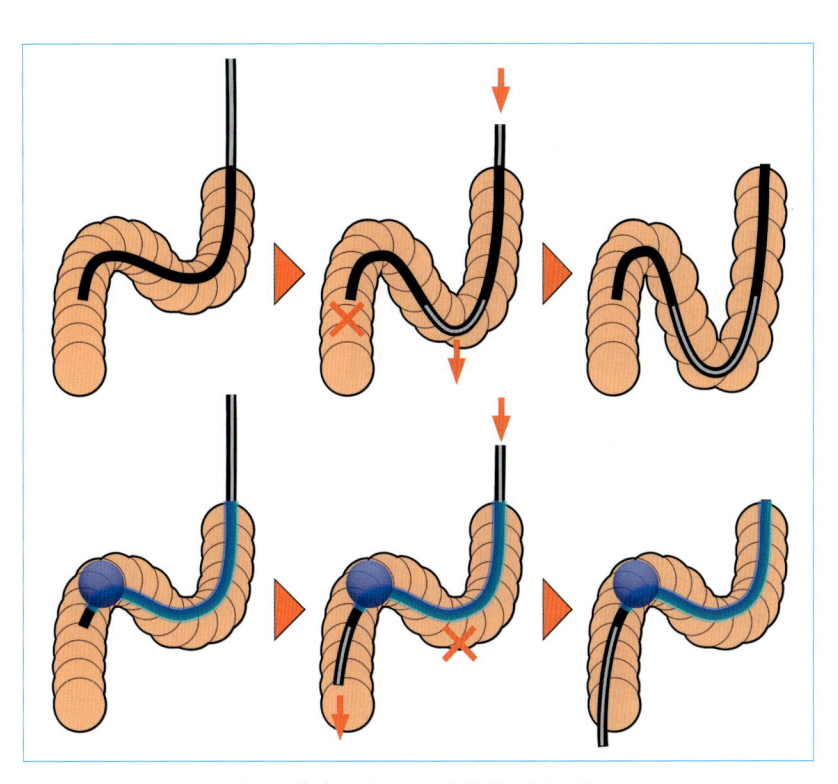

図1　ダブルバルーン内視鏡の挿入原理

I. 総論

もに内視鏡が複雑なループを形成し，内視鏡シャフトに加える挿入力が最終的に内視鏡先端に伝わらなくなるためと考えられ，内視鏡の直線化ばかりが深部挿入のために必要なことと考えられていた．しかし，内視鏡先端が進まなくなる本当の理由は腸管や内視鏡の屈曲そのものではなく，屈曲した腸管が伸展されることにあると考えたのである．図1にその原理を図解する．

図1上段に示すように，通常のプッシュ式挿入では挿入された内視鏡はそのシャフトにより屈曲した腸管の伸展に費やされ，内視鏡先端はまったく先に進まない．進まないのみならず内視鏡先端近くの屈曲はより急峻となり，挿入をより困難としてしまう．それに対して下段に示すようにバルーン付のオーバーチューブを用いて腸管の伸展を防止すれば，内視鏡先端は深部に挿入されるようになる．なぜならオーバーチューブを通して挿入された内視鏡は挿入された長さだけオーバーチューブ先端から出てくることになり，バルーンがずれないかぎり内視鏡先端は進むということである．ここで用いているオーバーチューブは腸管同様軟らかく屈曲するが，腸管と異なり伸展されないという性質を利用している．

シングルバルーン内視鏡の基本原理も同様である．

ダブルバルーン電子内視鏡システム

現在富士フイルム株式会社のダブルバルーン電子内視鏡システムが市場に導入されてい

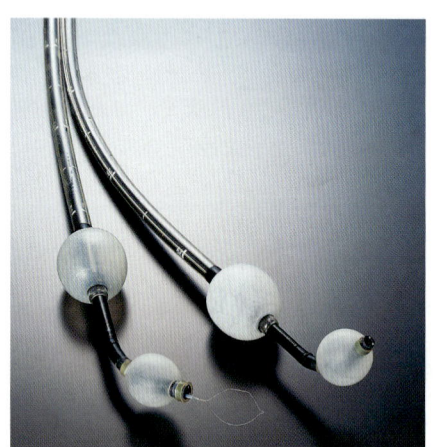

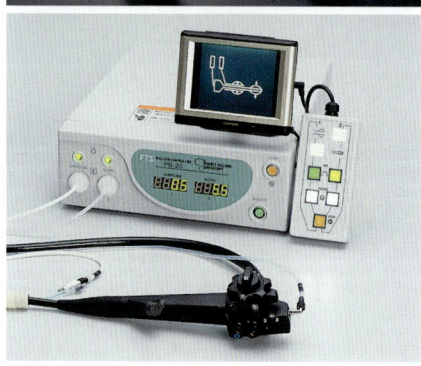

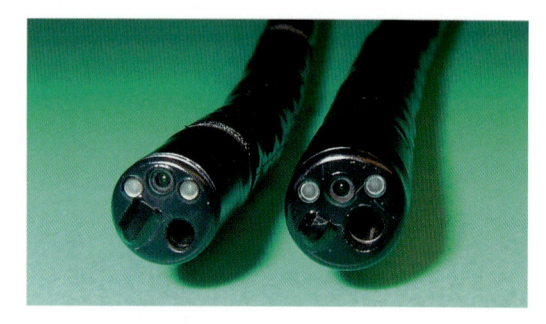

図3 一般観察用（EN-450P5：左），および処置用（EN-450T5：右）ダブルバルーン内視鏡先端の比較

表 ダブルバルーン電子内視鏡諸元

項　目	EN-450P5	EN-450T5	EC-450BI5
観察深度	4〜100 mm	4〜100 mm	4〜100 mm
視野角	120°	140°	140°
外径	ϕ8.5 mm	ϕ9.4 mm	ϕ9.4 mm
鉗子 ch	ϕ2.2 mm	ϕ2.8 mm	ϕ2.8 mm
有効長	2,000 mm	2,000 mm	1,520 mm

図2 ダブルバルーン電子内視鏡システム

る．このシステムは図2に示すように先端に装着するバルーンへの送気，脱気のためのエアルートを内蔵した専用内視鏡，バルーン付オーバーチューブ，それぞれのバルーンへの送気，脱気を行うバルーンポンプコントローラーから構成されている．これらのバルーンはいずれも厚さ0.1 mmのラテックス製の軟らかいバルーンであり，腸管を損傷しないように工夫されている．バルーンの拡張は空気の注入量ではなく拡張時の内圧によって規定されるようになっており，バルーンポンプコントローラーによって正確にコントロールされる．したがって管腔径の異なる腸管においても同様に安全に腸管を把持することができる．拡張圧は45 mmHgと低圧に設定されており，バルーンの拡張による腸管の損傷や被検者の苦痛が起こらないように配慮されている．

　ダブルバルーン内視鏡には挿入性を重視した一般観察用のEN-450P5と処置能を重視したEN-450T5の2種類の小腸用内視鏡および小腸処置用と同じ径で有効長を152 cmと短くした大腸用内視鏡（EC-450BI5）が準備されている（図3）．P5は内視鏡外径8.5 mmと細径化にこだわったため鉗子口径が2.2 mmと制限されており使用できる処置具に制約があるが，T5は2.8 mmの鉗子口径を備えているためクリッピングやTTS型のバルーン拡張なども含めほとんどの内視鏡処置が可能となっている．T5の内視鏡外径は9.4 mmとP5に比較して約1 mm大きくなっている．BI5は大腸内視鏡としてのみならずRoux-en-Y吻合の輸入脚観察やERCPにも有用である．ダブルバルーン電子内視鏡システムのスペックを表に示す．

シングルバルーン電子内視鏡システム

　2003年導入のダブルバルーン内視鏡に続き，2007年にオリンパスメディカルシステムズ株式会社からシングルバルーン内視鏡が市場に導入された（図4）．このシステムはダブルバルーン内視鏡と基本原理は同様だが，内視鏡先端へのバルーン装着はできず，バルー

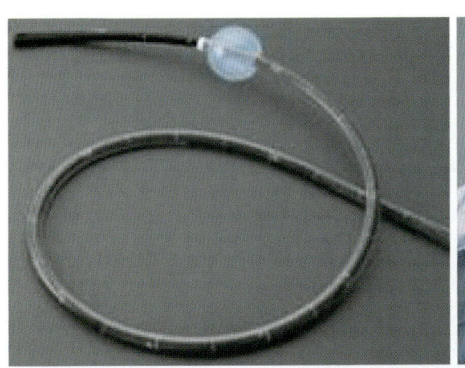

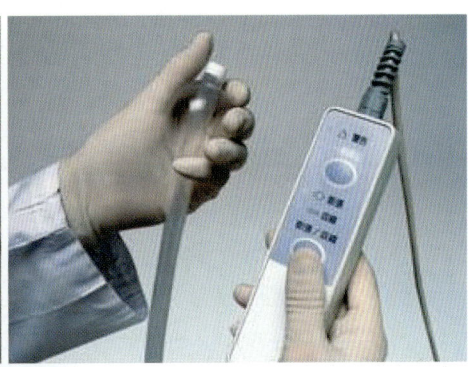

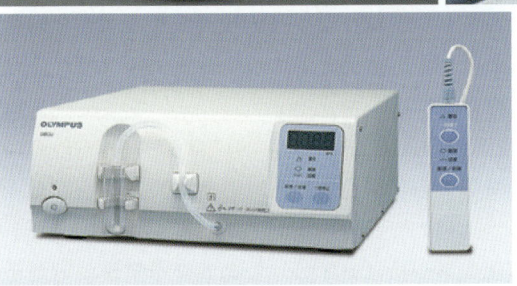

図4　シングルバルーン電子内視鏡システム

ンがスライディングチューブ（ダブルバルーン内視鏡でのオーバーチューブに相当）にしか装備されていない点に違いがある．内視鏡先端にバルーンの装着をしないため，検査準備が簡便であり，操作するバルーンも一つしかないため，術中のバルーンコントローラーの取り扱いが簡略化されているという利点がある．しかし，内視鏡先端バルーンがないため，スライディングチューブの挿入時，内視鏡先端が固定されず抜けやすく，深部小腸で不安定となったり，症例によっては挿入が困難な場合がある．

挿入方法

ダブルバルーン内視鏡の挿入方法：高度な技術が必要だと考えられがちであるが実際はそうでもなく，技術的には比較的容易である．挿入原理をよく理解し，どういう状況でどうすればよいかということがわかってさえいれば，内視鏡の操作自体に特殊な技術は必要ではない．というのは，ダブルバルーン内視鏡の挿入ではバルーンで腸管を把持して引くことによりその先の腸管を伸展し，挿入が容易な形としてから内視鏡の挿入を行うからである．

ダブルバルーン内視鏡の挿入は腸管蠕動に頼るものではないので，経口的にも経肛門的にも同様の原理を用いて挿入が可能である（**図5a，b**）[4)〜6)]．以下に具体的な挿入方法を解説する．

経口的に進める場合は内視鏡が胃内に到達した時点で，経肛門的に進める場合は内視鏡がS状結腸下行結腸移行部または脾彎曲に達した時点でオーバーチューブを進め，その後は介助者が把持したオーバーチューブの遠位端に向かって内視鏡を挿入していく形の遠隔操作となる．術者は内視鏡がオーバーチューブから出ている約50 cmの部分を操作することになり，この操作が145 cmのオーバーチューブを介して先端部分に伝わる．内視鏡先端が深部に挿入されたら内視鏡先端のバルーンを拡張して腸管に固定し，オーバーチューブをそのバルーンを虚脱させたうえで内視鏡に沿わせて内視鏡先端バルーンのところまで進める．そこでオーバーチューブのバルーンも拡張し，両方のバルーンで腸管を把持した状態で内視鏡をオーバーチューブとともに引き，挿入された腸管をオーバーチューブ上に畳み込むように短縮する．オーバーチューブバルーンで腸管把持を続けたまま内視鏡先端バルーンを虚脱させ，再び内視鏡挿入を行う．上記の操作を繰り返すことで，腸管をオーバーチューブ上に畳み込みながら深部へ深部へと内視鏡先端を挿入していくことが可能となる．深部への挿入をスムーズに行うコツは，送気を最小限におさえることで，内視鏡がS字状になって進むのをできるだけ避け，同心円を描いていくように進ませることである（**図6a，b**）．

経口的挿入と経肛門挿入を組み合わせることによって，全小腸の内視鏡的観察が高率に可能となった．われわれの経験では，全小腸内視鏡観察を試みた場合の成功率は全体で86％であり，腹部手術の既往がなく小腸癒着のない症例に限れば，ほぼ全例で可能であった[7)]．

シングルバルーン内視鏡の挿入方法[8)]：基本的にはダブルバルーン内視鏡と同様である．具体的にはバルーンで腸管の伸展を防止し，そのバルーンを固定点として内視鏡を深部へ進めていく．しかし，前述のごとく内視鏡先端バルーンがないため，スライディングチューブ挿入の時に内視鏡先端が抜けやすい．この問題を解決するためにシングルバルー

<a：経口的挿入>

<b：経肛門的挿入>

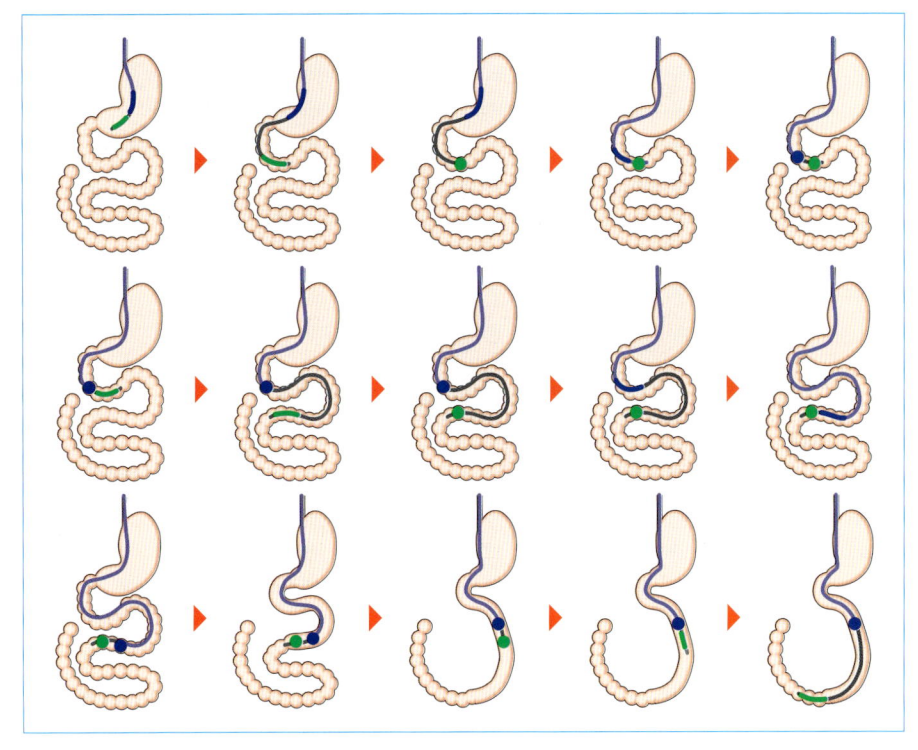

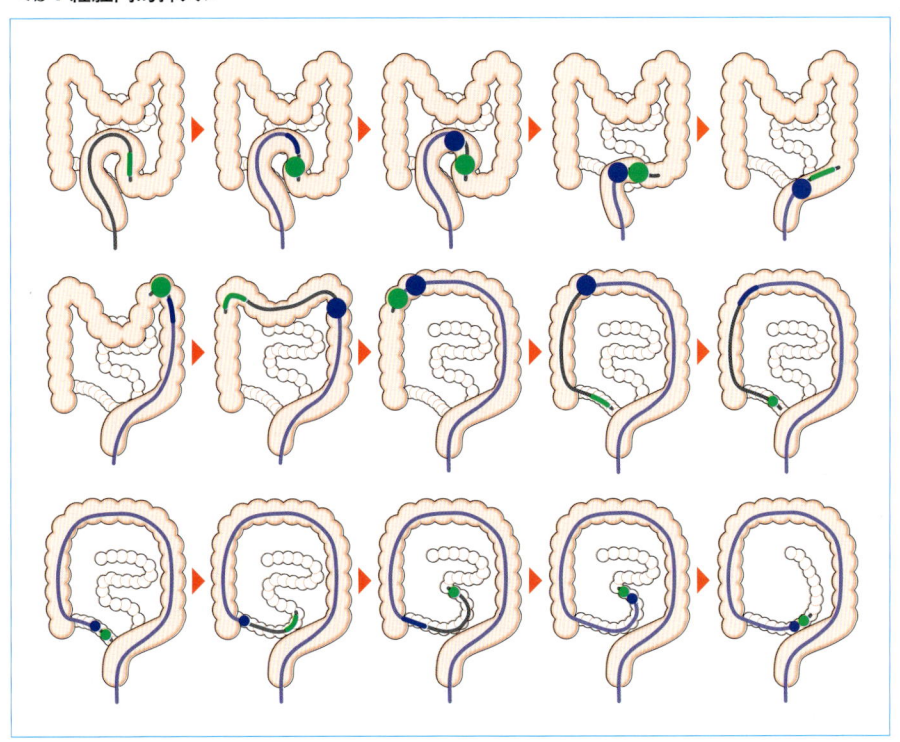

図5 ダブルバルーン内視鏡

6 小腸内視鏡挿入観察法──バルーン法を中心に

総論

Ⅰ．総　論

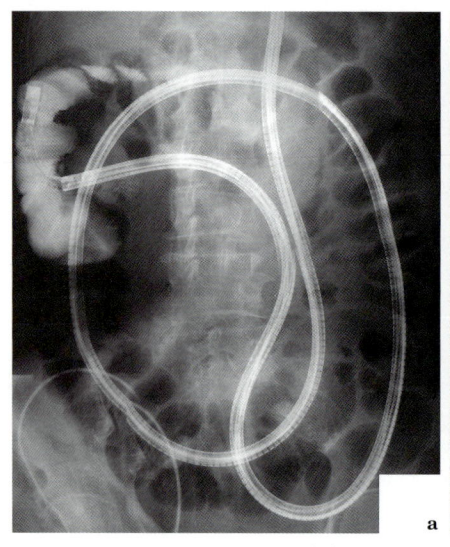

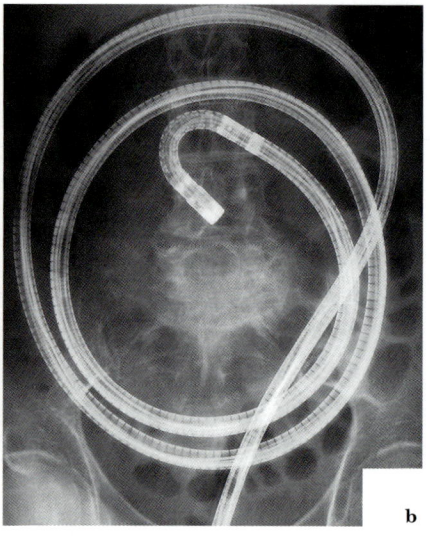

図6　ダブルバルーン内視鏡挿入の透視像
　　a：経口的挿入の際の透視像
　　b：経肛門的挿入の際の透視像

　ン内視鏡では内視鏡先端をアングル操作で屈曲させて腸を引っ掛けるように把持しなければならない．このとき内視鏡先端のカメラは腸管壁に接した状態になりやすく（いわゆる「赤玉」の画面），安全のための視野確保が難しいときがある．そのような理由により，スライディングチューブを挿入する際は，内視鏡先端による腸管壁への物理的損傷のリスクを考慮し，無理な操作とならないように注意しなければならない．

バルーン内視鏡による観察

　バルーン内視鏡の特徴は，その挿入性のみではなく深部小腸においても発揮される安定したコントロール性にある．小腸は腹腔内で固定されておらず可動性に富んでいる．そのため従来のプッシュ式の挿入法では安定した観察が困難であった．しかしバルーン内視鏡の場合，オーバーチューブのバルーンで腸管を固定するため内視鏡先端近くで腸管を安定化することができる．そのうえ内視鏡の動きはこのバルーンによる固定点を基点としてコントロールされるため，深部小腸においても操作性に優れているのである．このバルーンによる固定点は腸管の任意の部位におくことができるので，小腸のどの部位においても自由に往復観察や狙撃生検が可能である．

　大腸内視鏡検査と同様，観察は挿入時にも行うことが理想的だが，過剰な送気は挿入の妨げになるため，どうしても抜去時の観察が中心となる．抜去時に安定した観察を行うためには，抜去時にもオーバーチューブのバルーンで腸管を把持して安定させたうえで観察するのがよい．オーバーチューブのバルーンで腸管を固定した状態で観察するかぎり，意図せずに内視鏡先端が抜けてしまうということがなく，いつでも安定した往復観察が可能である．抜去時には腸管がオーバーチューブ上に短縮されて畳み込まれているため，一度に抜くオーバーチューブの長さは10〜15 cm程度にとどめておかなくてはいけない．そうしないと，すぐに元の部位に戻ることができなくなってしまう．抜去時の短縮された10

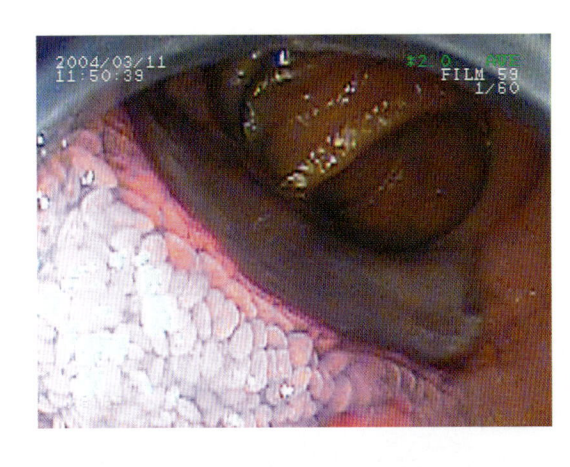

図7 潰瘍周囲の発赤腫大した絨毛
インジゴカルミン散布のうえ電子拡大した画像.

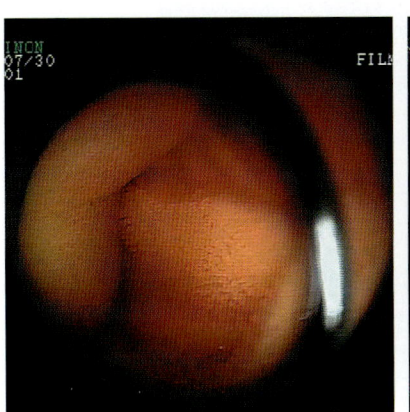

図8 粘膜下腫瘍上の萎縮した絨毛（水中観察）
画面中央に正常絨毛，画面左に粘膜下腫瘍上の萎縮絨毛を認める.

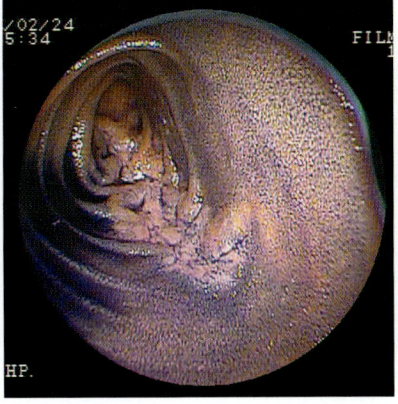

図9 回腸 MALT lymphoma の内視鏡画像
インジゴカルミンの散布により表面性状の詳細な観察が可能である.

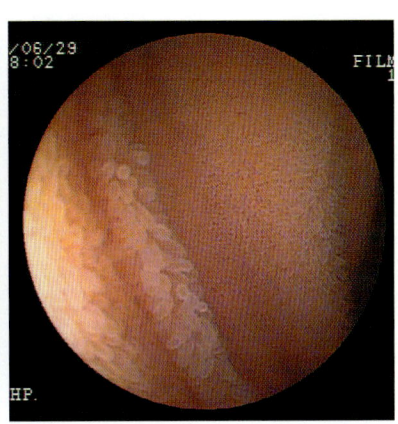

図10 回腸の正常絨毛（水中観察）

cm の小腸は，挿入時の 30〜40 cm にも相当しうるのである.

　小腸における内視鏡観察では，絨毛の所見に注意を払う必要がある．潰瘍，びらんなどの周囲では，炎症のためか絨毛の発赤腫大を認めることが多く，この所見の有無は内視鏡挿入時の粘膜損傷との鑑別に役立つ（図7）．また，粘膜下腫瘍上の粘膜では絨毛の萎縮を認めることが多く，局所的な絨毛の萎縮が粘膜下腫瘍の存在に気づかせてくれることもある（図8）．また広範な絨毛の萎縮は日本ではまれにしかみられないが，Celiac 病などの吸収不良症候群で認められる．また，小腸には絨毛が存在することから小さい angiodysplasia は大腸と比較してはっきり認識できないことが多く，見逃される危険があるので注意が必要である.

　小腸においても潰瘍や腫瘍などの病変の詳細な観察には色素散布が有用であり（図7，9），絨毛の詳細な観察には水中観察や拡大観察が有用である（図7，8，10）.

　バルーン内視鏡は深部小腸においても操作性に優れているため，局在病変の狙撃生検も容易であり，病理診断による確定診断が可能である．また，吸収不良，蛋白漏出などの場合も，小腸粘膜の生検による病理検査を考慮するべきである.

　小腸疾患の鑑別において，病変の局在が腸間膜付着側であるのかその対側であるのかは

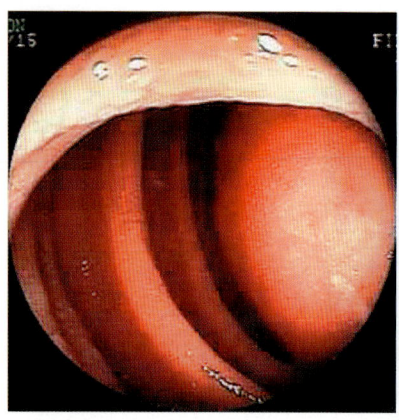

I．総論

図 11
a：腸 GIST の内視鏡画像
b：症例のダブルバルーン内視鏡と併用した選択的造影画像

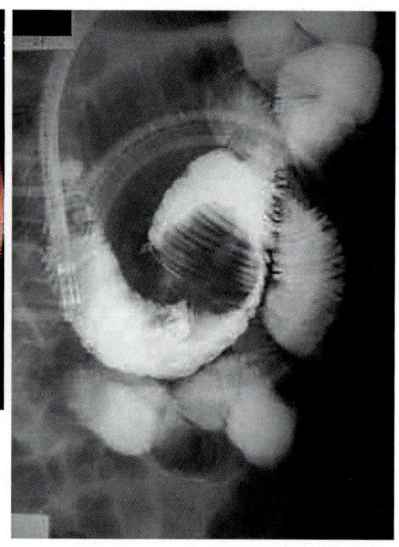

　重要な所見であるが，これまでは手術所見や手術標本などの摘出後の観察でしかはっきりと示すことができなかった．バルーン内視鏡を用いると，その挿入特性から小腸は同心円を描くような形になることが多い．その場合，小腸は腸間膜で張った扇の周囲に円を描くようになっている（図6）．このとき，同心円の中心側が腸間膜付着側であり，実際にはX線透視下に内視鏡の先端部を動かし，円の中心側に動かしたときに内視鏡画面上で近づく壁が腸間膜の付着側であると判断できる．クローン病の潰瘍は腸間膜付着側に縦走することが多く，メッケル憩室は腸間膜付着対側に存在するなどの特徴がある．

　小腸造影は小腸病変の客観的な画像を得るために有用な検査法であるが，複雑な走行のために腸管同士が重なりやすく，病変をうまく描出することが時に困難である．ダブルバルーン内視鏡と併用した造影検査の場合，内視鏡先端バルーンを拡張することにより造影剤の逆流を防止して選択的に造影画像を得ることが可能であり，有用である（図11）[9),10)]．

　そのほかにも小腸内視鏡診断に関する重要な所見はまだまだ存在すると思われるが，深部小腸の本格的な内視鏡観察はまだ始まったばかりであり，これからの経験の積み重ねが重要と考えられる．

　バルーン内視鏡による小腸への挿入法および観察法に関して述べた．バルーン内視鏡の開発により小腸疾患への内視鏡的アプローチが実用的レベルで可能となった[11)]．バルーン内視鏡の普及が小腸疾患の診断，治療および病態解明に役立っていくことを願っている．

文　献

1) Yamamoto H, Yano T, Kita H, et al：New system of double-balloon enteroscopy for diagnosis and treatment of small intestinal disorders. Gastroenterology　2003；125：1556-1557
2) Yamamoto H, Sugano K：A new method of enteroscopy—The double-balloon method. Can J Gastroenterol　2003；17：273-274
3) Yamamoto H, Sekine Y, Sato Y, et al：Total enteroscopy with a nonsurgical steerable double-balloon method. Gastrointest Endosc　2001；53：216-220
4) 山本博徳，喜多宏人，砂田圭二郎，他：小腸内視鏡検査．日本内科学会雑誌　2004；93：1189-1199

5) 山本博徳,喜多宏人,砂田圭二郎,他:ダブルバルーン内視鏡を用いた小腸内視鏡検査の有用性.日本消化器病学会雑誌 2004;101:976-982
6) Miyata T, Yamamoto H, Kita H, et al:A case of inflammatory fibroid polyp causing small bowel intussusception in which retrograde double-balloon enteroscopy was useful for the preoperative diagnosis. Endoscopy 2004;36:344-347
7) Yamamoto H, Kita H, Sunada K, et al:Clinical outcomes of double-balloon endoscopy for the diagnosis and treatment of small intestinal diseases. Clin Gastroenterol Hepatol 2004;2:1010-1016
8) 小腸内視鏡挿入法検討会:シングルバルーン挿入の実践.(医療従事者向けパンフレット)
9) Sunada K, Yamamoto H, Kita H, et al:Case report:Successful treatment with balloon dilatation using a double-balloon enteroscope for a stricture in the small bowel of a patient with Crohn's disease. Dig Endosc 2004;16:237-240
10) Shinozaki S, Yamamoto H, Kita H, et al:Direct observation with double-balloon enteroscopy of an intestinal intramural hematoma resulting in anticoagulant ileus. Dig Dis Sci 2004;49:902-905
11) May A, Nachbar L, Wardak A, et al:Double-balloon enteroscopy:Preliminary experience in patients with obscure gastrointestinal bleeding or chronic abdominal pain. Endoscopy 2003;35:985-991

7．カプセル内視鏡検査　（1）GIVEN

中村哲也，生沼健司，寺野　彰

　カプセル内視鏡検査とは，カプセル型の小さな内視鏡を絶食した患者が自ら飲み込むことで小腸を中心とする消化管内腔の撮影ができる新しい消化管内視鏡検査である．日本では，上部および下部消化管の検査を行っても原因が不明の消化管出血に対して，Given Imaging 社のギブン画像診断システム（**図1**）が 2007 年 10 月 1 日に保険適用になった．
　本稿では，まずカプセル内視鏡のシステムと保険適用・禁忌について解説し，2011 年 8 月時点で最新のカプセル内視鏡 PillCam® SB2 とそれに対応する最新ソフトウェア RAPID Access 6.5 による読影法を含む検査法について述べる．

ギブン画像診断システムとそのメカニズム

　システムは，大きく分けて以下の ①〜④ の四つの機器で構成されている．
　① カプセル内視鏡本体（PillCam SB2：図 1a）．

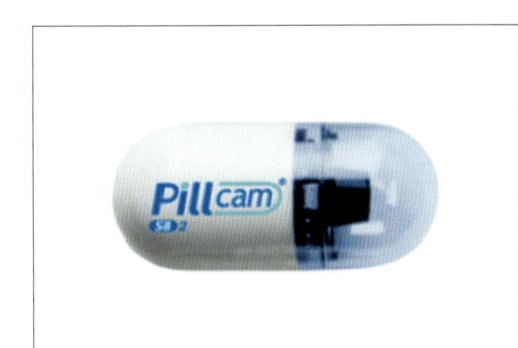

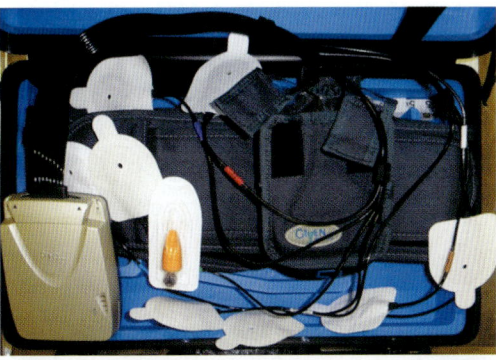

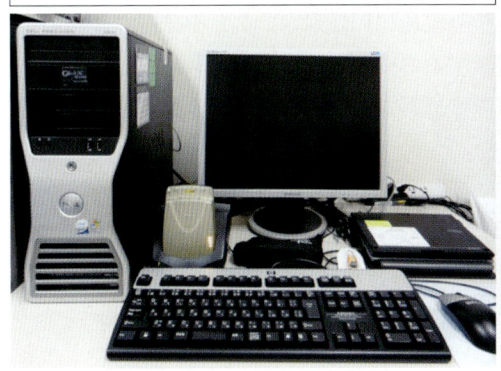

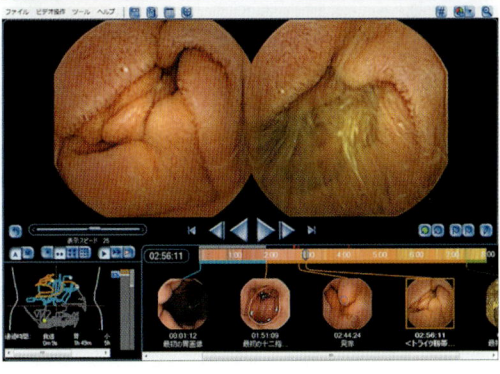

図1　ギブン画像診断システム
a：PillCam SB2 カプセル本体
b：ホルダに入ったカプセルおよびセンサアレイ，データレコーダ，装着用ベルト
c：専用ワークステーションおよび RAPID リアルタイム（右端のノートパソコン）
d：画像解析画面（RAPID Access 6.5）

②カプセル内視鏡本体から送信された画像データを受信するセンサアレイと，外部記録装置（データレコーダ DR2：図 1b）．
③リアルタイム観察用機器（RAPID；Reporting and Processing of Images and Data リアルタイム：図 1c 右端のノート型パソコン）．
④患者のデータや撮影された画像を処理し解析する専用コンピュータシステム（RAPID ワークステーション：図 1c）．これには，専用のソフトウェア（RAPID Access 6.5：図 1d）がインストールされている．

また日本では，これら以外にカプセル内視鏡回収キットが付属している．

カプセル内視鏡本体先端の片側にある透明ドームは，小腸内で絨毛と接触することで透明な状態に保たれ，ドームの形は白色 LED（light emitting diodes）から発光される照明光が反射して写り込まないように設計されている．画像センサとして，Given 社は省電力で安価な CMOS（Complementary Metal Oxide Semiconductor）を採用している．カプセル内視鏡本体で撮影された画像データは，腹部の所定位置に貼り付けた 8 個のセンサアレイを介して外部記録装置であるデータレコーダ DR2 に無線送信されるが，その無線には日本の電波法の基準を満たした安全性の高いラジオ波が使用されている．

RAPID ワークステーションの専用ソフトでは，カプセル内視鏡本体からのシグナルの強弱をセンサアレイが感知することによりカプセル内視鏡の体内でのおおよその位置を知ることができる．

カプセル内視鏡 PillCam SB2 の保険適用・禁忌

保険適用の対象となるのは，内視鏡検査を含む上部および下部消化管検査を行っても原因不明の消化管出血を伴う患者である[1]．

カプセル内視鏡特有の偶発症として滞留（retention）があり，それは「カプセル内視鏡検査において，カプセルが消化管の狭窄の口側に少なくとも 2 週間以上とどまること」と定義されている[2]．これに関連して，腹部 X 線検査，腹部超音波検査，病歴や手術歴，臨床所見などで消化管の閉塞，狭窄，瘻孔が認められる，または疑われる患者と，診断確定済みのクローン病患者，放射性腸炎による狭窄が疑われる患者，腹腔内の外科的手術歴があり，小腸検査を含む適切な検査にて同検査実施に問題がないことを確認できない患者では，腸管狭窄によりカプセル内視鏡が滞留するおそれが高いために禁忌とされる．

心臓ペースメーカーまたはほかの電気医療機器が埋め込まれている患者や，嚥下障害を有する患者も禁忌とされる[1]．

カプセル内視鏡 PillCam SB2 の検査法

1．検査全体の流れとその担当者（＜　＞内）[3]

1）初診時
　・適用対象の選別と同意書の取得，検査予約　＜医師＞
　・検査の予定，注意事項などの説明　＜医師または看護師など＞

2）検査前
　・検査に必要な機器の確認　＜医師または看護師など＞

- ・検査前の内服薬中止や前日からの絶食（8時間以上）など　＜患者＞

3）検査当日
- ・検査準備　＜医師または看護師など＞
- ・カプセル内視鏡の嚥下　＜患者：医師または看護師などが立ち会う＞
- ・検査機器の取り外しと機器の返却　＜患者，医師または看護師など＞
- ・外部記録装置からワークステーションへのデータ転送　＜医師または看護師など＞
- ・検査機器，装置の手入れ　＜医師または看護師など＞

4）画像診断（検査当日または翌日以降）
- ・下見（プレビュー）　＜医師または看護師など＞
- ・詳細検討（レビュー）　＜医師または看護師など＞
- ・報告書（レポート）作成　＜医師＞
- ・検査データの管理　＜医師または看護師など＞

5）検査終了後（カプセルが排出された時点を検査終了とする考えもある）
- ・カプセル排出の確認および回収　＜患者＞
- ・滞留の有無の確認　＜医師＞
- ・検査結果説明　＜医師＞
- ・滞留時のマネジメント　＜医師＞

2．検査法

　検査当日，8時間以上12時間程度絶食した患者の腹部に8個のセンサアレイを貼り付け，それに接続した外部記録装置をセットする．機器の動作を確認してから，患者にカプセル内視鏡本体を適量の水とともに飲み込ませる．この際，RAPIDリアルタイムによって，カプセルが食道を通過して胃内に入ったことを確認するとよい．患者は，カプセル嚥下2時間後には水分が飲め，4時間後には軽い食事もとれる．検査中に激しい運動をしたり，強い磁気にさらされたりしなければ，患者は自由に行動でき，ほぼふつうの日常生活が行える．

　カプセル内視鏡本体は作動開始後1秒に2回発光すると同時に写真撮影を開始し，検査を8時間行った場合1人の患者当り57,600枚の静止画像（JPEG画像）が撮影できる．カプセル内視鏡で撮影された画像データは，すべて外部記録装置に送信され保存される．カプセル内視鏡本体は排便とともに体外に排出され，使い捨てである．

　PillCam SB2では電池寿命が最大15時間程度あるため，外来患者の場合には飲み込んだ7～8時間後にRAPIDリアルタイムの画像を観察して大腸の画像が確認できれば検査終了とするとよい（全小腸をカプセルが通過し，滞留の可能性がほとんどないと考えられるため）．

　外部記録装置に保存された静止画像データはRAPIDワークステーションに転送され，RAPID Access 6.5によって，特殊フォーマットのビデオ画像に変換される．検査当日または翌日以降に，ワークステーションのビデオ画面で画像を動画として解析し，最終的に医師がレポートを作成する．

3．RAPID Access 6.5による画像診断

　カプセル内視鏡検査では，画像診断（読影）がもっとも重要である．本稿では，ギブン

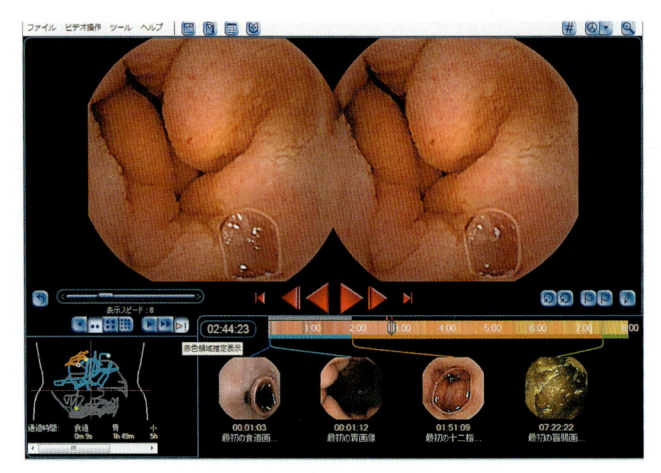

図2 赤色領域表示画面
画面中央付近に小さな発赤が確認できる．

画像診断システムの PillCam SB2 および RAPID Access 6.5 を使用した場合の方法について紹介する．

画像診断は，プレビュー→レビュー→レポート作成の順で行うのが基本的な流れである．

1）プレビュー（下見）

オートマチックモードでクイックビューを行うと，数分程度で撮影画像全体を下見できる．最初の胃画像，十二指腸画像，大腸画像などのランドマークを設定すると，胃は水色，小腸は茶色，大腸は黄土色に色分けされた体内での位置表示が示され，胃の通過時間と小腸の通過時間も自動的に計算される（図2左下）．その後，赤色領域推定表示（suspected blood indicator；SBI）で小腸出血の可能性がある部位を調べる（図2）．赤色領域推定表示とは，小腸内腔の平均色より赤い部位をコンピュータが示してくれる CAD（computer aided diagnosis）の一つで，偽陰性率が比較的低いため小腸の出血部位を手早く発見できる便利な機能である．

2）レビュー（詳細検討）

プレビューだけで何も異常が見つからなくても，必ずレビューを行う必要がある．経験や技量に応じて2画面表示（図2）あるいは4画面表示にして，オートマチックモードあるいはマニュアルモードでの動画を詳細に検討していく．

RAPID Access 6.5 では，小腸用カプセル内視鏡のために設定された分光内視鏡画像システム（Flexible spectral Imaging Color Enhancement；FICE 1～3）が新たに搭載され，より微細な所見が拾い上げられるようになった（図3）[4]．さらに画質調整機能も備わり，画像のシャープさや明るさを調整して読影しやすくすることも可能である．またモザイクビュー画面が追加され，連続した18画面あるいは24画面の画像（図4）を一度に見ることができるようになった．有意な所見あるいは判断困難な所見があれば，その静止画像をサムネイル（thumbnail，縮小表示）としてキャプチャ（保存）し，必要に応じてそのコメントを記入する．これまでどおり RAPID アトラス（図5，6）が標準装備されていて，海外で診断された代表的なカプセル内視鏡画像と比較することができる（図6）．なお，それぞれのアトラス画像には，カプセル内視鏡検査のレポート用に作成された標準用語集である CEST（capsule endoscopy structured terminology）[5]での説明も表示されるようになって

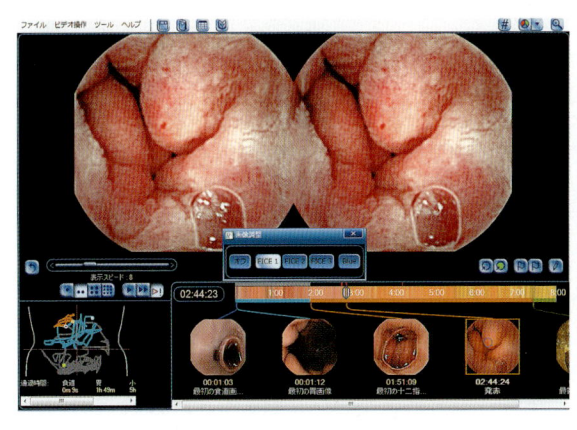

図3 FICE1（波長：R 535 nm，G 540 nm，B 535 nm）表示画面
図2で確認された発赤がより明瞭に観察される．

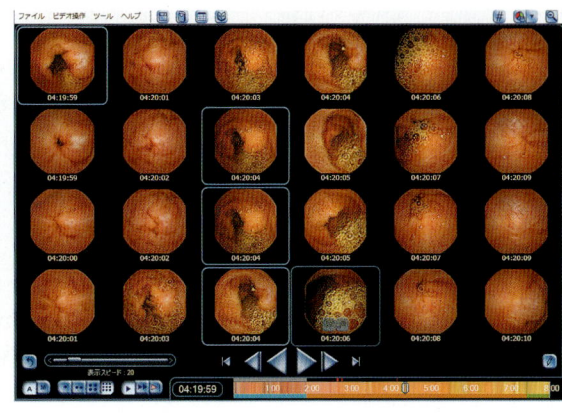

図4 モザイクビュー画面（24画面表示）

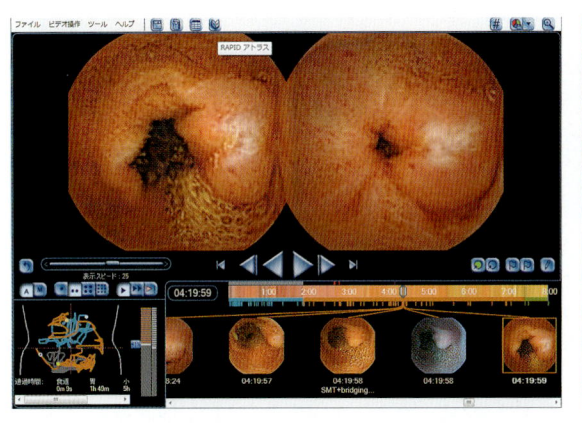

図5 カプセル内視鏡により発見された小腸粘膜下腫瘍

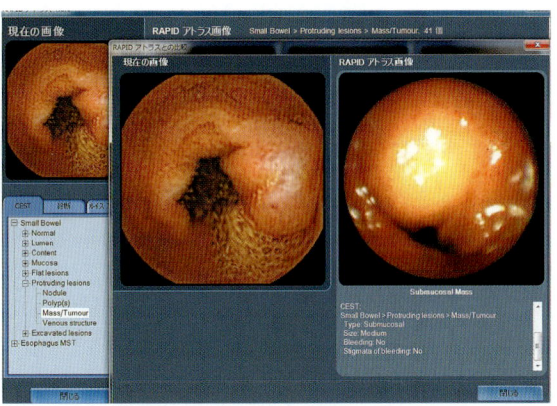

図6 RAPIDアトラスとの対比
類似した画像を選択するとCEST（capsule endoscopy structured terminology）による説明が表示される．

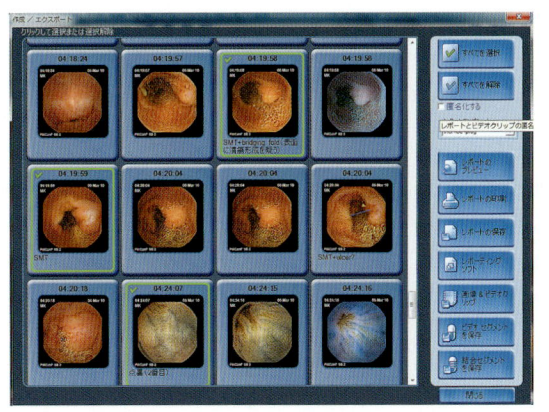

図7 レポート作成/エクスポート画面
レポートに添付する画像を選択する．

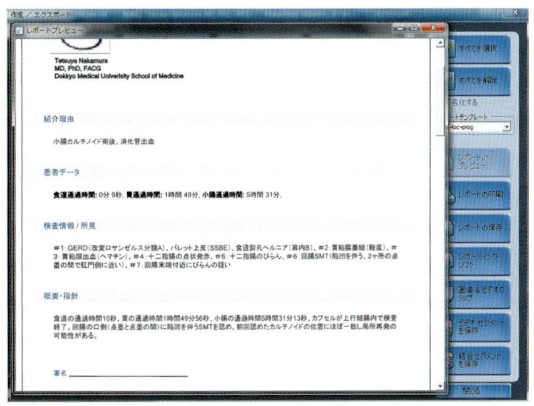

図8 カプセル内視鏡レポートのプレビュー画面

総論

7 カプセル内視鏡検査（1）GIVEN

いる（図6）.

3）レポート（報告書）作成

　レビューによって必要十分なサムネイルが保存された後，患者情報や所見のまとめ，診断の概要や次に推奨する追加処置などについてのコメントを記載する．保存したサムネイルからレポートに表示する画像を選び出し（図7），レポートを完成させる（図8）.

おわりに

　2007年10月1日に日本で初めて保険適用になった小腸用カプセル内視鏡，ギブン画像診断システムについて，そのシステムと保険適用・禁忌について解説し，2011年4月時点で最新のカプセル内視鏡PillCam SB2とそれに対応する最新ソフトウェアRAPID Access 6.5による検査法を紹介した．

　カプセル内視鏡はハード，ソフトともに日進月歩で，日本でもまもなく大腸用カプセル内視鏡も保険適用となる可能性が高い．今後，カプセル内視鏡の検査法や読影法は急速に進歩していく可能性が高く，カプセル内視鏡検査に従事する医療関係者は，学会やセミナーなどを通じて新しい知識を得るように努力することが望ましい．

文　献

1) ギブン画像診断システム（医療機器承認番号21900BZY00045000）添付文書．2007
2) Cave D, Legnani P, de Franchis R, et al：ICCE consensus for capsule retention. Endoscopy 2005；37：1065-1067
3) 中村哲也，生沼健司：小腸用カプセル内視鏡の検査方法．寺野　彰 監修，榊　信廣，中村哲也 編：カプセル内視鏡スタンダードテキスト．6-10，南江堂，東京，2010
4) 中村哲也，高橋　遼：カプセル内視鏡FICEに関して―カプセル内視鏡へのFICEの応用．寺野　彰 監修，後藤秀実，中村哲也，山本博徳 編：カプセル内視鏡FICE症例画像集．2-5，ギブン・イメージング株式会社，東京，2011
5) Korman LY, Delvaux M, Gay G, et al：Capsule endoscopy structured terminology（CEST）：proposal of a standardized and structured terminology for reporting capsule endoscopy procedures. Endoscopy　2005；37：951-959

7．カプセル内視鏡検査　（2）オリンパス

細江直樹，緒方晴彦

　本邦におけるカプセル内視鏡（capsule endoscopy）は，原因不明消化管出血（OGIB；obscure gastrointestinal bleeding）を保険適用とし，ギブン・イメージング社 PillCam® SB，オリンパスメディカルシステムズ社製カプセル内視鏡（EndoCapsule®）が使用されている．本項ではオリンパスメディカルシステムズ社製カプセル内視鏡について概説する．

オリンパス社製カプセル内視鏡のメカニズム

　オリンパス社製カプセル内視鏡システムを図1に示す．システムは大きく四つに分かれる．まず，カプセル本体，次に，画像を受信し，記録する受信装置，画像をリアルタイムに確認するリアルタイムビューワー，最後に，受信した画像をダウンロードし解析するワークステーションである．このシステムはギブン・イメージング社とほぼ同様の構成になっているが，リアルタイム観察のためのリアルタイムビューワーが標準で装備されること，またカプセル内視鏡撮影をスタートさせるスターターと呼ばれるキーが添付されている点が異なっている．

　EndoCapsule 全体図を図2に示す．カプセルの大きさは長さ 26 mm，幅 11 mm（図3）である．この大きさはギブン・イメージング社と同一サイズであり，飲み込む必要があること，小腸壁をある程度押し広げて観察する必要があることからこのサイズとなった．構造に関しては図3に示すように電荷結合素子（CCD）を使用し，1秒間に2枚の画像撮影を約8時間行うことができる．この点もギブン・イメージング社と同一である．画像データは，カプセル内のアンテナから送信され，アンテナパッドから受信され受信装置に記録される．装着図を図4に示すが，患者は MRI など強い磁場，電磁波の発生するものを除いてとくに制限なく日常の活動を行うことができる．

　オリンパス社製リアルタイムビューワーは小型で，カプセルが体内のどの部位にあるかを手軽に確認できる．カプセル内服後，ある程度経過した後にビューワーでカプセルの位置を確認し，胃内にカプセルがあった場合，腸管蠕動促進薬の投与を行ったり[1]，出血の

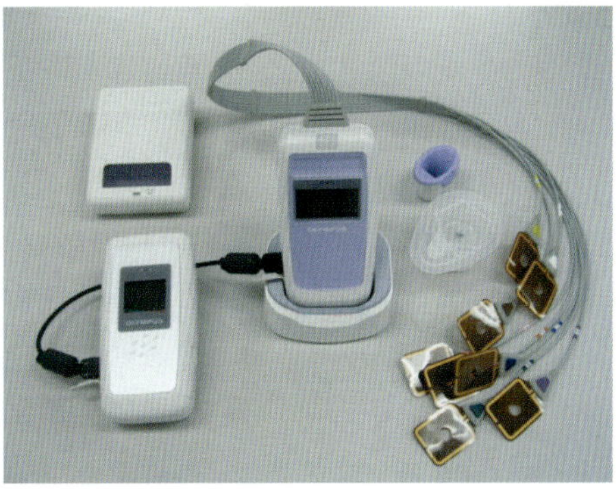

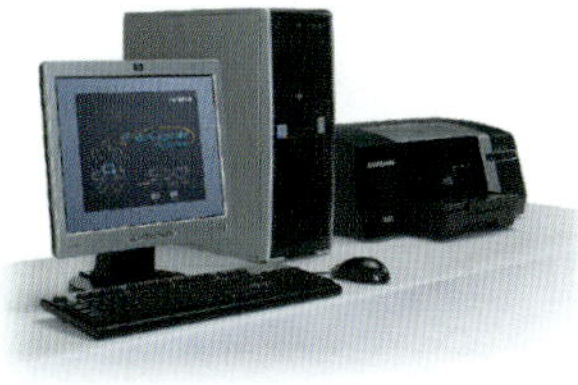

図1　オリンパス社製カプセル内視鏡システム
（オリンパスメディカルシステムズ社より写真提供）

Ⅰ. 総　論

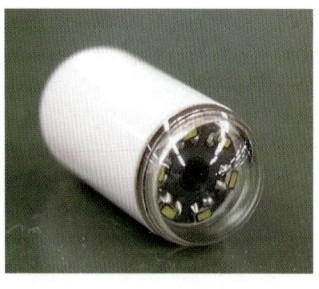

図2　EndoCapsule 全体図
（オリンパスメディカルシステムズ社より写真提供）

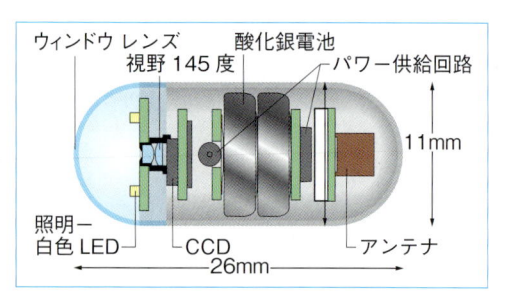

図3　EndoCapsule 構造図
（オリンパスメディカルシステムズ社より提供）

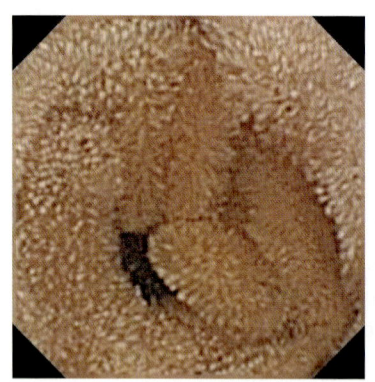

図5　カプセル内視鏡像
（正常小腸画像）

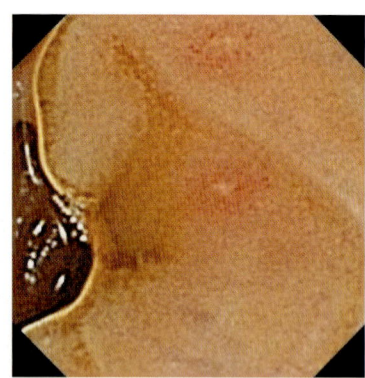

図6　カプセル内視鏡像（小びらん）

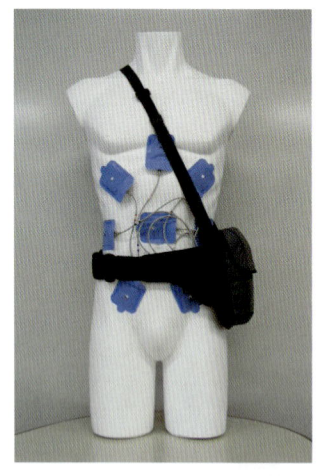

図4　EndoCapsule 受信装置，アンテナユニット装着図

有無，出血部位の大まかな確認に使用する．
　撮像された画像はワークステーションに送られ，受信装置からダウンロードし読影を行う．撮像された画像を図5，6に示すが，小腸絨毛の微細な構造や，図6に示すようなびらんを観察することが可能である．オリンパスワークステーションソフトウェアを図7に示す．オリンパスワークステーションソフトウェアには読影をサポートするためのさまざまな読影モードが搭載されている．

検査の実際

　検査の流れを解説する．まず検査を行う前に患者の基礎疾患，症状などを把握し，カプセル内視鏡を安全に施行できるかを検討する．カプセル内視鏡の有害事象として滞留（カプセルが体内にとどまり2週間以上排出されないこと）が知られているが，カプセル滞留を完全に回避できる方法は，今のところないとされている[2]．しかしながら，患者の病歴を十分に把握することが最善かつ唯一の回避法であるともいわれており，食後の腹痛，膨満および悪心を認める患者は，カプセル滞留の危険があるといわれている．このほかの危険因子としては，クローン病，非ステロイド性抗炎症薬（NSAID）の長期投与歴（現時点で投薬していない場合も含める）などがあり注意が必要である．

図7　オリンパスワークステーションソフトウェア　　　図8　オーバービュー画面

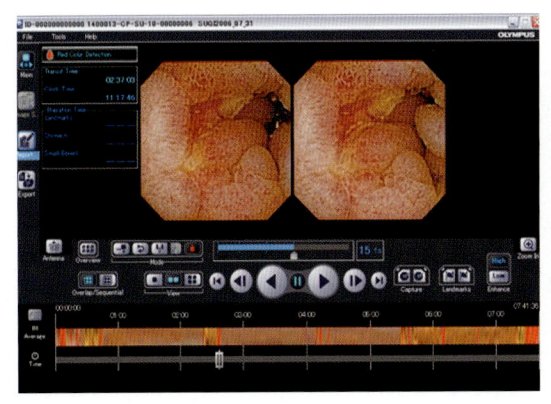

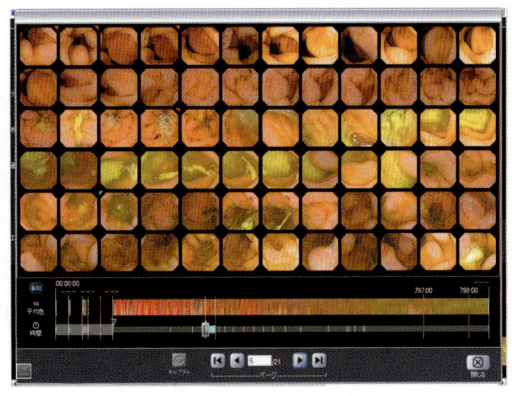

　カプセル内視鏡検査を行う際には，患者に対して，検査前に絶食するように指示（当院では夜21時以降絶食．目安として8時間以上）．水分補給は許可してもよいが，透明な水またはスポーツドリンクにするように指示する．当院では外来患者の場合，8時30分に来院してもらい，9時にカプセルを嚥下，カプセル内視鏡嚥下2時間後，飲水可．カプセル内視鏡嚥下4時間後から軽い食事可．17時に再度来院してもらい受信装置を外し，検査終了という流れで検査を行っている．

読影の実際

1. ワークステーションの機能

　カプセル内視鏡は1秒間に2枚の画像を撮影しながら口から肛門へと腸蠕動によって進んでいく．したがって読影者は約50,000枚以上の画像を読影しなければならず，手間がかかり，病変を見落としやすい検査であるといえる．それらを改善するために，読影ソフトウェアがワークステーションに搭載されている．オリンパス社のワークステーションには，① オーバービュー機能（図8），② 赤色検出機能，③ エクスプレスビュー機能（セレクトモード，スキップモード），④ 速度調節機能が搭載されている．

　オーバービュー機能は直前の画像との類似度を計算し，類似度が低いもの（病変がありそうな写真）を静止画で表示するモードであり，撮像された画像の全体像を把握するモードである．赤色検出機能は血液や拡張した血管など赤色をピックアップし表示するモード，エクスプレスビュー機能は類似度が低い画像をセレクトモードへ，高い画像をスキップモードへ分類し，動画表示するモードである．速度調節機能は類似度に合わせて自動的に再生速度を調節し，動画再生するモードである．

2. 読影の流れ

　これらの機能を使い，所見，病変を見落としなく指摘（detection）し，その所見を解釈（interpretation）していくことが読影の流れである．読影法に決まりはないが，時間的な制約もありより効率のよい方法が求められる．効率的な読影にはワークステーションに搭載されたソフトウェアのサポートが必須となる．

　著者の読影の流れを簡単に示す．まず時間軸を表示したカラーバーを見て全体の内容を

推測する（図7）．出血などがあった場合，赤色が，黒色便があれば黒っぽく表示される．次に特徴点〔胃，小腸の最初（十二指腸球部），盲腸〕をマークする．さらにオーバービューモードでもう少し詳細に全体像を把握する．オーバービューモードは全体像を把握するために病変がありそうな静止画をピックアップし表示したもの（図8）であるが，普段，内視鏡画像の読影に静止画を見ている内視鏡医にとっては見やすい場合もある．この段階でも病変があったら，サムネイルにピックアップしていく．

次に動画の読影に移る．読影画面は，1枚，2枚，4枚と3種類表示することができるが，効率的な読影を行うには2枚，4枚を推奨する．ただし，4枚表示の読影にはある程度の慣れが必要で初心者には推奨しない．画像を見ながら，所見があればその都度クリックし，画像をサムネイルにピックアップしていく．

その他の方法としてはエクスプレスセレクトモードを遅いスピードで（2画面で12 f.s.以下），スキップモードを速いスピードで（推奨スピードはない）行う方法もある．これは，病変がありそうな部位を遅いスピードで詳細に読影を行い，病変がある確率が低い部位を速いスピードで読影するということである．セレクトする画像を少なくすると画像が"飛ぶ"感じがあるので読影者の好みによってセレクトする割合を選択する．著者らの検討[3]ではセレクトモードだけの読影と通常モードでの読影の見落とし数の有意差は認められなかったが，セレクトモードだけでの読影で十分であるという根拠はないので，セレクトモードだけの読影は推奨しない．

赤色検出機能については選択される枚数は比較的少なく，病変が撮像されていることが多い印象があるので，著者は読影のどこかで簡単に見るようにしている．

Detectした所見の解釈は読影にある程度慣れた段階でも迷うことがある．まして，読影初心者にとっては難解で，小さな発赤や，カプセルが血管に押しつけられただけの部位を異常ととってしまうことが多い．この解釈の能力を高めるにはある程度の経験が必要だが，著者らが普段から行っていることは，①なるべく多くの臨床情報をインプットした状態で読影を行う．②カプセル内視鏡を施行後に小腸内視鏡を行った場合は，所見を確認し，カプセル内視鏡所見と対比させる（feed backを行う）．③所見が不明な場合はアトラス，文献などで調べてみる．以上を心がけている．

おわりに

オリンパス社製カプセル内視鏡について概説した．カプセル内視鏡機器の開発も，まだ発展の余地があり，今後の改良が期待される．

文　献

1) Ogata H, Kumai K, Imaeda H, et al：Clinical impact of a newly developed capsule endoscope：usefulness of a real-time image viewer for gastric transit abnormality. J Gastroenterol　2008；43：186-192
2) Cave D, Legnani P, de Franchis R, et al：ICCE consensus for capsule retention. Endoscopy　2005；37：1065-1067
3) 別所理恵子，細江直樹，日比紀文：カプセル内視鏡の現況と将来展望—カプセル内視鏡読影ソフトウェアによる読影支援効果についての検討．Gastroenterol Endosc　2009；51（Suppl 2）：2110

8. 色素内視鏡観察

津田純郎

色素内視鏡観察の種類，原理，特徴

下部消化管領域の色素内視鏡観察は，腫瘍では，
① 見つけ出し診断[1]（図1）
② 肉眼形態診断[2,3]（図2）
③ 病変範囲の診断[1]（図3）
④ 質的診断と深達度診断[4〜7]（図4）

には欠かせない．炎症性の疾患では，とくに必要とされない場合もあるが，潰瘍，びらん，アフタのみならずそれら周囲粘膜の性状を正確に観察するうえで役立つことが多い[8]．

川井らの分類[9]を参考にすると，現在，消化管における色素内視鏡観察には，用いる色素によって
① コントラスト法
② 染色法
③ 反応法

の3種類がある．

コントラスト法：色素液のたまり現象を応用して強調された凹凸を観察する方法で，使用する色素にはインジゴカルミン，エバンスブルー，ブリリアントブルーがある．

a：矢印にわずかな隆起を認めた．　b：インジゴカルミン散布で病変の存在が明らかになった．

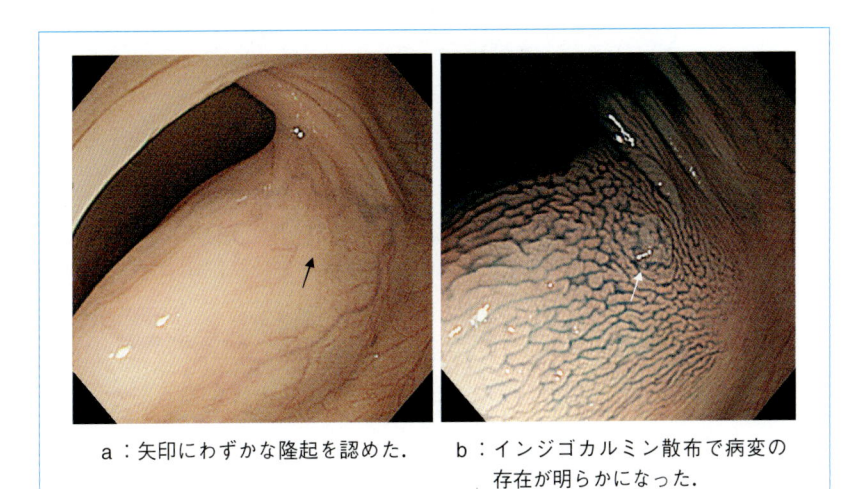

図1　腫瘍の見つけ出し診断
小さな病変や表面型の病変を見つけるためには，色素散布が役立つことが多い．

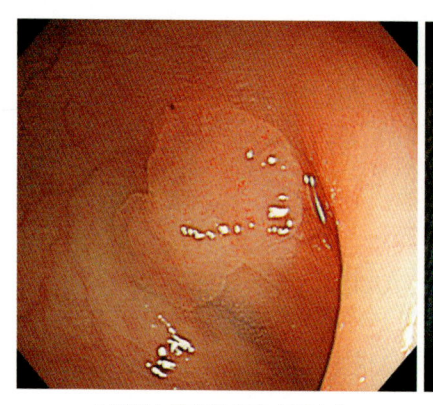

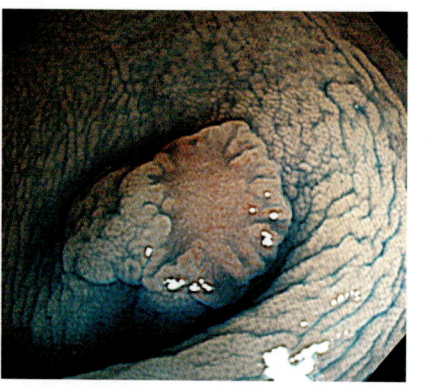

I. 総 論

a：平坦な隆起性病変を認めた．　　　　b：インジゴカルミン散布で病変の肛側に
　　　　　　　　　　　　　　　　　　　　陥凹（IIc）を伴った病変であることが
　　　　　　　　　　　　　　　　　　　　わかる．

図2　肉眼形態診断
　大腸腫瘍性病変の肉眼形態診断には，色素散布を併用することが
望ましいとされている．

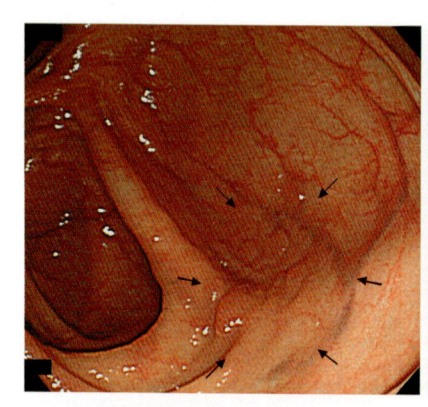

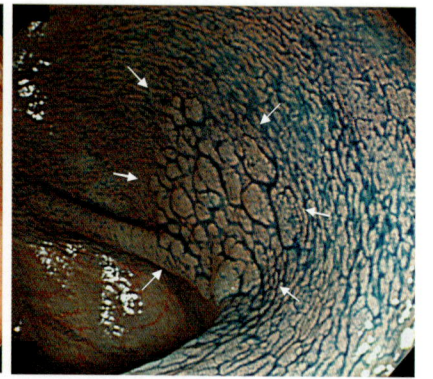

a：矢印に境界線の不明瞭な平坦な　　　b：インジゴカルミン散布で腫瘍の境界は
　　隆起性病変を認めた．　　　　　　　　明瞭となった．

図3　病変範囲の診断
　大腸腫瘍性病変の範囲は境界線の明瞭なものがほとんどであるが，まれに不明瞭なものがある．診断にはインジゴカルミン散布が有用である．

　染 色 法：色素液の浸潤ないし吸収による生体組織の染色を観察する方法で，使用する色素にはメチレンブルー，トルイジンブルーがある．
　反 応 法：色素が特定の環境内で特異的に反応することを応用する方法で，使用する色素は，ルゴール，コンゴーレッド，クリスタルバイオレットがある．
　このうち，下部消化管領域では，最近の学会報告や文献を見ると，インジゴカルミンを用いたコントラスト法が汎用されている．下部消化管拡大内視鏡観察では，インジゴカル

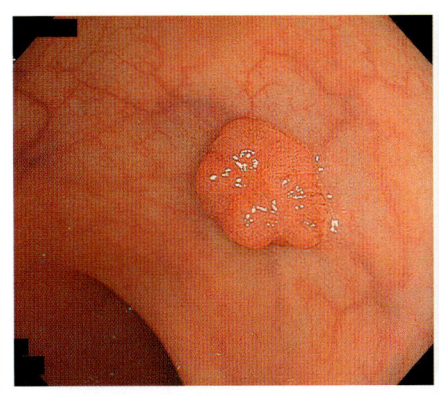

a：色素散布前の写真では，隆起型病変の色調や全体の形はわかるが表面構造のこまかい所見は読み取れない．

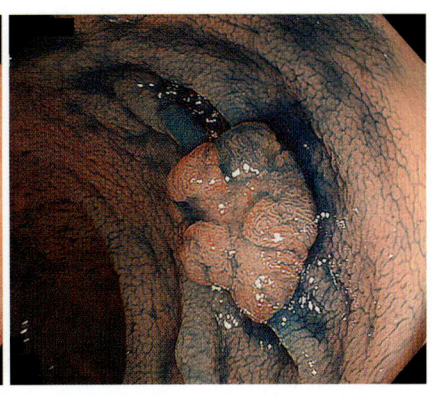

b：インジゴカルミン散布後の病変の近接写真には，隆起表面の凹凸の程度や陥凹が明瞭に描出されており，色素散布前よりも情報量が多くなる．

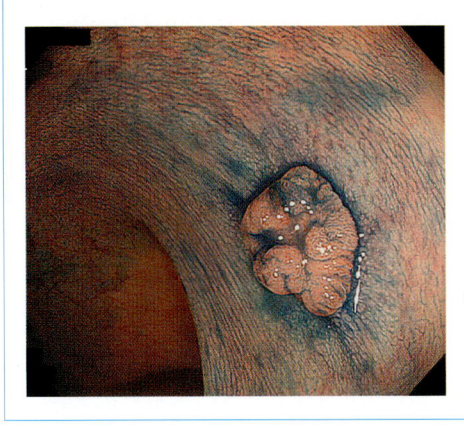

c：病変とその周囲にムラなく色素が散布された遠見の写真からは，病変とその周囲の伸展性（すなわち伸展不良所見の有無）が読み取れる．

図4　質的診断と深達度診断

　腫瘍の質的診断（腫瘍か非腫瘍の鑑別診断，腫瘍の異型度診断）と深達度診断を行うためには，腫瘍の色調や表面構造の所見が大切である．そのため，インジゴカルミン散布は診断に役立つことが多い．また，深達度診断を行うには，病変とその周囲の伸展不良所見を観察しなければならない．伸展不良所見は，空気で腸管を伸展させた遠見の観察によって判断されるため，色素散布像で判定する場合はムラのない散布を行う必要がある．

ミン，クリスタルバイオレット，メチレンブルーがおもに使用されているが，次項では通常内視鏡観察に頻用されているインジゴカルミンを用いた色素散布の方法とコツを概説する．

色素散布の方法とコツ

　散布するインジゴカルミンの濃度は，0.1％が一般的である．散布方法には，
　① 専用の散布チューブを用いる方法（図5）
　② 鉗子チャンネルに色素を流す方法[10]（図6）
がある．専用の散布チューブを用いる方法は，簡単にムラなく腸管全体に色素を散布でき

I．総　論

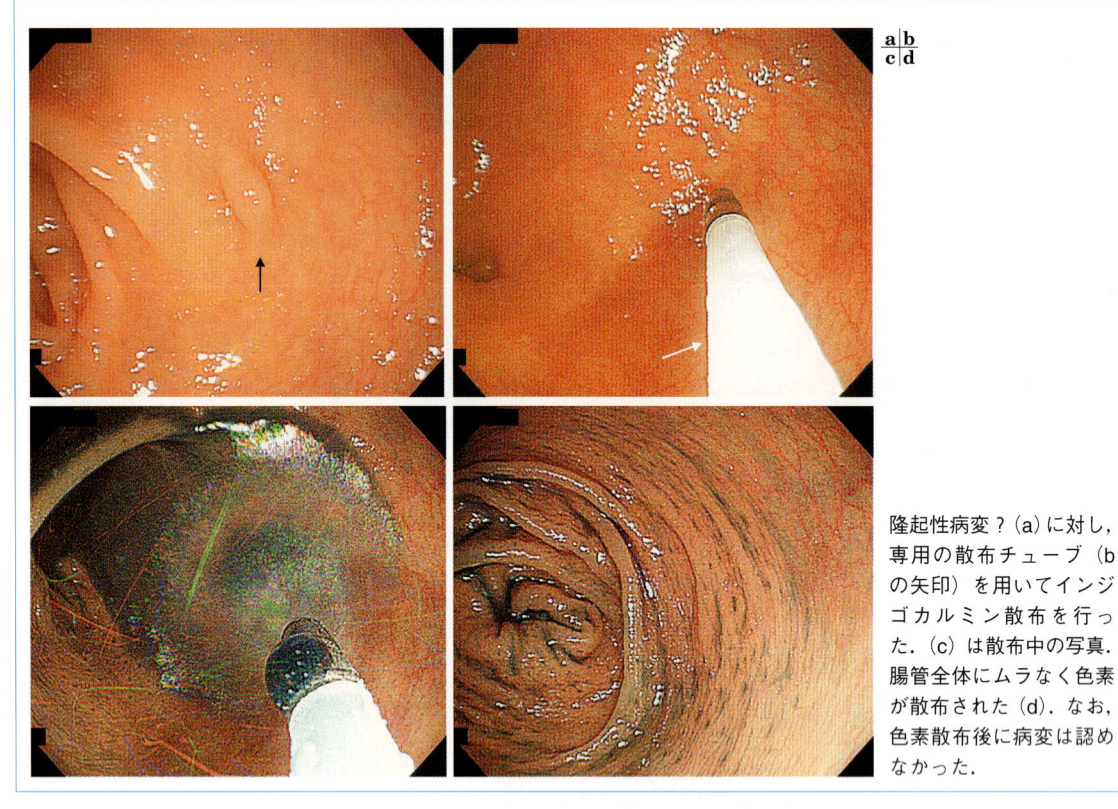

図5　専用の散布チューブを用いる色素散布法

隆起性病変？（a）に対し，専用の散布チューブ（bの矢印）を用いてインジゴカルミン散布を行った．（c）は散布中の写真．腸管全体にムラなく色素が散布された（d）．なお，色素散布後に病変は認めなかった．

　るが，散布チューブの挿入という煩雑な操作が必要となる．そのうえ，色素散布用チューブを用いると病変からの出血を惹起することがある．そのため著者は，操作が簡単で病変からの出血を起こしにくい後者の方法を用いている．20 cc注射器に満たした色素を鉗子チャンネルからゆっくり流し，病変と病変周囲にくまなく散布する．ただし，この方法では，1回の散布で病変とその周囲の腸管に十分な色素散布ができずにムラのある散布状態になることがある．そうした場合には，腸管内の空気を吸引して腸管をしぼませ，余分な場所に溜まった色素を病変周囲に集めて付着させる工夫が必要となる．
　色素散布後は，余分な色素を病変や周囲粘膜を損傷しないように吸引する．もしくは，体位変換で観察したい部位からそれらを移動させて観察範囲を広げる必要がある．
　また，色素散布は，気泡，粘液，便が綺麗に取り除かれた状態で行うことが肝要である．粘液などが邪魔をして誤診することは少なくない．洗浄には，消泡剤を混ぜた常温の水溶液を用いている．洗浄後に残った便塊，残渣，大量の水分は吸引し，繰り返し洗浄する．さらに，十分な洗浄を行った後で色素散布をしても病変やその周囲に粘液が残っている場合がある．それには，粘液が除去されるまで洗浄と色素散布を繰り返す．
　なお，腫瘍のみならず炎症性の疾患においても，目立つ病変にのみ色素を散布して診断するのではない．診断は，その周囲の状態も加味して行われるため，色素は観察可能な広範囲にムラなく散布することが重要である．

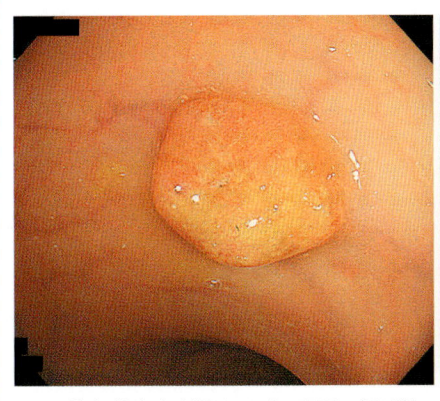

a：隆起性病変を認めるが，表面に便が付着していたためその構造は明らかでない．

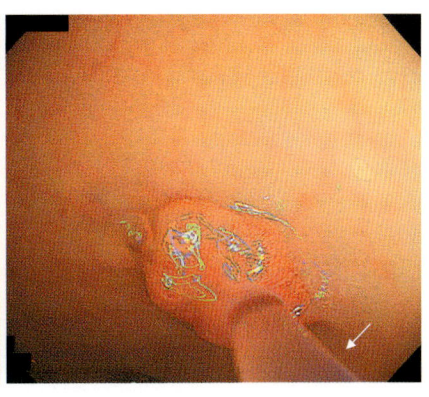

b：まず，鉗子チャンネルから洗浄水を流し表面に付着した便を洗い流した（矢印は流出中の洗浄液）．

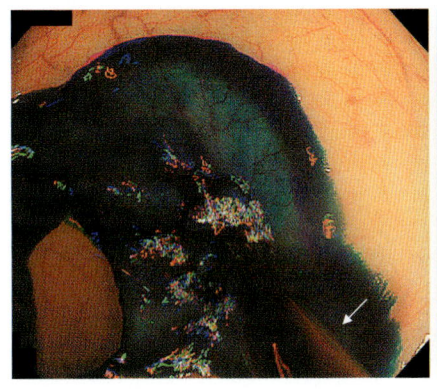

c：次に，鉗子チャンネルからインジゴカルミンを流して病変に色素散布した（矢印は流出中の色素）．

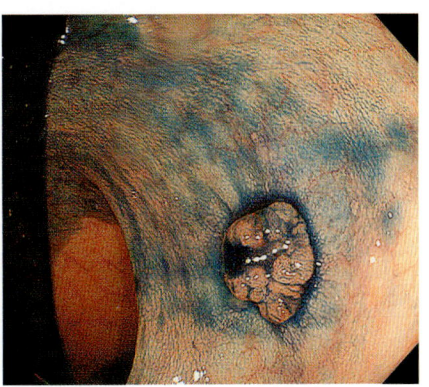

d：病変とその周囲の腸管に十分な色素散布ができず，ムラのある散布状態になっている．図4b, cのように，色素をムラなく散布することが大切である．

図6 鉗子チャンネルに色素を流す散布方法

文　献

1) 津田純郎，帆足俊男，八尾建史，他：表面陥凹型大腸腫瘍性病変を見つけるための内視鏡検査．早期大腸癌　1997；1：41-48
2) 津田純郎，八尾恒良，松井敏幸，他：内視鏡，X線からみた表面型大腸腫瘍—肉眼分類の問題点．胃と腸　1992；27：935-947
3) 大腸癌研究会・表在型大腸腫瘍プロジェクト研究班：表在型大腸腫瘍の形態分類（案）．消化器内視鏡　2002；14：1920-1925
4) 津田純郎，菊池陽介，佐藤　茂，他：大腸腫瘍性：病変の通常内視鏡診断はどこまで病理診断に迫れるか．胃と腸　1999；34：1623-1633
5) 帆足俊男，八尾恒良，津田純郎，他：表面型早期大腸癌のX線，内視鏡における見つけだし診断と深達度診断．臨放　1995；40：1354-1362
6) 津田純郎，帆足俊男，松井敏幸，他：大腸sm癌の深達度診断—内視鏡的伸展不良所見とその捉えかた．早期大腸癌　1998；2：427-433
7) 津田純郎，菊池陽介，頼岡　誠，他：早期大腸癌の深達度診断における通常内視鏡，注腸X線，超音波内視鏡，拡大内視鏡検査の有用性に関する検討．胃と腸　2001；36：769-782
8) 津田純郎：炎症性腸疾患の観察と診断．田中信治 編著：基本からわかる大腸疾患の精密内視鏡診断．23-31，中山書店，東京，2003
9) 川井啓市，竹本忠良，鈴木　茂，井田和徳：色素内視鏡検査法の展望と用語の統一について．川井啓市，竹本忠良，鈴木　茂，他 編：消化管の癌に対する色素内視鏡検査．147-151，医学図書出版，1978
10) 津田純郎：通常観察—撮影方法．早期大腸癌　2002；6：602-605

9．拡大観察

岡　志郎，田中信治

　工藤らにより確立された大腸腫瘍の pit pattern 診断学は，腫瘍・非腫瘍の鑑別，腫瘍の質的・量的診断を可能にした[1]〜[7]．一般に，大腸粘膜の pit の直径は 50〜80 μm[7] と微小であり（Ⅳ型など大きな pit を除く），色素を使用しない通常観察のみでは pit は識別困難な場合が多く，詳細な pit pattern 診断には色素法を併用した拡大観察が必須である．

　本稿では，拡大観察の臨床的意義，その手順とコツ，注意点，色素法（コントラスト法と染色法）の使い分けについて解説する．

拡大観察の臨床的意義

　拡大観察の臨床的有用性として，大腸の腫瘍・非腫瘍の鑑別，癌の深達度診断，内視鏡治療後の微小遺残病変の確認，炎症性腸疾患における重症度の評価（再生上皮の微細診断による組織学的炎症所見の判定）・dysplasia/colitic cancer の早期診断などが挙げられる[1]〜[9]．また，拡大観察の利点として，主観的要素が多い通常観察所見（硬さ，緊満感など）に比べ，より客観性が得られることが挙げられる．

　至適拡大倍率に関しては，実体顕微鏡による pit 観察能からみて，むやみに拡大率を上げていっても pit 診断に関する情報量が増えるわけでもなく，実用的な拡大率は 80 倍程度までで十分である．

拡大観察を始める前に

　通常観察，拡大観察に関係なく，大腸検査時には，色素液にとって良好な環境を整えておくことが重要である．すなわち，病変の観察前に，気泡，便汁，粘液などを病変表面から除去しておく必要がある．これらが病変に付着したまま色素散布を行うと，かえって表面構造が不明瞭になることが多く診断の妨げになる．

病変洗浄のコツとしては[10]，
① 蠕動誘発防止に微温湯を用いる
② 泡発生防止に微温湯内に少量のガスコン®を混ぜる
③ 除去しにくい付着粘液には蛋白分解製剤であるプロナーゼ®を使用する[11],[12]
ことなどが挙げられる．

　実際の洗浄法であるが，色素散布チューブを用いると水圧により病変から出血することがあるため，われわれは，20 ml の注射器に洗浄液を入れて内視鏡の鉗子口から直接洗浄している．ただし，その際には，出血防止のため水圧加減がきわめて重要であり，状況に応じて水浸下での洗浄も行っている．

拡大観察の手順と手技

　拡大観察は，通常観察の延長線上で左手のワンタッチ操作により瞬時に行う．拡大観察には色素を使用するが，通常，コントラスト法ではインジゴカルミン，染色法ではクリスタルバイオレットが用いられる．手順としては，まずコントラスト法によるpit pattern観察後，必要に応じて染色法を追加するのが一般的である．

　実際の拡大手技であるが，拡大率が高くなるにつれて，焦点が短い範囲でしか合わなくなるため，病変を常に正面視できる位置取りにしておくことが重要である．病変の位置が洗浄液の溜まる場所に存在する場合には，被検者の体位変換を行ったり，ひだ裏の病変では，スコープの反転操作や鉗子で病変の肛側を押さえることが病変の正面視に有用である．

　拡大観察時には，右手は内視鏡を保持したまま，左手のみで拡大スイッチを操作する．呼吸性の変動や血管の拍動などで焦点が合わない場合には，拡大倍率をそのままにして右手で内視鏡先端と病変の距離を微調整する．

　拡大観察部位は，病変全体を同じように観察するのではなく，通常観察で病変の全体像を把握したうえで，あらかじめ拡大観察が必要な部位（SM浸潤の可能性のある部位など）を明らかにしておくことが重要である．次に，観察したい部位を徐々に高倍率にしていき，一連の流れのなかで撮影をしていく（図1）．こうすることで，高倍率で観察した部位のオリエンテーションがつけやすくなる．

コントラスト法による拡大観察

　コントラスト法による拡大観察の原理は，インジゴカルミン液を，正常と腫瘍腺管開口部内部の窪みに貯留させることである．インジゴカルミンは，非吸収性で安価なうえ，他の色素に比べ安全性が高く，食用色素として認可されている．

　インジゴカルミンは時間が経つにつれて腸液で薄まっていきpit観察が困難になる．そのため，通常，0.2％程度の高濃度に調整して使用し，散布後にすぐに拡大観察する必要がある．われわれは鉗子口から20m*l*の注射器で病変に直接散布することが多いが，広範囲に均等に散布するには散布チューブも有用である．

　コントラスト法による拡大観察の注意点として，病変の陥凹部や観察したい部位が水力学的に低位に相当し色素が貯留する場合，病変表層に粘液が付着している場合，小型のⅢs型pitを診断する場合などでは，pit pattern診断が困難なことが挙げられる．色素の貯留に関しては，体位変換や色素貯留を注射器で送気することにより観察可能になることもあるが，上記の場合にはコントラスト法によるpit観察のみでは不十分であり，クリスタルバイオレットによる染色法の追加が必須である[13]．

染色法による拡大観察

　染色法に使用する色素は，一般的にはクリスタルバイオレット（商品名：ピオクタニン青）である．クリスタルバイオレットは核染色液であるが，安全性に問題はないとされており[14,15]，通常，われわれは0.05％濃度で使用している．

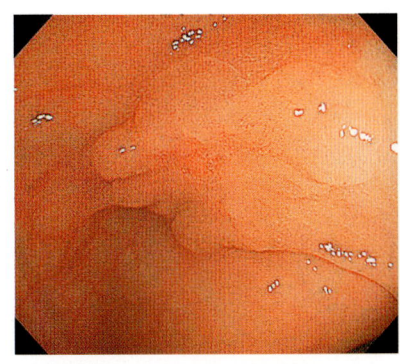

a：通常観察．中心部に発赤面を認める． 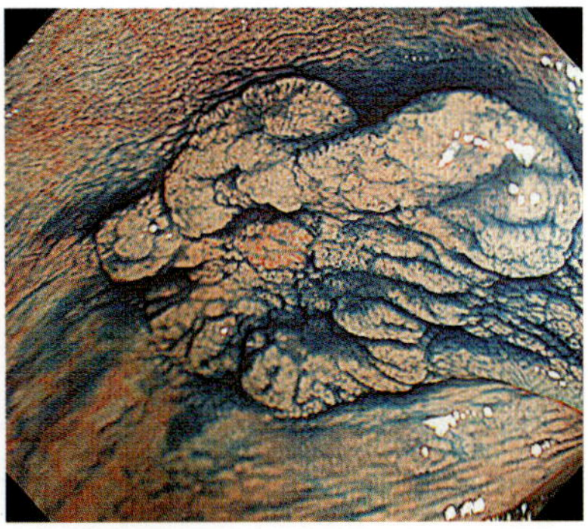　b：通常観察（インジゴカルミン散布像）

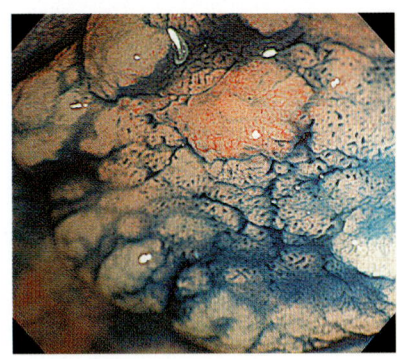

c：拡大観察（インジゴカルミン散布像）．中心部の pit 診断は困難であった． 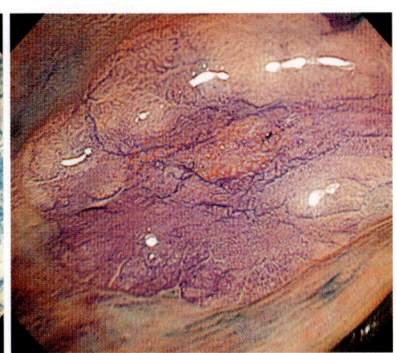　d：クリスタルバイオレット染色による観察

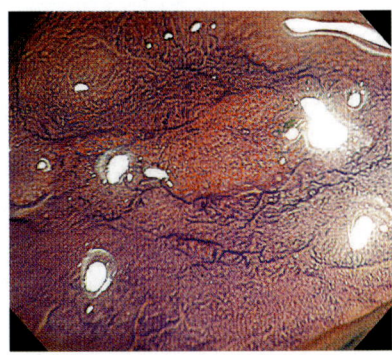

e：拡大観察（クリスタルバイオレット染色像）．発赤面を中心に徐々に拡大していく． 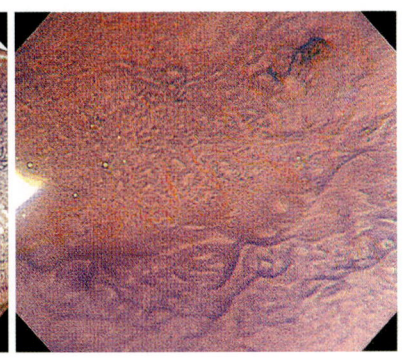　f：拡大観察（クリスタルバイオレット染色像）．中心部は V_I 型 pit pattern と診断した．

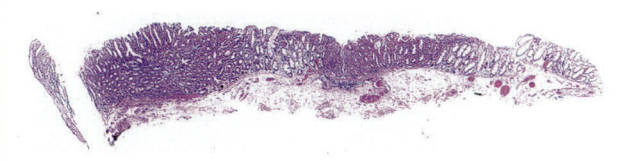

g：HE 染色ルーペ像

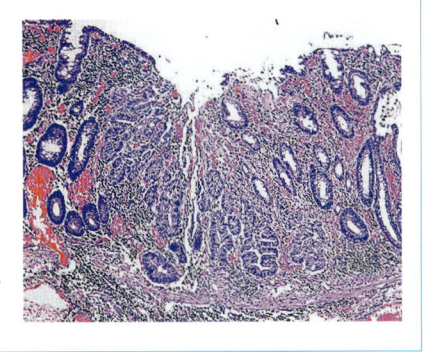

h：HE 染色弱拡大像．組織は well differentiated adenocarcinoma, pM, ly0, v0.

図1　S状結腸の径 15 mm 大 IIa 型病変（いわゆる LST-NG, pseudodepressed type）

総論　9　拡大観察

Ⅰ. 総論

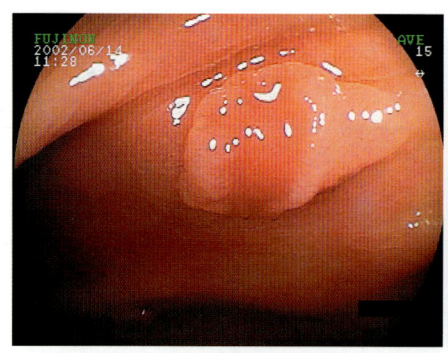

a：通常観察

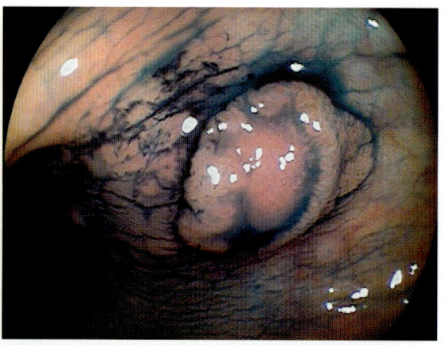

b：通常観察（インジゴカルミン散布像）

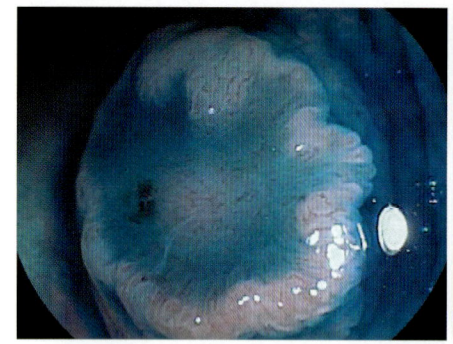

c：拡大観察（インジゴカルミン散布像）. 陥凹内に色素が貯留し pit pattern 診断が困難であった.

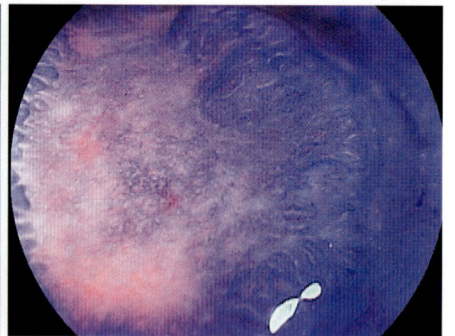

d：拡大観察（クリスタルバイオレット染色像）. 十分な洗浄後にも陥凹面に粘液の付着を認めた. V_N 型 pit pattern 様に観察されるが, 粘液が染色されており, よく見るとその下に pit 構造が確認できる.

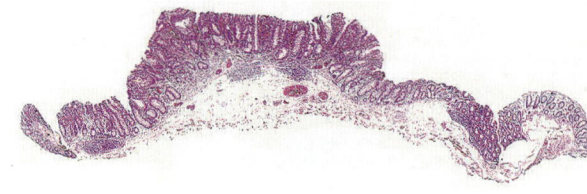

e：HE 染色ルーペ像

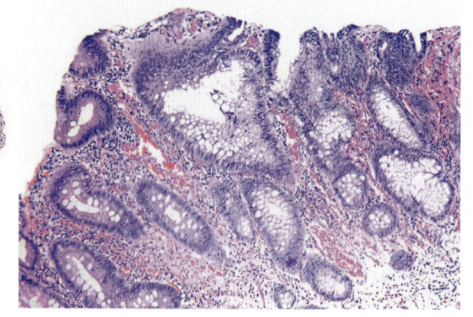

f：HE 染色弱拡大像. 組織は tubular adenoma.

図2　盲腸の径 10 mm 大 Ⅱa＋Ⅱc 型病変

　染色法の利点は，コントラスト法で拡大観察困難な病変でも，詳細な pit pattern 診断が可能なことである．ただし，クリスタルバイオレットは，濃く染めすぎると pit pattern 診断が困難になることもあり注意が必要である．

　染色に際しては，散布チューブを用いて1滴ずつ必要最少限の量を病変のみに散布することが重要である．鉗子口から直接散布すると，粘膜が広範囲に染色され，拡大観察時に

光量不足になり視野が暗くなってしまう．通常，クリスタルバイオレット散布後，約30～40秒で被覆上皮が染色され，腺管開口部が不染部として描出されるが，染色が薄い場合には，必要に応じて再散布を行うことも必要である．至適染色に達した場合には，過剰染色を防止するために溜まったクリスタルバイオレットを水洗してから観察を開始する．

実際の臨床の場においては，腫瘍の産生する粘液・滲出物の存在や生体内での染色性の差など，常に条件がよいとは限らない．クリスタルバイオレットは病変表層の粘液にも染まるため，無構造様所見に観察されることも多い．粘液・滲出物付着による無構造様所見とV_N型 pit pattern を判別するポイントであるが，V_N型 pit pattern といえども pit が完全に消失していることはまれであり，拡大観察で残存 pit の確認が可能である．このため，まったくの無構造として観察される場合には，粘液・滲出物付着の存在を疑うべきである（図2）．ただし，このような場合には十分な洗浄を行っても粘液が除去できないことや水洗を繰り返すうちに病変から出血をきたすことが多く，付着粘液の除去には限界があることも知っておくべきである．

拡大内視鏡観察と実体顕微鏡観察による pit pattern 一致率

大腸腫瘍（腺腫＋早期癌）における拡大観察と実体顕微鏡所見の pit pattern 一致率を示す（表1）．なお，pit pattern は，工藤・鶴田らに準じⅠ～Ⅴ型に分類し，さらにⅤ型は箱根 pit pattern シンポジウムのコンセンサスに従い，不整腺管構造を呈するV_I型と明らかな無構造領域を有するV_N型に亜分類した[16]．$Ⅲ_L$型とⅣ型に関しては，コントラスト法（一部の症例には染色法を追加しているが，pit pattern 診断は両者ですべて一致していた），$Ⅲ_S$型とⅤ型はコントラスト法に加え，染色法を全例に施行したデータである．

拡大観察と実体顕微鏡観察による pit pattern 全体の一致率は87％（469/537）であった．コントラスト法で診断した各 pit pattern の一致率は，Ⅱ型90％（43/48），$Ⅲ_L$型85％（190/224），Ⅳ型85％（29/34）であり，染色法にて診断した各 pit pattern の一致率は，$Ⅲ_S$型89％（42/47），V_I型86％（87/101），V_N型94％（78/83）であった．以上，拡大観察と実体顕微鏡観察による pit pattern 診断はほぼ一致しているといってよい．

表1 大腸腫瘍（腺腫＋早期癌）における拡大内視鏡観察と実体顕微鏡観察の pit pattern 一致率

拡大内視鏡観察	実体顕微鏡観察						計
	Ⅱ	$Ⅲ_L$	$Ⅲ_S$	Ⅳ	V_I	V_N	
Ⅱ	43 (90)	3 (6)	2 (4)				48 (100)
$Ⅲ_L$	2 (1)	190 (85)	9 (4)		20 (9)	3 (1)	224 (100)
$Ⅲ_S$		1 (2)	42 (89)		4 (9)		47 (100)
Ⅳ				29 (85)	5 (15)		34 (100)
V_I		2 (2)	3 (3)	1 (1)	87 (86)	8 (8)	101 (100)
V_N		2 (2)			3 (4)	78 (94)	83 (100)
計	45	198	56	30	119	89	537

一致率：469/537＝87％，（　）：％

（広島大学病院内視鏡診療科）

表2 大腸腫瘍（腺腫＋早期癌）における通常内視鏡観察と拡大内視鏡観察のpit pattern一致率

通常内視鏡観察	拡大内視鏡観察						計
	II	IIIL	IIIS	IV	VI	VN	
II	57 (77)	4 (2)	1 (3)				62
IIIL	2 (3)	200 (92)	4 (11)	5 (9)	65 (52)	2 (3)	278
IIIS							
IV		1 (1)		53 (88)	18 (14)	3 (4)	75
VI					20 (16)	4 (6)	24
VN					2 (2)	55 (80)	57
invisible	15 (20)	13 (6)	33 (87)	2 (3)	20 (16)	5 (7)	88
計	74 (100)	218 (100)	38 (100)	60 (100)	125 (100)	69 (100)	584

一致率：385/584＝66％，（　）：％　　　　　　　　　　　　　　　（広島大学病院内視鏡診療科）

通常内視鏡観察と拡大内視鏡観察によるpit pattern一致率

　大腸腫瘍（腺腫＋早期癌）における通常観察と拡大観察によるpit pattern全体の一致率は66％（385/584）で，各pit pattern別の一致率は，II型77％（57/74），IIIL型92％（200/218），IIIS型0％（0/56），IV型88％（53/60），VI型16％（20/125），VN型80％（55/69）であった（表2）．この結果より，最新の高画素電子内視鏡を用いることで，IIIL型，IV型などの大きなpitは通常観察のみでも十分にpit pattern診断が可能であるが，IIIS型，VI型の診断には，通常観察のみではpit pattern診断能が低く，拡大観察が必須であるといえる．

コントラスト法と染色法によるV型pit patternの診断能

　V型は，大腸腫瘍の拡大観察でもっとも重要なpit patternである．十分な粘液除去後にV型pit patternと診断したIp・Isp型を除く大腸腫瘍67病変（腺腫8病変，M癌18病変，SM癌41病変）を対象に，コントラスト法と染色法のV型pit pattern診断能を比較検討した（表3）．なお，VI型は，クリスタルバイオレット染色にて，軽度不整と，高度不整（pitの内腔狭小，辺縁不整，輪郭不明瞭，表層被覆上皮の染色性の低下・消失などを呈するもの）に細分類した．

表3 大腸腫瘍（腺腫＋早期癌）におけるコントラスト法と染色法の
　　 V型pit診断の一致率

コントラスト法	染色法			計
	VI軽度不整	VI高度不整	VN	
VI	18 (43)	20 (48)	4 (10)	42 (100)
VN			25 (100)	25 (100)

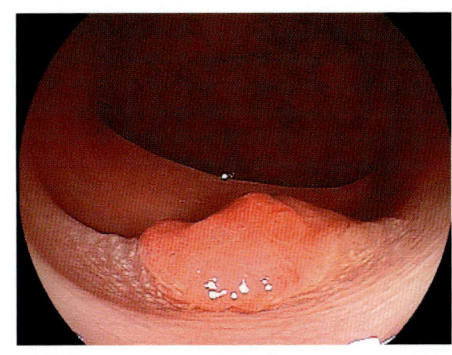

a：通常観察

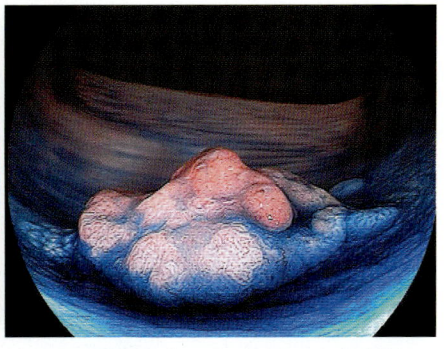

b：通常観察（インジゴカルミン散布像）

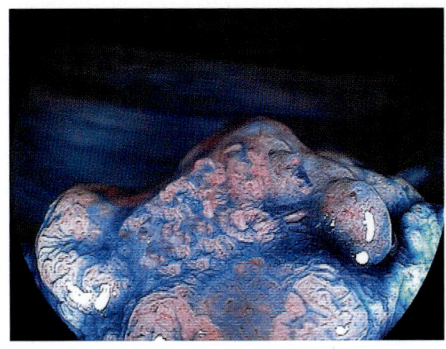

c：拡大観察（インジゴカルミン散布像）．一部粘液の付着を認めたが明らかな無構造領域は指摘できず，この時点でV$_I$型 pit pattern と診断した．

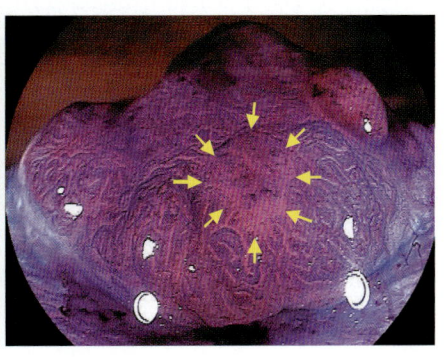

d：拡大観察（クリスタルバイオレット染色像）．一部に pit の消失（矢印の範囲）を認め，最終的に V$_N$ 型 pit pattern と診断した．本症例は，total biopsy 目的で，EMR 施行した．

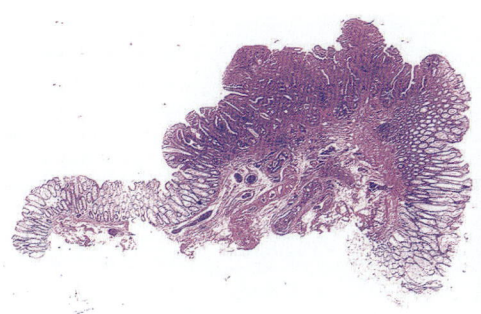

e：HE 染色ルーペ像

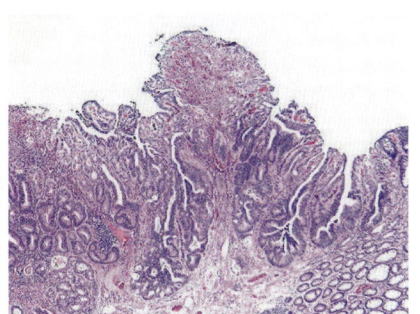

f：HE 染色弱拡大像．組織は well differentiated adenocarcinoma, pSM2 (2,000 μm), ly0, v0.

図3 直腸 Ra の径 12 mm 大 II a＋II c 型病変

コントラスト法と染色法によるV$_I$型とV$_N$型 pit pattern の一致率は85％（57/67）で，コントラスト法でV$_I$型と診断した病変のうち，染色法でV$_N$型と診断した病変を4例に認めた．また，コントラスト法でV$_N$型と診断した病変は，染色法ですべてV$_N$型であった．

以上，粘液が十分に除去できた条件下において，コントラスト法でV$_N$型と診断できる

総論

9 拡大観察

Ⅰ. 総 論

場合には，必ずしも染色法の追加は必要ないが，コントラスト法でⅥ型と診断した場合には，染色法の追加が必須である（図3）．

おわりに

　拡大観察の臨床的意義，手順とコツ，注意点，色素法の使い分けについて解説した．現在，大腸拡大内視鏡は従来のルーチン内視鏡と構造，操作性にほとんど差がなく，拡大観察には超音波内視鏡検査のように特殊な器械や水を充満する必要もない．また，拡大観察に必要な色素法の選択に関しては，コストおよび時間的側面からも，全例に染色法の追加は必要なく，Ⅴ型 pit pattern を疑うような場合にのみ限定して用いればよい．拡大観察はルーチン大腸内視鏡検査の延長線上で瞬時かつ容易に行えるという点で，今や通常内視鏡観察の一部といえ，大腸内視鏡医にとって必須の modality である．

　参考データとして表4に，pit pattern と大腸腫瘍の組織型・深達度の関係を示す．

表4　pit pattern と大腸腫瘍（腺腫＋早期癌）の組織型・深達度（n=797）

pit pattern	組織型・深達度					計
	adenoma	M-ca	SM-ca<1,000 μm	SM-ca≧1,000 μm	
Ⅱ	70 (89)	9 (11)			79 (100)
ⅢL	232 (69)	96 (29)	7 (2)	1 (1)	336 (100)
ⅢS	35 (63)	17 (30)	4 (7)		56 (100)
Ⅳ	32 (45)	34 (48)	5 (7)		71 (100)
ⅤI	24 (13)	76 (41)	48 (26)	36 (20)	184 (100)
ⅤN			2 (3)	69 (97)	71 (100)
計	393 (50)	232 (29)	66 (8)	106 (13)	797 (100)

ca：carcinoma，（　）：％　　　　　　　　　　　　　　　　（広島大学病院内視鏡診療科）

文　献

1) Kudo S, Hirota S, Nakajima T, et al：Colorectal tumors and pit pattern. J Clin Pathol　1994；47：880-885
2) Kudo S, Tamura S, Nakajima T, et al：Diagnosis of colorectal tumorous lesions by magnifying endoscopy. Gastrointest Endosc　1996；44：8-14
3) 寺井　毅，大野康彦，坂本直人，他：大腸拡大内視鏡の有用性について—腫瘍・非腫瘍，腺腫と癌の鑑別を中心に．早期大腸癌　1999；3：117-125
4) Tanaka S, Haruma K, Nagata S, et al：Diagnosis of invasion depth in early colorectal carcinoma by pit pattern analysis with magnifying endoscopy. Dig Endosc　2001；13（Suppl）：2-5
5) 田中信治，岡　志郎：大腸腫瘍の pit pattern 分類．田中信治 編：基本からわかる大腸疾患の精密内視鏡診断．45-50，中山書店，東京，2003
6) 多田正大，草場元樹，沖　映希：大腸粘膜の拡大内視鏡観察．消化器内視鏡　2001；13：377-383
7) 斉藤裕輔，野村昌史，高後　裕，他：拡大内視鏡による潰瘍性大腸炎の微細所見．胃と腸　1998；33：1286-1289
8) 國弘真己，田中信治，春間　賢，他：潰瘍性大腸炎に対する拡大内視鏡観察の臨床的意義．消化管の臨床　2000；6：28-33
9) Fujiya M, Saitoh Y, Nomura M, et al：Minute findings by magnifying colonoscopy are useful for

the evaluation of ulcerative colitis. Gastrointest Endosc　2002；56：535-542
10) 田中信治，春間　賢，弘田祐一，他：拡大内視鏡の有用性と問題点．(5) 拡大内視鏡による大腸腫瘍の pit pattern 診断―通常内視鏡観察との比較を含めて．早期大腸癌　1999；3：139-146
11) Fujii T, Iishi H, Tatsuta M：Effectiveness of premedication with pronase for improving visibility during gastroendoscopy：a randomized controlled trial. Gastrointest Endosc　1998；47：382-387
12) 松田尚久，藤井隆広，小林　望：拡大観察のコツとノウハウ．田中信治 編：基本からわかる大腸疾患の精密内視鏡診断．45-50, 中山書店，東京，2003
13) 加茂茂治，藤井隆広，佐野　寧，他：拡大内視鏡の有用性と問題点．(4) 拡大観察時のコントラスト法と染色法の比較．早期大腸癌　1999；3：139-146
14) 勝　健一，市岡四象，竹本忠良，他：crystal violet（ピオクタニン青）による色素内視鏡検査法の検討（第1報）．Gastroenterol Endosc　1979；21：1205-1221
15) 森川浩志：ピオクタニン染色による電子拡大電子スコープ観察．川井啓市，馬場忠雄 編：機能内視鏡の現状と展望．94-96, 新興医学社，東京，1998
16) 工藤進英，倉橋利徳，樫田博史，他：大腸腫瘍に対する拡大内視鏡観察と深達度診断―箱根シンポジウムにおけるV型亜分類の合意．胃と腸　2004；39：747-752

10. 画像強調観察（IEE） （1）総　論

田中信治

画像強調内視鏡観察法の分類

　画像強調内視鏡観察法（IEE；Image-Enhanced Endoscopy）[1)～3)]のなかで，日常臨床で使用されているのは，NBI（Narrow Band Imaging），FICE（Flexible spectral Image Color Enhancement）[4)]，AFI（Autofluorescence Imaging）[5),6)]である．まず IEE の目的別内視鏡観察法における位置づけを**図 1** に示す．

　目的別内視鏡観察法は，① 通常観察（白色光）（Conventional Endoscopy, White Light Endoscopy），② 画像強調観察（Image-Enhanced Endoscopy；IEE），③ 拡大内視鏡観察（Magnifying Endoscopy），④ 顕微内視鏡観察（Microscopic Endoscopy），⑤ 断層イメージング（Tomographic Endoscopy）と分類され，世界的コンセンサスを得ている．そして，画像強調観察（IEE）はデジタル法，光デジタル法，色素法に，拡大内視鏡観察は光学法とデジタル法に，顕微内視鏡観察は光学法と共焦点法に，断層イメージングは超音波内視鏡とOCT（Optical Coherence Tomography）に細分類されている[7)]．このなかで，NBI（狭帯域光法）や AFI（蛍光法）は画像強調観察（IEE）のなかの光デジタル法に，FICE（コントラスト法）はデジタル法に分類される．そして，IEE のうち NBI と FICE は，2010 年春の保険診療報酬改訂において拡大内視鏡観察と併用することで 200 点の診療報酬加算が認

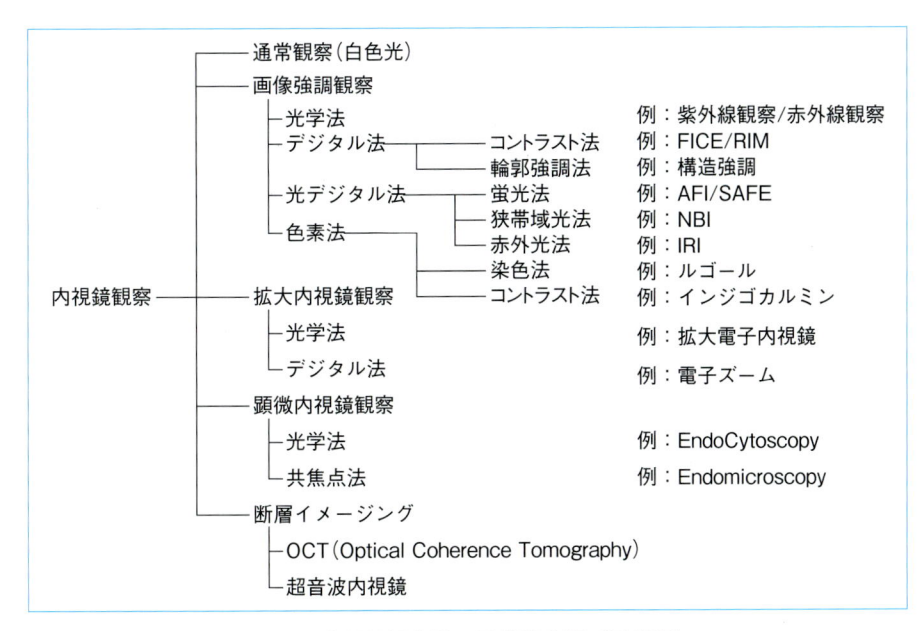

図 1　内視鏡観察法の目的別分類（亜分類）
〔丹羽寛文，田尻久雄：内視鏡観察法に関する新たな分類の提唱．臨牀消化器内科
　2008；23：137-141〕

I. 総論

可され，現在，広く日常臨床の場へ普及しつつある．

内視鏡観察の基本手技である白色光観察に対して，このNBIやFICEを用いた観察法が「特殊光」観察と呼ばれていた時期があった．NBIもFICEも特殊な光を用いた観察法でないことからその呼称に異議が唱えられ，現在は死語となっている．

基本的原理

NBIとFICEはともに白色光のなかの特定の波長領域による観察によって病変表層の微小血管の認識と構造強調による微細構造観察が可能になる．NBIは観察光自体を一定の低波長領域に狭帯域化した手技であるが，FICEは観察目的に応じて波長を抽出するものである．FICEは，遠景像でも比較的明るく，自由な抽出波長モードを設定できる反面，実際の観察画像ではNBIに比べてやや解像度が劣る傾向がある．

一方，AFIは，消化管壁の自家蛍光を捉えるシステムで，腫瘍性病変ではその病理学的特徴から励起光および発生する自家蛍光が吸収・散乱されやすく自家蛍光強度が低下することを利用して病変の視認性を向上させるもので，染色や拡大観察は不要である．

本書ではFICEおよびAFIは別途項目を設けて解説されているので，本項では，臨床的に頻用されているNBIを中心にその現状と課題について総括的に概説する．

大腸腫瘍に対するNBI拡大内視鏡観察の基本所見

1. vascular pattern

大腸上皮性腫瘍では，その組織学的異型度が高くなるにつれて血管新生が亢進し，微小血管の太さや血管密度が上昇していくことが知られている[8〜10]．

正常粘膜や過形成病変では表層部の微小血管は非常に細く疎なため，現在の波長設定のNBI観察では微小血管を認識することは通常困難であるが，腫瘍性病変では血管径が太くなり密度も増すので，その表層部に茶褐色に強調された微小血管を認識できるようになる．このことに関しては，多くの報告[9〜11]が一致した結果を導いておりコンセンサスが得られている．

腺腫性病変のNBI拡大観察では，pit間の介在粘膜は表層部の微小血管が茶褐色に強調され網目状の血管模様（capillary network）が認識される．癌では，癌細胞の浸潤増殖，炎症細胞浸潤や間質反応に伴う血管径の不均一性や血管走行の不整，分布の乱れなどが出現してくる．このNBI拡大観察を用いた微小血管の視認性の有無や，血管の太さ/分布の不均一性/不整度を解析することで，大腸病変における腫瘍/非腫瘍，腺腫/癌の鑑別が可能になると考えられる．このような背景のもとで多くの施設がさまざまな分類や評価方法を提唱しているが，NBI拡大観察で視認されるvascular patternのみで腫瘍の質的診断を行うことの問題点や限界も指摘されている[1〜3),12]．

2. surface pattern

腺腫性病変のNBI拡大観察では，pit間の介在粘膜は表層部の微小血管が茶褐色に強調され網目状の血管模様（capillary network）が認識されるが，血管のない「pit様部分」は白く抜けて観察される．これにNBIの構造強調観察能が加わることより，間接的な「pit

図2 surface pattern の実態
　pit 様構造あるいは white zone と表現される構造は，上図の真の pit 開口部（crypt-opening；CO）と腺窩周辺上皮（marginal crypt epithelium；MCE）を併せた構造である．大腸腫瘍は隆起が多く，腺管も蛇行錯綜しているために NBI 観察光が垂直に pit に入ることが少なく，真の pit が暗く抜けて観察されにくいため，CO と MCE を併せた構造が白く抜けて pit 様に観察されることが多い．

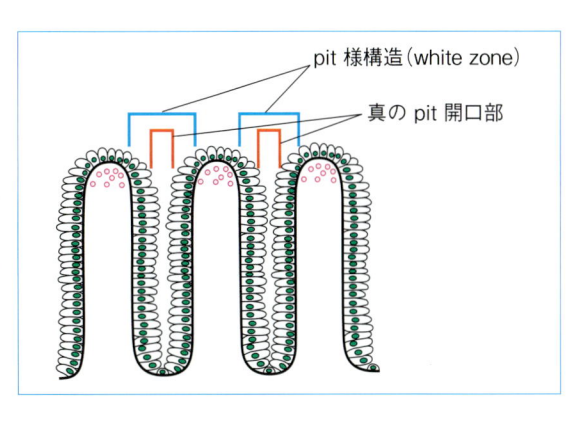

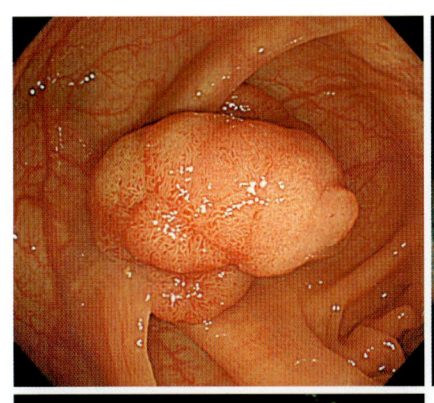

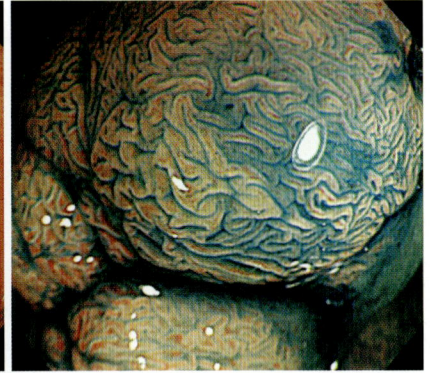

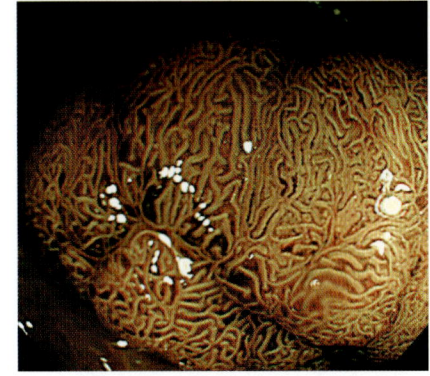

図3 大腸腺腫のインジゴカルミン散布拡大所見および NBI 拡大観察所見の対比
a：大腸腺腫の通常内視鏡像．
b：同病変のインジゴカルミン散布による弱拡大観察像．
c：同病変の NBI 拡大観察像．
　NBI 拡大観察所見において，pit 間の被覆上皮下に茶色に観察される微小血管網を認め，血管の存在しない pit 部は白く抜けて観察される（pit 様構造）．インジゴカルミン散布を用いることなく NBI 拡大観察のみで pit 様構造の診断が可能である．

様構造」の診断も可能となる（**図2**）[1),9),10),13)]．癌では，癌細胞の浸潤増殖，炎症細胞浸潤や間質反応に伴う血管径の不均一性や血管走行の不整，分布の乱れ，前述の「pit 様構造」や窩間粘膜の破壊などが出現してくる[3)]．

　腺管構造をもたない咽喉頭・食道の扁平上皮領域では，純粋に微小血管構築のみの評価による診断学が確立しているが[14)]，Barrett 食道，胃などの円柱上皮領域では，拡大観察による微小血管構築の評価に加えて表面微細模様の評価を加味することで診断精度を向上させる試みがなされている[15)]．同じ円柱上皮の大腸でも，最近表面微細模様の評価を加味することが積極的に検討されているが，図2に示すように，NBI 拡大観察で認められる「pit 様構造（**図3**）」は，真の pit 開口部（crypt-opening；CO）と腺窩周辺上皮（marginal crypt epithelium；MCE）を併せた構造である[15)]．

　本邦では前述のごとく「pit 様構造」「white zone」「表面微細構造（MS pattern）」などさ

I．総論

まざまな呼称で使用されてきたが，2010年5月の第79回日本消化器内視鏡学会総会（田尻久雄会長）・コンセンサスシンポジウムで「surface pattern」という呼称で統一された[3]．

NBI拡大内視鏡観察のピットフォール

1．surface patternの重要性

図4にvillous adenoma症例の画像を示すが，同病変のNBI拡大観察像では整なsurface patternが観察でき腺腫と診断できる．しかし，vascular patternのみを評価すると微小血管の性状，走行，分布いずれをとっても不整としかいいようがない．このような症例は，vascular patternのみでは質的診断は不可能であり，surface patternをvascular patternの評価よりも優先して診断することで正確な質的診断が可能になる．

2．肉眼型別のNBI拡大観察所見の特徴

図5に腺腫の肉眼型別のvascular patternの違いを示す．隆起型大腸腺腫のNBI拡大観察像では，整なsurface patternが観察できる．隆起型腺腫のほとんどは，このsurface patternで質的診断が可能である．

一方，平坦陥凹型大腸腺腫の同病変のNBI拡大観察像では，surface patternは不明瞭なこともあるが，整なmeshed microvessel network patternが観察できる．しかし，一般に平坦な腫瘍（平坦陥凹型腫瘍やLST-NG）では，vascular patternやsurface patternが多彩でNBI拡大観察のみでの質的診断が難しいことも少なくない．平坦な腫瘍（平坦陥凹型腫瘍やLST-NG）のNBI拡大観察所見が評価困難なときは，従来の色素を用いた拡大観察によるpit pattern診断[16]が正確な診断に必要である．NBI拡大観察の弱点をよく理解し，pit pattern診断との住み分けを適切に行うことが重要である．

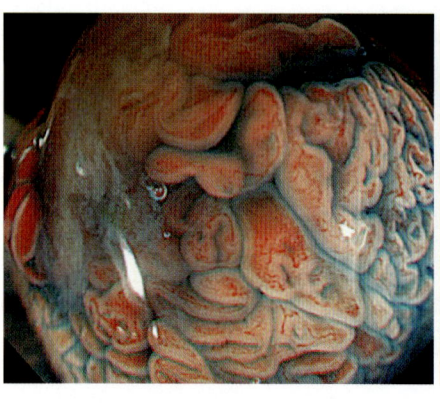

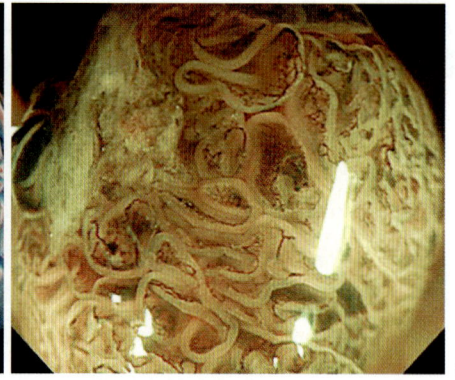

図4　surface patternの重要性
a：大腸管状絨毛腺腫のインジゴカルミン散布拡大内視鏡像．villous patternを呈する典型的Ⅳ型 pit pattern．
b：同病変のNBI拡大観察像．インジゴカルミン散布拡大内視鏡像に類似した整なsurface patternが観察できる（広島分類Type B）が，微小血管構築のみを評価すると不整としかいいようがない．このように，surface patternを微小血管構築の評価よりも優先して診断することで正確な質的診断が可能になる．

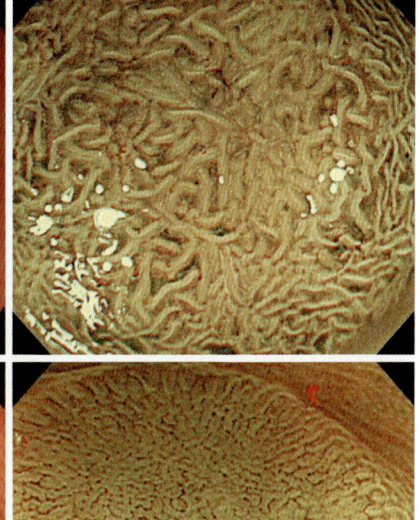

図5 病型別の vascular pattern の相違（広島分類 Type B）
a：隆起型大腸腺腫の通常内視鏡像.
b：同病変の NBI 拡大観察像. 整な surface pattern が観察できる.
c：陥凹型大腸腺腫の通常内視鏡像.
d：同病変の NBI 拡大観察像. surface pattern は不明瞭であるが, 整な meshed microvessel network pattern が観察できる.

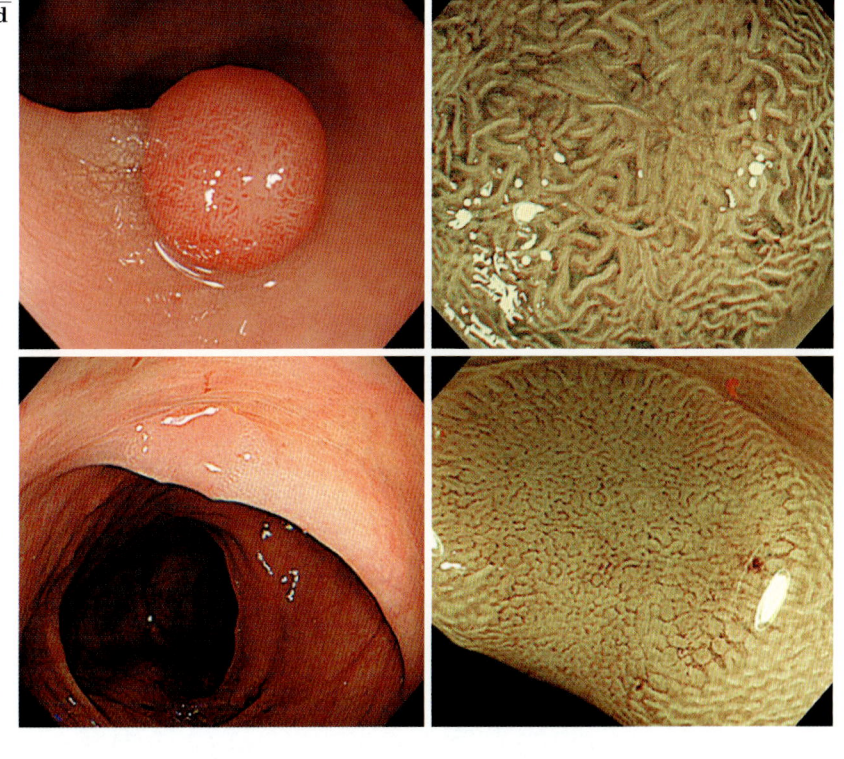

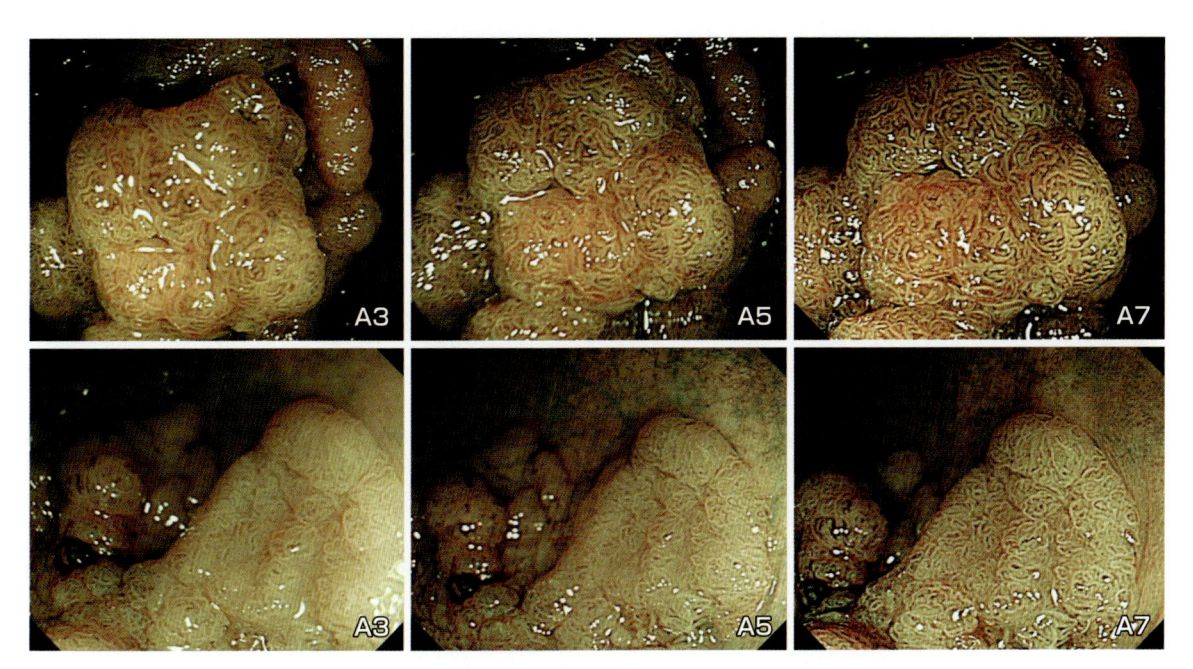

図6 surface pattern 診断時の NBI 拡大観察時のシステムの条件設定の重要性
　構造強調 A7～8, 色彩強調 3 に設定すると surface pattern が明瞭になる. 上段および下段は, 同一病変の構造強調 A3, A5, A7 それぞれの条件における同位置病変の同一部位の NBI 拡大観察像である. システムの条件設定で surface pattern の視認性は明らかに異なっている. さらに, 実際には, 肉眼型や組織型を考慮し vascular pattern と併せ評価することが正確な質的診断のポイントである.

10 画像強調観察（IEE）(1) 総論

I．総　論

3．NBI拡大観察時のシステムの条件設定の重要性

　　surface patternの評価のためには，構造強調A7～8，色彩強調3に設定することが必須である．この条件で，焦点の合った拡大観察で初めてsurface patternが診断できる．焦点の合った拡大観察が重要であることはpit pattern診断と同じであるが，食道や胃の早期癌と比べて大腸病変は隆起や凹凸の多いものが多く拡大観察で全体の焦点を同時に合わせることは難しい．正確に焦点が合っていなくてもvascular patternはおおざっぱに観察できるが，焦点が合ってない状況でのsurface patternは困難である．

　　図6は，同一病変の構造強調A3, A5, A7それぞれの条件における同位置病変の同一部位のNBI拡大観察像であるが，システムの条件設定でsurface patternの視認性は明らかに異なっている．ただ，構造強調を強く設定するとsurface patternは明瞭になるが，vascular patternに少し電気的ノイズが出るので適宜良い条件に変更しvascular patternの評価を行うことが大切である．これらの条件変更は，ワンタッチのボタン操作で簡単に行うことができ，色素を準備して散布あるいは染色することを思えばきわめて簡便である．

　　このように，実地診療では，電子内視鏡システムの条件設定を正しく行い，肉眼型や組織型を考慮しsurface patternとvascular patternの両方を併せ評価することが正確な質的診断のポイントである．

だれでも使用できる診断学の構築が重要

　　最初に述べたとおり，大腸腫瘍に対するNBI拡大内視鏡観察の分類や評価法がたくさん存在し（**図7～9**）[17)～19)]，どの分類を使用したらよいのかと迷う先生も多いと思うが，まだまだ，NBI拡大観察について研究している内視鏡医の間の目合わせや相互理解も十分で

Capillary pattern	I	II	IIIA	IIIB
Schema	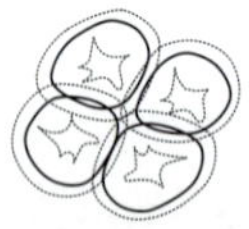	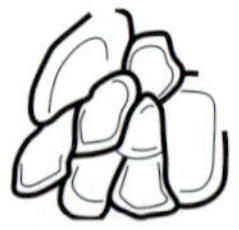	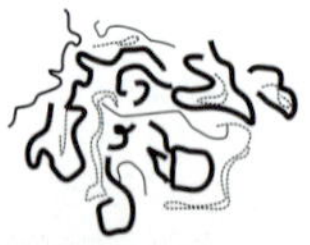	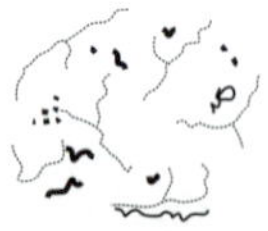
Endoscopic findings	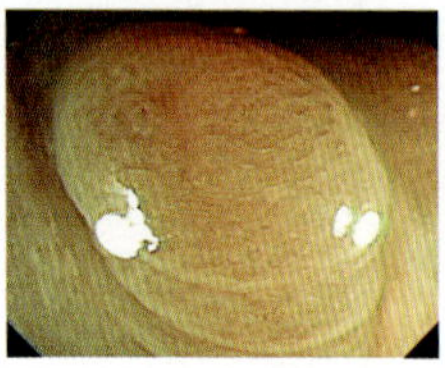	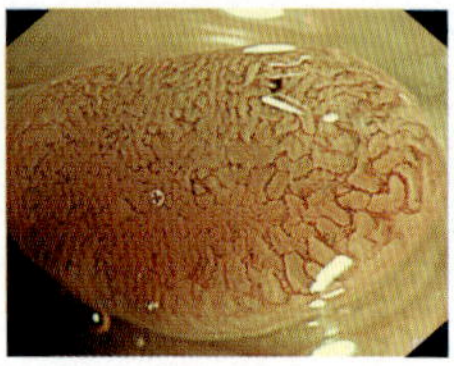	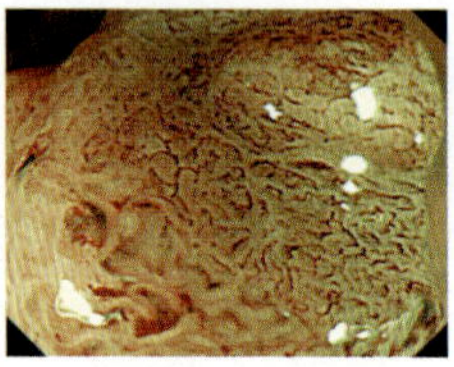	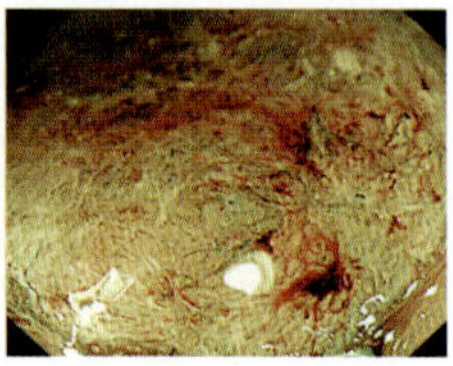
Capillary characteristics	・Meshed capillary vessels（−）	・Meshed capillary vessels（＋） ・Capillary vessel surrounds mucosal glands	・Meshed capillary vessels characterized by：blind ending, branching and curtailed irregularly ・Lack of uniformity ・High density of capillary vessels	・Meshed capillary vessels characterized by：blind ending, branching and curtailed irregularly ・Nearly avascular or loose micro capillary vessels

図7　佐野分類

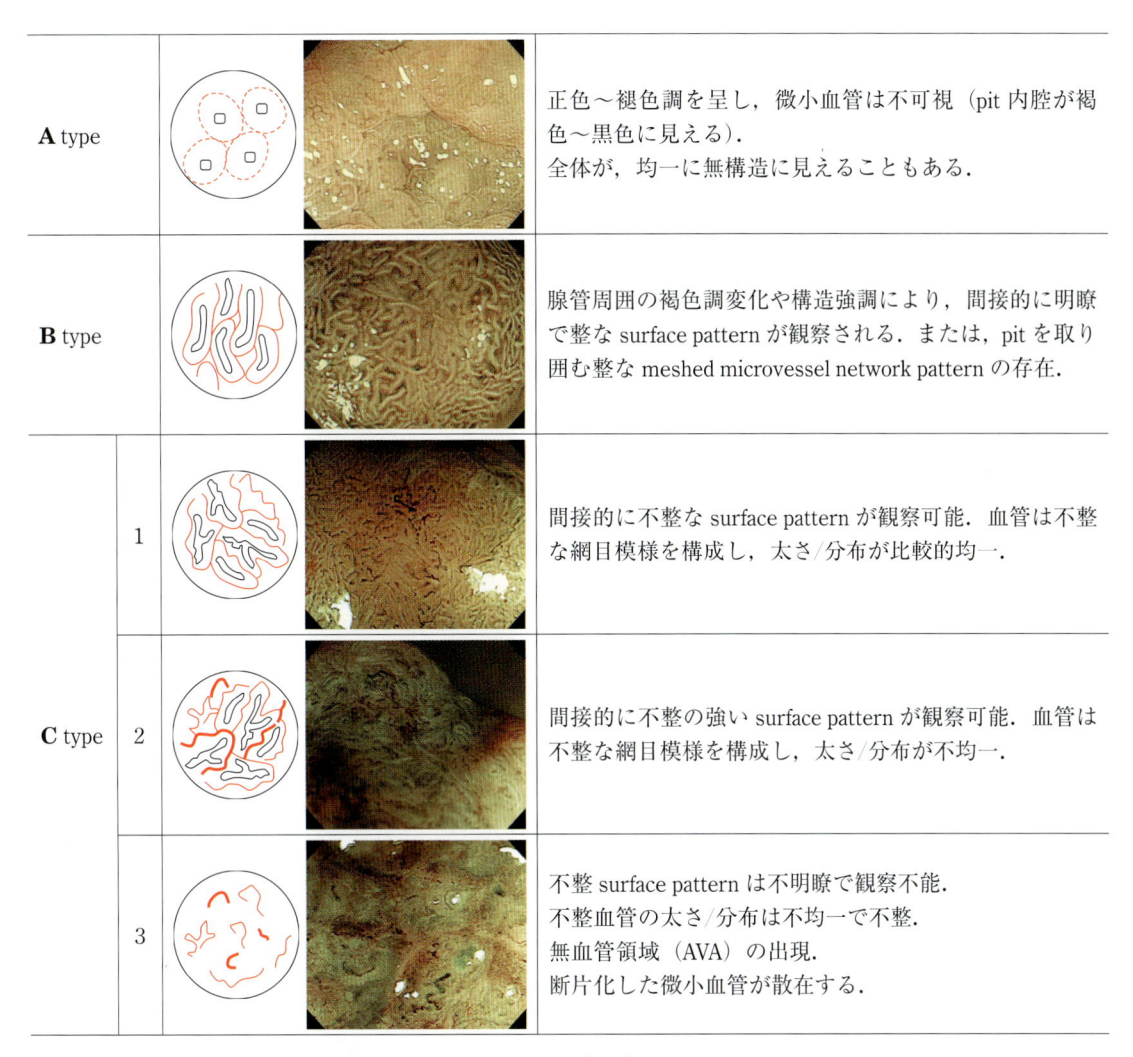

A type			正色～褪色調を呈し，微小血管は不可視（pit 内腔が褐色～黒色に見える）． 全体が，均一に無構造に見えることもある．
B type			腺管周囲の褐色調変化や構造強調により，間接的に明瞭で整な surface pattern が観察される．または，pit を取り囲む整な meshed microvessel network pattern の存在．
C type	1		間接的に不整な surface pattern が観察可能．血管は不整な網目模様を構成し，太さ/分布が比較的均一．
	2		間接的に不整の強い surface pattern が観察可能．血管は不整な網目模様を構成し，太さ/分布が不均一．
	3		不整 surface pattern は不明瞭で観察不能． 不整血管の太さ/分布は不均一で不整． 無血管領域（AVA）の出現． 断片化した微小血管が散在する．

図8　広島分類

normal pattern　　faint pattern　　network pattern

dense pattern　　irregular pattern　　sparse pattern

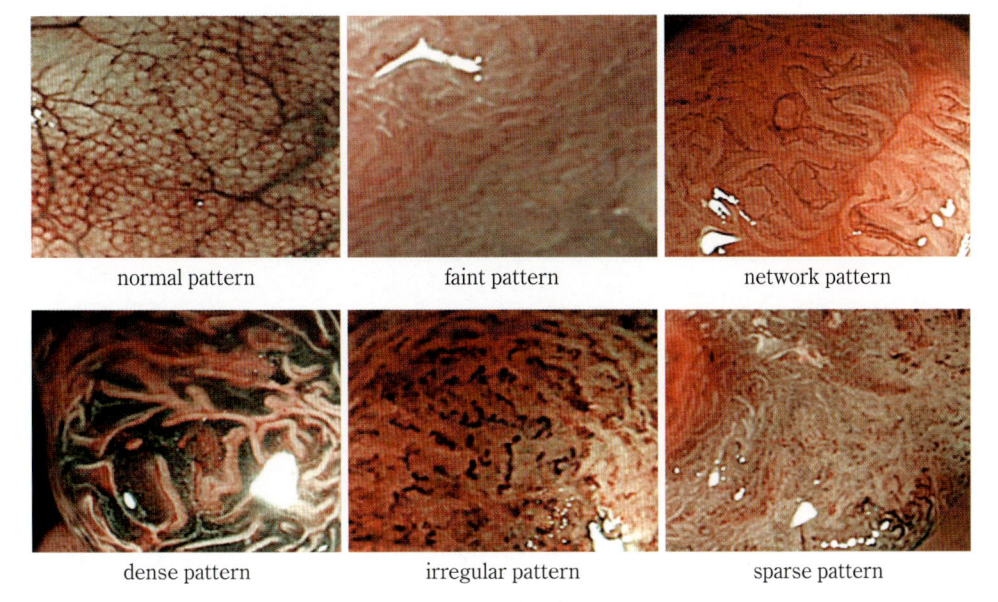

図9　昭和分類

きておらず，各分類の診断精度を比較できる段階には達していない．したがって，現存する多くの分類を覚えようとするよりは，電子内視鏡システムの条件設定を正しく行い，肉眼型や組織型を考慮し surface pattern と vascular pattern の両方を併せ評価することを心がけることが大切である．

前述のごとく，NBI 拡大観察の vascular pattern のみで質的診断を行うことは難しいことも少なくない．surface pattern を診断せず，頭のなかですでに確立している pit pattern 診断学というフィルタを通して vascular pattern を評価（推測？）する手法は科学的でない．分類や評価法のなかに定義されていない診断基準を暗黙のうちに併用する診断手法では，だれにでも簡便に使用できる普遍的な分類にはならないからである．

NBI 拡大内視鏡所見分類の簡便化

大腸腫瘍に対する NBI 拡大内視鏡観察の分類や評価法がたくさん存在するが，分類はシンプルでわかりやすくなければ普及しない．一方で，シンプルすぎてその定義のみで正確に診断できないものも意味がない．

拡大内観察を使用しなくとも，現在の高画素電子内視鏡で近接観察すれば大腸腫瘍表面の pit 様構造などの微細構造はある程度観察可能である．同様に NBI による微小血管の認識もある程度可能である．NBI を用いれば，その構造強調から，pit 様構造はさらに認識しやすくなる．欧米では一般臨床で拡大内視鏡はあまり使用されておらず，本邦でも大腸領域で拡大内視鏡が十分普及しているとは言い難い．このような背景のもと，拡大観察のみでなく，高画素電子内視鏡近接観察でも使用できる簡便な最大公約数的 NBI 所見分類（NICE 分類[2],[3]：**表 1**）を構築し，欧米の内視鏡医と国際共同研究（Colon Tumor NBI Inter-

表 1 NBI International Colorectal Endoscopic (NICE) Classification*

	Type 1	Type 2	Type 3
Color	Same or lighter than background	Browner relative to background (verify color arises from vessels)	Brown to dark brown relative to background ; sometimes patchy whiter areas
Vessels	None, or isolated lacy vessels may be present coursing across the lesion	Thick brown vessels surrounding white structures**	Has area(s) with markedly distorted or missing vessels
Surface pattern	Dark or white spots of uniform size, or homogenous absence of pattern	Oval, tubular or branched white structures** surrounded by brown vessels	Areas of distortion or absence of pattern
Most likely pathology	Hyperplastic	Adenoma*[3]	Deep submucosal invasive cancer

*Can be applied using colonoscopes both with and without optical (zoom) magnification
**These structures may represent the pits and the epithelium of the crypt opening
*[3]Type 2 consists of Vienna classification types 3, 4 and superficial 5. In some countries, e. g. the United States, Type 2 includes all adenomas with either low or high grade dysplasia. (High grade dysplasia in the United States includes adenomas with carcinoma-in-situ or intramucosal carcinoma. In Japan, intramucosal cancer may be termed cancer rather than high grade dysplasia). Some lesions with superficial submucosal invasive cancer may also have Type 2 appearance.

est Group；CTNIG）が進行中なので紹介する．

　NICE 分類は，単純な Type 1〜3 の三つの category 分類である．分類の基本となる所見は，① 病変の色調（color），② 微小血管構築（vessels），③ 表面模様（surface pattern）の 3 項目である．Type 1 は過形成病変，Type 2 は adenoma〜M 癌，Type 3 は SM 深部浸潤癌の指標になると考えている．NICE 分類は，高画素電子内視鏡近接観察所見によっても判別可能なところに borderline を設けたが，もちろん拡大観察で正確に使用すべき分類である．

　NICE 分類は拡大内視鏡を使用しない内視鏡医にも使用可能であるという大きな利点があるので，NICE 分類の理解と普及は，拡大内視鏡をまだ使用していない全世界の内視鏡医にとって NBI 拡大観察の入り口になると確信する．

NBI 拡大観察の基本分類としての NICE 分類

　さまざまな定義による多くの分類を統一することは非常に難しい作業であり，現在，学会でも混乱を極めているが，NICE 分類を土台にして詳細な拡大観察所見を付加していけば，NBI 拡大内視鏡観察は理解が容易になるし使用しやすくなる．表 2 に NICE 分類と佐野・広島・昭和分類の相関関係を示すが，NICE 分類のようなコンパクトかつシンプルな分類まで立ち返り，そこから共通の所見を付加して詳細な細分類を組み立てていくことが，NBI 拡大観察所見分類統一の最短距離と考える[3]．今後は，Type 2 の統一した細分類を期待している．

表 2　NICE 分類と佐野・広島・昭和分類の相関関係

	Type 1	Type 2	Type 3
Color	Same or lighter than background	Browner relative to background (verify color arises from vessels)	Brown to dark brown relative to background；sometimes patchy whiter areas
Vessels	None, or isolated lacy vessels may be present coursing across the lesion	Thick brown vessels surrounding white structures	Has area(s) with markedly distorted or missing vessels
Surface pattern	Dark or white spots of uniform size, or homogenous absence of pattern	Oval, tubular or branched white structures surrounded by brown vessels	Areas of distortion or absence of pattern
佐野分類	Type Ⅰ	Type Ⅱ〜ⅢA	Type ⅢB
広島分類	Type A	Type B〜C2	Type C3
昭和分類	Faint pattern	Network pattern / Dense pattern　　Irregular pattern	Sparse pattern

おわりに

　大腸腫瘍に対する NBI 拡大観察は色素が不要で大腸内視鏡診療の効率化とコスト削減に貢献しうる将来性のあるきわめて簡便な診断手法であり，広く普及していくことが予測される．なお，初学者には，まず pit pattern 診断学をマスターすることを勧める．pit pattern 診断と NBI 拡大観察の棲み分けを考えるために必要であることはいうまでもないが，surface pattern を理解するうえでも pattern 診断学は重要である．pit pattern 診断が拡大観察の gold standard であることはいうまでもなく，IEE のみでなく顕微内視鏡観察（microscopic endoscopy）[20]においてもその基本である．

文　献

1) 大庭さやか，田中信治，松本亜希，他：早期大腸癌の精密画像診断〜画像強調・拡大観察—NBI．胃と腸　2010；45：829-840
2) Oba S, Tanaka S, Sano Y, et al：Current status of narrow-band imaging magnifying colonoscopy for colorectal neoplasia in Japan. Digestion　2011；83：167-172
3) Tanaka S, Sano Y：Aim to unify the narrow band imaging (NBI) magnifying classification for colon tumors：current status in Japan from a summary of the consensus symposium in the 79th annual meeting of the Japan Gastroenterological Endoscopy Society. Dig Endosc　2011；23：S131-S139
4) Yoshida N, Naito Y, Kugai M, et al：Efficacy of magnifying endoscopy with flexible spectral imaging color enhancement in the diagnosis of colorectal tumors. J Gastroenterol　2011；46：65-72
5) 上堂文也，石原　立，飯石浩康，他：自家蛍光電子内視鏡装置の原理と診断能．INTESTINE　2009；13：135-140
6) 山野泰穂，鶴田　修，津田純郎：自家蛍光内視鏡を用いた大腸腫瘍性病変の存在診断．INTESTINE　2009；13：141-147
7) Tajiri H, Niwa H：Proposal for a consensus terminology in endoscopy：how should different endoscopic imaging techniques be grouped and defined？Endoscopy　2008；40：775-778
8) Konerding MA, Fait E, Gaumann A：3D microvascular architecture of pre-cancerous lesions and invasive carcinomas of the colon. Br J Cancer　2001；84：1354-1362
9) Hirata M, Tanaka S, Oka S, et al：Evaluation of microvessels in colorectal tumors by narrow band imaging magnification. Gastrointest Endosc　2007；66：945-952
10) Machida H, Sano Y, Hamamoto Y, et al：Narrow-band imaging in the diagnosis of colorectal mucosal lesions：a pilot study. Endoscopy　2004；36：1094-1098
11) 佐野　寧：画像強調観察（2）光デジタル法（Optical Digital Method）a．NBI．臨牀消化器内科　2009；24：47-52
12) Oba S, Tanaka S, Oka S, et al：Characterization of colorectal tumors using narrow-band imaging magnification：combined diagnosis with both pit pattern and microvessel features. Scand J Gastroenterol　2010；45：1084-1092
13) Tanaka S, Oka S, Hirata M, et al：Pit pattern diagnosis for colorectal neoplasia using narrow band imaging magnification. Dig Endosc　2006；18：S52-S56
14) 吉永繁高：食道癌の拡大内視鏡分類．田尻久雄，田中信治，加藤元嗣，斎藤　豊編：画像強調観察による内視鏡診断 Image-Enhanced Endoscopy アトラス．p73，日本メディカルセンター，東京，2010
15) 八尾建史：胃拡大内視鏡．日本メディカルセンター，東京，2009
16) Tanaka S, Kaltenbach T, Chayama K, et al：High magnification colonoscopy. Gastrointest Endosc　2006；64：604-613
17) Ikematsu H, Matsuda T, Emura F, et al：Efficacy of capillary pattern type ⅢA/ⅢB by magnifying narrow band imaging for estimating depth of invasion of early colorectal neoplasms. BMC Gastroenterol　2010；10：33
18) Kanao H, Tanaka S, Oka S, et al：Narrow-band imaging magnification predicts the histology and invasion depth of colorectal tumors. Gastrointest Endosc　2009；69：631-636
19) Wada Y, Kudo SE, Kashida H, et al：Diagnosis of colorectal lesions with the magnifying narrow-band imaging system. Gastrointest Endosc　2009；70：522-531
20) 工藤進英，若村邦彦，池原伸直，他：超拡大内視鏡を用いた大腸腫瘍診断．INTESTINE　2009；13：173-180

10. 画像強調観察（IEE） （2）NBI

1 スクリーニングにおける重要性

池松弘朗

　スクリーニング大腸内視鏡検査による大腸腫瘍性病変の早期発見と除去は，大腸癌予防の観点からももっとも有効な手段と考える[1),2)]．しかしながら，通常観察でのスクリーニング大腸内視鏡検査では約10〜30%の腫瘍性病変の見落とし率があると報告されている[3)〜5)]．隆起性の病変や進行癌のようにだれもが発見しやすい病変がある一方，表面陥凹型腫瘍のように血管透見像の消失，淡い発赤などのわずかな粘膜所見から拾い上げ診断を行うという，いわば"職人技"が必要な病変が存在するからと推測する．

　近年Narrow Band Imaging（NBI）が開発・販売され，食道・咽頭領域においてMutoら[6)]が，NBI画像下で病変がBrownish areaとして認められることから拾い上げ診断に有効であるとの報告がなされた．大腸領域においても，NBIが拾い上げ診断に有効であることが期待されたが，報告されているprospective studyの検討結果では，有効的な報告[7)〜9)]と，否定的な報告[10)〜12)]がなされ，意見が割れている．そこで，過去の報告の問題点を踏まえ，6施設で右側結腸におけるback to backによるランダム化比較試験を施行したので，その結果を呈示し，NBIにおけるスクリーニング大腸内視鏡検査の有用性を述べる．

NBIによる拾い上げ診断の問題点

　NBIによる拾い上げ診断の有効的な報告として，Uraokaら[9)]の検討結果では，右側結腸での腫瘍径の小さい表面型腫瘍の発見率がNBIで向上することを強調している．逆にAdlerら[12)]は，単施設での検討ではあるが，NBI観察群625例，通常観察群631例での比較試験にて腺腫の発見率がそれぞれ0.32，0.34であり差がないと結論づけている．有効的な報告と，否定的な報告に分かれている理由として条件設定の問題が考えられる．使用しているシステム・内視鏡の違い，構造強調・色彩の違い，病変の特性，術者の違いなどがあげられる．

　システムに関しては日本・イギリスで使用されているLUCERA（オリンパス社），ほかの西欧諸国で使用されているEXERAⅡ（オリンパス社）と2種類あり，有効的な報告はすべてLUCERAが，否定的な報告はすべてEXERAⅡが使用されており，この問題が大きいように推測する．また使用内視鏡は高解像度のスコープとその他ではノイズがまったく違う．高解像度のスコープを使用することで暗さやノイズがかなり改善される．構造強調・色彩の違いで認識される病変の見え方がかなり変化する（図1）．そこでNBIによる拾い上げ診断において，これらの条件を統一することが先決と考える．

I．総　論

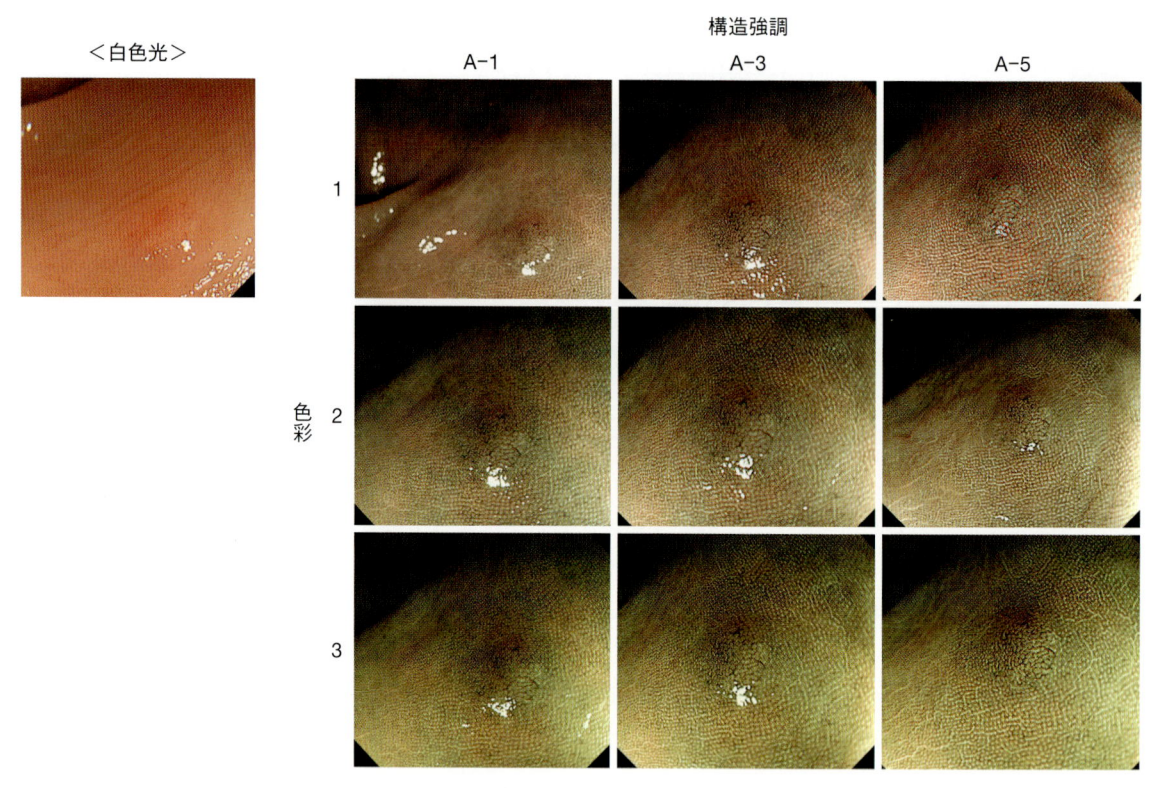

図1　NBI観察の設定条件（構造強調・色彩）の違いによる画像

　次に大腸病変は食道・咽頭病変のようにすべてが brownish area として認識されないことを認知しておかなければいけない．大腸病変は大きく分けて brownish area を呈する病変，周囲のみ brown を呈する病変，正常粘膜と同色の病変，白色調に見える病変と4種類に分けられる（**図2**）．最後に慣れの問題がある．NBI 観察は，まずは通常とは違う画像であるためその色彩に目を慣らすこと，そしてスコープを中心にもってくると暗くなるため，トルクを描くように抜きながら観察すること，そして便汁が赤色になることなどを認識したうえでの検査が必要となり，ある程度の慣れの期間が必要であると考える（**図3**）．

NBI による拾い上げ診断の検討

　以上の問題点を踏まえ，6施設による右側結腸における back to back によるランダム化比較試験を施行した[13]．対象は 2008 年 10 月から 2010 年 3 月までの間，スクリーニングあるいは治療目的で大腸内視鏡検査を施行した患者で，施設，性差，年齢，主訴を層別化因子とし，NBI 先行観察群と white light imaging（WLI）先行観察群にランダム化し，右側結腸における primary endpoint（初回観察時における腫瘍性病変の発見率），secondary endpoint（NBI・通常観察における腫瘍性病変の見落とし率）を比較検討した．条件設定として，システムは LUCERA システム，スコープは高解像度である CF-H260AZI（オリンパス社）を使用した．構造強調は A-5，色彩は 3 に設定し，各施設で大腸内視鏡専門医に限定し試験を行った．

　上記期間内に 813 名の患者が登録され，NBI 先行観察群 406 名と WLI 先行観察群 407 名

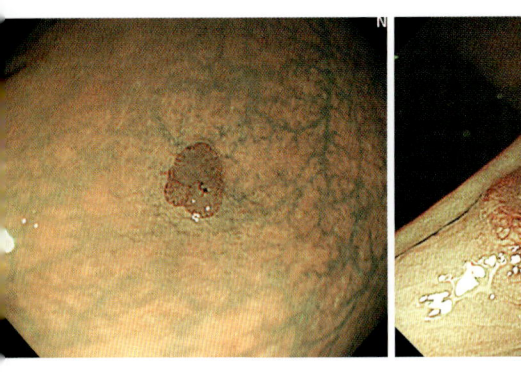

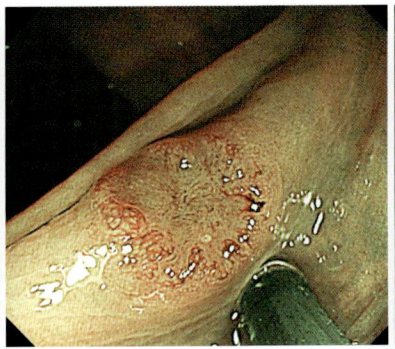

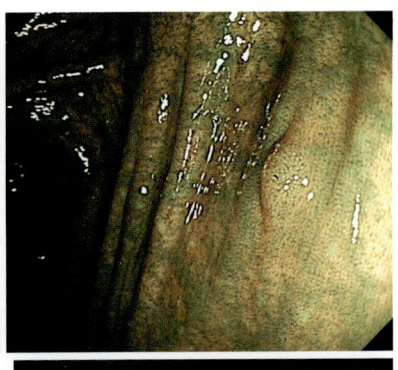

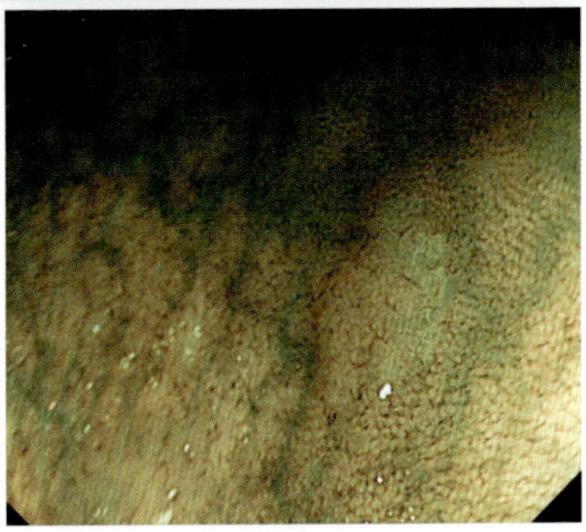

図2　NBI観察下の大腸病変像
a：brownish areaを呈する病変
b：周囲のみbrownを呈する病変
c：正常粘膜と同色を呈する病変
d：白色調を呈する病変

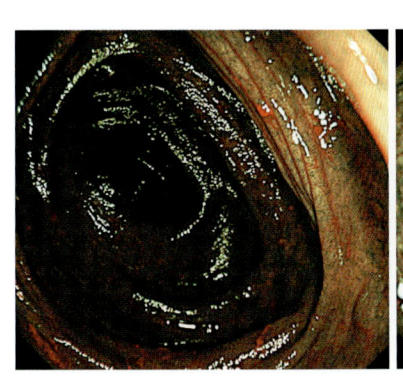

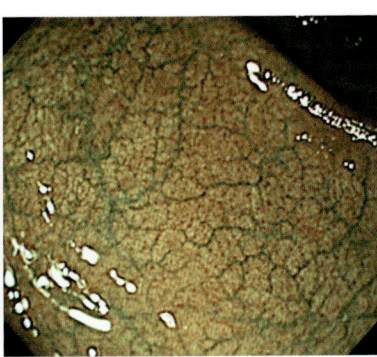

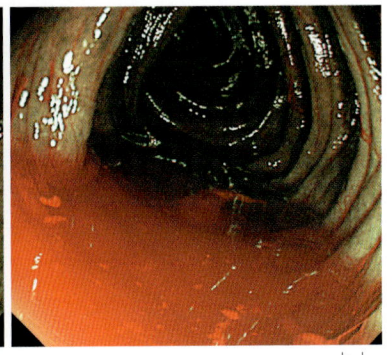

図3　NBI観察像
a：スコープを管腔中央にもってくると画面が暗くなる．
b：観察にもっとも適した距離でのNBI画像
c：便汁は赤色に認識される．

にランダム化され，前処置不良，メラノーシスのある腸管などの因子を除外し，NBI先行観察群389名とWLI先行観察群393名で比較検討した．性別，年齢，主訴，前処置，観察時間に両群間有意差を認めなかった．初回観察時における腫瘍性病変の発見率は，NBI先行観察群，WLI先行観察群それぞれ42.4％，42.5％であり有意差を認めなかった（p＝0.98）（**表1**）．2回目検査で発見された病変を初回検査の見落とし病変と定義すると，腫瘍性病変の見落とし率は，NBI先行観察群，WLI先行観察群それぞれ21.3％，27.8％であり有意差をもってWLI先行観察群に多く認めた（p＝0.03）（**表2**）．見落とし病変の詳細を見てみると，5mm以下のadenomaの病変をWLIが多く見落としていることがわかった．表面陥凹型病変，とくにⅡc病変に関しては発見症例数が少なく，今回の検討から有意性は導き出せなかった．NBIが有効であった症例を2例呈示する（**図4，5**）．

I. 総　論

表1　初回検査における発見率

	初回 NBI（n＝389）	初回 WLI（n＝393）	P
腫瘍性病変を有した患者数（％）	165（42.4）	167（42.5）	0.98
患者1人当りの平均病変数（SD）	0.79（1.23）	0.79（1.27）	0.98

表2　発見された病変の見落とし率

	初回		2回目		P
	NBI 先行群	WLI 先行群	NBI 先行群	WLI 先行群	
発見腫瘍性病変数（％）	306（78.7）	310（72.2）	83（21.3）	119（27.8）	0.03

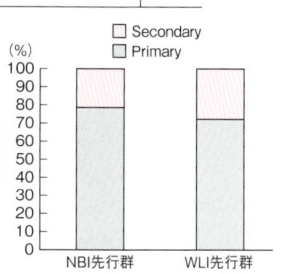

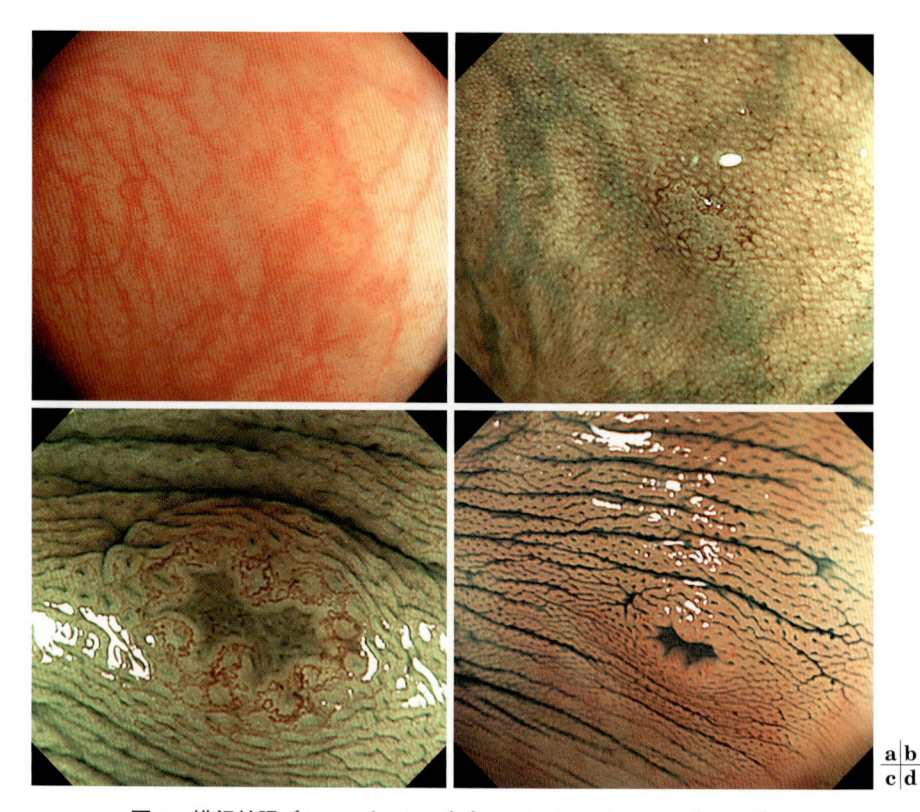

図4　横行結腸〔2 mm 大，IIc 病変，tubular adenoma（LGD）〕
a：WLI 画像では病変がまったく認識できない．
b：NBI 画像で周囲のみ brown を呈する病変として認識できる．
c：NBI 拡大画像で陥凹周囲の上皮の血管の拡張が認識できる．
d：インジゴカルミン撒布像では陥凹した病変がはっきり認識できる．

考　察

　大腸領域でも NBI が拾い上げ診断に有効であると期待された．しかし，過去の報告では有効性の有無は controversial である．そこで，今回われわれは設定条件を統一し，多施設

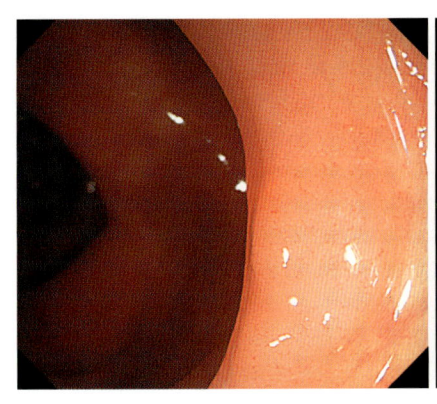

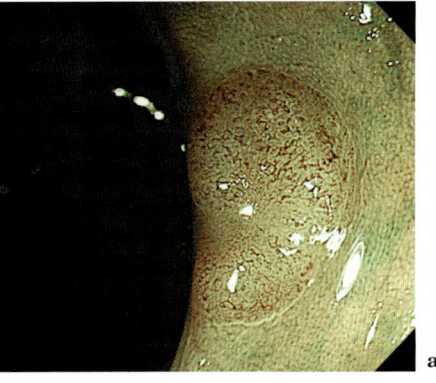

図5 上行結腸〔6 mm 大，IIa 病変，tubular adenoma（LGD）〕
a：WLI 画像ではやや隆起した病変として認識できるが，色調の違いがはっきりしない．
b：NBI 画像では病変部の血管の拡張のため brownish area として認識できる．

で前向き試験を行った．病変の発見率においては NBI，WLI ともに同等の成績であった．ただし，見落とし率では WLI のほうが多く認めた．その理由としては，検査医を大腸の熟練医に限定したことにあると考える．はじめに述べたように，熟練医は血管透見像の消失，淡い発赤などのわずかな粘膜所見から病変を拾い上げる訓練がされており，WLI でも多くの病変を見つけ出したと推測する．ただ WLI のほうが，とくに微小病変で見落とし率が多い結果から，見落とし率が少ない NBI のほうが有効ではないかと考える．今回は IIc 病変に代表される表面陥凹型病変の頻度が少なく検討できなかったが，藤井[14]は，NBI 観察下で IIc 病変はリング状にみえる brownish area（brownish ring sign）として認識され，拾い上げ診断に有効と報告している．また，IIc 病変は腫瘍径が小さくとも浸潤癌の可能性もある．微小病変の見落とし率の低下は，IIc 病変を今後見逃しなく拾い上げることが期待できる．今回の試験は，右側結腸のみの検査であり，今後全大腸検査で有用であるか調査する必要がある．

おわりに

今回のわれわれの検討から NBI による拾い上げ診断は，WLI と比較し発見率において差を認めず，明らかな有効性は示されなかった．しかし，NBI は微小病変の見落とし率が少なく，有効性がある可能性がある．NBI の有効性をさらに評価するうえで，現行の NBI システムでは十分な光量とはいえず，今後さらなる内視鏡機器の開発が期待される．

文　献

1) Winawer SJ, Zauber AG, O'Brien MJ, et al：Randomized comparison of surveillance intervals after colonoscopic removal of newly diagnosed adenomatous polyps. The National Polyp Study Workgroup. N Engl J Med　1993；328：901-906
2) Winawer SJ, Zauber AG, Ho MN, et al：Prevention of colorectal cancer by colonoscopic polypectomy. The National Polyp Study Workgroup. N Engl J Med　1993；329：1977-1981
3) Rex DK, Cutler CS, Lemmel GT, et al：Colonoscopic miss rates of adenomas determined by back-to-back colonoscopies. Gastroenterology　1997；112：24-28

4) Postic G, Lewin D, Bickerstaff C, et al：Colonoscopic miss rates determined by direct comparison of colonoscopy with colon resection specimens. Am J Gastroenterol　2002；97：3182-3185
5) Heresbach D, Barrioz T, Lapalus MG, et al：Miss rate for colorectal neoplastic polyps：a prospective multicenter study of back-to-back video colonoscopies. Endoscopy　2008；40：284-290
6) Muto M, Minashi K, Yano T, et al：Early detection of superficial squamous cell carcinoma in the head and neck region and esophagus by narrow band imaging：a multicenter randomized controlled trial. J Clin Oncol　2010；28：1566-1572
7) East JE, Suzuki N, Stavrinidis M, et al：Narrow band imaging for colonoscopic surveillance in hereditary non-polyposis colorectal cancer. Gut　2008；57：65-70
8) Inoue T, Murano M, Murano N, et al：Comparative study of conventional colonoscopy and pancolonic narrow-band imaging system in the detection of neoplastic colonic polyps：a randomized, controlled trial. J Gastroenterol　2008；43：45-50
9) Uraoka T, Saito Y, Matsuda T, et al：Detectability of colorectal neoplastic lesions using a narrow-band imaging system：a pilot study. J Gastroenterol Hepatol　2008；23：1810-1815
10) Rex DK, Helbig CC：High yields of small and flat adenomas with high-definition colonoscopes using either white light or narrow band imaging. Gastroenterology　2007；133：42-47
11) Kaltenbach T, Friedland S, Soetikno R：A randomised tandem colonoscopy trial of narrow band imaging versus white light examination to compare neoplasia miss rates. Gut　2008；57：1406-1412
12) Adler A, Ashenbeck J, Yenerim T, et al：Narrow-band versus white-light high definition television endoscopic imaging for screening colonoscopy：a prospective randomized trial. Gastroenterology　2009；136：410-416. e1
13) Saito Y, Ikematsu H, Tanaka S, et al：A multi-center randomized controlled trial on narrow band imaging vs. conventional white light colonoscopy for colorectal neoplastic lesion. Endoscopy　2010；42：A375
14) 藤井隆広：大腸表面型腫瘍に対するNBI観察の有用性. 日本臨牀　2011；69：277-283

2　腫瘍・非腫瘍の鑑別

佐野　寧, 岩館峰雄

　Narrow Band Imaging（NBI）の特徴は, 内視鏡の観察光の分光特性を狭帯域特性へ変更し（短波長側にシフト）, 病変の視認性や表面微細構造, 微小血管観察の向上を可能にしたことにある. これらの現象は光の散乱特性に基づく現象である. 一般に, 短波長の光では表層の情報, 長波長の光では深部の情報を反映しているが, これらの組み合わせによる視認性変化を検討した結果, 415 nm, 540 nm の波長を使用することがもっとも病変の視認性（微細血管や表面構造）が向上することが明らかとなり, これら二つの波長を搭載している[1].

　血中を流れる酸化型hemoglobin（Hb）は光を吸収し熱を発生させるが, その吸収領域のピークが415 nm, 540 nmであることがわかっている. したがって, NBIモードで発せられたblue lightの大部分は血管内を流れる赤血球の中のHbに吸収され, 血管が黒茶色に描出される. 一方, そのほかの部分では, 光はいったん組織内に入った後散乱を起こし, 再

び反射してくるので血管とのコントラストが明瞭に描出されることになる[2]．

大腸非腫瘍/腫瘍性病変に対する質的診断

　われわれが行った基礎的な pilot study から，NBI system の使用により通常観察に比べて，正常粘膜表層の毛細血管のネットワークを明瞭に観察することが可能となることがわかった[3]．したがって NBI を使用すると病変が存在する場合，毛細血管の透見像が途絶するため，病変を認識しやすくなる．また，正常な粘膜では腺管の周囲に規則的な六角形もしくは蜂の巣様形態（honeycomb-like pattern）の毛細血管叢が形成されているが，腫瘍性病変においてはこの毛細血管が腺腫では太くなり，異型が強くなるに従い，血管の途絶や血管径の大小不同，血管密度の上昇が認められることが報告されている（異型血管）[4,5]．NBI は 415 nm，540 nm の Hb 吸収領域に filter 調整が行われているため，血管が豊富であればその領域に流れる Hb に光が吸収され暗茶色のシミ様（brownish area）に認識される（図 6）．

　大腸のスクリーニングで発見される病変のうち 30％は非腫瘍性病変であり，これらを内視鏡でリアルタイムに正確に鑑別できれば，不要な生検，病理組織診断や内視鏡治療を減らすことが可能となる．従来，色素観察や拡大併用色素観察が腫瘍・非腫瘍の鑑別に有用であることや，病変の深達度診断に有用であることは多数報告されている[6]．しかしながら，色素を使用する必要があり，必ずしもスクリーニング検査において広く普及しているとはいえないのが現状である．一方，NBI は Optical image enhanced endoscopy として定義されるように，色素を使用することなく病変の質的診断を可能にしたことが，スクリーニング検査に広く導入される可能性を秘めているといえる．

　一般に，腫瘍性病変の表面では血管の拡張や新生血管の増生が起こるが，炎症性ポリープを除いた過形成性ポリープなどの非腫瘍性病変では血管の明瞭な変化は起こらない[4,5]．腺腫性病変に認められる微小血管のパターンを NBI で観察すると，通常より拡張した茶色の網目状血管が観察され，われわれはこれを "meshed capillary（MC）vessel" と呼称している（図 7，8）[7,8]．

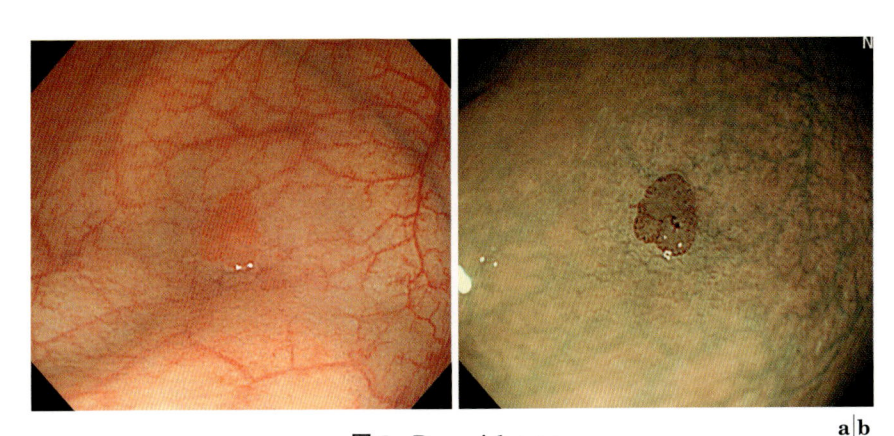

図 6　Brownish area
a：白色光観察．4 mm の IIa 様腺種．
b：NBI 観察．腫瘍性病変においては毛細血管が太くなり NBI では暗茶色のシミ様に認識される．

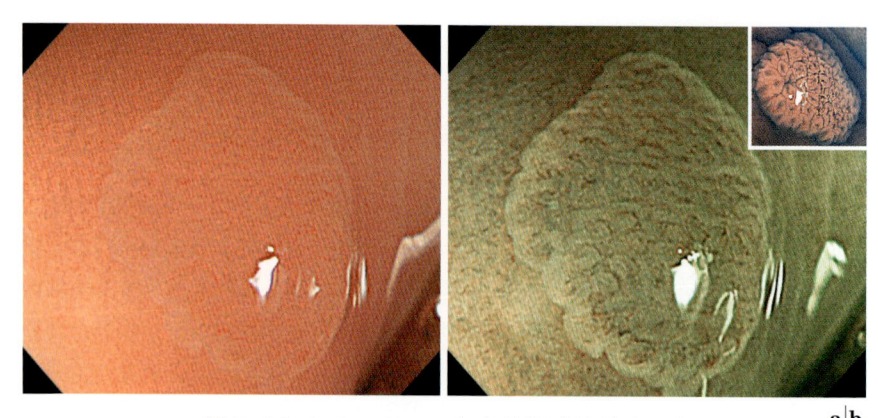

図7　Meshed capillary（－）過形成性ポリープ
a：白色光観察．3 mm 大のⅡa 様病変，血管は明瞭ではない．
b：NBI 観察．茶色の淡い微細血管を認めるが，病変全体として明瞭ではない（invisible or faintly visible）．上はインジゴカルミン撒布．Ⅱ型 pit pattern を呈する過形成性ポリープ．

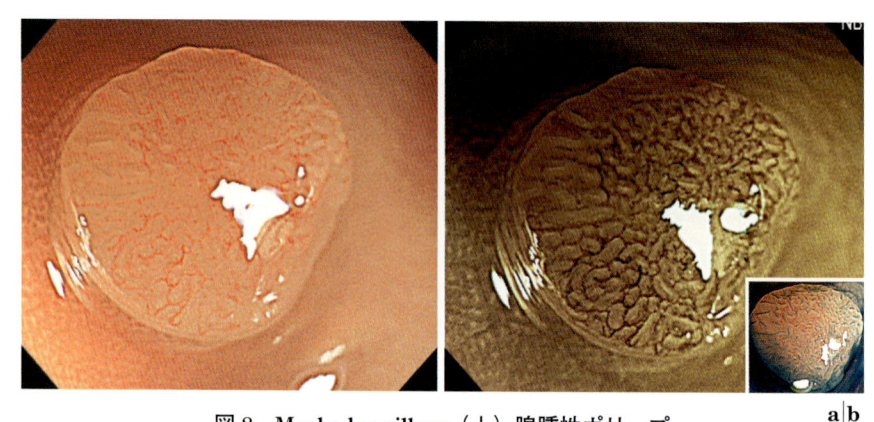

図8　Meshed capillary（＋）腺腫性ポリープ
a：白色光観察．3 mm 大のⅡa 様病変，血管が部分的に観察される．
b：NBI 観察．茶色の明瞭な MC vessel を認める．下はインジゴカルミン撒布．ⅢL 型 pit pattern を呈する腺腫性ポリープ．

　われわれはさらに，この meshed capillary vessel を質的診断に応用する目的で以下の3型に分類している[9]（Capillary pattern；CP，**表3**，p.98 の図7）．

> **CP Type Ⅰ**：腺管周囲に規則的に取り巻く六角形もしくは蜂の巣様形態（honeycomb-like pattern）の毛細血管．現状の内視鏡の分解能では観察しにくい．正常粘膜，過形成性ポリープのパターン．
> **CP Type Ⅱ**：正常と比較して太い血管径を有し，管状/卵円型に拡大した腺管周囲を取り巻く毛細血管．蜂の巣様形態が部分的に残存している場合もある．現状の内視鏡の分解能で観察可能．腺腫性ポリープのパターン．
> **CP Type Ⅲ**：正常と比較して太い血管径を有し，不規則に腺管周囲を取り巻く毛細血管．毛細血管の口径不同，途絶，密度の増加，所見が認められる．蜂の巣様形態は破壊されている．現状の内視鏡の分解能で観察可能．癌のパターン．

＜CP TypeⅢ亜分類＞
ⅢA：領域性を有する明瞭な不規則性（口径不同，蛇行，分岐，途絶）をもつ血管が観察されるもの．
ⅢB：微小血管の不明瞭な部位が領域性をもって観察されるもの．

表3　Capillary pattern classification（佐野分類）

Capillary pattern	Accuracy	Sensitivity	Specificity	PPV	NPV
typeⅠ vs. Ⅱ	95.3%	96.4%	92.3%	97.3%	90.0%
typeⅡ vs. Ⅲ	95.5%	90.3%	97.1%	90.3%	97.1%
typeⅢA vs. ⅢB	87.7%	84.8%	88.7%	71.8%	94.5%

PPV：positive predict value,
NPV：negative predict value

　Sanoらにより報告されたprospective studyでは，"MC vessel"を呈する病変が腫瘍であることのaccuracy rateは95.3%，sensitivity 96.4%，specificity 92.3%であった[10]（表4）．さらにNBI内視鏡で観察されるMC vessel有無と病変表層の微細血管の数や血管径についても正の相関があることがHorimatsuらにより報告されている[11]（図9, 10）．2009年，van den Broekらは，腫瘍/非腫瘍の鑑別において，NBIは色素を用いたchromoendoscopyと同等の効果があることをmeta analysisにより報告している[14]（表5）．最近では，高画素内視鏡を用いた近接拡大（非ズーム）によるstudyでもその有用性が示され[13],[14]，病変のMC vesselの観察（color intensity）は，腫瘍（腺腫）・非腫瘍の鑑別にきわめて有用であることが，強いevidenceをもって世界レベルで報告されている．さらに，われわれの行ったCapillary patternと病理組織との対応に関するprospective studyの結果ではCP typeⅡは軽中等度異型腺腫性病変，CP TypeⅢは高度異型腺腫から癌腫に対応することが示されている[15]．最近ではDSCARD trialが英国から報告され，NBIなどの特殊観察によって微小腺腫を診断した場合は，切除のみで回収をせず，スクリーニング内視鏡をさらに効率化させようという動きもある．
　今後はこれらの効果とlearning curve, inter-intra observer variabilityなどの関係を明らかにする必要があろう[16]．図11に大腸内視鏡におけるNBIの位置づけを示す．

表4　大腸NBI観察による腫瘍/非腫瘍の診断能

	Neoplastic	Nonneoplastic
MC vessels（＋）	107	3
MC vessels（－）	4	36

Sensitivity：96.4%, Specificity：92.3%, Accuracy：95.3%
NPV（negative predict value）：90.0%
PPV（positive predict value）：97.3%
〔Sano Y, et al.：Gastrointest Endosc　2009；69：278-283[10]〕

I．総　論

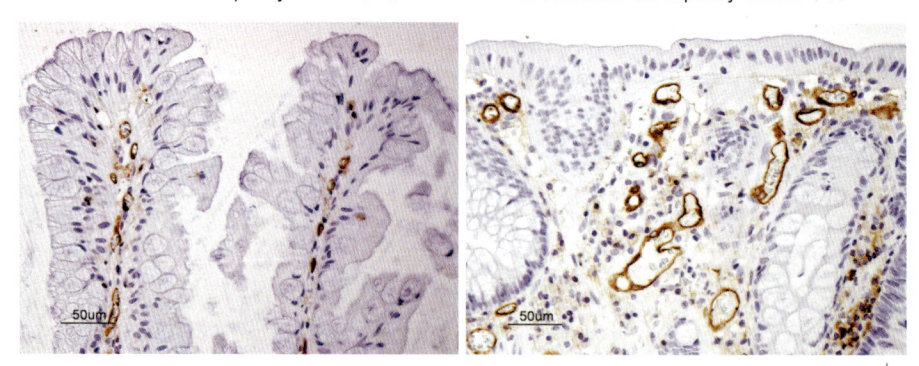

図9　大腸病変の微小血管染色（CD31 免疫染色）　a|b
a：過形成性ポリープ．表層に微小な毛細血管を認めるがいずれも 10μm 程度である．
b：腺腫性ポリープ．表層に明瞭な拡張した毛細血管を認める．10μm 以上の太さを呈している．
〔Sano Y, et al：Dig Endosc　2006；18：S44-S51[8]〕

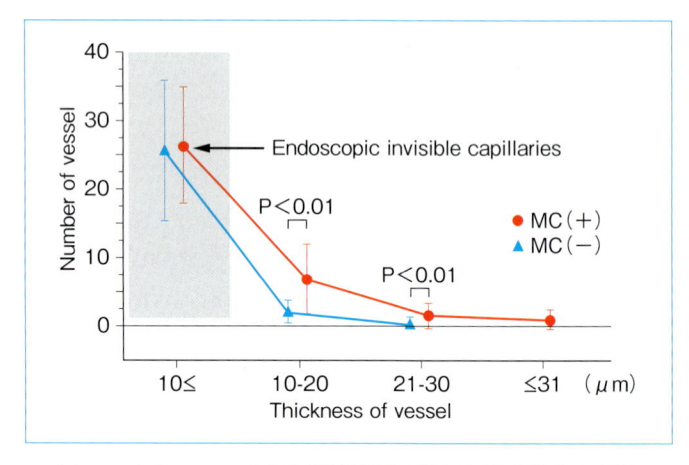

図10　MC vessel 有無と病変表層の微細血管の数と血管径
　CD31 染色の組織学的血管所見と NBI 観察（MC vessel 有無）を対比させたところ，NBI で MC vessel が観察される病変は血管径 11μm 以上の視認可能な血管が有意に増えているのがわかる．逆に 10μm 以下（視認困難）の血管は NBI MC vessel の有無に関係なく，いずれも同レベル存在していることがわかる．
〔Horimatsu T, et al：Hepatogastroenterology　2009；56：372-377[11]〕

表5　NBI による腫瘍/非腫瘍の鑑別に関する meta analysis

Test	No. of studies	No. of neoplastic lesions	No. of nonneoplastic lesions	Sensitivity (95% CI)	Specificity (95% CI)	Overall accuracy (95% CI)
NBI*	6	358	158	92%（89〜94%）	86%（80〜91%）	89%（87〜91%）
Chromoendoscopy	5	326	139	91%（83〜96%）	89%（83〜93%）	91%（85〜94%）

*：Pooled date of all classification systems with NBI（eg, Kudo classification, vascular pattern intensity, etc）．
〔van den Broek FJ, et al：Gastrointest Endosc　2009；69：124-135[14]〕

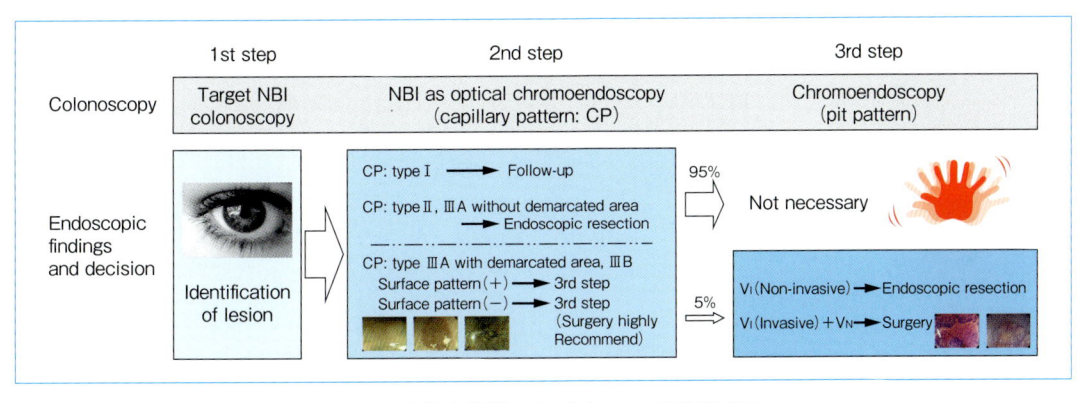

図11 大腸内視鏡におけるNBIの位置づけ
白色光観察，NBI観察，色素観察による三段階のストラテジーを示す．

文献

1) Gono K, Obi T, Yamaguchi M：Appearance of enhanced tissue features in narrow-band endoscopic imaging. J Biomed Opt　2004；9：568-577
2) Gono K, Yamazaki K, Doguchi N, et al：Endoscopic observation of tissue by narrow band illumination. Optical Rev　2003；10：211-215
3) Machida H, Sano Y, Hamamoto Y, et al：Narrow band imaging for differential diagnosis of colorectal mucosal lesions：a pilot study. Endoscopy　2004；36：1094-1098
4) Konerding MA, Fait E, Gaumann A：3D microvascular architecture of pre-cancerous lesions and invasive carcinomas of the colon. Br J Cancer　2001；84：1354-1362
5) Skinner SA, Frydman GM, O'Brien PE：Microvascular structure of benign and malignant tumors of the colon in humans. Dig Dis Sci　1995；40：373-384
6) Fu KI, Sano Y, Kato S, et al：Chromoendoscopy using indigo carmine dye spraying with magnifying observation is the most reliable method for differential diagnosis between non-neoplastic and neoplastic colorectal lesions：a prospective study. Endoscopy　2004；36：1089-1093
7) Sano Y, Muto M, Tajiri H, et al：Optical/digital chromoendoscopy during colonoscopy using narrow band imaging system. Dig Endosc　2005；17：S60-S65
8) Sano Y, Horimatsu T, Fu KI, et al：Magnifying observation of microvascular architecture of colorectal lesions using a narrow band imaging system. Dig Endosc　2006；18：S44-S51
9) Sano Y, Emura F, Ikematsu H：Narrow band imaging. Waye J, Rex D, Williams C（eds）：Colonoscopy：principles and practice. 514-526, Blackwell Publishing, Oxford, 2009
10) Sano Y, Ikematsu H, Fu KI, et al：Meshed capillary vessels by use of narrow-band imaging for differential diagnosis of small colorectal polyps. Gastrointest Endosc　2009；69：278-283
11) Horimatsu T, Sano Y, Kaneko K, et al：Relationship between MVD and meshed-capillaries using magnifying NBI colonoscopy in colorectal precursor lesions. Hepatogastroenterology　2009；56：372-377
12) Rex DK：Narrow-band imaging without optical magnification for histologic analysis of colorectal polyps. Gastroenterology　2009；136：1174-1181
13) Ignjatovic A, East JE, Suzuki N, et al：Optical diagnosis of small colorectal polyps at routine colonoscopy（Detect InSpect ChAracterise Resect and Discard；DISCARD trial）：a prospective cohort study. Lancet Oncol　2009；10：1171-1178
14) van den Broek FJ, Reitsma JB, Curvers WL, et al：Systematic review of narrow-band imaging for the detection and differentiation of neoplastic and nonneoplastic lesions in the colon（with videos）. Gastrointest Endosc　2009；69：124-135
15) Katagiri A, Fu KI, Sano Y, et al：Narrow band imaging with magnifying colonoscopy as diagnostic

tool for predicting histology of early colorectal neoplasia. Aliment Pharmacol Ther 2008 ; 27 : 1269-1274
16) Higashi R, Uraoka T, Kato J, et al：Diagnostic accuracy of narrow-band imaging and pit pattern analysis significantly improved for less-experienced endoscopists after an expanded training program. Gastrointest Endosc 2010 ; 72 : 127-135

3 組織型・深達度診断

髙田さやか，田中信治

　大腸腫瘍表層の微小血管は，組織学的悪性度の悪化や浸潤に関連してその太さや血管密度は上昇する．さらに，浸潤が進むと，窩間粘膜，pit 開口部の損傷・破壊が加わり，間質反応なども伴う．このような所見を NBI 拡大観察で評価することで，早期癌の深達度診断もある程度可能であることが多くの施設で検討され，いくつかの NBI 拡大観察所見分類が報告されている[1)～4)]．

広島分類

　ここでは，微小血管構築と surface pattern を総合的に評価する「広島分類（Hiroshima classification）」を紹介する[1)]．正色～褪色調を呈し微小血管が不可視なものを type A, surface pattern が regular なものあるいは整な網目状血管模様を呈するものを type B, surface pattern が irregular～無構造なものを type C と分類している．

　さらに type C は，C1～C3 に細分類している．type C3 は surface pattern が不明瞭で，無血管領域（avascular area；AVA）が出現し，断片化した微小血管が散在するもの，C1 と C2 はいずれも不整な surface pattern を認めるものであるが，血管の太さと分布が均一か否かの違いである（p.99，図 8）．大腸腫瘍は肉眼型や組織型によって非常に多彩な微小血管構築所見を呈するため，微小血管構築のみでなく surface pattern を加味することで，より評価が容易かつ客観的になる．

広島分類と組織型・深達度診断

　「広島分類（Hiroshima classification）」と大腸過形成/腺腫/早期癌の組織型・深達度の関係を示す（**表 6**）．type A は hyperplasia（**図 12**），type B は腺腫（**図 13**），type C1 は腺腫～SM 1,000 μm 未満の微小浸潤癌，type C3 は SM 1,000 μm 以深の深部浸潤癌（**図 14**）の指標である．一方，type C2 は SM 深部浸潤癌の頻度が約 60％程度であり，NBI 拡大観察のみでは深達度診断が困難であり，クリスタルバイオレット染色法による pit pattern 診断が必要になる．本分類に基づく大腸腫瘍診断のストラテジーを**図 15** に示すが，type C2 以外の病変に対しては色素拡大観察が不要になり，内視鏡診断の簡便化をはかることが可能で

ある．

表6 NBI拡大観察広島分類と大腸過形成/腺腫/早期癌の組織型・深達度

NBI magnification findings	No. of cases	Histologic findings			
		HP	TA	Carcinoma	
				M/SM-s	SM-d
type A	44 (100)	42 (95.5)	2 (4.5)		
type B	287 (100)	2 (0.7)	221 (77.0)	64 (22.3)	
type C1	135 (100)		42 (31.1)	88 (65.2)	5 (3.7)
type C2	42 (100)			16 (38.1)	26 (61.9)
type C3	62 (100)			4 (6.5)	58 (93.5)
total	570	44	265	172	89

HP：hyperplastic lesion, TA：tubular adenoma,
M/SM-s：carcinoma with intramucosal to scanty submucosal invasion,
SM-d：carcinoma with submucosal deep invasion（an invasion depth of 1,000 μm or more）
（　）：％

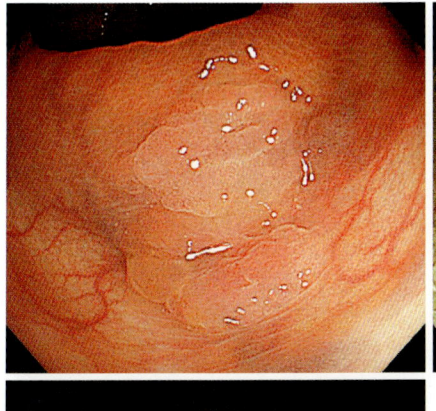

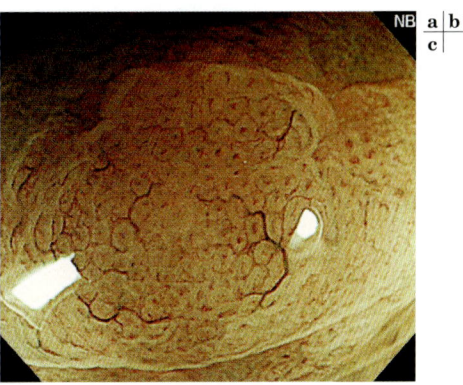

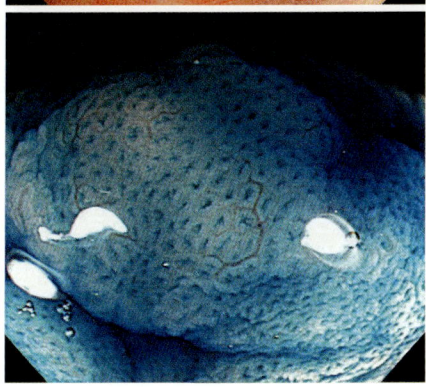

図12 NBI拡大観察による過形成性病変（type A）
a：通常内視鏡像．病変の色調は周囲粘膜と同様である．
b：NBI拡大観察像．病変表面に数条孤立したレース状に走行する茶褐色の微小血管を認めるが network 構造はなく，surface pattern は保たれ pit 内腔は褐色に描出されている．広島分類の type A と診断できる．
c：インジゴカルミン散布拡大観察像．Ⅱ型 pit pattern を呈している．

I．総　論

図13　NBI 拡大観察による腺腫（type B）
a：通常内視鏡像．直腸（Rb）に 8 mm 大の Ⅰs 型病変を認める．
b：NBI 拡大観察像．pit を取り囲むように，微小血管構築は不整であるが，surface pattern は明瞭で整である．広島分類の type B と診断できる．
c：クリスタルバイオレット染色拡大観察像．villous 様であり，Ⅳ型 pit pattern を呈している．

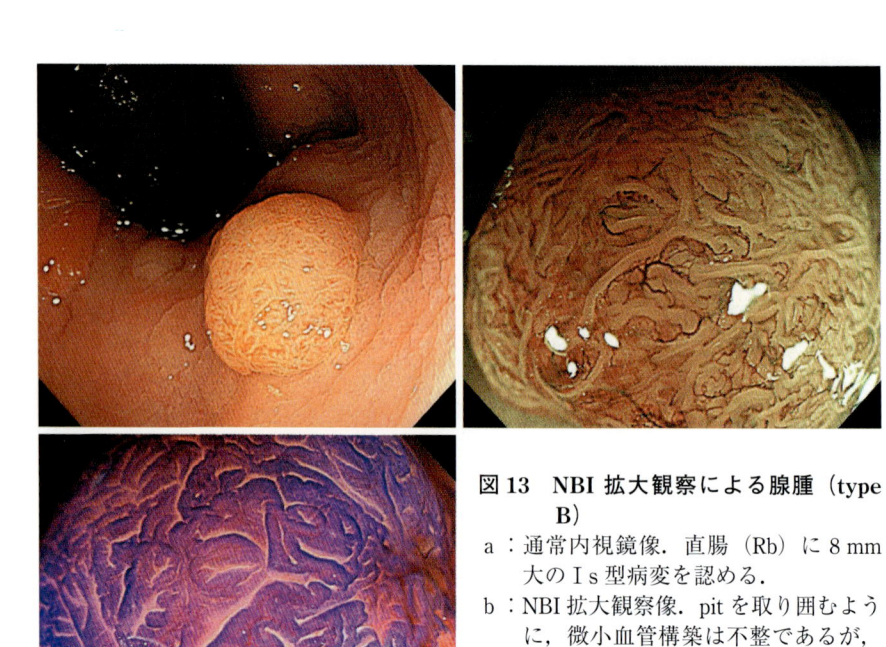

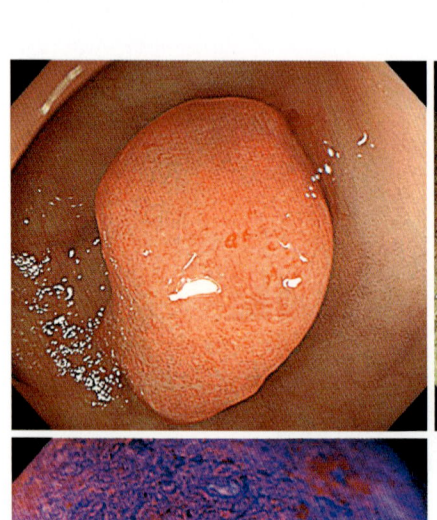

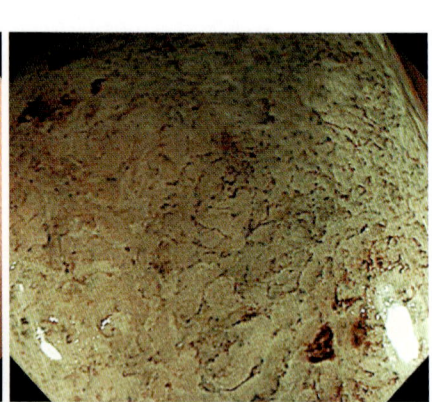

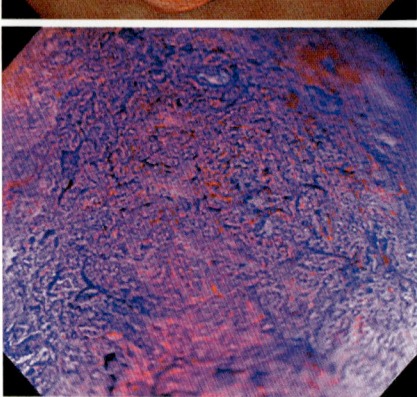

図14　NBI 拡大観察による SM 深部浸潤癌（type C3）
a：通常内視鏡像．15 mm 大の Ⅰs 型病変を認める．
b：NBI 拡大観察像．surface pattern は認識できない．微小血管構築は非常に不整で一部で無血管領域（AVA；avascular area）も認める．広島分類の type C3 と診断できる．
c：クリスタルバイオレット染色拡大観察像．Ⅵ型高度不整を呈している．

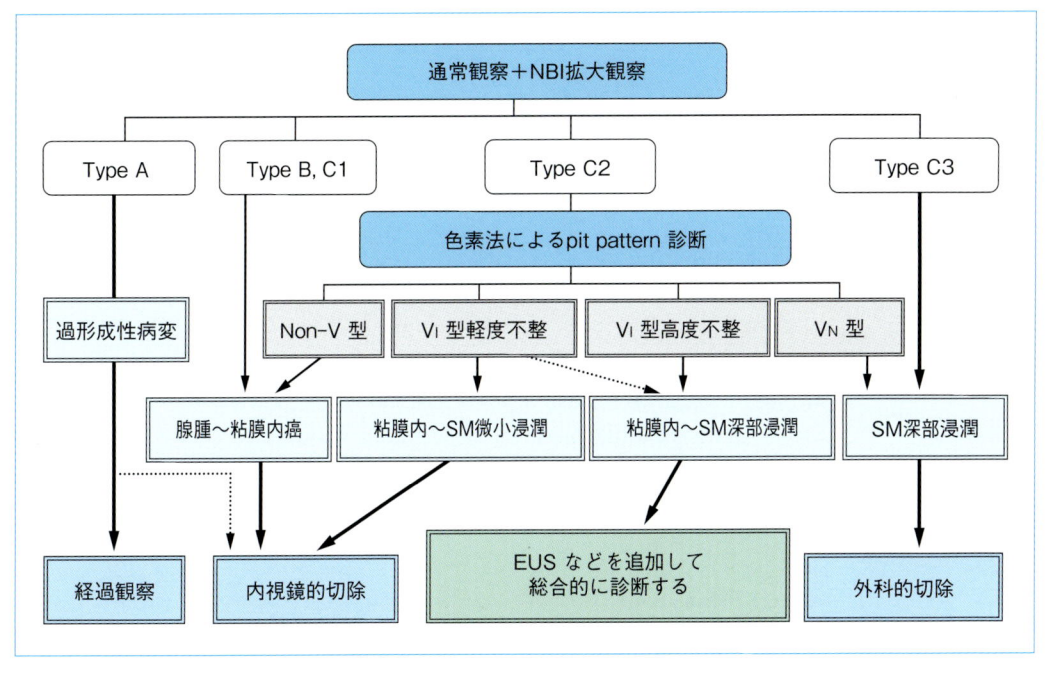

図15 大腸腫瘍治療選択のための内視鏡診断ストラテジー

NICE 分類（CTNIG コンセンサス）

　拡大内視鏡観察のみでなく，高画素電子内視鏡近接観察でも使用可能な NBI 所見分類を立案し，多施設国際共同研究を行っているので紹介する（Colon Tumor NBI Interest Group；CTNIG）．CTNIG メンバーは，Shinji Tanaka（日本），Yasushi Sano（日本），Douglas K Rex（米国），Roy M Soetikno（米国），Thierry Ponchon（フランス），Brian P Saunders（英国）の 6 名である．本分類は NICE 分類（NBI International Colorectal Endoscopic Classification）と呼称し，現在，NICE 分類の validation study を日米欧の 6 施設で行っている．具体的には，① 病変の色調（Color），② 微小血管（Vessels）構築，③ 表面模様（Surface pattern）の基本所見 3 項目で，Type 1～3 の三つのカテゴリーで分類している（p.100，表1)[5),6]．実際には，Type 1 は過形成性病変，Type 2 は adenoma～SM 微小浸潤癌を含む粘膜内腫瘍，Type 3 は SM 深部浸潤癌の指標になる（表7）．

　NICE 分類は拡大内視鏡観察でもより正確に使用でき，治療の不要な非腫瘍性病変と手術の必要な SM 深部浸潤癌をふるい分けることのできるシンプルかつ臨床上有用な分類である．総論でも解説されているように，今後は Type 2 の細分類を構築していくことが課題である．

表7 NICE分類各Type別の大腸過形成/腺腫/早期癌の組織型・深達度

NICE classification	No. of cases	Histologic findings			
		HP	TA	Carcinoma	
				M/SM-s	SM-d
Type 1	44 (100)	42 (95.5)	2 (4.5)		
Type 2	464 (100)	2 (0.4)	263 (56.7)	168 (36.2)	31 (6.7)
Type 3	62 (100)			4 (6.5)	58 (93.5)
total	570	44	265	172	89

HP：hyperplastic lesion, TA：tubular adenoma,
M/SM-s：carcinoma with intramucosal to scanty submucosal invasion,
SM-d：carcinoma with submucosal deep invasion（an invasion depth of 1,000 μm or more）
（ ）：%

文　献

1) Kanao H, Tanaka S, Oka S, et al：Narrow band imaging magnification predicts the histology and invasion depth of colorectal tumors. Gastrointest Endosc　2009；69：631-636
2) Ikematsu H, Matsuda T, Emura F, et al：Efficacy of capillary pattern type ⅢA/ⅢB by magnifying narrow band imaging for estimating depth of invasion of early colorectal neoplasms. BMC Gastroenterol　2010；10：33
3) Saito S, Tajiri H, Ohaya T, et al：Imaging by magnifying endoscopy with NBI implicates the remnant capillary network as an indication for endoscopic resection in early colon cancer. International Journal of Surgical Oncology　2011
4) Wada Y, Kudo SE, Kashida H, et al：Diagnosis of colorectal lesions with the magnifying narrow-band imaging system. Gastrointest Endosc　2009；70：522-531
5) Oba S, Tanaka S, Sano Y, et al：Current status of narrow-band imaging magnifying colonoscopy for colorectal neoplasia in Japan. Digestion　2011；83：167-172
6) Tanaka S, Sano Y：Aim to unify the narrow band imaging（NBI）magnifying classification for colorectal tumors：current status in Japan from a summary of consensus symposium in the 79th Annual Meeting of the Japan Gastroenterological Endoscopy Society. Dig Endosc　2011；23：S131-S139

4 炎症性腸疾患での有用性

渡辺憲治，山上博一，荒川哲男

　われわれはこれまで潰瘍性大腸炎（UC）に対する Image Enhanced Endoscopy（IEE）の有用性を検討してきた[1]．クローン病症例における炎症関連腫瘍性病変は，腸管にも多くの病変を認める欧米と異なり，本邦では痔瘻からの肛門管癌が圧倒的に多い．そのサーベイランス法は未確立で，早期発見に対して内視鏡が寄与できる余地は，発生機序から考えても UC 症例に比して，比較的少ない．一方，UC 関連の dysplasia や癌（colitic cancer/dysplasia；CC/D）については，サーベイランス内視鏡（surveillance colonoscopy；SC）が致死的

状態に至る前の段階でCC/Dを発見するのに有効な方法とされている[2]．近年，日本が得意としてきた色素内視鏡観察や色素拡大内視鏡観察のSCにおける有用性が欧米から発表されているが，今後，本邦からのより精度の高い検討が求められる[3,4]．またSCにおけるNBI（Narrow Band Imaging）の有用性については，まだ一定の結論が得られていない[5]．本書における総論に位置づけられた本稿では，UCに対するSCの基本事項から著者らが日常診療で行っている全大腸NBI観察によるSC（NBI-SC）までを，症例を提示しながら述べさせていただく．

潰瘍性大腸炎に対するサーベイランス内視鏡の基本的事項

　　UC症例に下部消化管内視鏡検査を行う意義は，大きく分けて二つあり，一つは活動性病変の把握，もう一つはCC/Dやサイトメガロウイルス腸炎など合併症の把握である．一方，SCにおける大切な基本事項は，できるだけ臨床的（できれば内視鏡的）寛解期に検査を行うということである[6,7]．多様な様相を示すUC背景粘膜からCC/Dを発見することは，とくにdysplasiaの場合，非常に精度の高い内視鏡検査を要求される事項である．よりCC/Dを発見しやすくするために，背景粘膜の炎症が消退していることは大切な基本事項で，これによって色素内視鏡やIEEも有効性を示せるようになる．NBIの場合，背景粘膜の活動性が高いと画像が黒くなり，威力を発揮できなくなる．

　　もちろん，慢性持続型がCC/Dの高リスク群であり，容易に寛解導入できないことは承知しているが，日常臨床において粘膜治癒を目指したUC治療を行うことは，CC/Dの発生リスクを低下させ[8]，炎症性異型と腫瘍性異型の鑑別など治療方針に必要とされる正確な病理診断につながる[9]．そして近年の著しい炎症性腸疾患治療の進歩は，そのことをかなりの確率で可能にしてきた[10]．

　　その他の基本的事項として挙げたいのは内視鏡機器である．精度の高いSCを実現するためには，高画素で画像の明るい最新の機器を用いるべきであるし，拡大内視鏡のほうが，疑い病変を発見した後の精査に有用である[11]．

NBIによる潰瘍性大腸炎サーベイランス内視鏡の実際

　　NBIによって見えてくるものは，粘膜表層の微小血管像と間接的な腺管構造（いわゆるsurface pattern）である．このうち前者は，炎症によっても血管走行の乱れが生じ，炎症と腫瘍の影響の鑑別は困難で，sporadicな病変で現在検討されているような血管像に基づくNBI診断の構築，すなわち詳細な質的診断におけるNBIの有用性の確立は難しいと考えている．一方，surface patternは，CC/Dの存在診断から質的診断のfirst stepまでに有用性を発揮する[12]．

　　実際の日常臨床において著者らは日々，NBI-SCを行っている．まず白色光にて盲腸まで挿入し，NBI観察に切り替えて，NBIで全大腸内視鏡観察を行い，CC/Dの疑いがある所見の発見に努める．このNBI観察には20～30例程度の慣れが必要で，これに慣れないことがNBI-SCの最大のハードルである．実際，全大腸をNBI観察してみると，粘膜との至適距離を保ちつつ，内視鏡先端をらせん状に回旋させながら観察してこないと遠景が暗くて観察が困難なことに気づかされる．つまりより基本に忠実にならざるをえないのであ

I. 総論

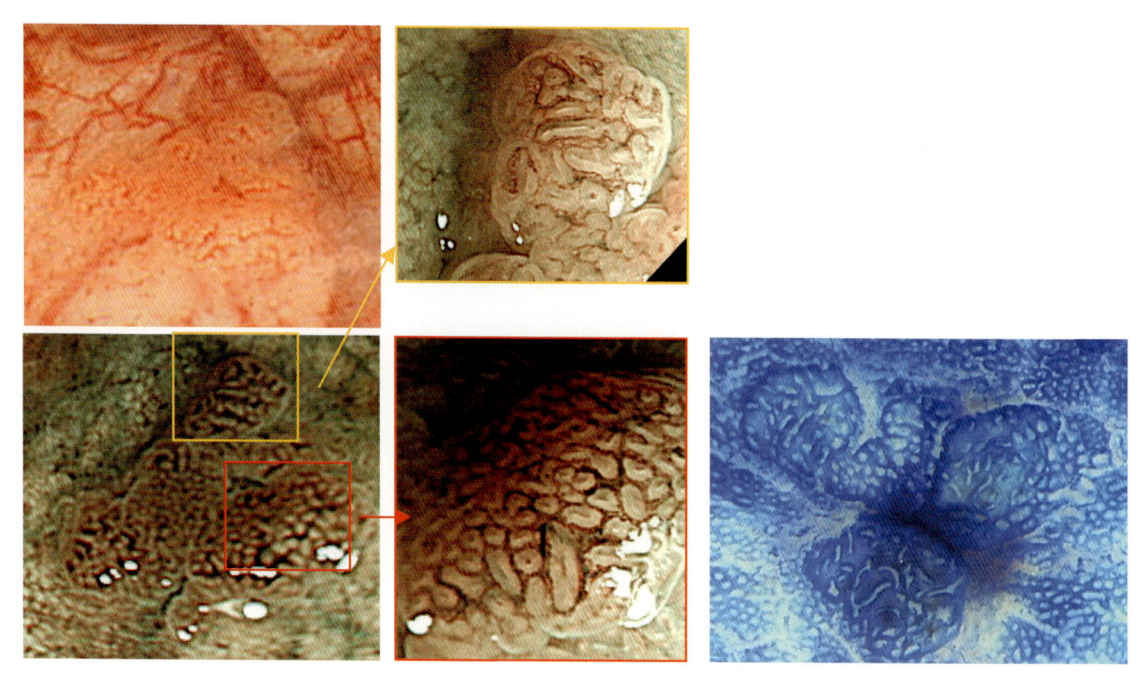

図 16　横行結腸の low grade dysplasia
NBI では病変の視認が容易になる．NBI 拡大観察による間接的 pit 診断では，実体顕微鏡像と同様の ⅢL pit を認める．

〔文献 16) より引用〕

る．実際には著者らは，ごく軽く拡大倍率を上げて，より surface pattern が認識しやすいような状況で全大腸 NBI 観察を行っている．もう一方のハードルは残便が赤く見えることで，UC 症例は前処置不良な症例も比較的多い．しかし dysplasia（とくに 5 mm 以下の low grade dysplasia）を見つけることができるくらいの高精度な SC は，Ⅱc を見つける以上に精度の高い内視鏡観察が要求され，残便を洗浄して観察することも大切になってくる．逆説的ではあるが，残便の残る白色光画像で SC を行うよりは，残便がないことも認識しやすい NBI 画面で SC を行うことのほうが，より精度の高い SC につながるともいえる．

Rutter ら[13]が示したように，全大腸にインジゴカルミンを散布することは SC で有用であることは著者らも認識しているが，粘液の多い UC 粘膜で，全大腸に色素散布することは実際には非常に時間を要する作業である．NBI であれば多少粘液が残っていても透過するため，検査時間の短縮につながる[14]．多様な背景粘膜と CC/D の間に，いかにコントラストをつけるかが SC の精度向上に重要なポイントであるが，全大腸に色素散布する"pancolonic chromoendoscopy"に対して，NBI-SC は"digital pancolonic chromoendoscopy"ともいえ，CC/D の視認性の向上は検査時間短縮に寄与する．

SC に習熟するためには，CC/D の可能性がある所見をいかに多く拾い上げられるかがポイントとなり，そのためには多数の症例を経験することが重要である[15]．NBI 観察では CC/D の多くの病変は褐色調を呈し，その視認性が向上する[16]（図 16）．また少数存在する褪色調の CC/D も，前処置が良好であれば NBI で過形成性病変が認識できるように，視認可能となる．基本に忠実な観察で CC/D の疑いがある病変を見つけたら，そのまま即座に拡大観察を行い，surface pattern から，より腫瘍性病変が疑わしい病変か，色素拡大観察で精査する必要がある病変かを見極める．よって NBI 拡大の倍率は，微小血管でなく surface pattern が認識しやすい倍率にピントを合わせる．われわれは AFI（autofluorescence imaging）も併用し，病変がマゼンタを呈することを確認してから，きれいに洗浄して色素拡大観察による精査に移行している[7]．

NBI から色素拡大内視鏡へ：colitic cancer/dysplasia に対する精査

　NBI 拡大観察で，CC/D 疑いの病変を見るときのポイントは，病変辺縁の性状と surface pattern の腺管の間隔である．通常の sporadic な病変では認めることが少ない，不整な辺縁，病変のはみ出し，不明瞭な背景粘膜との境界などが CC/D を疑う所見となる．一方，CC/D は low grade dysplasia から異型度が増すに従って，腺管密度が上昇し，腺管間隔も短くなってくる．しかし high grade dysplasia や癌であっても，病変の一部に腺管間隔が開大した serrated adenoma に見られる松毬様の腫瘍性腺管構造を認めることが多く，sporadic な病変との鑑別に有用である[17]．

　こうして CC/D の可能性が高い，あるいは sporadic adenoma との鑑別が困難と判断された場合に，インジゴカルミンやクリスタルバイオレットによる色素拡大内視鏡を行い，その鑑別に努める（図17）．

　NBI が開発され，精度が高い内視鏡検査が得意な本邦で，UC に対する NBI の有用性が広く検討されていないことは残念であるが，欧米からの有用性を示した報告も徐々にみら

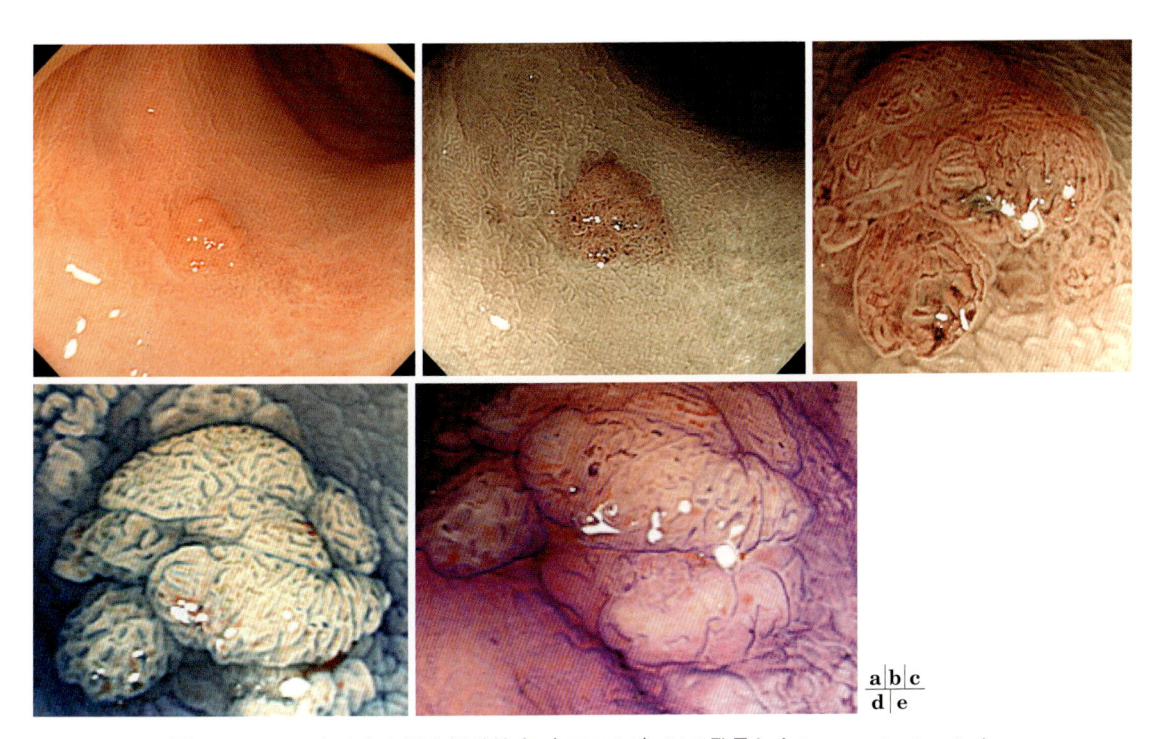

a	b	c
d	e	

図17　NBI による全大腸内視鏡検査（NBI-SC）にて発見した low grade dysplasia
　白色光観察（a）に比べ NBI 観察（b）のほうが視認性が向上していることが理解できる．発見したら即時に拡大観察を行い，surface pattern に注目して腫瘍性病変か否か，辺縁性状に注目して UC 関連病変か sporadic な病変かを鑑別し（c），色素拡大内視鏡検査を行うべき病変かどうか決定する．インジゴカルミンにて腫瘍性 pit を認め（d），クリスタルバイオレットによる拡大観察で腺管間隔が開大した腫瘍性 pit を認める（e）．

〔文献 1），7）より引用〕

れており[18]，今後本邦でもこの分野に取り組む新進気鋭の investigator が出現することを期待している．今後，CC/D 症例は本邦で徐々に増加してくると思われ，低侵襲で精度が高く効率の良い SC 法の確立が，今後ますます求められる．その開発に精進してまいりたいと思っている．

文　献

1) Watanabe K, Oshitani N, Arakawa T : The efficacies of narrow band imaging（NBI）and autofluorescence imaging（AFI）colonoscopy for patients with ulcerative colitis. Niwa H, Tajiri H, Nakajima M, et al（eds）: New Challenges in Gastrointestinal Endoscopy. 317-322, Springer, Tokyo, 2008
2) Allen PB, Kamm MA, De Cruz P, et al : Dysplastic lesions in ulcerative colitis : changing paradigms. Inflamm Bowel Dis　2010 ; 16 : 1978-1983
3) Matsumoto T, Iwao Y, Igarashi M, et al : Endoscopic and chromoendoscopic atlas featuring dysplastic lesions in surveillance colonoscopy for patients with long-standing ulcerative colitis. Inflamm Bowel Dis　2008 ; 14 : 259-264
4) Watanabe K, Hida N, Ajioka Y, et al : Photodynamic diagnosis of endoscopically invisible flat dysplasia in patients with ulcerative colitis by visualization using local 5-aminolevulinic acid-induced photosensitization. Gastrointest Endosc　2010 ; 71 : 1094-1096
5) Dekker E, van den Broek FJ, Reitsma JB, et al : Narrow-band imaging compared with conventional colonoscopy for the detection of dysplasia in patients with longstanding ulcerative colitis. Endoscopy　2007 ; 39 : 216-221
6) 渡辺憲治，押谷伸英，荒川哲男：内視鏡診断（通常内視鏡を中心に）―surveillance colonoscopy の実際．渡邉聡明，味岡洋一，五十嵐正広，田中信治 編：colitic cancer―診断と治療の現況．47-51，日本メディカルセンター，東京，2006
7) 渡辺憲治，新藤正喜，浦岡好華：Tri-modal Image Enhanced Endoscopy による潰瘍性大腸炎サーベイランス内視鏡．消化器内視鏡　2011 ; 23 : 805-810
8) Lakatos L, Mester G, Erdelyi Z, et al : Risk factors for ulcerative colitis-associated colorectal cancer in a Hungarian cohort of patients with ulcerative colitis : results of a population-based study. Inflamm Bowel Dis　2006 ; 12 : 205-211
9) 味岡洋一，松本誉之，日比紀文：colitic cancer/dysplasia の病理組織診断の現状と実際　解説とまとめ．胃と腸　2008 ; 43 : 1343-1368
10) 渡辺憲治：Q & A　専門家に聞く IBD，潰瘍性大腸炎にサーベイランスは必要でしょうか？ IBD Research　2007 ; 1 : 226-229
11) 渡辺憲治，山上博一，西下正和：Colitic cancer/dysplasia（1）．田中信治 編：スキルアップ大腸内視鏡 診断編．258-261，中外医学社，東京，2010
12) 渡辺憲治，十河光栄，森本謙一，他：炎症性腸疾患の診断における AFI，NBI の有用性を検討する．G. I. Research　2009 ; 17 : 236-240
13) Rutter MD, Saunders BP, Schofield G, et al : Pancolonic indigo carmine dye spraying for the detection of dysplasia in ulcerative colitis. Gut　2004 ; 53 : 256-260
14) 渡辺憲治，十河光栄，細見周平，他：colitic cancer/dysplasia の画像診断　特殊光内視鏡を中心に．胃と腸　2008 ; 43 : 1320-1324
15) 難治性炎症性腸管障害に関する調査研究班癌化「サーベイランス法の確立」プロジェクト研究グループ：潰瘍性大腸炎サーベイランスアトラス．2006
16) 渡辺憲治，町田浩久，細見周平，他：NBI と臨床 炎症性腸疾患の診断　dysplasia, colitic cancer の診断．早期大腸癌　2007 ; 11 : 149-153
17) Watanabe K, Sogawa M, Yamagami H, et al : Endoscopic differential diagnosis between ulcerative colitis-associated neoplasia and sporadic neoplasia in surveillance colonoscopy using narrow band imaging. Dig Endosc　2011 ; 23（Suppl 1）: 143-149
18) Rodrigues S, Pereira P, Magro F, et al : Dysplasia surveillance in an ulcerative colitis patient : successful detection with narrow band imaging and magnification. J Crohns Colitis　2011 ; 5 : 54-56

10. 画像強調観察（IEE）　（3）FICE

吉田直久，八木信明，内藤裕二

FICE の原理

　大腸腫瘍の診断に関しては色素散布による pit pattern 観察の有用性が報告されているが，画像強調内視鏡（IEE；Image-Enhanced Endoscopy）は色素を必要とせず，ボタン一つで血管や表面構造をより鮮明に描出する画像を得ることができる[1,2]．

　FICE（Flexible spectral Imaging Color Enhancement）は IEE の一つであり，通常照明下で得られた内視鏡画像に分光画像処理を加えて，400〜700 nm の間で 5 nm ごとの分光画像のうち任意の三つを選択し，その画像を各 RGB 信号に割り当てて FICE 画像を作成する（図1）．大腸腫瘍の拡大観察についてはその有用性が報告されており，また一方でスクリーニングについては腫瘍の指摘率の向上に期待がもたれている[3]．FICE の設定は術者が自在に決めることができるが，われわれの施設では R540（1），G460（4），B460（4）（当院オリジナル設定）および R550（2），G500（4），B470（4）（基本プリセット設定の1番）を標準設定

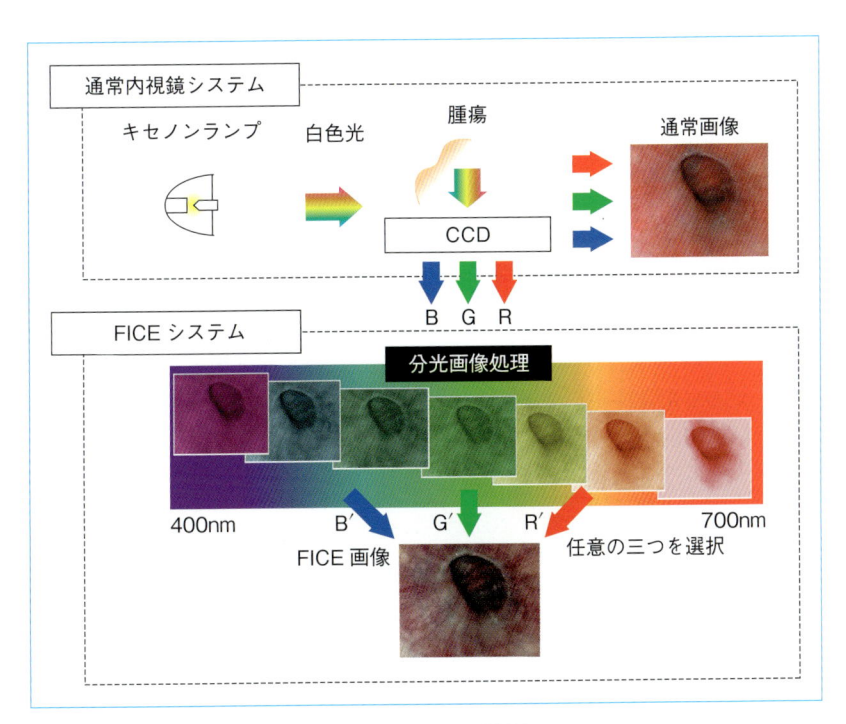

図1　FICE の原理
　通常照明下で得られた内視鏡画像に分光画像処理を加えて 400〜700 nm の間で 5 nm ごとの多数の分光画像を作成しそのうち任意の三つの分光画像を自由に選択し，その画像を各 RGB 信号に割り当てて FICE 画像を作成する．

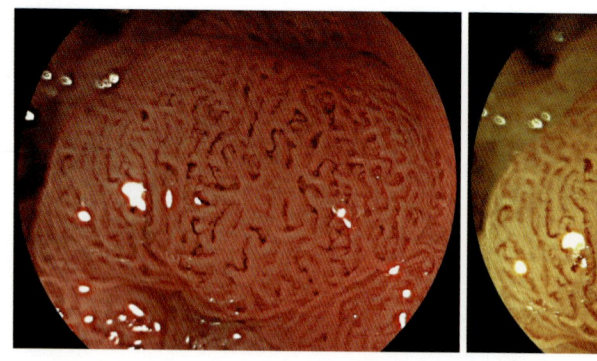

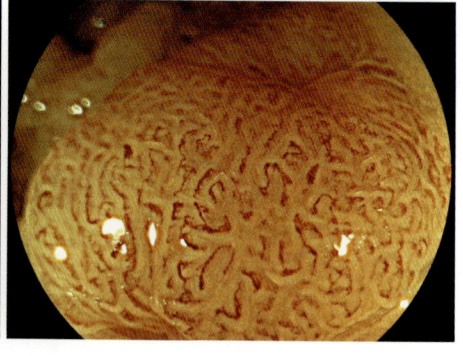

図2　FICE設定
a：R540(1), G460(4), B460(4)（当院オリジナル設定）
b：R550(2), G500(4), B470(4)（プリセット設定の1番）

として拡大観察を行っている（**図2**）．また，システムプロセッサーについては Advancia を用い，内視鏡は EC-590ZW もしくは EC-590ZW3 を使用している．

FICE 分類

　拡大観察における FICE 分類は，NBI 分類の一つである広島分類を採用し，FICE と NBI で血管の見え方にわずかに違いがあることから独自の改変を行い使用している[4),5)]．すなわち，既存の広島分類における Type C1 と C2 を一つにまとめて，Type A，B，C1/C2，および C3 の四つに分類している（**図3**）．とくに Type B および C1/C2 を診断する際には，vascular pattern が不明瞭な箇所を有する場合にはその所見のみで構造が破壊されていると診断せず，同部の surface pattern の不整についてよく観察し慎重に分類を行うことが重要である．

FICE の臨床病理学的検討

　2009年9月より2010年4月までに当院にて FICE 拡大観察を行い病理学的検索が可能であった 124 例の大腸腫瘍を対象とし，FICE 拡大観察の有用性および診断の妥当性について検討を行った．

　Type A（15例）は過形成性ポリープが 14 例（93％）であった（**表**）[4)]．Type B（52例）は腺腫が 43 例（83％）であった．また Type C1/C2（50例）は M～SM 1,000 μm 未満癌が 25 例（50％）であり，腺腫が 23 例（46％）であり，SM 1,000 μm 以深癌が 2 例（4％）であった．Type C3（7例）は全例が SM 1,000 μm 以深癌であった．すなわち Type C1/C2 はあらゆる病理組織を示し，pit pattern 観察などのほかの検査を併用することが望ましいと考えられる．

Type A vascular pattern が視認できない 　かつ surface pattern は類円形である	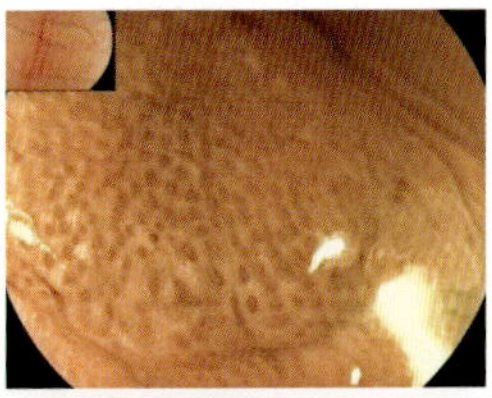
Type B vascular pattern に不整がない （ただし papillary な箇所では特徴的な不整を示す） surface pattern に不整がない （ⅢLやⅣ型 pit 様構造）	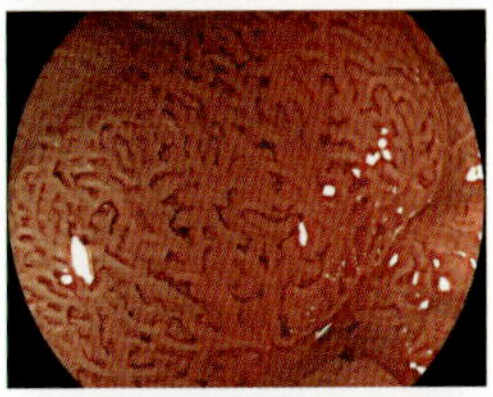
Type C1/C2 vascular pattern に不整がある surface pattern に不整がある	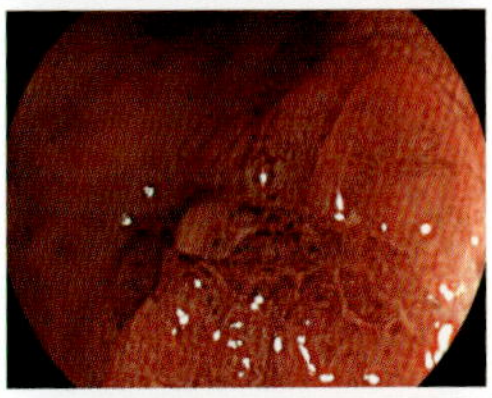
Type C3 vascular pattern が不整が強く不明瞭である 　かつ surface pattern が不整が強く不明瞭である	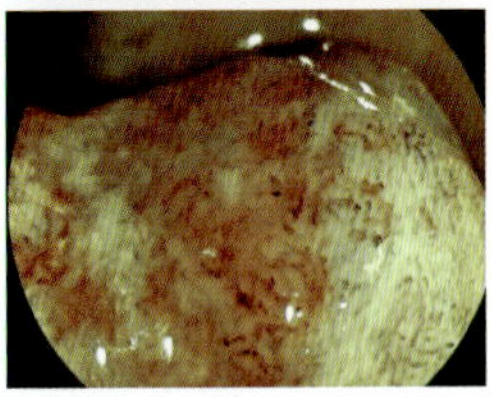

図3　FICE 分類
　Type A，B，C1/C2，および C3 の四つに分類している．Type A は過形成性ポリープ，Type B は腺腫，Type C3 は SM 深部浸潤癌の指標となる．ただし Type C1/C2 は腺腫，粘膜内癌，SM 軽度浸潤癌とさまざまな病理組織を示す．

表　FICE 拡大観察と病理組織

FICE（N=124）	HP	TA	M〜sSM	mSM
Type A（N=15*）	14	1		
Type B（N=52**）	1	43	8	
Type C1/C2（N=50）		23	25	2
Type C3（N=7）				7

　HP：過形成性ポリープ，TA：腺腫
　sSM：SM 1,000μm 未満癌，mSM：SM 1,000μm 以深癌
＊P＜0.01 HP versus TA
＊＊P＜0.01 TA versus M〜sSM

症例呈示

【症例1】（図4）
　直腸の長径 20 mm の隆起型腫瘍（図4a）．FICE 拡大観察では病変全体に vascular pattern

Ⅰ. 総　論

図4　症例1
a：直腸の長径20 mmの隆起型腫瘍.
b：FICE拡大観察では病変全体にvascular patternはpapillaryな腫瘍に特徴的な不整を示すもsurface patternはⅣ型pit様構造を呈しておりtype Bと診断した.
c：インジゴカルミン散布ではⅣ型pitを認めた.
　内視鏡治療後の病理組織診断はlow grade adenomaであった.

図5　症例2
a：上行結腸の長径30 mmの側方発育型腫瘍（LST）.
b：FICE拡大観察では病変全体にvascular patternは明らかな網目構造を呈さず蛇行および拡張を認め不整であり，surface patternは全体的に明瞭であるが一つ一つの形態に軽度の不整を認め，type C1/C2と診断した.
c：インジゴカルミン散布では軽度不整のpitを認めた.
　内視鏡治療後の病理組織診断はhigh grade adenomaであった.

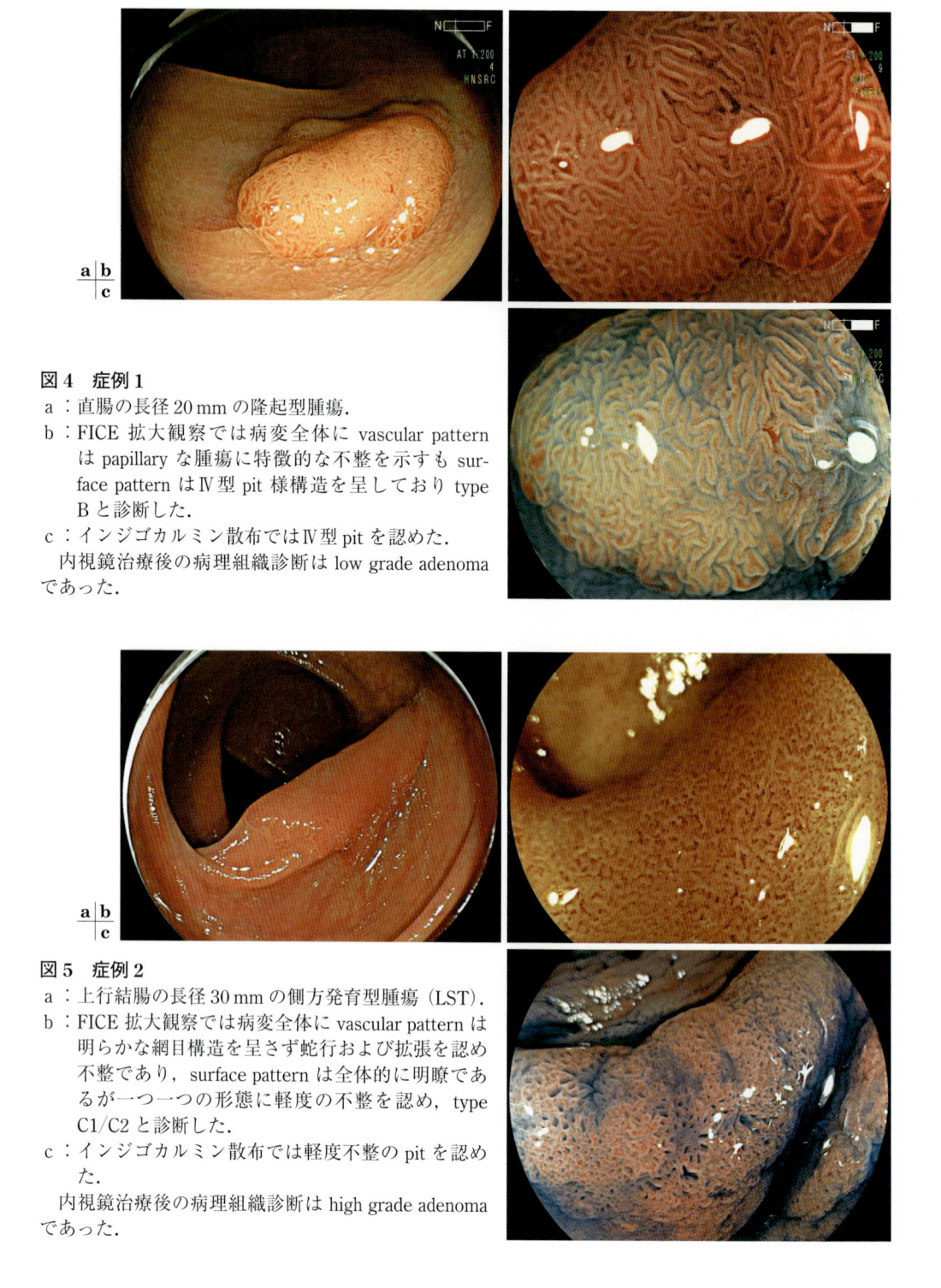

　　　　　はpapillaryな腫瘍に特徴的な不整を示すもsurface patternはⅣ型pit様構造を呈しており，
　　　　type Bと診断した（図4b）．インジゴカルミン散布ではⅣ型pitを認めた（図4c）．内視鏡
　　　　治療後の病理組織診断はlow grade adenomaであった．

【症例2】（図5）

　上行結腸の長径30 mm の LST（laterally spreading tumor）（図5a）．FICE 拡大観察では病変全体に vascular pattern は明らかな網目構造を呈さず蛇行および拡張を認め，不整であり，surface pattern は全体的に明瞭であるが，一つひとつの形態に軽度の不整を認め type C1/C2 と診断した（図5b）．インジゴカルミン散布およびクリスタルバイオレット染色では軽度不整の pit を認めた（図5c）．内視鏡治療後の病理組織診断は high grade adenoma であった．

文　献

1) 吉田直久，若林直樹，長谷川大祐，他：大腸腫瘍性病変に対する拡大内視鏡観察における不整 pit のスコア化と病理組織診断との相関性の検討．Gatroenterol Endosc　2007；49：1806-1814
2) 若林直樹，井上　健，吉田直久，他：NBI/FICE 拡大観察と通常拡大観察の住み分け―大腸腫瘍診断における FICE の有用性．早期大腸癌　2008；12：353-358
3) Togashi K, Osawa H, Koinuma K, et al：A comparison of conventional endoscopy, chromoendoscopy, and the optimal-band imaging system for the differentiation of neoplastic and non-neoplastic colonic polyps. Gastrointest Endosc　2009；69：734-741
4) Kanao H, Tanaka S, Oka S, et al：Narrow-band imaging magnification predicts the histology and invasion depth of colorectal tumors. Gastrointest Endosc　2009；69：631-636
5) Yoshida N, Naito Y, Kugai M, et al：Efficacy of magnifying endoscopy with flexible spectral imaging color enhancement in the diagnosis of colorectal tumors. J Gastroenterol　2011；46：65-72

10. 画像強調観察（IEE） （4）AFI

松田尚久, 中島　健, 斎藤　豊

　近年，大腸癌は癌死亡の主要な原因の一つとなっており，その前癌状態と考えられる腺腫性ポリープを，内視鏡により早期に発見し摘除することが癌予防の観点からも重要となっている．大腸内視鏡画像の高精細化や内視鏡診断学の進歩などにより，大腸腺腫の診断能は向上したものの，依然として大腸内視鏡での腺腫性ポリープの見落としが24％に存在するといわれている[1]．また，インジゴカルミンによる色素散布法により，大腸病変の描出能は向上するが，全大腸に色素を散布することは効率の良い検査法とはいえず，簡便に大腸腫瘍をスクリーニングできるような機器の開発が望まれてきた．現在，大腸内視鏡による腫瘍性病変発見の効率化を目的として，さまざまな画像強調観察法が開発され臨床応用されるに至り，従来用いられてきた色素散布法よりも簡便にスクリーニングできるようになりつつある．

　自家蛍光内視鏡システム（Autofluorescence Imaging system；AFI, オリンパスメディカルシステム社製）は，画像強調観察法の一つであり，蛍光物質の投与を行わずに組織の変性過程に従って発生する内因性蛍光物質の自家蛍光が減弱する特性を利用した診断技術であり，肺癌診療における気管支鏡検査に対しても応用されている．消化管領域においても，その有用性が報告されつつあり，本稿ではAFIシステムとその有用性に関する研究の紹介と今後の課題について解説する．

AFI画像の原理

　粘膜組織に青色光を照射すると，内因性の生体分子から緑色の蛍光が発せられる（自家蛍光）ことが知られていたものの，通常のCCDで検出することは困難であった．そこで，通常CCDに加え，AFI専用の超高感度CCDをスコープに搭載することでそれを検出可能にしたものがAFIシステムである．腫瘍組織においては，腫瘍による粘膜の厚みや非腫瘍との組織構築の相違など複数の因子によって，励起光や自家蛍光が吸収され蛍光強度が減弱することが知られている．オリンパス社製AFIシステムでは，光源から発せられた白色光を，回転フィルターを通して青色励起光（390～470 nm）と緑色光（540～560 nm）に分光して順次照射し，自家蛍光画像と緑の反射光画像を取得する．取得した自家蛍光画像はモニター画像のGチャンネルに，緑色反射光はR・Bチャンネルに割り当て，プロセッサー内で合成して疑似カラー表示をする．これにより，正常組織は明るい緑色に，自家蛍光の減弱した腫瘍組織では，マゼンタ調に表示されコントラストを強調している．さらに，現行型のAFIシステムでは，自家蛍光画像に血液成分を反映する緑領域の反射光を合成することで，血液成分が青色調に表示され，表面構造や血管の情報が加味された自家蛍光画像が得られるようになっている．また，通常内視鏡（白色光）とAFI画像の切り替えは，スコープ（CF-FH260AZI）のグリップ部についているボタンを押すだけで瞬時に行うことが可能であり，操作性も従来型に比べ向上している．

AFIによる大腸ポリープ拾い上げ診断能の評価

通常白色光（以下，WL）とAFI観察各々における，大腸ポリープ拾い上げ診断能を前向きに比較検討することを目的に，当院にてpilot studyを行った[2]．167名の対象患者を，AFI先行群（83名）とWL先行群（84名）の2群にランダムに分け，盲腸→上行結腸→横行結腸の右半結腸を，1名の経験のある内視鏡医がmodified back-to-back法で観察し，各々の観察法での検出病変を比較した．対象者の背景および検査動機，腸管前処置の程度は両群間に差はなく，両群とも80％以上の症例において良好な前処置での観察が可能であった．

検出されたポリープの総数は，AFI観察で100病変，WL観察では73病変であり，AFI観察で有意に多かった．また，AFI先行群で病変を見落とした確率は30％，WL先行群では49％と，AFI先行群のほうが有意にポリープの見落としが少なかった．また，腫瘍性病変に限っても，AFI観察で92病変，WL観察では69病変が検出され，AFI観察で有意に多かった．なお，有意差はなかったが，AFI観察ではWL観察に比べて平坦かつ小さな（5 mm以下）病変が多く検出される傾向にあった（図1）．以上より，AFIはWLに比べて，右半結腸においてより多くの大腸ポリープを検出していた．また，ある程度の大きさや丈の高さがある病変については，WLでも十分に検出が可能であるが，WLでは検出できない病変に対しても，AFIは診断に有用である可能性が考えられた．

一方，上堂らは，AFI観察はWL観察と比べ大腸ポリープ拾い上げ診断能において有意な差を認めなかったと報告している[3]．64名を対象とした本研究では，AFI観察群とWL

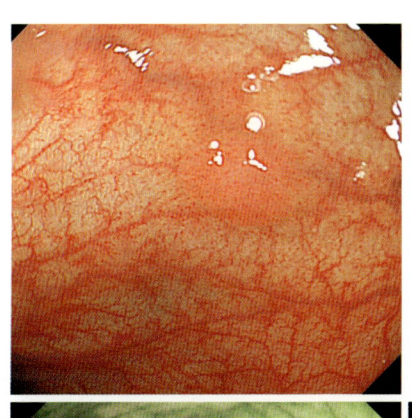

図1　内視鏡像（横行結腸 4 mm，IIa，腺腫）
a：通常白色光
b：AFI
c：NBI

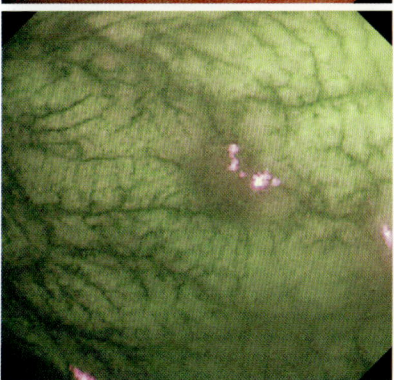

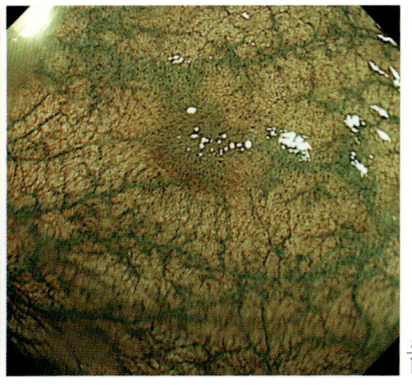

観察群とに無作為に割り付け，各観察法で検査し異常所見をすべて記録した．次に，直腸まで観察・抜去した時点でほかの検査医に交替してスコープを遠位S状結腸まで再挿入し，そこからもう一つの観察法で検査し異常所見を拾い上げた．64例中28例にポリープを70個認め，各観察法で発見したポリープ数はWL観察57個（感度64%：95%信頼区間54〜75%），AFI観察が58個（感度65%：95%信頼区間55〜76%）と，ポリープ拾い上げ診断能に差はなかった．しかし，同施設におけるその後の追加研究では，AFIに先端フード（TH）を組み合わせて使用することで，大腸腫瘍性病変に対する拾い上げ診断能が大きく向上した．2010年「Gastrointestinal Endoscopy」誌に，TakeuchiらがAFI/WLとTHとを組み合わせた前向き比較試験（RCT）の結果として報告している[4]．この研究では，対象561名を無作為に4群（WL単独，WL＋TH，AFI単独，AFI＋TH）に振り分け，全大腸における腫瘍性病変の発見頻度を比較した．その結果，AFI＋TH群でWL単独群と比べ，有意に良好な腫瘍性病変発見率を示した〔腫瘍性病変発見率（95%信頼区間）：1.96（1.50〜2.43）vs 1.19（0.93〜1.44）〕．また，AFI単独群においても，腫瘍性病変発見率（95%信頼区間）は1.36（1.07〜1.65）とWL単独群よりも良好な成績であった．

AFIによる大腸病変の質的診断

大腸病変の腫瘍・非腫瘍の鑑別は，日常臨床において非常に重要である．色素拡大内視鏡によるpit観察は非常に有用なmodalityであり[5]，さらに，近年NBI拡大観察による微細血管観察に基づく診断もpit観察に匹敵するだけの成績として報告され[6]，世界的にも注目されつつある．同様に，AFIでも質的診断がこれらのmodalityのように高精度に診断可能か否かは，AFIの大腸内視鏡検査における位置づけを考えるうえで，注目すべきところであり，いくつかの臨床試験が報告されている[7,8]．われわれのpilot studyでは，AFIで発見された病変のうち，92%が腫瘍性病変であったことから質的診断にも有用である可能性はあるが，この点についてはさらなる検討が必要である．現在，当院を研究事務局として全国5施設における多施設共同研究（略称：AFI STUDY）が行われており，その解析結果が待たれる．

症例呈示

【症例1】（図2）

盲腸の15 mm大Ⅱa（LST-G）病変である．AFIでは，病変全体が一様にマゼンタ調を呈しており，コントラストも良好に描出されている．病理組織診断では，well differentiated adenocarcinoma, low grade atypia, in adenoma, pMであった．

【症例2】（図3）

直腸の45 mm大Ⅰs＋Ⅱa（LST-G）病変である．AFIでは，腫瘍性病変の内部にマゼンタ調を呈さずグリーン調を呈する部分が介在する．病理組織診断では，well differentiated adenocarcinoma, low grade atypia, in adenoma, pMであった．

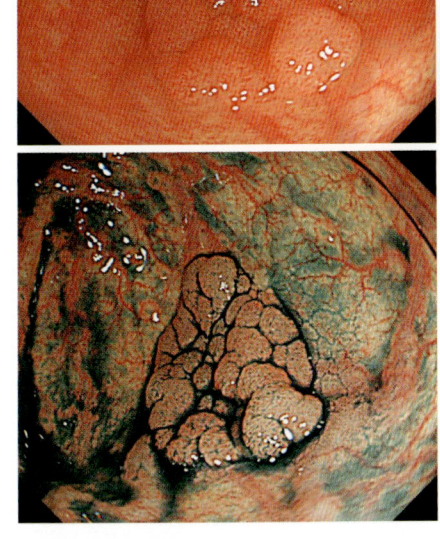

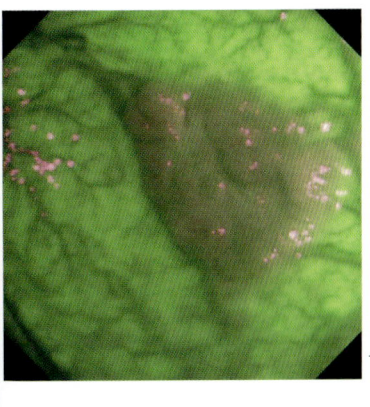

図2 症例1：内視鏡像〔盲腸15 mm，Ⅱa（LST-G），粘膜内癌〕
a：通常白色光
b：AFI
c：インジゴカルミン色素

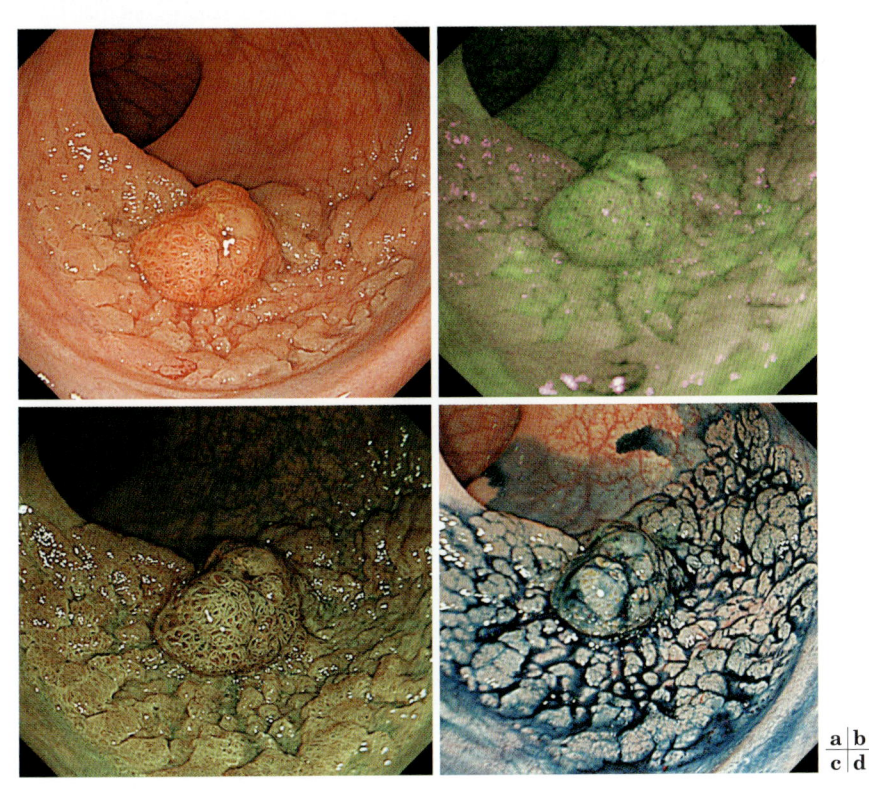

図3 症例2：内視鏡像〔直腸Rb，45 mm，Ⅰs＋Ⅱa（LST-G），粘膜内癌〕
a：通常白色光，b：AFI，c：NBI，d：インジゴカルミン色素

おわりに

　AFI 観察は，小さく平坦な病変に対する拾い上げに有用である可能性が十分あるが，その臨床的意義と質的診断能については，依然として議論の余地のあるところである．今後，"Image-Enhanced Endoscopy；IEE" として統一されたその他の新しい画像強調観察法（NBI；Narrow Band Imaging，FICE；Flexible spectral Imaging Color Enhancement など）との比較検討も必要である．また，現行型の AFI 機種は従来型と比べてスコープの操作性や画質などは向上しているものの，未だスクリーニング内視鏡検査としては十分とは言い難く，今後さらなる機器の開発・改善が期待される．

文　献

1) Rex DK, Cutler CS, Lemmel GT, et al：Colonoscopic miss rates of adenomas determined by back-to-back colonoscopies. Gastroenterology　1997；112：24-28
2) Matsuda T, Saito Y, Fu KI, et al：Does autofluorescence imaging videoendoscopy system improve the colonoscopic polyp detection rate?—A pilot study. Am J Gastroenterol　2008；103：1926-1932
3) 上堂文也，石原　立，飯石浩康，他：自家蛍光電子内視鏡装置の原理と診断能．INTESTINE　2009；13：135-140
4) Takeuchi Y, Inoue T, Hanaoka N, et al：Autofluorescence imaging with a transparent hood for detection of colorectal neoplasms：a prospective, randomized trial. Gastrointest Endosc　2010；72：1006-1013
5) Fu KI, Sano Y, Kato S, et al：Chromoendoscopy using indigo carmine dye spraying with magnifying observation is the most reliable method for differential diagnosis between non-neoplastic and neoplastic colorectal lesions：a prospective study. Endoscopy　2004；36：1089-1093
6) Sano Y, Ikematsu H, Fu KI, et al：Meshed capillary vessels by use of narrow-band imaging for differential diagnosis of small colorectal polyps. Gastrointest Endosc　2009；69：278-283
7) McCallum AL, Jenkins JT, Gillen D, et al：Evaluation of autofluorescence colonoscopy for the detection and diagnosis of colonic polyps. Gastrointest Endosc　2008；68：283-290
8) Aihara H, Sumiyama K, Saito S, et al：Numerical analysis of the autofluorescence intensity of neoplastic and non-neoplastic colorectal lesions by using a novel videoendoscopy system. Gastrointest Endosc　2009；69：726-733

11. 超音波内視鏡 (EUS)

趙　栄済, 飯沼昌二, 中島正継

内視鏡的超音波断層法（以下，EUS）は，腸管内腔から垂直断層像を得て病変の壁内外における変化を診断する検査法である．内視鏡検査と違って色調や性状の詳細な読影を要しないが，恒常性のある，信頼できる超音波像を描出するための工夫が必要である．

本稿では大腸疾患に対する超音波内視鏡検査について，まず機種や検査法を概説したのち各疾患における EUS 診断の特徴と実際の検査法について詳述する．

検査の基本

1. 機　種

大腸疾患に用いられる機種には，超音波内視鏡と内視鏡用超音波プローブがある．

超音波内視鏡（図1）：最新の大腸用超音波内視鏡[1]は直視型のスコープで内視鏡観察時には先端部を格納し（図1a），EUS 走査時には先端を突出させて使用する（図1b）．超音波走査範囲は 360°であり，周波数は 20 MHz あるいは 7.5 MHz の 2 種類がボタン操作で切り替えられる．

内視鏡用超音波プローブ（図2）：周波数 20 MHz と 12 MHz の 2 種類のプローブが用意され，いずれも径 2.4 mm であり細径のスコープにも使用できる．

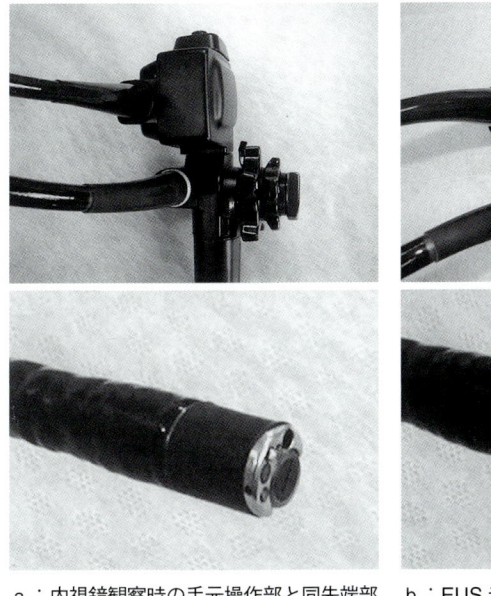

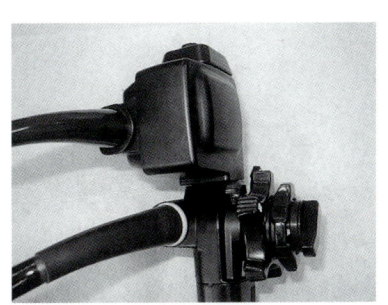

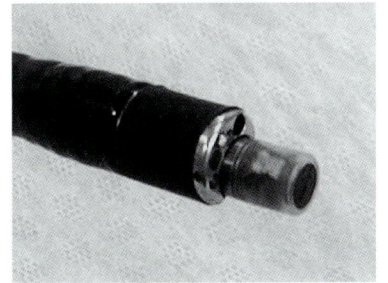

a：内視鏡観察時の手元操作部と同先端部　　b：EUS 走査時の手元操作部と同先端部

図1　最新型大腸用超音波内視鏡

I. 総 論

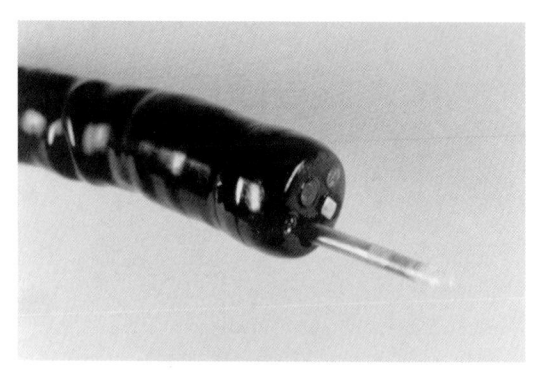

図2 通常内視鏡の鉗子口から挿通した
内視鏡用超音波プローブ

<機種の選択>
　超音波内視鏡はすべての病変，さらに壁外診断にも有用であり，超音波像がもっとも鮮明である．内視鏡用超音波プローブは内視鏡での同定にも難渋する小病変や狭小部にとくに有用である．一般に下部消化管領域では，内視鏡の鉗子口から挿通して使用できる内視鏡用超音波プローブが簡便である．したがって，まず超音波プローブを用いてEUSを施行する．十分な情報が得られない場合は超音波内視鏡に交換する，といった手順が実際的であろう．

2．操作手技
　超音波内視鏡も超音波プローブもまず病変を内視鏡で観察した後，脱気水を鉗子口から注入する．自動注入器をフットスイッチで操作すれば便利である．病変が十分浸水したあと，管腔内空気を吸引すれば超音波走査に必要な浸水状態が確保しやすくなる．超音波走査は対象病変の口側から肛門側までの全体を詳細に観察する．

3．脱気水
　EUS施行に当たっては脱気水を使用する．脱気水は水道水を沸騰させたのち冷ましたものである．処理しないままの水道水は無数の微小な気泡を含むため鮮明な画像が得られがたい．なお脱気水は体温に近い温度で使用すると腸管を刺激せず蠕動も生じづらい．

4．前処置
　通常の大腸内視鏡検査に準じる．残渣が多いと内視鏡観察に支障があるばかりでなく，脱気水が混濁して鮮明な超音波画像も得られない．

5．前投薬
　通常の大腸内視鏡検査に準じる．500 m*l* の点滴を用いて血管確保のうえ，鎮痙薬 1/2A（あるいはグルカゴン1A）と必要に応じてオピスタン®35 mg の静脈注射を施行する．被検者の苦痛を緩和するとともに，腸管の蠕動を抑制して円滑な検査を行う．またオピスタンを使用した場合は，検査終了時に拮抗薬であるナロキソン1Aの静脈注射を行う．

6．体　位

脱気水が貯留しやすい体位を選択する．一般には脱気水貯留の予測が容易な背臥位を選ぶが，回盲部では頭高足低となるように工夫する．傾斜が調節可能な検査台があれば便利である．

正常層構造

正常大腸壁の EUS 像は恒常的に観察される 5 層構造を基本とする．壁はより多層に観察されることもあるが，信頼性の高い恒常性のある層構造が診断にもっとも重要である．5 層構造の解析は以下のごとくである．すなわち，第 1 層の高エコーと第 2 層の低エコーが粘膜層に，第 3 層の高エコーが粘膜下層に，第 4 層の低エコーが固有筋層に，第 5 層の高エコーが漿膜下層および漿膜に対応している（図 3）．

a：超音波内視鏡（7.5 MHz）　　b：超音波内視鏡（20 MHz）　　c：内視鏡用超音波プローブ（20 MHz）

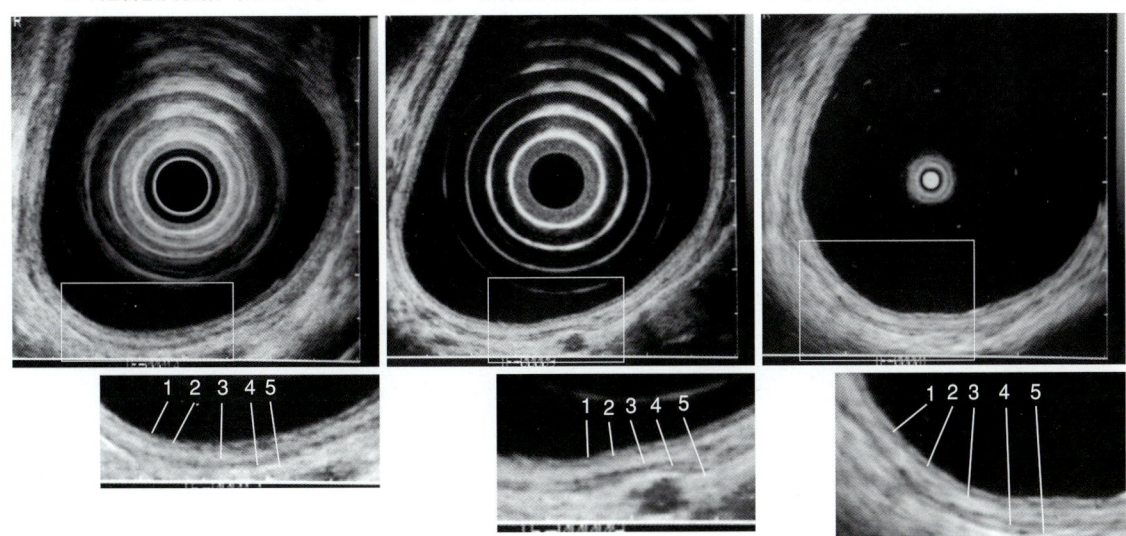

図 3　正常大腸の EUS 像（5 層構造）

おもな疾患

1．癌および SM 癌

1）特　徴

癌は EUS では低エコーの腫瘍像として観察される．低エコー腫瘍像の層構造に対する破壊と温存の所見で深達度を判定する[2]．すなわち，低エコー腫瘍像の最深部が層構造と対比してどの層にあるのかを読影する．

図 4a は組織学的深達度が M の癌である．低エコー腫瘍像は第 2 層までにとどまっており，層構造はすべて温存されている．

図 4b は SM 癌である．低エコー腫瘍像の最深部は第 3 層の高エコー層内にある．第 1 および第 2 層を破壊しているが第 4 層以深は温存されている．

I.総論

超音波内視鏡（7.5 MHz） 超音波内視鏡（7.5 MHz）

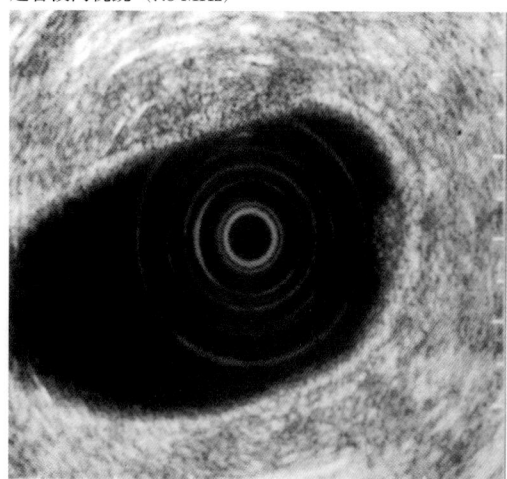

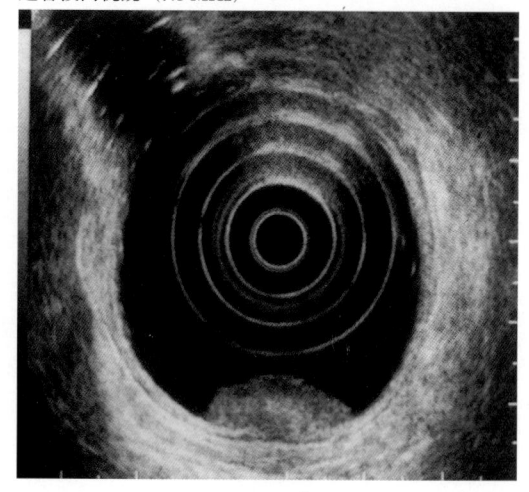

a：M癌　　　　　　　　　　　　　　b：SM癌

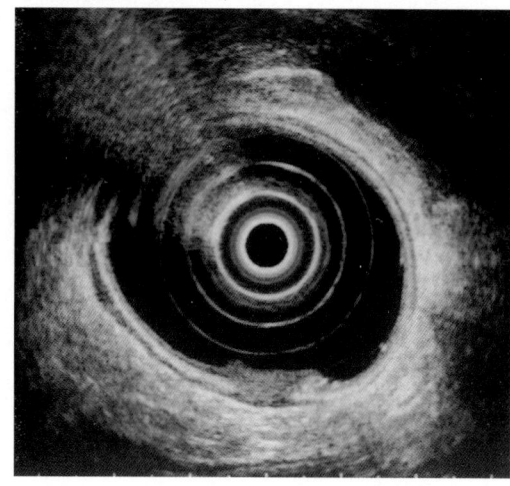

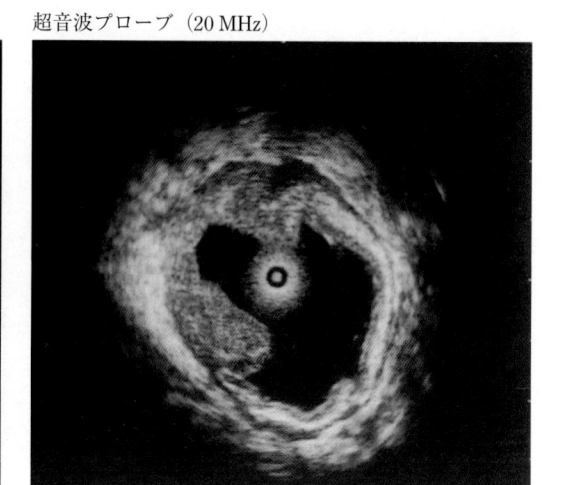

超音波内視鏡（20 MHz） 超音波プローブ（20 MHz）

c：MP癌　　　　　　　　　　　　　　d：SE癌

図4　各深達度の大腸癌症例

　図4cはMP癌である．低エコー腫瘍像の最深部は第4層にある．第3層までを破壊しているが，第4層外縁は平滑である．

　図4dはSE癌である．低エコー腫瘍像は第4層を破壊している．すなわち，第4層外縁が不整である．なお，組織学的深達度のSSとSEはEUSでは鑑別できない．漿膜下層と漿膜はいずれも第5層として表現されるので，SSとSEを区別できないからである．さらに癌の低エコー腫瘍像と隣接臓器との境界が不明瞭な場合はSI（AI）と診断する．EUSによる癌の深達度は組織学的深達度に対応した術前診断のM，SM，MP，SS-SE（A），SI（AI）と分類して診断する．

　さらにSM癌は相対分類に基づき浸潤度を診断する[3]．すなわち，癌の低エコー腫瘍像の最深部が隣接する正常層構造の第3層の高エコー層の表層より1/3までにとどまる場合をSM1，2/3までにとどまる場合をSM2，2/3から第4層の低エコー層近傍までにある場合をSM3とする（図5）．図6に各浸潤度のSM癌症例を示す．実際にはSM癌はSM1

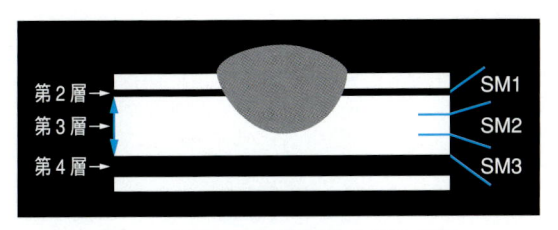

図5　大腸SM癌浸潤度：EUS分類

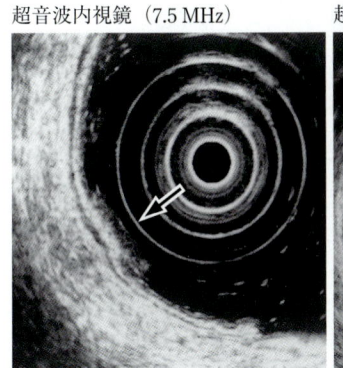

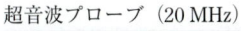

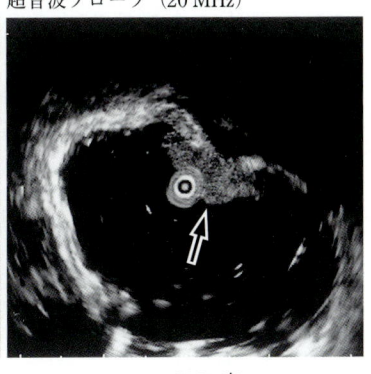

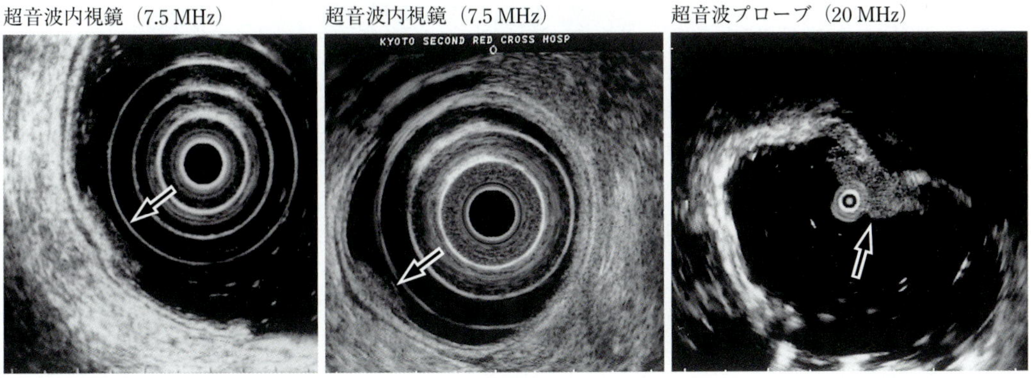

a：SM1癌　　　　　　　　b：SM2癌　　　　　　　　c：SM3癌

図6　各浸潤度のSM癌症例

までかSM2以深かをEUSで判別して治療方針を決定し，さらに切除標本の組織学的絶対浸潤度で最終的治療方針を確認する．

2）実際の検査法

　癌の最深部の観察は癌の低エコー腫瘤像と両隣りの正常層構造を同一の画面で観察できるように走査する．垂直断面の画像を捉え，接線方向に流れた画像とならないように走査する．さらに癌部を全範囲にわたって走査して最深部を判定し，反復走査で再現性を確認する必要がある．大腸では屈曲蛇行した部位が多いため，癌の口側から肛門側まで丁寧に有効な画像が得られるように走査する．あくまで有効画像に基づいて診断を下す必要がある．接線方向に流れた画像，全範囲を走査していない画像，両隣りの正常層構造と同一画面が得られない画像，さらに恒常性が保証されない画像は誤診につながりやすいため，診断の根拠としてはならない．

2．リンパ節転移診断

1）特　徴

　癌症例とくにSM深層以深の癌と診断した場合は，深達度のほかに転移リンパ節の有無を診断する．図7は転移リンパ節のEUS像である．EUSによる転移リンパ節の診断能は決して良好とはいえない．したがって，腸管外のEUS走査が不十分な場合はリンパ節転移診断不能として，癌深達度診断を優先させる．すなわち癌深達度に応じたリンパ節転移率の情報から，治療方針さらに手術術式を決定するのが妥当である．

2）実際の検査法

　癌の口側および肛門側をそれぞれ約5cmにわたってEUS走査を行う．すなわち第1群

I．総　論

超音波内視鏡（7.5 MHz）

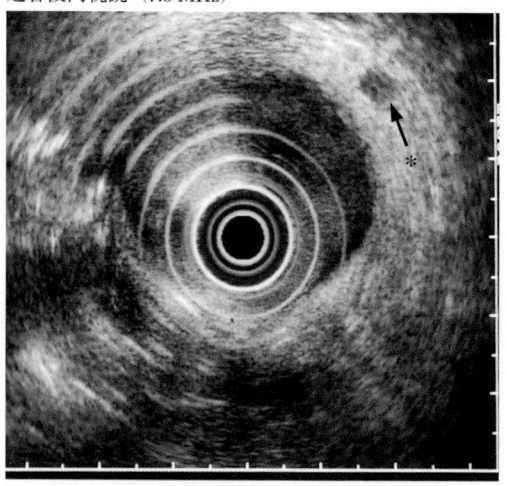

図7　大腸癌症例の転移リンパ節（←＊）

　リンパ節の腫大の有無を検討する．癌部の周辺腸管外で脈管と連続しない類円形の低エコー腫瘤を認めた場合をリンパ節転移陽性と判断する．壁外の観察が良好な超音波内視鏡が有用である．

3．潰瘍性大腸炎
1）特　徴
　潰瘍性大腸炎の内視鏡診断は，活動期，罹患範囲，重症度および治療反応性の判定に用いられている．EUSは治療方針にもっとも重要な重症度判定に応用される[4]．EUSでは，炎症は活動期には低エコー変化として観察される．
　図8aは活動期のEUS像である．層構造は温存されているが，第2層の軽度の肥厚が目立つ．図8bは寛解期のEUS像である．層構造はまったく正常化している．活動期の潰瘍

超音波プローブ（20 MHz）　　　　　　　　超音波内視鏡（7.5 MHz）

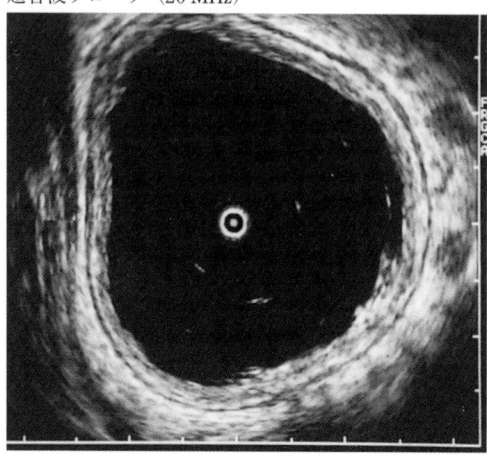

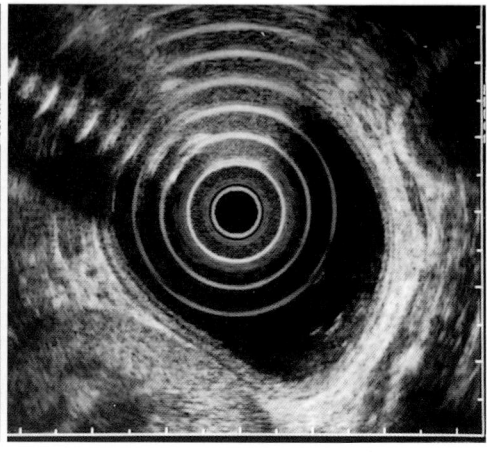

a：活動期（UC-M）　　　　　　　　b：寛解期

図8　潰瘍性大腸炎症例

超音波内視鏡（20 MHz）　　　　　　超音波プローブ（20 MHz）

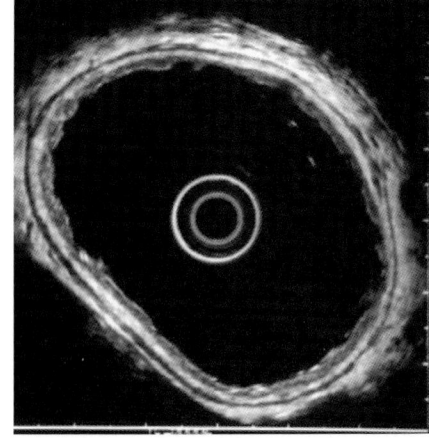

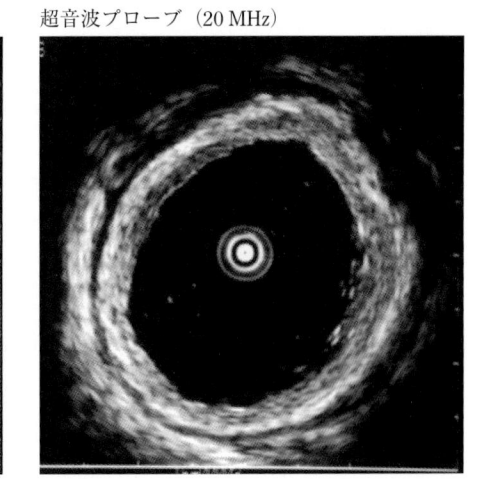

a：UC-M　　　　　　　　　　　b：UC-SM

超音波プローブ（20 MHz）　　　　　　超音波プローブ（20 MHz）

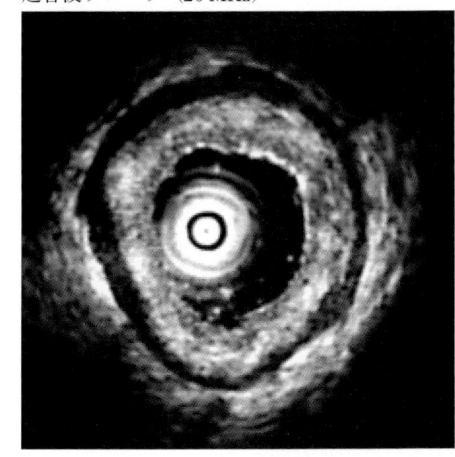

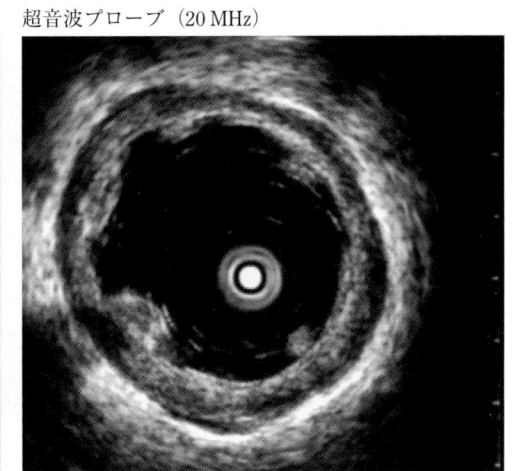

c：UC-SMdeep　　　　　　　　　d：UC-MP

超音波プローブ（20 MHz）

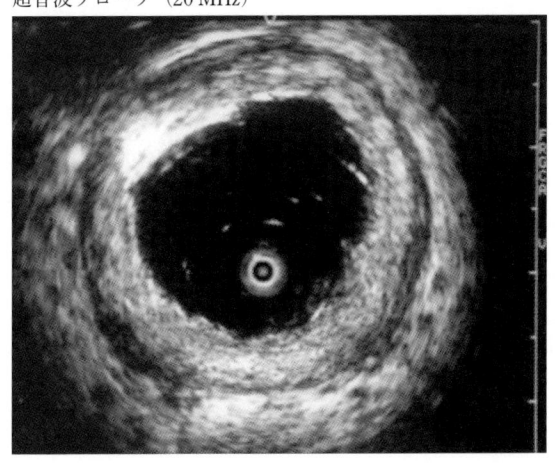

e：UC-SS/SE

図9　活動期潰瘍性大腸炎の炎症深達度分類

I. 総論

性大腸炎では炎症は重症になるにつれ，粘膜層から深層への変化が観察される．

実際の症例の検討から EUS における炎症の深達度は以下のように分類できる（**図 9**）．第 2 層を含む壁の肥厚があるが，層構造が温存されているものを UC-M（図 9a），低エコー変化が第 3 層に及ぶものを UC-SM（図 9b），低エコー変化が第 3 層深層の第 4 層近くに及ぶものを UC-SMdeep（図 9c），低エコー変化が第 4 層にまで及んで第 3 層と第 4 層の境界が不明瞭となったものを UC-MP（図 9d），低エコー変化が第 4 層を貫通し，第 4 層外側が不整となったものを UC-SS/SE（図 9e）とする．

EUS による炎症の深達度判定は内視鏡や臨床的重症度に比べて炎症の深さが診断できるため，内科的治療指針あるいは緊急手術の適応判定に有力な情報が得られる．内視鏡では出血，浮腫あるいは潰瘍の有無から炎症の程度を観察するが，いずれの所見も粘膜面に表出した変化のみであり炎症の深達度を客観的に説明することはできない．また臨床的重症度は炎症と出血の因子から構成されており，炎症の重症度を十分に反映していない．EUS は炎症の重症度を深達度から判定できる唯一の診断方法である．

2）実際の検査法

通常の内視鏡観察で罹患範囲を確認し，炎症がもっとも強い部位を見極める．びらんや出血の強い部位，あるいはもっとも深い潰瘍部を炎症の最強部とし，脱気水を注入し EUS を施行して炎症の深達度を判定する．潰瘍性大腸炎では腸管の狭小化がみられるため，超音波プローブが有効である．超音波内視鏡は挿入が可能な管腔径が保持されていれば，もっとも微細な EUS 像が得られる．

4. 粘膜下腫瘍様病変

1）特　徴

EUS は粘膜下腫瘍と壁外圧迫の鑑別をはじめとする粘膜下腫瘍様病変の病態診断に有用である．粘膜下腫瘍は粘膜面には腫瘍の明瞭な露出がないため，内視鏡では色調，表面性状や鉗子触診による可動性の有無また硬さの把握，さらに生検組織によって診断を行っている．EUS では腫瘍の局在層あるいは進展範囲，エコーレベルおよび内部性状から診断を行う[5]．

表 1　粘膜下腫瘍の主要局在層

	主要局在層			
	粘膜層	粘膜下層	固有筋層	壁外
リンパ管腫		●		
血管腫		●		
悪性リンパ腫		●		
カルチノイド腫瘍		●		
子宮内膜症				●
筋原性腫瘍	●		●	
脂肪腫		●		
腸管嚢腫様気腫症		●		

表2 粘膜下腫瘍のエコーレベル

	エコーレベル				
	echo free	〜	低エコー	〜	高エコー
リンパ管腫	●				
血管腫	●				
悪性リンパ腫		●			
カルチノイド腫瘍			●		
子宮内膜症			●		
筋原性腫瘍			●		
脂肪腫					●
腸管嚢腫様気腫症					※

※：acoustic shadow

超音波プローブ（12 MHz）

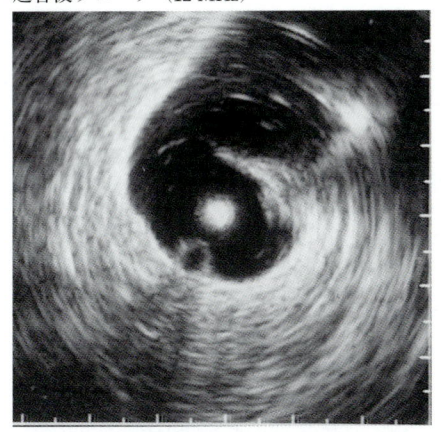

a：粘膜筋板由来の平滑筋腫

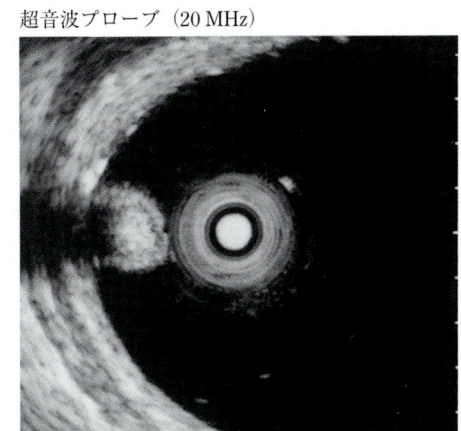

超音波プローブ（20 MHz）

b：脂肪腫

超音波プローブ（20 MHz）

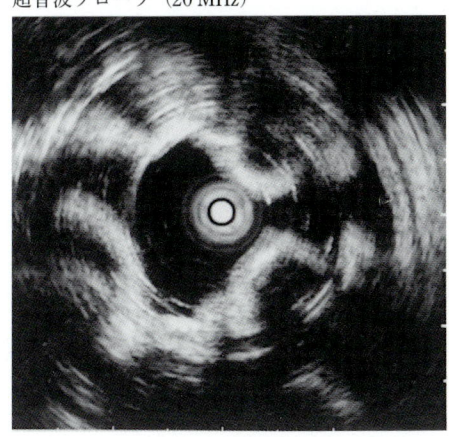

c：腸管嚢腫様気腫症

超音波内視鏡（7.5 MHz）

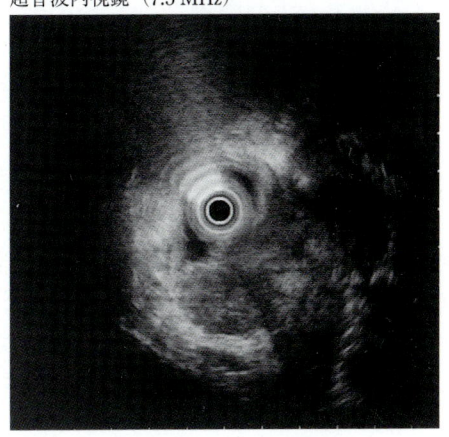

d：子宮癌のS状結腸浸潤

図10 粘膜下腫瘍様病変

I. 総　論

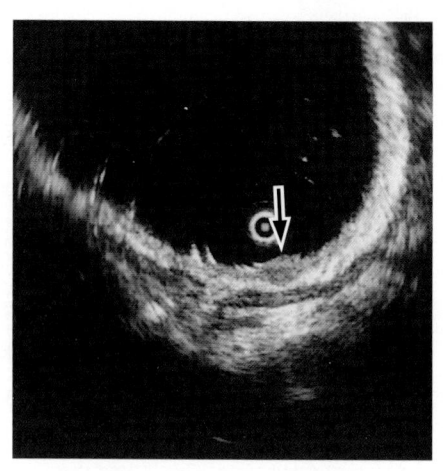

図11　カルチノイド腫瘍

　表1に各腫瘍の主要局在層の特徴を示す．一般に，腫瘍の増大により進展範囲が拡大する場合がある．またエコーレベルは第3層の高エコー，第4層の低エコーさらにecho freeを基準とする．表2にエコーレベルからみた各腫瘍の特徴を示す．なお内部エコーは腫瘍の増大に伴い不均一になる傾向がある．
　図10に症例を提示する．粘膜筋板由来の平滑筋腫は第2層に低エコー腫瘤像を認める（図10a）．脂肪腫は第3層内に高エコー腫瘤像が観察される（図10b）．腸管嚢腫様気腫症では第3層にacoustic shadowを伴う腫瘤を認める（図10c）．子宮癌のS状結腸浸潤では壁外から第3層に進展した低エコー腫瘤像が観察される（図10d）．またEUSは腫瘍の進展範囲，周辺の腫大リンパ節の有無，流出入血管，さらに腫瘍径の判定が可能であるため，治療方針の決定や経過観察に有用である．

　2）実際の検査法
　管腔に著明な狭小化がある場合は超音波プローブを用いるが，超音波内視鏡でより鮮明な画像が得られる．とくに壁外に及ぶ腫瘤では専用機の超音波内視鏡が必須である．

5．カルチノイド腫瘍

1）特　徴
　カルチノイド腫瘍は粘膜深層から粘膜下層へと進展する傾向があり，粘膜下腫瘍様形態をとる．治療方針は粘膜下層にとどまっていれば内視鏡的完全切除が可能である．まず内視鏡で色調を観察して黄色調を確認したのち，次に鉗子触診で可動性を観察して粘膜下層までか，固有筋層に及ぶかを推定する．カルチノイド腫瘍を強く疑えば，EUSを用いて腫瘍の局在と深達度を判定する．図11は径3mmの直腸カルチノイド腫瘍のEUS像である．

2）実際の検査法
　病変を内視鏡で確認したのち脱気水を鉗子口から注入して，EUS走査を行う．腫瘍が2〜3mm以下では明瞭な内視鏡観察が必要な場合があり，通常内視鏡観察下に操作が可能な超音波プローブが有効である．

おわりに

　EUS は内視鏡検査と比較して，診断よりも超音波像の描出技術に熟練を要する．すなわち，EUS 施行に当たってもっとも重要な点は誰もが納得できる超音波画像を描出することである．EUS は内視鏡検査の安易な付加検査ではなく，強力な補助検査あるいは第一義の検査と位置づけるべきである．

文　献

1) 趙　栄済，上田モオセ，宮田正年，他：新型大腸用超音波内視鏡 XCF-UMPQ230 の臨床的有用性．早期大腸癌　2002；6：537-541
2) 趙　栄済，松井亮好，清田啓介，他：内視鏡的超音波断層法（EUS）による大腸疾患の検討—癌深達度診断を中心に．Gastroenterol Endosc　1988；30：926-935
3) 趙　栄済，川口義明，宇野耕治，他：大腸 sm 癌の浸潤度診断．内科　2003；841-844
4) 趙　栄済，森川宗一郎，釜口麻衣，他：超音波内視鏡で探る潰瘍性大腸炎の深部変化．消化器内視鏡　2006；8：1322-1328
5) 趙　栄済：EUS，IDUS による粘膜下腫瘤様変化の鑑別診断．山中桓夫 編著：消化器内視鏡 New Procedure 消化管．メジカルビュー社，東京，2000；186-187

II

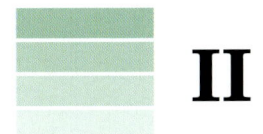

診断のプロセス

形態を表現する用語

三宅直人，長南明道

　病変を診断するためには，病変の存在部位，個数（単発か多発か），大きさ，高さ（隆起か平坦か陥凹か），形態（病変全体の形状や辺縁の性状など），表面性状，色調などを詳細に観察する必要がある．

　隆起性病変の診断にはまず，上皮性病変か非上皮性病変かを鑑別することが重要である．その鑑別は隆起の立ち上がり（なだらかか急峻か）や表面性状（隆起が正常粘膜で覆われているか否か）によってなされる．また，上皮性病変であれば炎症性病変か腫瘍性病変か，良性か悪性かを次に鑑別する．

　陥凹性病変の診断には陥凹の深さ，陥凹の色調，陥凹底の性状（凹凸の有無，大きさなど），陥凹辺縁の性状，陥凹周囲のひだの所見により良悪性の鑑別をすることが重要である．

　また，診断の根拠となる所見にはさまざまなものがあり，それを表す用語の意味をよく理解し使用する必要がある．ここでは形態を表現する用語を，隆起性病変と陥凹性病変に分けてあげ，おもなものを解説する．

隆起性病変を表現する用語

① 形状を表現する用語	半球状	芋虫状	桑実状	たこいぼ状	臼歯状
	平盤状	無茎性	亜有茎性	有茎性	牛眼像
② 表面性状を表現する用語	平滑	粗糙	顆粒状	結節状	絨毛状
	乳頭状	無構造	白苔	びらん	臍形成（delle）
	潰瘍	血管透見の不整や消失			
③ その他の用語	架橋ひだ（bridging fold）				
	クッションサイン（cushion sign）				

【用語解説】

● **無茎性（sessile；Is），亜有茎性（semipedunculated；Isp），有茎性（pedunculated；Ip）**
　　山田，福富らは胃の隆起性病変をその形態より分類した．山田分類では，隆起の起始部が滑らかで明確な境界を形成しないものをⅠ型とし，隆起の起始部に明確な境界線を形成しているがくびれを認めないものをⅡ型とした．大腸の隆起性病変においてはⅠ型とⅡ型を無茎性と呼ぶ．Ⅲ型は隆起の起始部に明らかなくびれを形成しているが茎の認められないものであり，亜有茎性と呼ぶ．Ⅳ型は明らかな茎を有するものであり，有茎性と呼ぶ．

● **たこいぼ状隆起（varioliform of erosive gastritis）**
　　頂部にびらんによる陥凹を伴う隆起のこと．cap polyposis やアメーバ腸炎に認められる．

● **牛眼像（bull's eye appearance）**
　　標的の中心円（黒点）を bull's eye という．これに似て，頂部に陥凹を有するドーナッツ状の隆起をさす．多くは消化管壁に脈管性に転移した悪性腫瘍により，消化管壁が粘膜下

腫瘍様に隆起し，頂部に陥凹を伴った場合に使われる．

● 臍形成（delle）
隆起表面に認められる臍状のくぼみのこと．非上皮性腫瘍の隆起に認められる，びらんなどのくぼみに用いられる．

● 架橋ひだ（bridging fold）
おもに非上皮性腫瘍に認められる所見であり，隆起の周囲から隆起表面に向かいなだらかに移行するひだのこと．粘膜下層以深に存在する腫瘍や炎症で形成された隆起によって，周囲粘膜が隆起表面に引っ張られてできるひだを表す．

● クッションサイン（cushion sign）
生検鉗子などによる触診所見の一つ．非上皮性腫瘍の鑑別のために用いられ，鉗子による圧迫で腫瘍が柔らかくくぼむ所見．脂肪腫，リンパ管腫や血管腫など柔らかい腫瘍で認められる．

陥凹性病変を表現する用語

① 形状を表現する用語	円形　類円形　線状　地図状　星芒状 不整形　平皿状　アフタ（aphtha）
② 陥凹底の性状を表現する用語	平坦　凹凸不整　顆粒　結節　島状隆起　白苔 びらん　潰瘍　無構造　血管透見の不整や消失
③ 陥凹辺縁（境界）の性状を表現する用語	明瞭　不明瞭　不整　鋸歯状　ひげ状 棘状　蚕食像
④ 陥凹周囲のひだの性状を表現する用語	集中
⑤ その他の用語	耳介様　周堤隆起　台状挙上　弧の硬化

【用語解説】

● アフタ（aphtha）
円形もしくは類円形の小びらんや小潰瘍のことで，周囲に紅暈を伴う白色斑．軽微な炎症性変化であり，種々の炎症性疾患の初期像でも認められる．

● 島状隆起，島状粘膜残存（islet-like nodule）
浅い陥凹底に存在する島状に取り残された粘膜のこと．通常は5mm前後で複数認められることが多い．上皮性悪性腫瘍でしばしば認められ，良悪性の鑑別に重要である．

● 蚕食像（encroachment, moth-eaten appearance）
上皮性悪性腫瘍すなわち癌に認められる所見であり，良悪性の鑑別に重要な所見である．蚕が葉を食べる時にできるような，不整な辺縁を表す所見であり，腫瘍の表面露出部と正常粘膜（非腫瘍部もしくは腫瘍の表面非露出部）との境界に認められる．虫食い像とも呼ばれる．大腸腫瘍の場合，星芒状やzig-zag signという表現も使われる．

● ひだ集中（fold convergence）
粘膜下層や固有筋層の線維化により生じる周囲粘膜からのひだの集中を表す．集中するひだの所見（方向，数など）で病変の質的診断を行う．大きなLST-NGでは，粘膜内病変でもひだ集中を伴うことも多い．

- **周堤隆起（ulcer mound, marginal swelling）**

 陥凹を取り囲むように存在する隆起のこと．良性潰瘍の周囲にみられる周堤は柔らかく，悪性病変の周囲にみられる周堤は硬く，粘膜下層以深への浸潤を強く示唆する．

- **台状挙上**

 十分に送気し腸壁を伸展した状態で，陥凹部を含め病変全体が周囲粘膜より隆起して認められる形態．粘膜下層以深に浸潤した悪性病変に認められる所見．

隆　起　[大腸]

田中信治，岡　志郎

　内視鏡観察のポイントは，病変を遠景，中間景，近景像に分け，色々な角度（正面像，側面像）からさまざまな空気量で観察することである．具体的な観察項目は，肉眼型，大きさ，色調，表面性状（陥凹局面，びらん，凹凸，顆粒・結節），ひだ集中・ひきつれ像，辺縁硬化像などである．空気量が多めの遠景像は病変の全体像の把握や硬化像・ひきつれによる浸潤所見の拾い上げに有用である．また，空気量の少ない像も，腫瘍の空気変形やSM層のvolume effectによる深達度診断に有用である．近接像は，病変表面の微細構造所見の診断に不可欠である．表1に大腸隆起性病変の一覧を示す．

上皮性か非上皮性か？

　隆起性病変を見つけた場合，まず考えるべきことは，その隆起が上皮性病変か非上皮性病変かを正確に見極めることである．その鑑別のポイントは以下のとおりである．

1．非上皮性病変

　非上皮性病変は非腫瘍性粘膜で被覆されているが，病変をよく洗浄し色素散布までできち

表1　単発性大腸隆起性病変

上皮性病変	非上皮性病変
腫瘍 　腺腫 　早期癌 　進行癌 非腫瘍 　炎症性ポリープ：良性リンパ濾胞性ポリープ， 　　　　　　　　炎症性ポリープ 　過形成性ポリープ：過形成結節， 　　　　　　　　過形成性ポリープ 　過誤腫性ポリープ：Juvenile（若年性）ポリープ， 　　　　　　　　Peutz-Jeghersポリープ 　その他：Colonic mucosubmucosal elongated 　　　　polyp（CMSEP） 　　　　Inflammatory myoglandular polyp 　　　　（IMG polyp）	腫瘍 　Gastrointestinal stromal tumor（GIST） 　血管性腫瘍 　　リンパ管腫，海綿状血管腫など 　リンパ系腫瘍 　　MALTリンパ腫，悪性リンパ腫など 　カルチノイド 　脂肪腫 　顆粒細胞腫 　Inflammatory fibroid polyp（IFP） 　転移性腫瘍 非腫瘍 　子宮内膜症 　粘膜脱症候群（隆起型） その他 　静脈硬化性大腸炎 　腸管嚢腫様気腫症 　Multiple lymphomatous polyposis（MLP） 　Cap polyposis

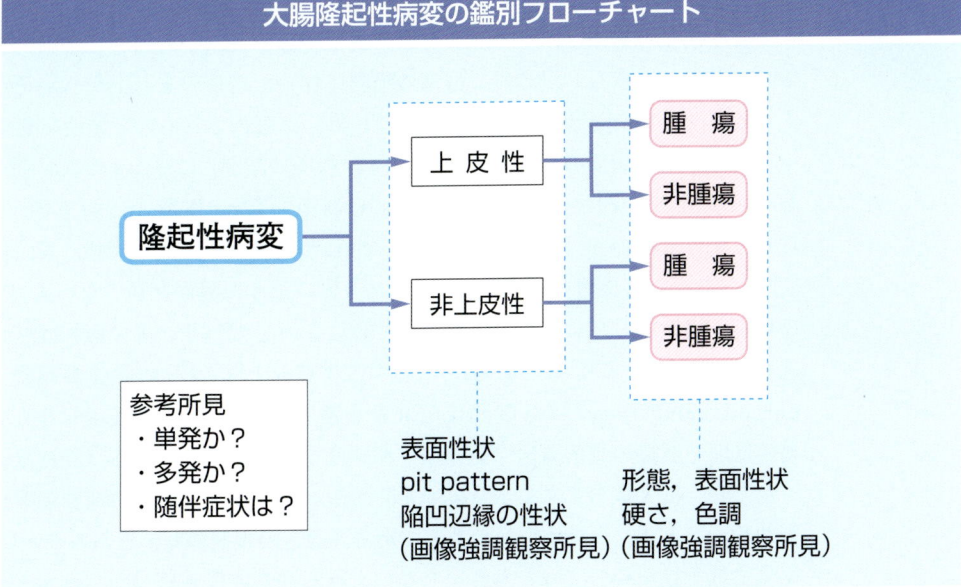

大腸隆起性病変の鑑別フローチャート

隆起性病変
- 上皮性
  - 腫瘍
  - 非腫瘍
- 非上皮性
  - 腫瘍
  - 非腫瘍

参考所見
・単発か？
・多発か？
・随伴症状は？

表面性状
pit pattern
陥凹辺縁の性状
（画像強調観察所見）

形態，表面性状
硬さ，色調
（画像強調観察所見）

んと行えばその診断は容易である．拡大観察で正常pitの確認を行えばより確実であるが，現在の高画素電子内視鏡を活用すれば，非拡大観察で非腫瘍性粘膜を診断することは決して難しいことではない．一方，非上皮性腫瘍のうち隆起表面が潰瘍したり部分的に非腫瘍性粘膜で被覆されていないこともあるが，その場合は，非腫瘍性粘膜辺縁の性状（蚕食像，不整像）や病変全体の不整さなどが上皮性腫瘍との鑑別点になる．

非上皮性病変と診断したら，次に形態，硬さ，色調などを観察する．

1）形　態

形態診断で重要なことは，局在病変が均一な半球状〜球状病変か，多結節状・不整形か，あるいは比較的広い病変か，など所見を正しく把握することである．一般に，多結節状・不整形の粘膜下腫瘍は悪性腫瘍の可能性が高い．比較的広い病変であれば，転移性腫瘍や壁外からの炎症の波及なども鑑別にあげなくてはならない．

2）硬　さ

血管性腫瘍，脂肪腫などのようにクッションサイン陽性を示す柔らかいもの，GIST・カルチノイド・顆粒細胞腫・IFPなどのように弾性硬のものなど，病変によってその硬さに特徴がある．

3）色　調

血管性腫瘍であれば暗紫色を呈することが多く，脂肪腫やカルチノイドは黄色調を呈することが多い．ただし，粘膜下腫瘍は表面が物理的刺激で発赤調を示すことがあるし，頂上が潰瘍することもあるので，そのことを常に頭に入れておく必要がある．

4）その他

粘膜下腫瘍も蠕動や物理的刺激により，表面が発赤色になったり，表面を被覆している粘膜が潰瘍することもまれではないので注意を要する．

なお，粘膜下腫瘍の中には血管性の腫瘍もあり，正確な質的診断なしに安易な生検を行うと大出血をきたすことがあり注意を要する．粘膜下腫瘍の質的診断には，超音波内視鏡検査が必須である．

2. 上皮性病変

　上皮性病変の診断は，その表面構造や病変基部の性状が周囲の正常粘膜と異なることで診断できる．ただし，浸潤癌では癌の浸潤に伴い，病変の立ち上がりが正常粘膜で覆われること（non-polypoid growth；NPG）はしばしば経験されるので鑑別を要する．

　上皮性隆起性病変の質的診断（腫瘍 vs 非腫瘍の鑑別）には，その表面微細構造が重要であり，その際拡大観察が有用である．腺腫は特徴的な pit 構造（p.294 参照）を呈するが，明らかな癌は表面の pit 構造が不整になる．さらに浸潤すると，緊満感，表面粗糙・びらん形成，さらに進むと決潰し潰瘍形成をきたす．胃のように酸が存在しない大腸で，病変表面がびらん～決潰化していることはきわめて重要な所見であり，癌であれば浸潤している可能性を強く示唆する所見である．一方，近年普及している画像強調観察（IEE：Image-Enhanced Endoscopy）である NBI・FICE を使用すると，色素を使用しなくても腫瘍・非腫瘍の鑑別や腫瘍の質的診断（組織型・深達度など）が可能である（詳細は p.93～参照）．

　ただし，拡大観察による pit pattern 診断や NBI/FICE などの画像強調観察は，あくまで補助診断であり，内視鏡観察の基本である「通常内視鏡観察」をおろそかにして「木（葉）を見て森を見ない」ような診断をしないよう，通常内視鏡観察から拡大・画像強調観察まで全体のバランスが取れた診断学体系を身につけることが大切である．

◎ 単発か多発か？

　ポリープが100個以上存在する状態を一般的にポリポーシスという．その鑑別点を表2

表2　消化管ポリポーシス

	疾患名	ポリープの分布	ポリープ数	遺伝	悪性化	組織学的特徴	随伴病変（消化管以外）
腺腫性	家族性大腸腺腫症（FAP）（Gardner症候群）	胃～大腸	数百～数万個 びまん性	あり	あり	腺腫（大腸，小腸，胃の幽門腺領域）単純性過形成（胃の胃底腺領域）	骨腫，外骨腫，軟部腫瘍
	Turcot症候群						中枢神経系腫瘍
過誤腫性	Peutz-Jeghers症候群	胃～大腸	数個～数百個 散在性	あり	まれ	粘膜筋板の樹枝状増生 粘膜上皮の過形成	斑点状色素沈着（口唇，口腔，手掌，足蹠）
	Cowden病	全消化管	びまん性	あり	まれ	過誤腫と過形成が混在	多発性丘疹，口腔粘膜の乳頭腫症，乳腺・甲状腺・卵巣腫瘍，血管腫など
	若年性ポリポーシス	おもに大腸	数個～数十個 散在性	まれ	まれ	豊富な粘膜固有層腺管の拡張と炎症細胞浸潤	まれに先天性奇形
炎症性	リンパ濾胞性ポリポーシス	おもに大腸	数百～数千個 びまん性	なし	なし	リンパ濾胞の増生と表層びらん	なし
	炎症性ポリポーシス	おもに大腸	数個～数百個 びまん性～散在性	なし	なし	大腸のびまん性炎症に付随	なし
その他	Cronkhite-Canada症候群	胃～大腸	びまん性～散在性	なし	あり	腺管の囊胞状拡張と粘液貯留	びまん性色素沈着（全身），脱毛，爪甲の萎縮～脱落
	化生（過形成）性ポリポーシス	大腸	散在性～びまん性	なし	なし	腺管の拡張，腺腔の拡大と鋸歯状所見	なし

に示すが，attenuated type の家族性大腸腺腫症は腺腫性ポリープの数が少ないので注意を要する．狭義のポリポーシス以外にも，cap polyposis や MLP なども鑑別疾患として重要である．詳細は，「疾患別内視鏡像」の項を参照．

随伴症状はないか？

ポリポーシスの中には特徴的な随伴症状を伴うものがあり，診断の一助となる（表2）．問診による家族性などの確認もきわめて重要である．

Ⅱ．診断のプロセス　［大腸］

大腸腺腫（0-Ⅰp）

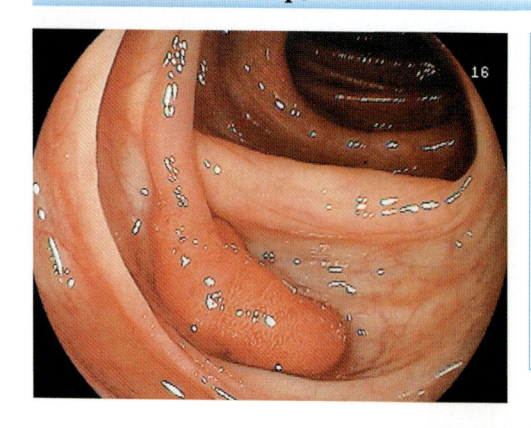

（特徴的所見）
- 表面がやや分葉した発赤調のポリープで，長い茎（stalk）を有している．
- 表面には比較的規則的な管状の腫瘍性 pit 構造が観察される．
  - ◆現在の高画素電子内視鏡を用いれば，通常観察でも大きな pit は認識可能であり，pit pattern まで診断する気概をもって病変の表面構造を観察することが大切である．

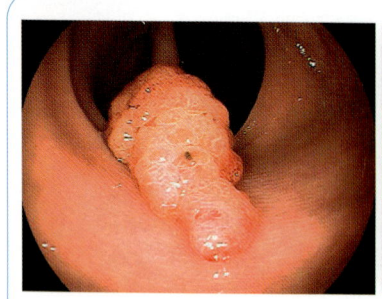

参考症例

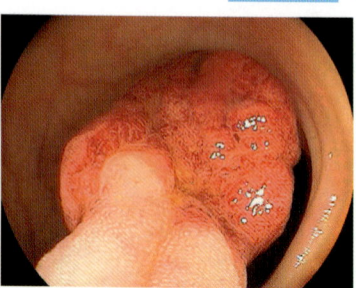

有茎性（0-Ⅰp）腺腫　　　有茎性（0-Ⅰp）腺腫内癌（M）

大腸腺腫（0-Ⅰs）

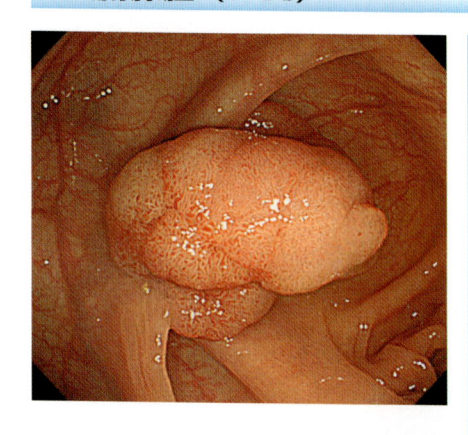

（特徴的所見）
- 通常内視鏡観察像．やや発赤分葉した無茎性隆起性病変で，表面模様から上皮性腫瘍と推定できるが，それ以上の質的診断は難しい．
  - ◆インジゴカルミン散布による拡大観察でⅢL型 pit pattern を認め腺腫と診断できる．NBI 拡大観察を行うと，色素散布を行うことなく整な pit pattern 類似構造（surface pattern）が観察され，同様に腺腫と診断可能である．NBI 拡大観察によってほとんどの隆起型腺腫の surface pattern はインジゴカルミン散布なしで確認可能であり，内視鏡診療の効率が上昇する．

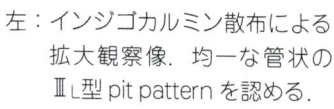

左：インジゴカルミン散布による拡大観察像．均一な管状のⅢL型 pit pattern を認める．
右：NBI 拡大観察像．白色調の整な surface pattern を認める．

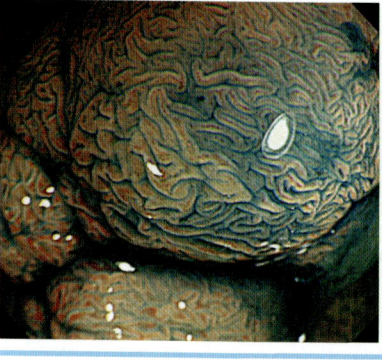

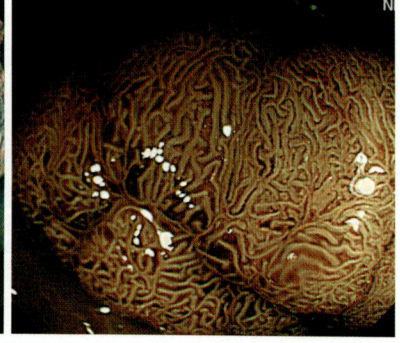

大腸 SM 深部浸潤癌（0-Ⅰsp）

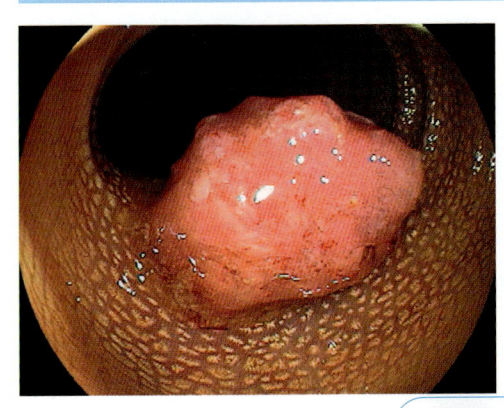

（特徴的所見）
- 表面は粗糙・不整で壊死・滲出物の付着があり，緊満感を伴った無茎性病変である．
  - ◆本例の病変の周囲には白斑が著明である．

参考症例

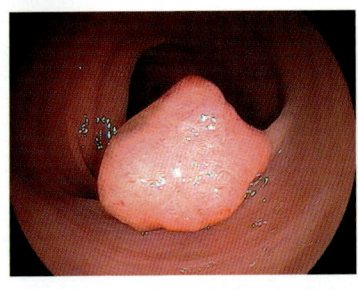

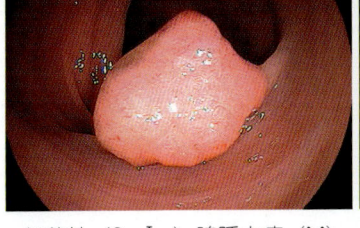

無茎性（0-Ⅰs）腺腫内癌（M） 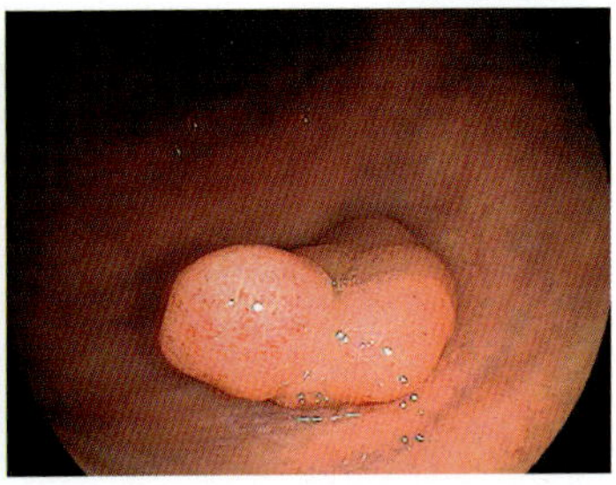　　無茎性（0-Ⅰs）腺腫内癌（M）

大腸 SM 深部浸潤癌（0-Ⅰsp＋Ⅱc）

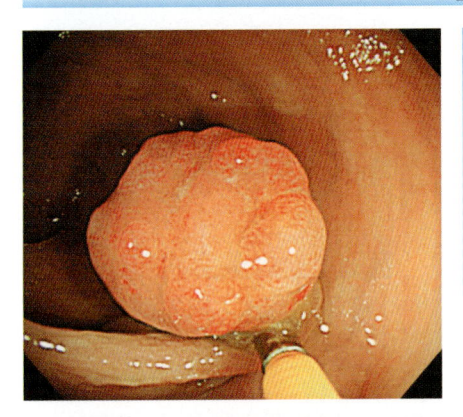

（特徴的所見）
- 緊満感を伴った分葉結節状の病変であるが，周囲立ち上がりは非腫瘍性粘膜で覆われている．中心陥凹部はやや隆起しているが粗糙である．
  - ◆病変全体が観察しにくい場合は，このように鉗子などの処置具で病変をこちらに向けてとにかく全体の所見を得るように努力する．〔コラム：鉗子触診（p.359）の項参照〕

大腸 SM 深部浸潤癌（決潰を伴う 0-Ⅰs）

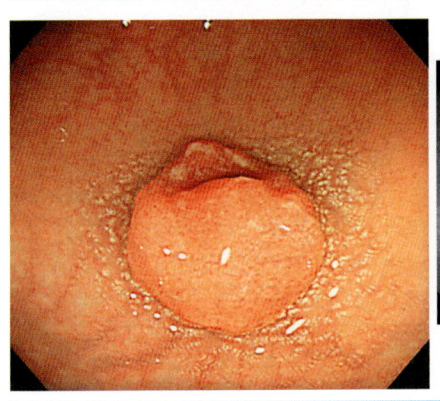

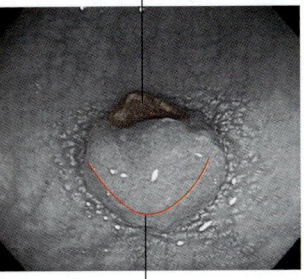

白苔の付着した決潰

非腫瘍性粘膜の境界

（特徴的所見）
- 緊満感を伴った無茎性病変で，周囲立ち上がりはわずかに非腫瘍性粘膜で覆われている．病変の周囲に白斑を認める．
- 病変表面は平滑であるが粗糙で，滲出物の付着を伴っている．よく観察すると，病変の口側に白苔の付着した決潰を認める．

大腸 隆起

II. 診断のプロセス ［大腸］

大腸 SM 深部浸潤癌（潰瘍を伴い 2 型進行癌へ移行中の 0-Ip）

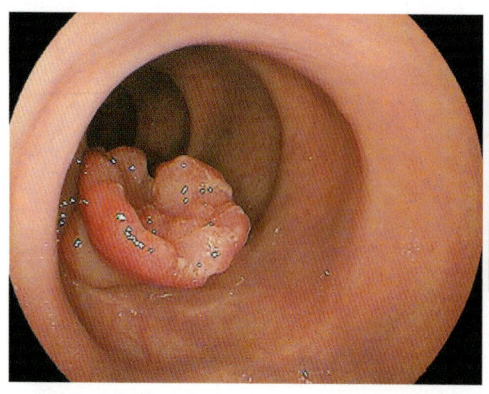

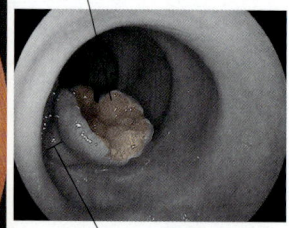

中心部は崩れて潰瘍している

茎の緊満感所見は stalk invasion を示唆する

〈特徴的所見〉
- 緊満感のある茎（stalk）を伴った病変で，周囲立ち上がりは非腫瘍性粘膜で覆われている．中心部は崩れて潰瘍している．

◆ 茎の緊満感所見は stalk invasion を示唆する．

参考症例

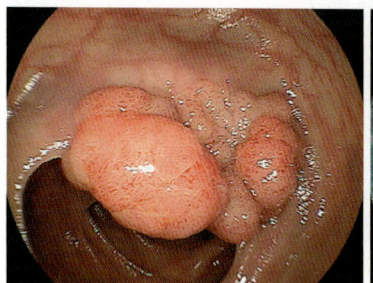

通常内視鏡像 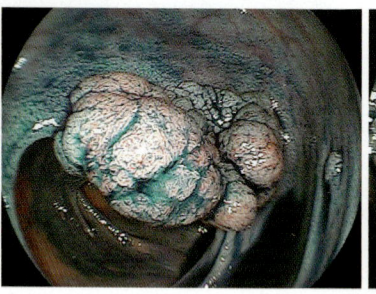　　　インジゴカルミン散布像 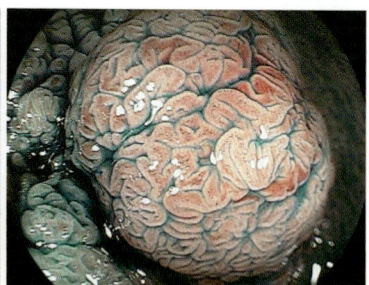　　　結節部の拡大観察（Ⅳ型 pit）

結節集簇病変（腺腫）

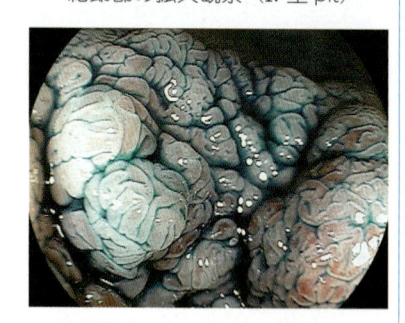

平坦部分の拡大観察（Ⅳ型 pit）

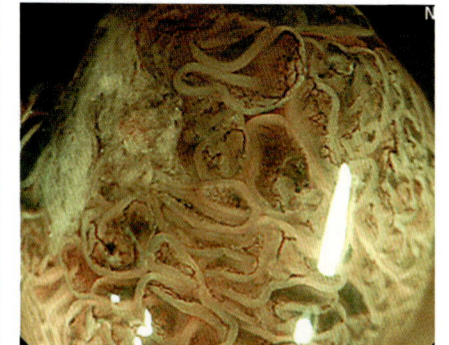

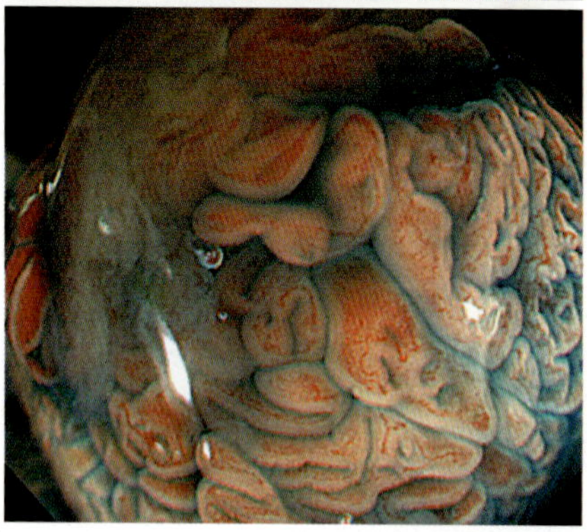

結節集簇病変（Tubulovillous adenoma）の NBI 拡大観察所見の特徴

　結節集簇病変（腺腫）は Tubular から Tubulovillous まで多彩な組織像を呈する．Tubular adenoma の場合，隆起型の管状腺腫と同様の NBI 拡大所見をとるのだが，Tubulovillous adenoma の場合は，図のような特徴がある．すなわち，Ⅳ型 pit 様の整な surface pattern が観察されるが，vascular pattern は不整になる．pit 間の窩間粘膜に走行不整な太い蛇行する血管を認め，その周囲に微小血管網が不均一に分布する．vascular pattern の評価のみでは「不整」としか診断できないが，surface pattern を正しく認識することで，色素拡大内視鏡診断と同様の所見ということで Tubulovillous adenoma と診断することができるのである．

大腸 SM 癌（0-Ip）茎部浸潤

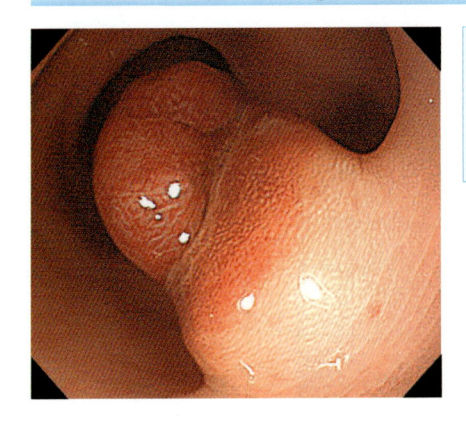

（特徴的所見）
- 頭部から茎部に癌が浸潤し，茎部は太く緊満感を呈している．
- このような所見はペニス様所見（penis like appearance）とも呼ばれる．

大腸 SM 深部浸潤癌（0-Is）

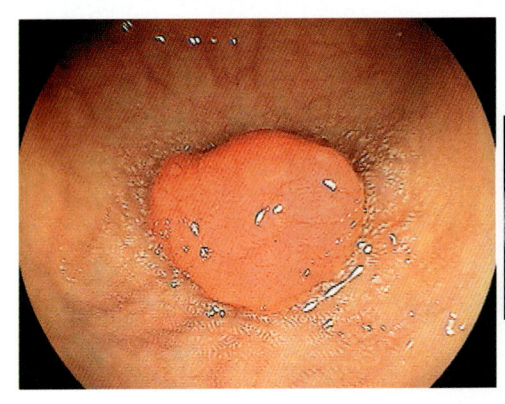

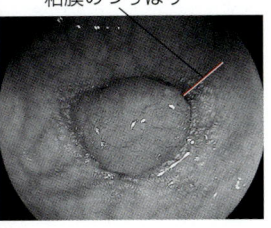

粘膜のつっぱり

（特徴的所見）
- 緊満感を伴った無茎性病変で，周囲立ち上がりはわずかに非腫瘍性粘膜で覆われている．周辺に白斑を認める．
- 病変表面は平滑で光沢感があるが，毛細血管網が見られ，通常の粘膜内腫瘍に見られる所見とは明らかに異なっている．
- 右壁口側から粘膜のつっぱりを認める．

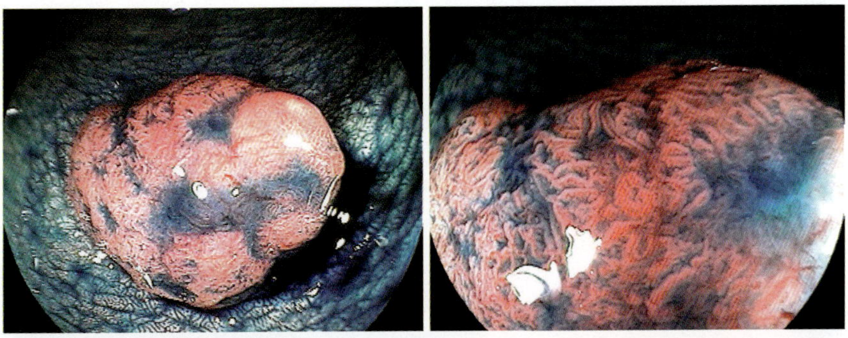

左：同症例のインジゴカルミン散布像
右：同症例のインジゴカルミン散布拡大像（不整 pit）

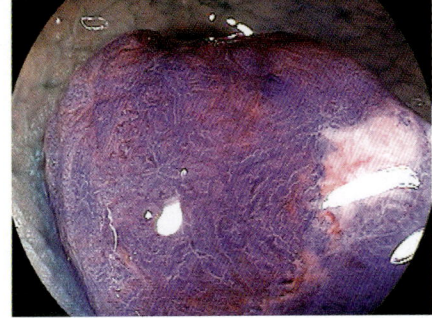

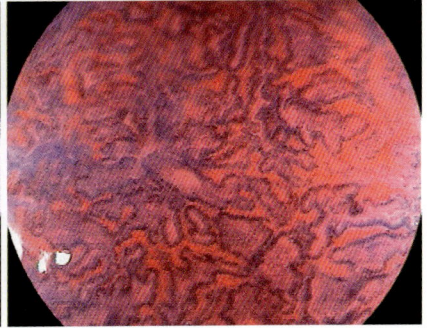

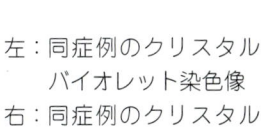

左：同症例のクリスタルバイオレット染色像
右：同症例のクリスタルバイオレット染色拡大像（VI型 pit）

大腸隆起

Ⅱ. 診断のプロセス ［大腸］

大腸 SM 深部浸潤癌（0-Ⅰs）

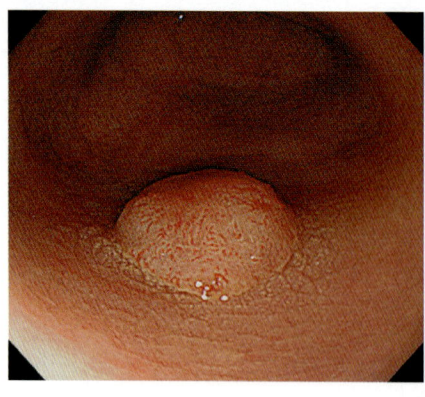

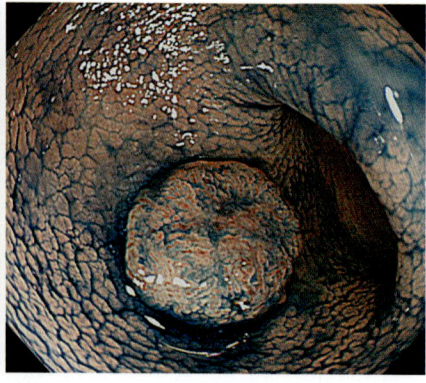

（特徴的所見）
- 通常内視鏡観察像では無茎性隆起性病変で，表面はやや発赤調である．
- インジゴカルミン散布像では表面模様はやや不整であり癌を疑うが，深達度診断は困難である．

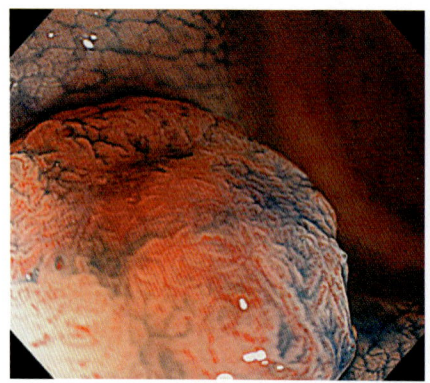

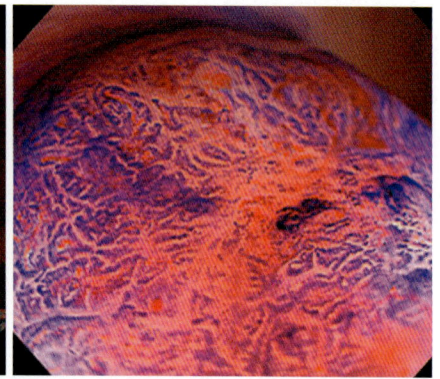

（色素拡大内視鏡所見）
- インジゴカルミン散布像では pit pattern は不整で V 型 pit pattern であるが，この画像ではその細分類の診断は困難である．
- クリスタルバイオレット染色．中心部は無構造領域を呈しており，V_N 型 pit pattern と診断できる．

（NBI 拡大内視鏡所見）
- surface pattern は崩れて不明瞭になっている．vascular pattern も不整で，無血管領域（avascular area；AVA）が目立ち，残存散在する血管には断片化が見られ，SM 深部浸潤癌の所見である．

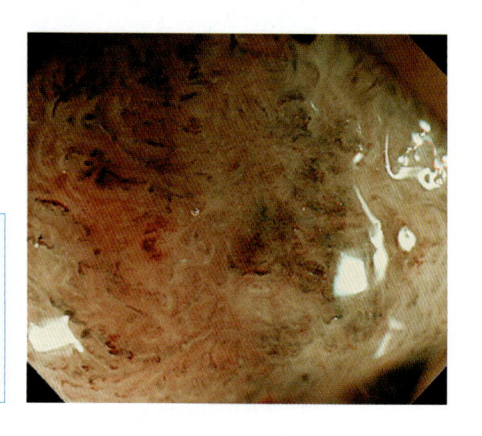

大腸 SM 深部浸潤癌（0-Ⅰs）

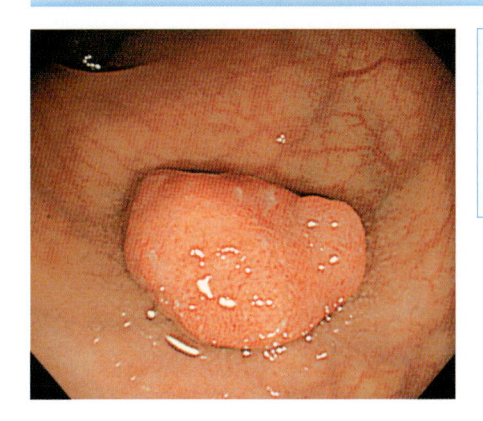

（特徴的所見）
- 緊満感を伴った無茎性病変で，周囲立ち上がりはわずかに非腫瘍性粘膜で覆われている．病変表面は不整分葉状で粗糙である．
- pit 構造は滲出物の付着もあって明瞭とはいえないが，明らかに不整である．

大腸 SM 深部浸潤癌（0-Ⅱa＋Ⅱc）

陥凹局面

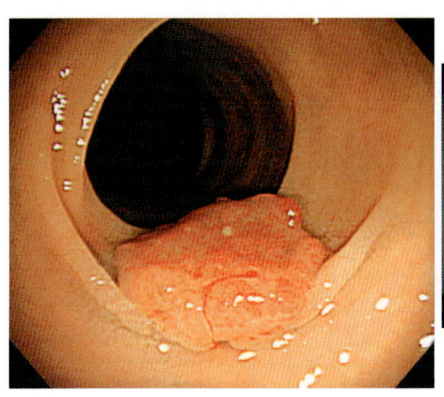

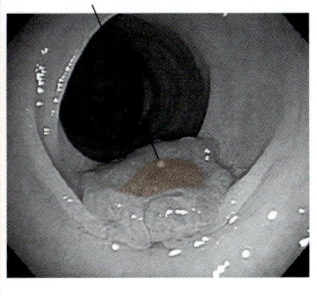

（特徴的所見）
- 出血を伴った硬さのある扁平隆起性病変で，周囲立ち上がりは一部非腫瘍性粘膜で覆われている．
- 病変表面中央に陥凹局面を認めるが，陥凹内は滲出物の付着を伴い粗糙である．

大腸 SM 深部浸潤癌（0-Ⅱa＋Ⅱc）

周辺粘膜集中

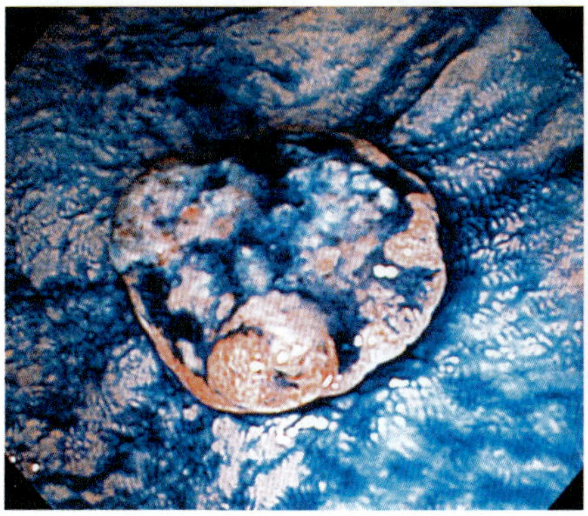

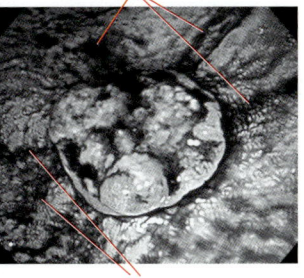

（特徴的所見）
- 周辺からの粘膜集中を伴った無茎性病変で，周囲立ち上がりは一部非腫瘍性粘膜で覆われている．
- 病変表面中央に不整な潰瘍形成を認める．周辺粘膜集中を認める．

周辺粘膜集中

大腸隆起

II. 診断のプロセス ［大腸］

大腸 SM（700μm）癌（0-IIa）

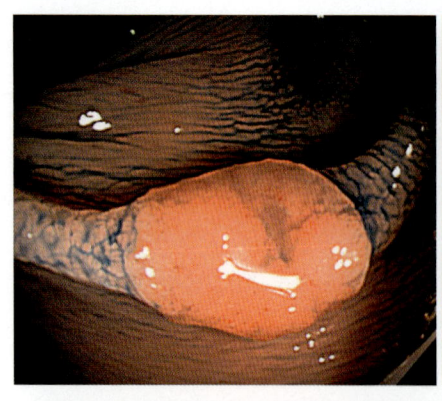

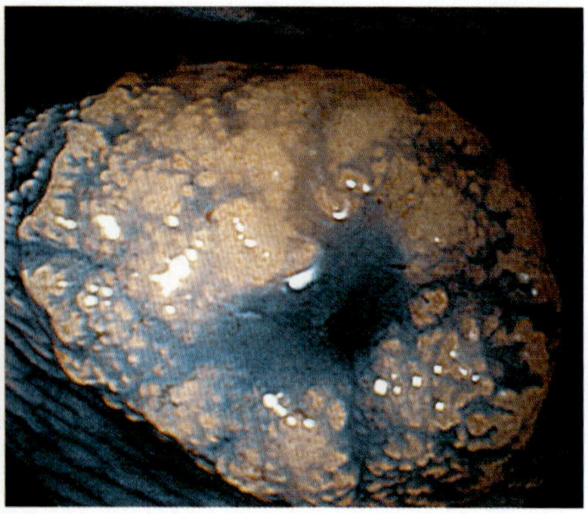

（特徴的所見）
- ひだ上にまたがる，やや分葉傾向のあるIIa病変であるが，明らかなSM浸潤を示唆する所見を認めない．
- インジゴカルミン散布像では，pitに大小不同がみられるが詳細は不明である．

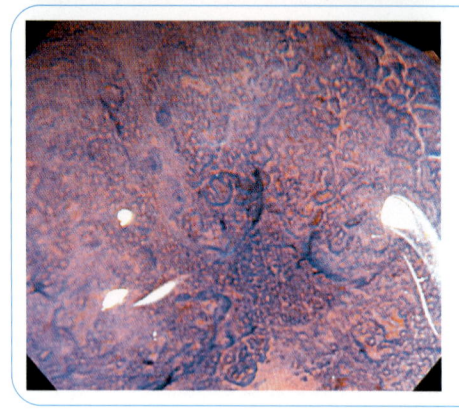

◆同病変のクリスタルバイオレット染色拡大像．大小不同・不整な比較的小さなpitがみられ，配列の乱れを認めることからVᵢ型 pit patternと確診できる．このような病変は，ポリペクトミーでなく，きちんとEMRしなくてはならない．実際，切除標本は700μmのSM浸潤癌であった．

大腸悪性リンパ腫（Is様）

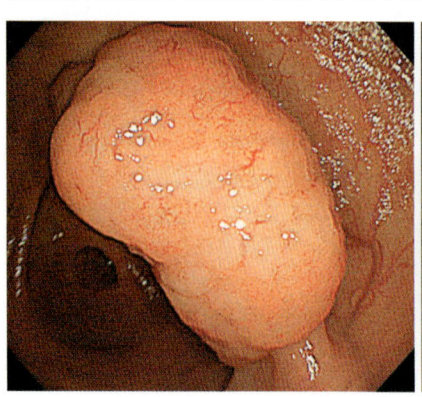

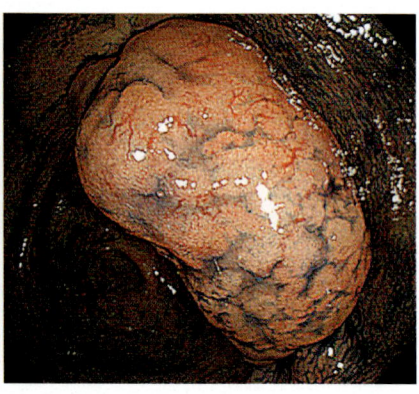

（特徴的所見）
- やや分葉した粘膜下腫瘍様隆起である．
- 表面に微細な異常腫瘍血管網の増生を認める．
- インジゴカルミン散布像でも管状（III～IV型）pit構造は観察できない．やや大きめの正常（I型）pit構造と病変表層の微小血管新生が特徴的である．

大腸進行癌（深達度 MP）

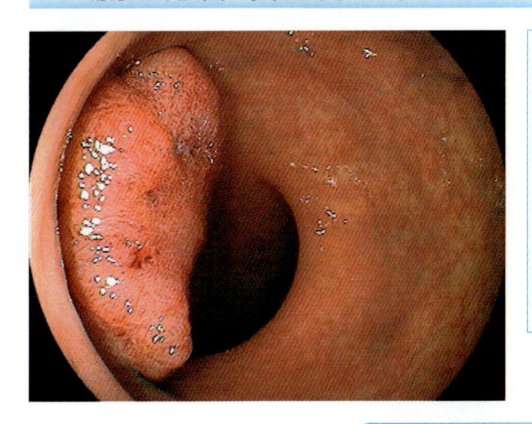

（特徴的所見）
- 最大径 25 mm の隆起腫瘤型（1 型）進行癌．周辺からの粘膜集中ははっきりしない．表面構造は不整・粗糙で潰瘍し始めている．
- 粘膜集中は見られないことと管腔壁の変形，硬化像がないことから，SM～MP 程度の浸潤癌と診断できる．
  - ◆ 正確な深達度診断には，注腸造影検査や超音波内視鏡検査が必要である．

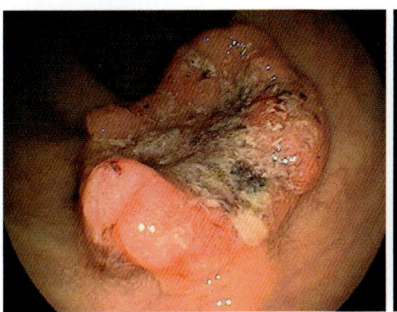

参考症例

大腸進行癌（2 型）
明瞭な周堤を有する．

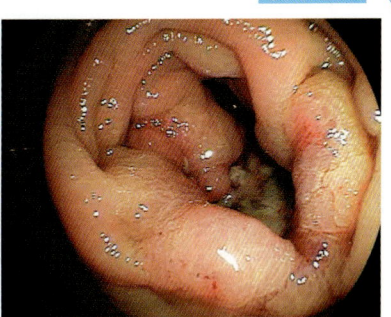

大腸進行癌（3 型）
周堤の崩れを有する．

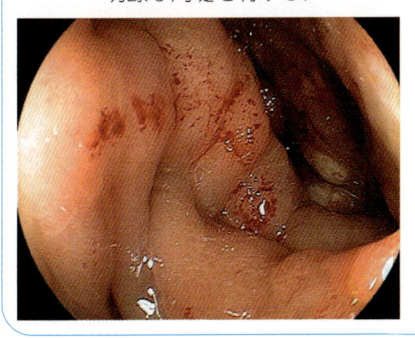

大腸進行癌（4 型）
正常粘膜に覆われたひきつれを伴う全周狭窄．

多発性炎症性ポリープ

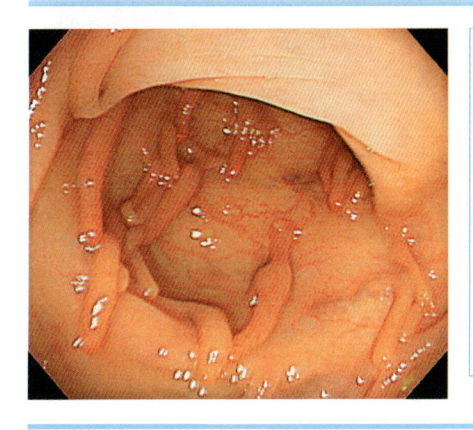

（特徴的所見）
- 腸管の長軸方向に多数のポリープが伸びている．ポリープの粘膜は非腫瘍性で周囲粘膜と同様の所見である．
- ポリープ周囲粘膜の血管透見は乱れており現在～過去の慢性炎症の存在を示唆している．
  - ◆ ポリープは炎症の回復過程で形成され，単発あるいは多発性である．
  - ◆ 多発するものは潰瘍性大腸炎などの炎症性腸疾患の治癒期に見られることが多い．

Ⅱ．診断のプロセス　［大腸］

過形成性ポリープ（直腸）

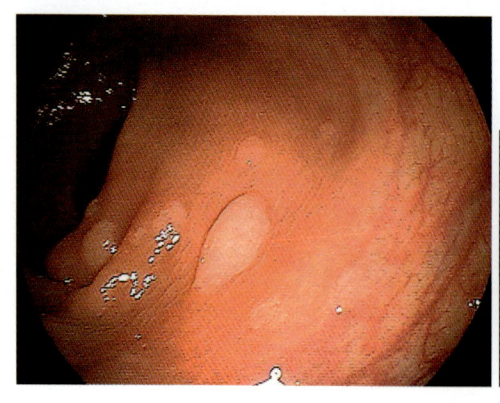

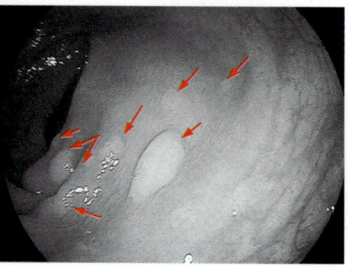

（特徴的所見）
- 白色調を呈する無茎性微小〜小多発病変である．
- 周辺粘膜との境界は比較的明瞭である．病変は，無名溝をさえぎっている．

◆直腸に多発して見られることが多い．
◆aberrant crypt foci（ACF）との異同が問題となる．

参考症例

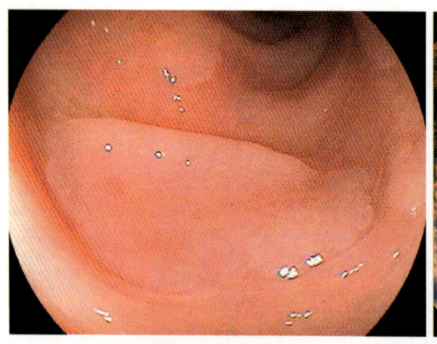

表面型過形成性病変

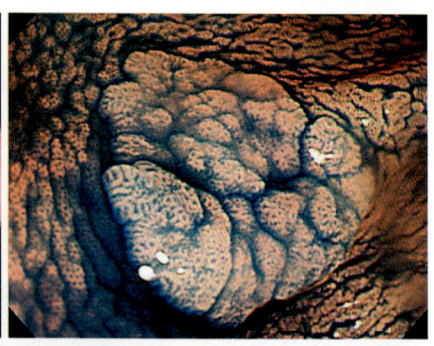

過形成性病変のインジゴカルミン散布像

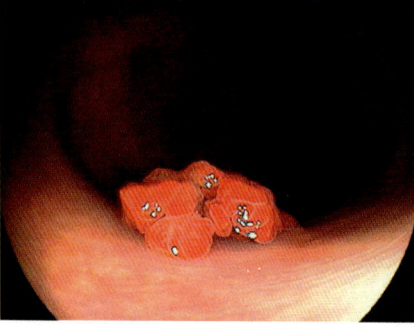

serrated adenoma（鋸歯状腺腫）
松笠様の pit 構造を認める

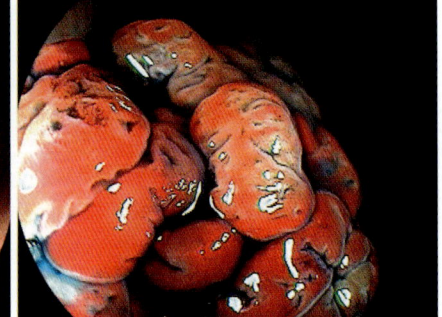

左の病変のインジゴカルミン
散布拡大像

参考症例

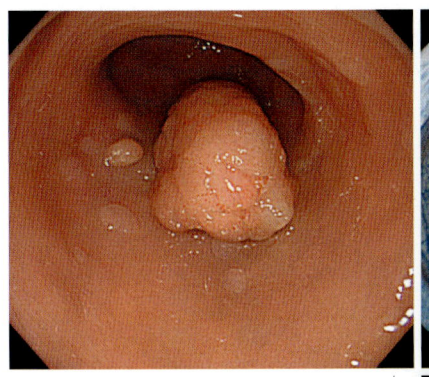

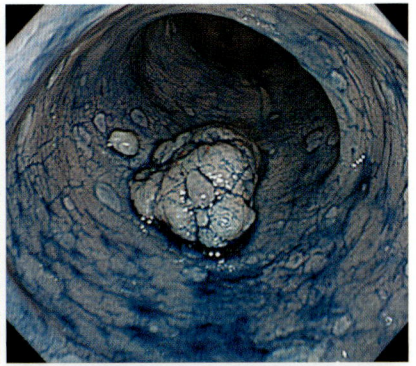

大腸 隆起

a|b
c

【腫瘍・非腫瘍の鑑別】
　通常内視鏡像（a），インジゴカルミン散布像（b）では直腸に大小の多数のポリープを認める．
　NBIによる非拡大内視鏡像（c）では，二つ（矢印）の腫瘍性病変（腺腫）は茶褐色を呈しているが，その周囲の過形成結節（Hyperplastic nodule）は，色調変化せず白色調を呈しており，両者の鑑別は容易である．

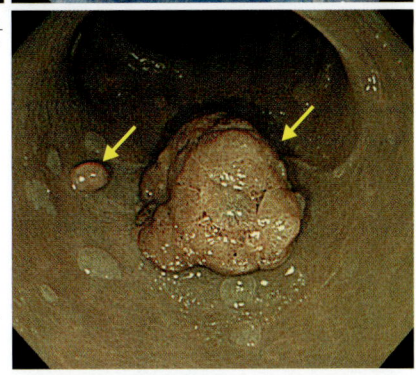

●過形成性病変

a|b
c

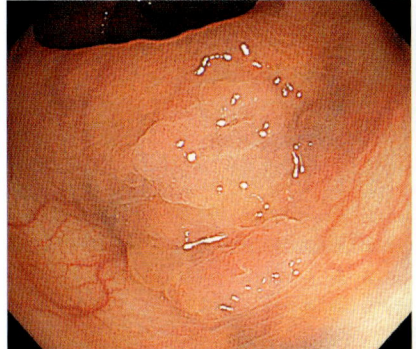

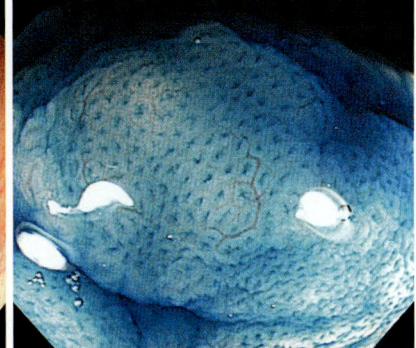

【腫瘍・非腫瘍の鑑別のポイント】
a：通常内視鏡観察で正色調〜褪色調の扁平隆起性病変を認める．
b：インジゴカルミン散布による拡大観察では，均一な星芒状のpitからなるⅡ型pit patternを認める．
c：NBI拡大観察像では，病変表面に孤立したレース状に走行する茶褐色の微小血管を認め，一見したところでは腫瘍・非腫瘍の鑑別に悩むかもしれない．
《鑑別のポイント》過形成性病変でも，病変表面に茶褐色の微小血管を認めることがある．pitの形が星芒状であることと白色調のmarginal cryptに囲まれたpit内腔が茶色〜黒色調であることが診断の決め手である．

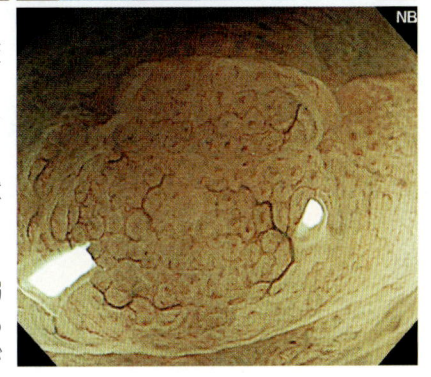

163

Ⅱ．診断のプロセス ［大腸］

若年性（Juvenile）ポリープ

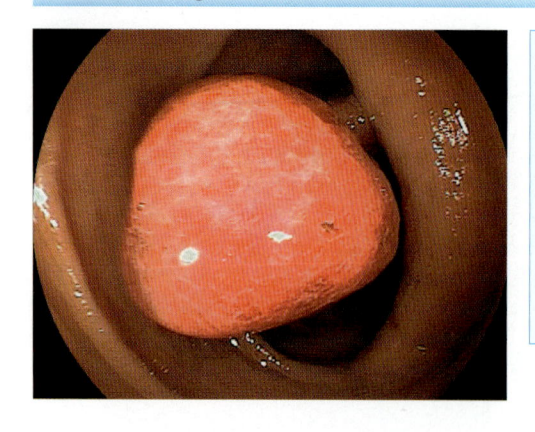

（特徴的所見）
- 発赤と褪色が混在した，全体としては発赤調のポリープである．このように有茎性のことが多い．
- 粘液の付着が強く pit pattern の詳細は不明瞭であるが，密度の粗な大型の不整ⅢL型 pit を呈する．
   - ◆癌化はほとんどないが，出血による貧血や腸重積の原因になりうるので切除が望ましい．
   - ◆幼少時に好発する．自然脱落傾向が強い．

Peutz-Jeghers 型ポリープ

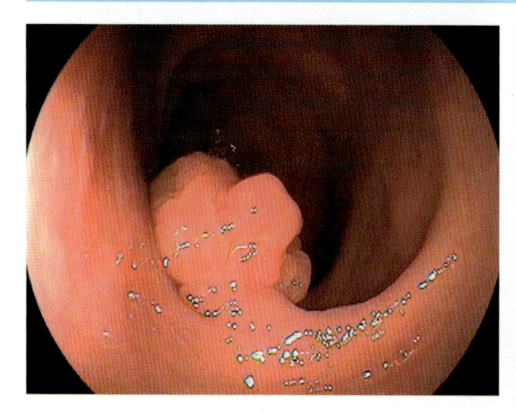

（特徴的所見）
- 本病変は偽茎（pseudo-stalk）を有しており，分葉状である．
   - ◆腫瘍の形態，色調，pit pattern はさまざまで特徴がなく，腺腫との鑑別が困難なこともある．
   - ◆粘液産生が著明なことが多く，表面に粘液が付着していることが多い．

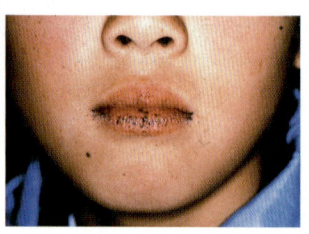

Peutz-Jeghers 症候群（ポリポーシス）に見られる口唇の色素沈着

転移性大腸癌

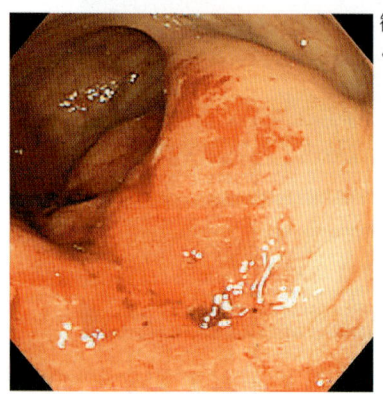

観察時の動きや空気量の変化により，硬化所見が明瞭となる

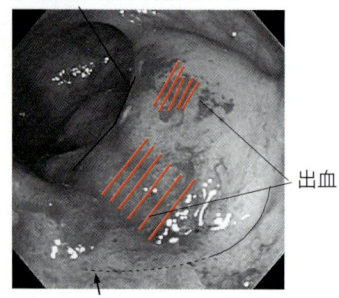

出血

隆起の境界がはっきりしない

（特徴的所見）
- 不整分葉した粘膜下腫瘍様の形態を呈し，硬化所見を有している．易出血性である．
   - ◆悪性リンパ腫，子宮内膜症，粘膜下腫瘍などとの鑑別が必要である．

GIST（直腸，最大径 40 mm）

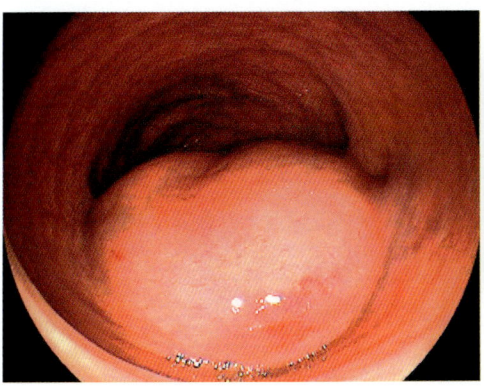

潰瘍はないが分葉傾向がある

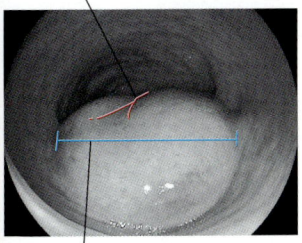

管腔のほぼ半分を占める大きさ

（特徴的所見）
- 半球状の弾性硬の粘膜下腫瘍として観察される．
- 本症例は完全に正常粘膜で覆われているが，大きいこと，分葉傾向があることから悪性 GIST が疑われる．

◆ 良悪性の鑑別は，大きさ，形態の不整度（結節分葉傾向），中心潰瘍の有無などである．

カルチノイド

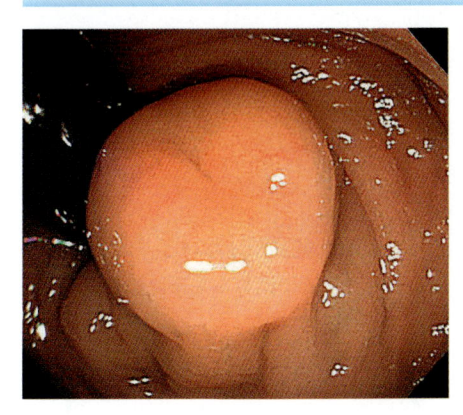

（特徴的所見）
- 中心陥凹を伴い，頂上がわずかに黄色調を呈する弾性硬の粘膜下腫瘍である．鉗子で触れると硬い．
- このように無茎性隆起の形態を呈することが多い．
- 中心陥凹を伴っている．

◆ 直腸に見られることが多い．
◆ 顆粒細胞腫との形態学的鑑別は困難で，超音波内視鏡などを用いて鑑別する．

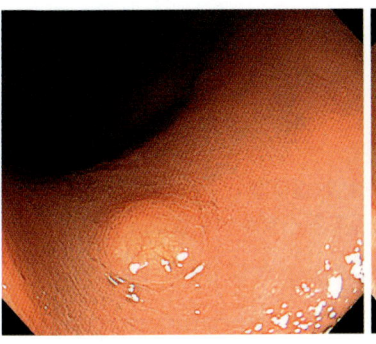

参考症例

直腸の微小カルチノイド　　横行結腸の顆粒細胞腫

大腸の顆粒細胞腫とカルチノイドを形態学的に鑑別することは，一般的には困難である．カルチノイドは直腸に好発するが，顆粒細胞腫は結腸に発生することが比較的多い．

大腸隆起

Ⅱ．診断のプロセス ［大腸］

海綿状血管腫

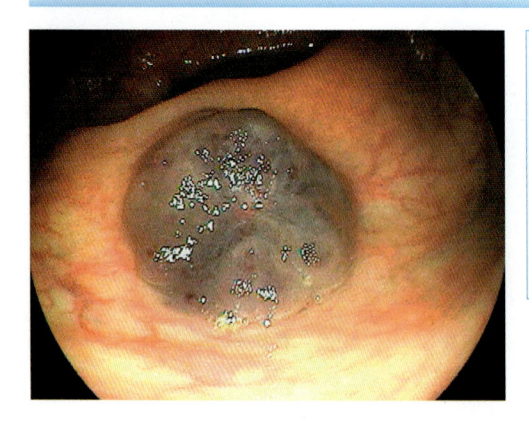

（特徴的所見）
- 弾性軟で暗紫色の分葉状の粘膜下腫瘍として観察される．
- 腫瘍の表面に，毛細血管が集合した微小発赤の散在を認める．
- 広基性〜無茎性を呈することが多い．
  ◆ 表面が炎症やびらんを起こすと，色調が発赤調になることもある．

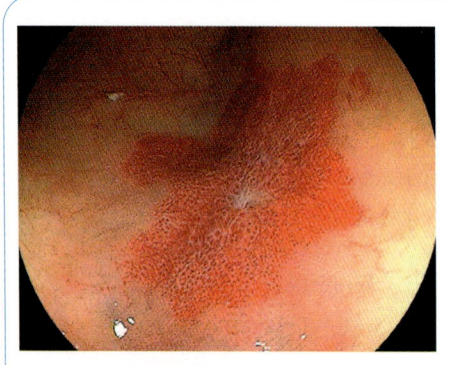

参考症例

毛細血管拡張（telangiectasia）

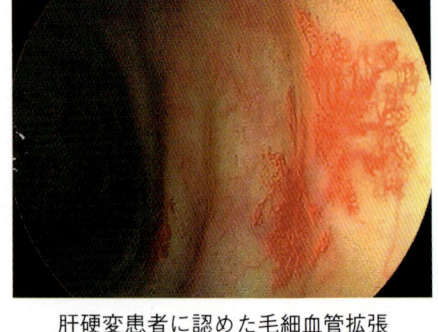

肝硬変患者に認めた毛細血管拡張（telangiectasia）

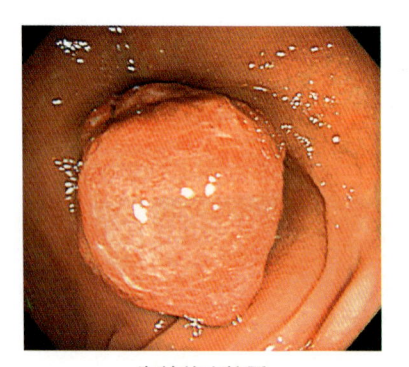

海綿状血管腫
暗紫色を呈しておらず厚い粘膜に覆われている．

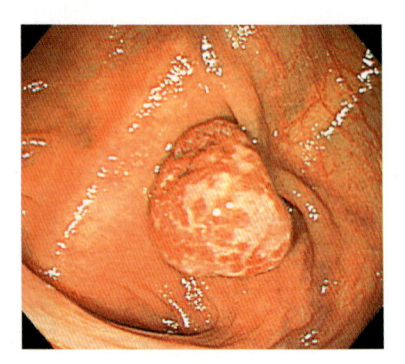

海綿状血管腫
暗紫色を呈しておらず厚い粘膜に覆われているが，一部びらん化している．

脂肪腫

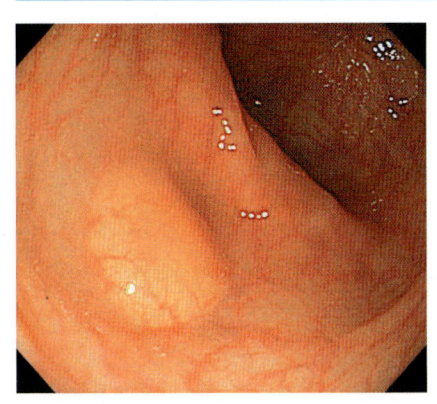

（特徴的所見）
- 黄色調の柔らかい粘膜下腫瘍として観察される．長径に比して高さは低く，境界不明瞭なことが多いが，無茎性〜有茎性になることもある．
- 鉗子で押すと柔らかく弾力性がある（クッションサイン）．
  - ◆回盲部が好発部位である．
  - ◆脂肪の色を反映して通常は黄色調であるが，炎症を伴い発赤調を呈することもある．
  - ◆無茎性〜有茎性の大きなものは，潰瘍して出血の原因になりうる．

参考症例

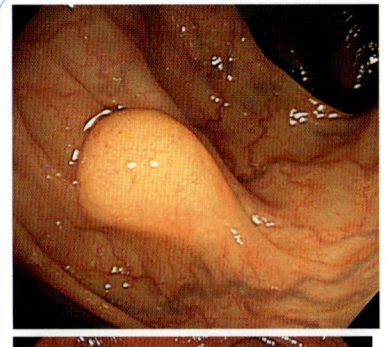

脂肪腫
黄色調である．

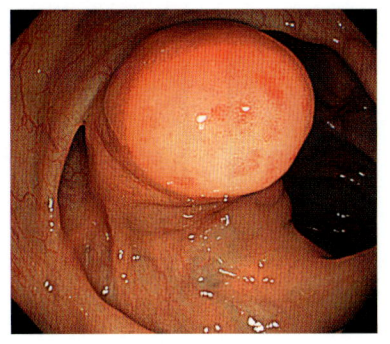

バウヒン弁上の脂肪腫
一部発赤調である．

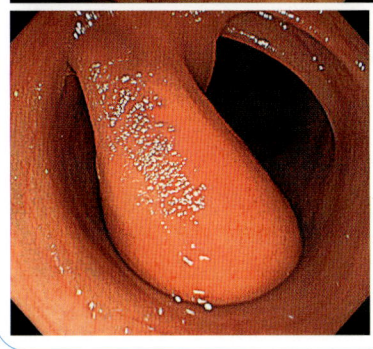

脂肪腫
被覆粘膜が炎症を起こすと発赤調になる．

リンパ管腫

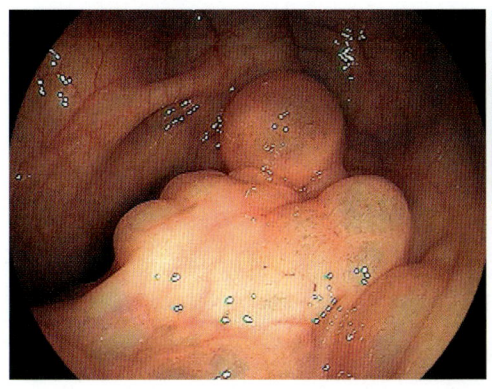

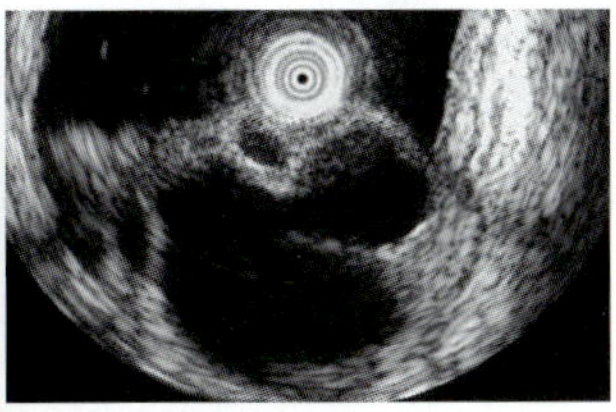

リンパ管腫の EUS 像
多房性の嚢胞様構造を呈している．

（特徴的所見）
- 隆起に透明感があり，内部に液体が貯留していることが示唆される．
- 多房性の柔らかい嚢胞状構造を呈する粘膜下腫瘍として観察される．
  - ◆広がりの診断を含めた確定診断には超音波内視鏡観察が有用である．

大腸隆起

Ⅱ．診断のプロセス ［大腸］

CMSEP（colonic mucosubmucosal elongated polyp）

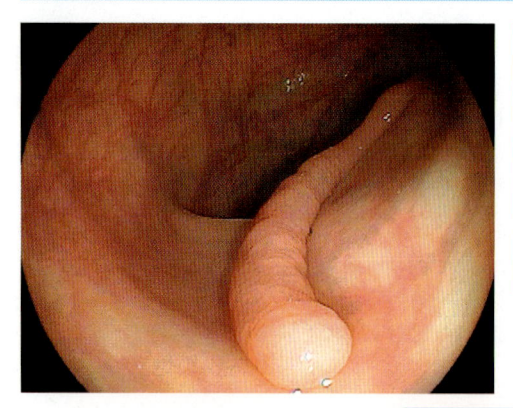

（特徴的所見）
- 表面は正常粘膜で覆われており，このように細長い有茎性病変として認められることが多い．
  - 粘膜下組織は静脈とリンパ管の拡張と浮腫状の疎性結合織からなる．筋層はない．
  - 炎症性ポリープとは異なり，ポリープ周囲粘膜の血管透見には乱れがない．

ポリープの基部

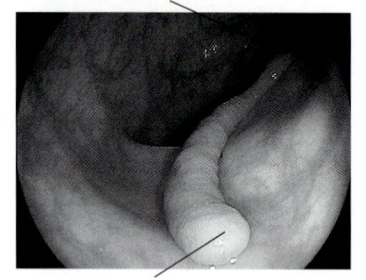

可動性がある

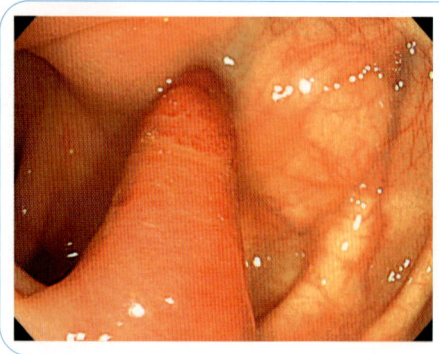

参考症例

頭部が脱落した茎部浸潤 0-Ⅰp型大腸 SM 癌 ペニス様所見（penis like appearance）を呈している．

腸管嚢胞性気腫症（PCI；pneumatosis cystoides intestinalis）

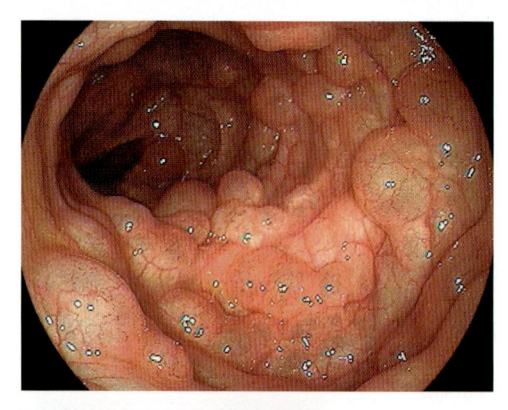

（特徴的所見）
- 透明感（透光性）のある，半球状の隆起が密集している．
  - 個々の隆起はそれぞれ独立して内部に空気が貯留した，多発する気腫性嚢胞である．
  - 腹部単純 X 線写真で腸管壁に沿った空気像が特徴的である．
  - 超音波内視鏡観察での空気の存在の確認も有用である．

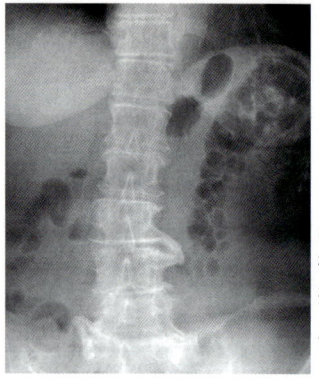

腸管嚢胞性気腫症の腹部単純 X 線写真
腸管壁の気腫像が明瞭である．

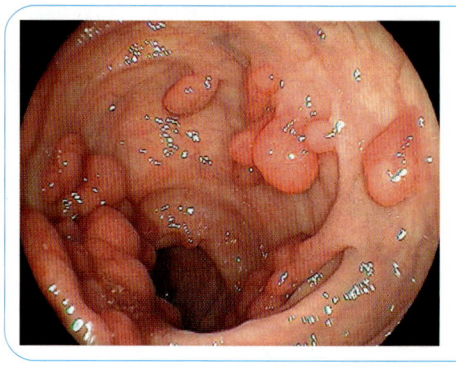

参考症例

家族性大腸腺腫症の多発大腸腺腫

子宮内膜症（S状結腸）

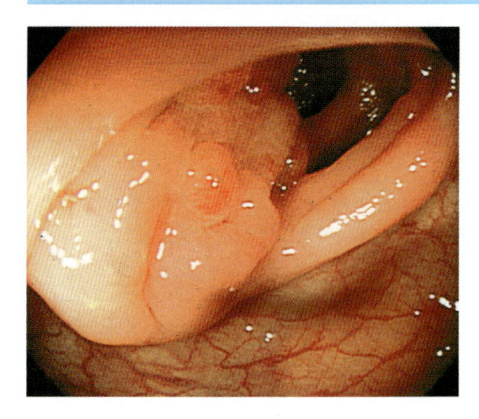

（特徴的所見）
- 粘膜のひきつれを伴う不整な粘膜下腫瘍様隆起性病変．
- 中央には再生上皮様の結節顆粒状変化を伴っている．
- 明らかな上皮性腫瘍の所見を認めない．
  - ◆鉗子生検では診断がつかないことも多い．
  - ◆一般に，多彩な粘膜下腫瘍様病変の形態像をとる．

粘膜脱症候群（MPS；mucosal prolapse syndrome）

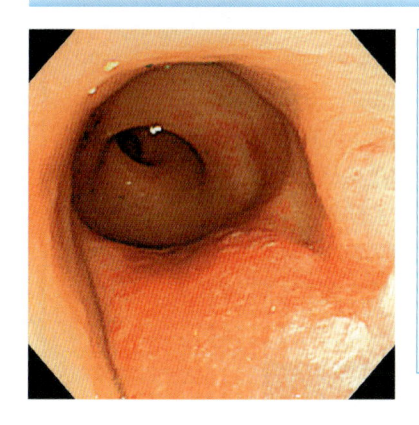

（特徴的所見）
- 発赤したなだらかな粘膜下腫瘍様隆起であるが癌のような硬さは見られない．
  - ◆直腸前壁に好発する．排便困難や排便時のいきみの強い患者に発症する．診断の過程で，この排便習慣を把握することが，1つのポイントである．
  - ◆本症例のような扁平隆起型，隆起型や潰瘍形成型などさまざまな形態をとり，腫瘍との鑑別が必要である．生検で病理組織学的に特徴的な所見（fibromuscular obliteration）を呈する．

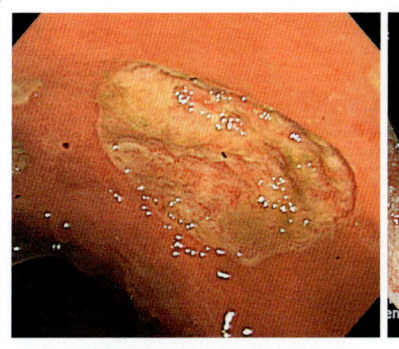

参考症例

潰瘍型の粘膜脱症候群
宿便性潰瘍や急性出血性直腸潰瘍が鑑別としてあげられる．

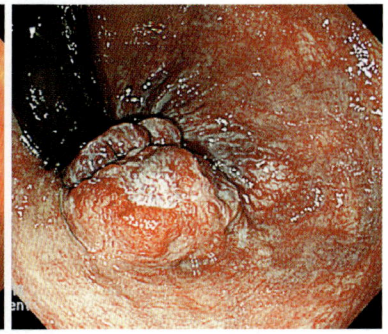

隆起型の粘膜脱症候群
病変中央がびらん化している．癌との鑑別が重要であるが，表面微細構造，びらん・潰瘍の辺縁性状に注意を払うことと，生検病理診断依頼の際に粘膜脱症候群に特異的な所見があるか否かを問うコメントを書き加えることが大切である．

II．診断のプロセス　［大腸］

cap polyposis

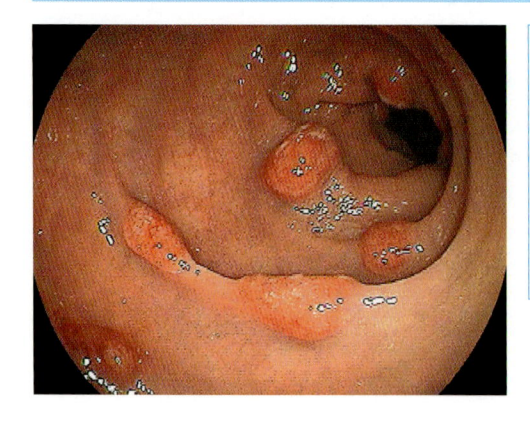

（特徴的所見）
- ポリープはタコイボ状の形態で表面は浮腫・発赤・びらん状であり，組織学的に膿性線維素性浸出物と炎症性肉芽腫で覆われることが特徴である．
  - ◆時に，発赤した平坦状形態（LST-NG 類似）をとる．粘膜脱症候群（MPS）との異同が問題となっている（p.356 参照）．

Column

コラム

LST とは？

　LST とは，Kudo ら[1]が提唱した概念で，laterally spreading tumor（側方発育型腫瘍）の略である．食道や胃の表層拡大型腫瘍に相当するもので，いわゆるニックネームとして用いられるべき概念であり，決して肉眼型として捉えるべきではない．Kudo らの定義によると，最大径 10 mm 以上の表層発育型腫瘍を指すが，食道や胃と比べて大きさの定義が小さいのは，大腸ではポリープが多く，大きな表層拡大型腫瘍が少ないからである．この「LST」は大きくても深部浸潤率が低いという特徴があり，日常診療において病変のイメージが容易で全国的に普及しているネーミングである．

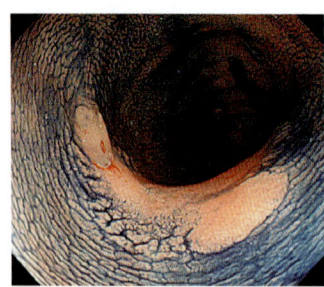

a：LST-NG，平坦隆起型
（肉眼型はⅡa）

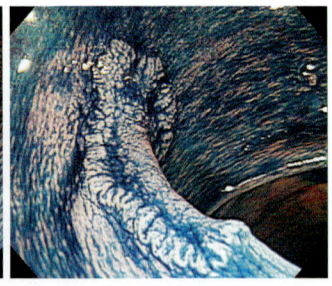

b：LST-NG，偽陥凹型
（肉眼型はⅡc＋Ⅱa）

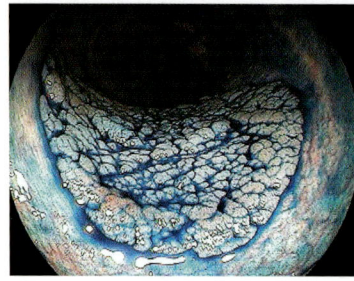

c：LST-G，顆粒均一型
（肉眼型はⅡa）

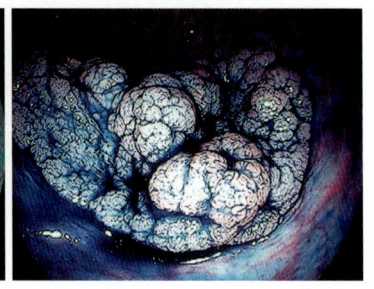

d：LST-G，結節混在型
（肉眼型はⅡa＋Ⅰs）

図1　LST のいろいろ

Subtypes of LST	Classification in type 0
LST granular（LST-G）	
Homogenous type	0-Ⅱa
Nodular mixed type	0-Ⅱa，0-Ⅰs＋Ⅱa，0-Ⅱa＋Ⅰs
LST non-granular（LST-NG）	
Flat elevated type	0-Ⅱa
Pseudo-depressed type	0-Ⅱa＋Ⅱc，0-Ⅱc＋Ⅱa

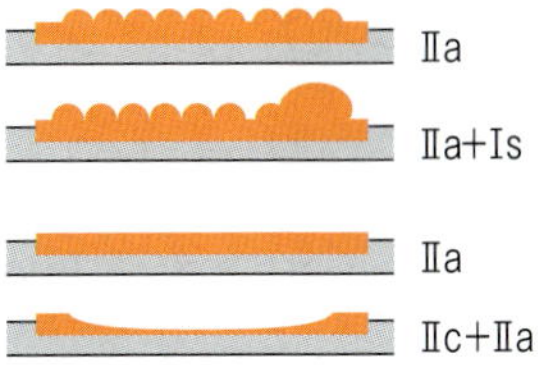

図2　**Subtypes of LST* lesions：Morphologic classification of LST lesions and their correspondence in the Paris-Japanese classification**
*The term "LST（laterally spreading tumour）" refers to the lateral growth of lesions at least 10 mm in diameter；this is in opposition to traditional polypoid（upward growth）or flat and depressed lesions（downward growth）.

〔文献3）より引用〕

通常，以下のように細分類される（**図1，2**）.

　a：non-granular type（LST-NG）
　　　1）平坦隆起型 flat elevated type
　　　2）偽陥凹型 pseudo-depressed type
　b：granular type（LST-G）
　　　1）顆粒均一型 homogeneous type
　　　2）結節混在型 nodular mixed type

LST-NG のうち盆状の境界不明瞭な陥凹（偽陥凹）を伴う LST-NG pseudo-depressed type は，ほかのタイプと比べて SM 浸潤率が高い[2]．Ⅱcとの異同について学会で議論が進行中である．一方，LST-G は，大きくても粘膜内の腺腫内癌であることが多い．一般に，結節混在型のほうが顆粒均一型よりも担癌率や SM 浸潤率が高い[1]．

文　献

1) Kudo S：Endoscopic mucosal resection of flat and depressed early colorectal cancer. Endoscopy 1993；25：455-461
2) 田中信治，春間　賢，岡　志郎，他：Ⅱc と LST 非顆粒型の相違点と類似点―Flat type laterally spreading tumor（F-LST）亜分類の臨床的意義―各亜型の悪性度を中心に，Ⅱc との比較を含めて．早期大腸癌　2000；4：343-348
3) Kudo S, Lambert R, Allen JI, et al：Nonpolypoid neoplastic lesions of the colorectal mucosa. Gastrointest Endosc　2008；68（Suppl）：3-47

〔田中信治〕

II．診断のプロセス ［大腸］

ひ　だ　　［大腸］

寺井　毅，阿部哲史

　大腸のひだの異常所見を認めた場合，そのひだの所見が腫瘍性病変に伴うものか炎症性病変に伴うものかを見極めることが重要である．腫瘍性病変の場合，腫瘍自体あるいは内視鏡処置後（生検，ポリペクトミー，EMRなど）に生じたひだの変化である．これに対して炎症性病変の場合，ひだの所見とはハウストラの変化である．そのうえで，ひだの所見を内視鏡所見の一つに加味して診断に活用する．

腫瘍性病変に伴うひだの所見（図）

　内視鏡的な処置がされていない状態で，腫瘍性病変に向かってひだ集中を認める場合，その病変は粘膜下層以深への浸潤癌と考えられる．とくに，ひだ集中像が空気量を増やした状態においても再現性のあることが重要である．ひだ集中所見の判定は困難なことがあるので，**十分な空気量**で慎重に判定することが必要である．

1．ひだの方向

　ひだ集中所見を診断するうえで，ひだの方向は重要である．管腔の軸に対して長軸方向にひだが寄った所見を認めるときは，ひだ集中所見である可能性が高い．これに対して，

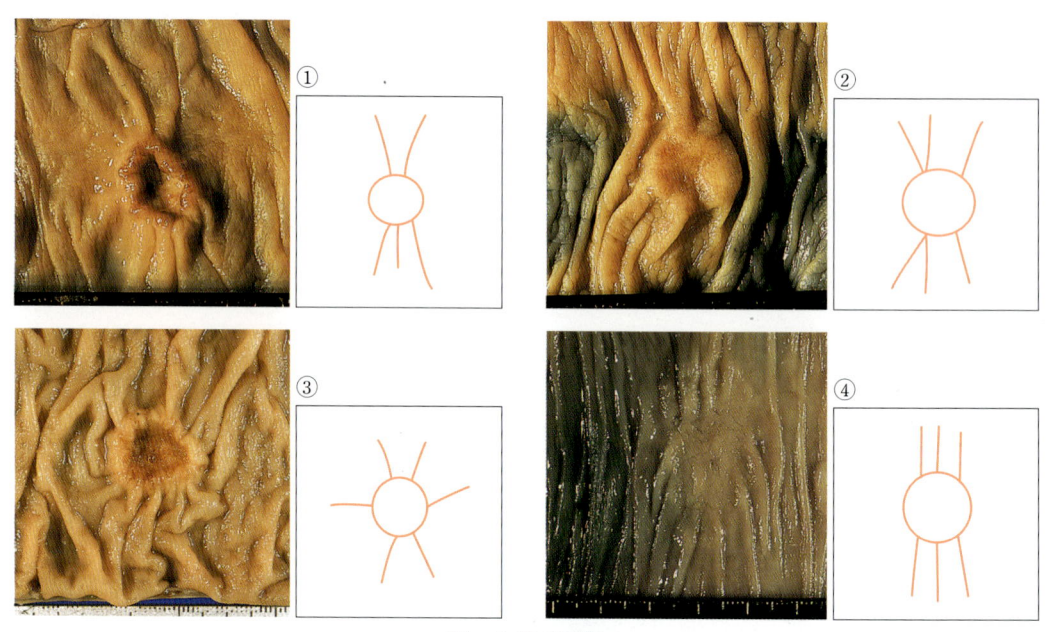

図　ひだの種類
①〜③：管腔の軸に対して複数の長軸方向のひだが寄った所見は浸潤癌に伴ったひだ集中である可能性が高い．
④：LSTでは管腔の軸に対して短軸方向のひだの所見を認めることがある．「ひだ乗り上げ所見」としてひだ集中と区別する必要がある．

172

大腸のひだの鑑別フローチャート

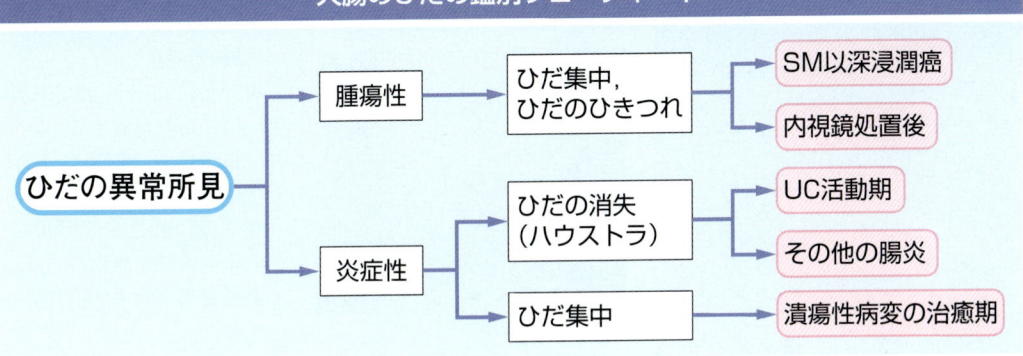

```
                    ┌─腫瘍性──→ ひだ集中,      ┌─→ SM以深浸潤癌
                    │          ひだのひきつれ ─┤
ひだの異常所見 ─────┤                          └─→ 内視鏡処置後
                    │          ひだの消失     ┌─→ UC活動期
                    └─炎症性──→(ハウストラ) ─┤
                               │               └─→ その他の腸炎
                               └─ひだ集中 ────→ 潰瘍性病変の治癒期
```

　後述するいわゆる大腸側方発育型腫瘍（LST）では管腔の軸に対して短軸方向のひだ所見であることが多い．管腔の軸に対して短軸方向のひだ所見は，慎重に判断する必要がある．

2．ひだの数

　病変に向かって複数のひだを認める場合は，ひだ集中所見が確実である．しかしながら1本のみのひだ集中所見も存在する．判断に迷う場合は他の検査を追加して総合的に判定するべきである．

3．処置に伴うひだ集中

　病理組織生検や内視鏡切除によっても粘膜下層に線維化をきたし，ひだ集中所見を呈することがあるので注意を要する．この場合は，被検者に大腸内視鏡検査や治療の有無について十分に問診することや，前医に確認することによって鑑別が可能である．とくに前医の情報が得られない状態で癌を疑う病変の1点にひだ集中を認めた場合，これらの可能性も常に考慮して，超音波内視鏡などの検査を加味して多角的に判断する必要がある．

4．LSTにおけるひだ所見

　LSTでは，ひだ集中に類似した所見を認めることがあるので注意を要する．すなわち管腔の軸に対して短軸方向のひだを病変内に連続性に認めることがある．この所見はLSTが大腸粘膜のひだに乗り上げるように発育した結果であって粘膜下層の変化を反映していないと考えて，「ひだ乗り上げ所見」としてひだ集中とは区別する必要がある[1]．

炎症性病変に伴うひだの所見

　炎症性疾患の治癒期にもハウストラの異常を認めることがある．腸結核にみられる治癒期でのハウストラの異常（偽憩室），虚血性大腸炎，潰瘍性大腸炎，クローン病などにおける潰瘍瘢痕のひだ集中を認めることがある．

文　献
1) 寺井　毅，今井　靖，二瓶英人，他：LSTの臨床的意義（3）臨床病理学的検討からみたその特殊性．早期大腸癌　1998；2：505-516

II．診断のプロセス　[大腸]

大腸 SM2 癌（0-IIc＋IIa，高分化管状腺癌）

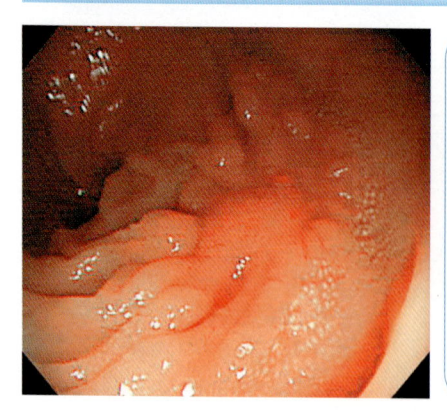

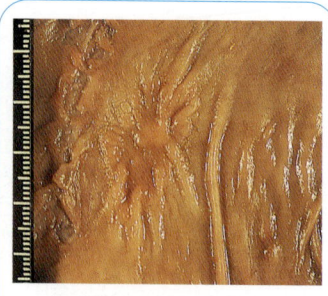

◆切除標本固定写真でも，ひだ集中所見を認める．

（特徴的所見）
- 直腸に 25 mm の発赤調の陥凹性病変を認める．陥凹面は領域性および硬さを伴っている．
- 病変に対して放射状にひだ集中所見を認める．
- 腫瘍辺縁に白斑を伴っている．

◆600 μm 浸潤，ly1，v1，n（−）

大腸 SM3 癌（0-IIa＋IIc，高分化管状腺癌）

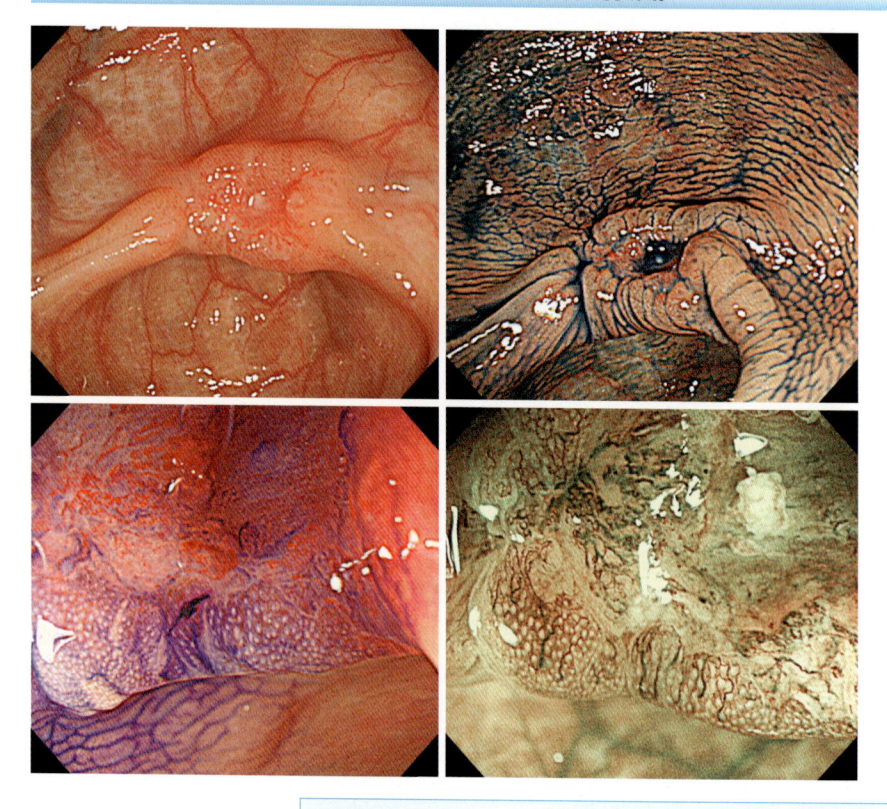

（特徴的所見）
- 横行結腸に 8 mm の陥凹性病変を認める．陥凹面は明瞭な領域性と硬さを有する．
- 病変の短軸方向からひだ集中所見を伴っている．
- クリスタルバイオレット染色で，陥凹部はVI高度不整の pit pattern を認める．
- NBI 拡大で，surface pattern は不明瞭で，大小不同の血管を認める．

◆1,250 μm 浸潤，ly1，v1，n（−）

大腸 SM2 癌（0-Ⅱa＋Ⅱc，高分化管状腺癌）

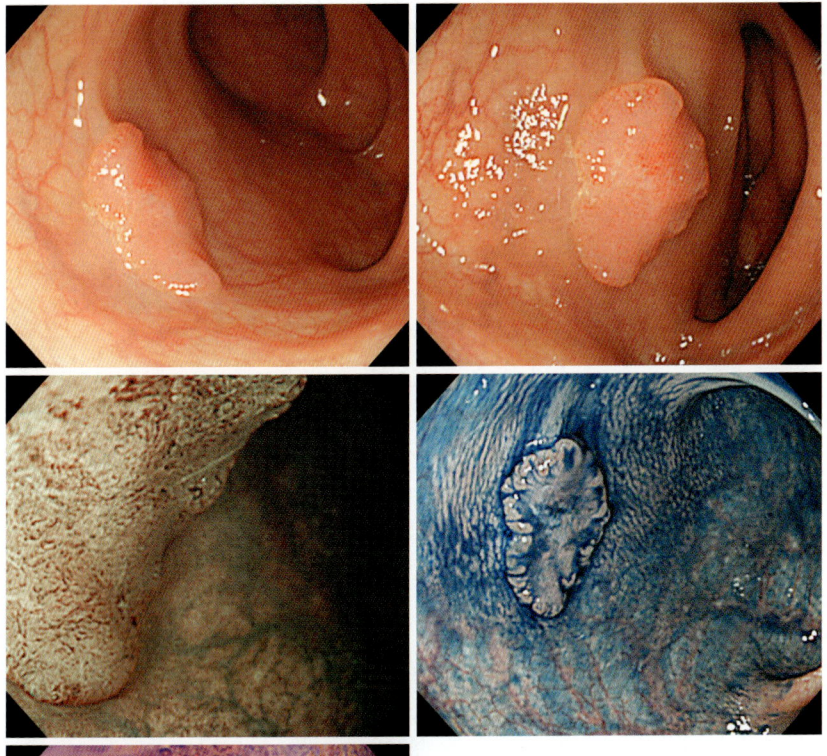

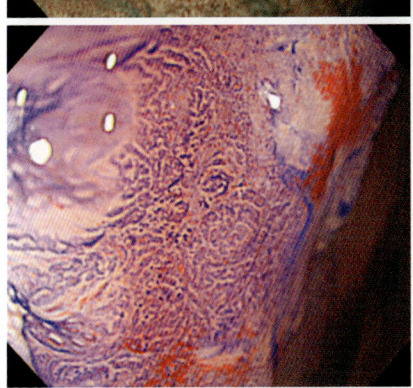

（特徴的所見）
- S状結腸に18 mmの発赤調病変を認める．短軸方向からひだを伴うが，空気量を減じても恒常的にひだを認め，ひだ集中所見と考える．
- インジゴカルミン散布で病変中央に陥凹を認める．クリスタルバイオレット染色で，陥凹部はⅤ₁高度不整のpit patternを認める．
- NBI拡大で，大小不同の血管を認める．

◆ 1,100 μm 浸潤，ly0, v0, n(−)

大腸 SM2 癌（0-Ⅱa＋Ⅱc，高分化管状腺癌）

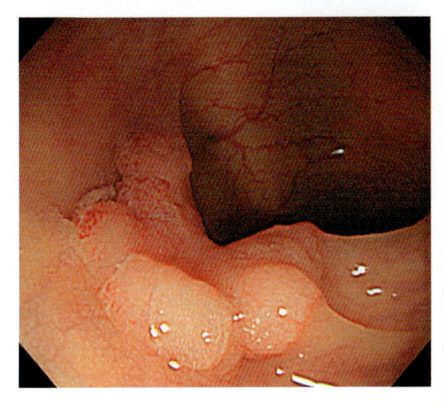

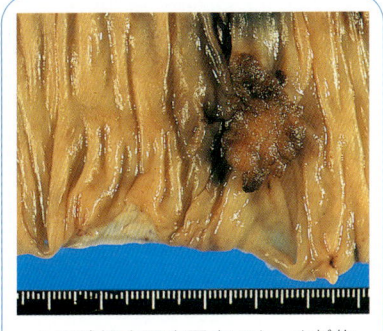

◆ 切除標本固定写真でも，ひだ集中所見を認める．

（特徴的所見）
- 横行結腸に26 mmの硬さを伴った陥凹性病変を認める．
- 病変に対して複数のひだ集中所見を認める．
- 空気量を増加してもひだ集中所見は再現性をもって認める．

◆ 1,100 μm 浸潤，ly0, v0, n(−)

大腸　ひだ

Ⅱ. 診断のプロセス ［大腸］

大腸 MP 癌（Ⅰs＋Ⅱc 様，中分化管状腺癌）

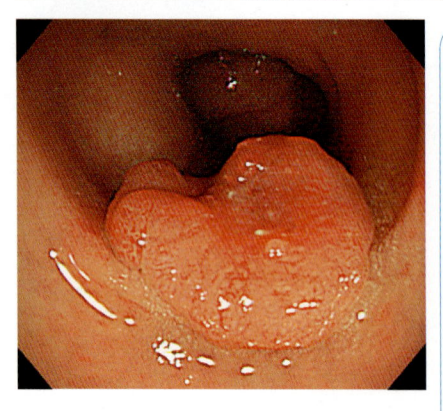

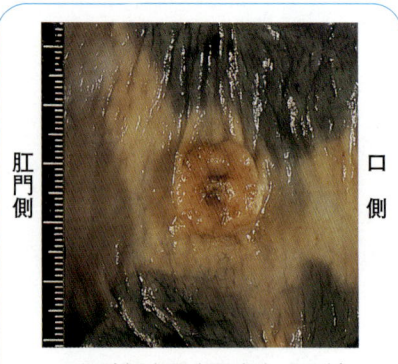

◆切除標本固定写真上，ひだ集中が明らかである．

肛門側　口側

（特徴的所見）
- S 状結腸に 16 mm の発赤調の陥凹を伴った隆起性病変を認める．
- 腸管の軸に短軸方向にわずかにひだ集中所見を認める．
- 腫瘍辺縁に白斑を伴っている．
- 空気量が多めでも，腫瘍中心部は硬さを認める．

◆ly1, v0, n（＋）

大腸 MP 癌〔c2 型（Ⅱa 様），高分化管状腺癌〕

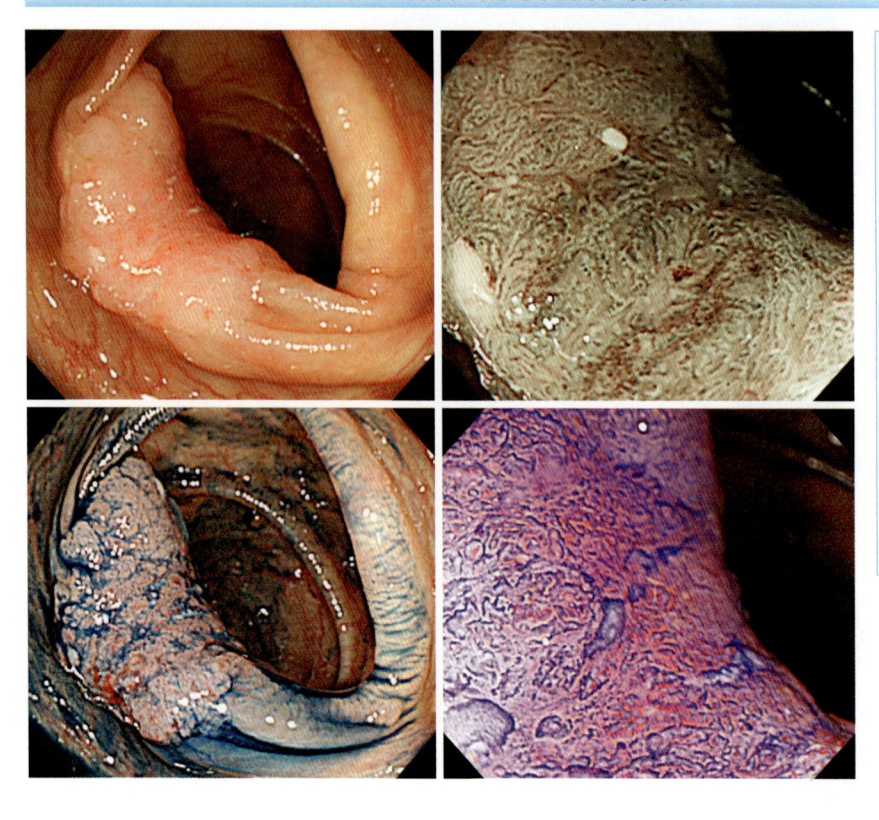

（特徴的所見）
- 横行結腸に 32 mm のやや褪色調の病変．短軸方向からひだ集中所見を認める．
- NBI 拡大で，surface pattern は一部不明瞭であり，血管所見はさまざまで途絶像も認める．
- クリスタルバイオレット染色で，Ⅴɪ 高度不整の pit pattern を認める．

◆ly0, v0, n（－）

直腸カルチノイド

（特徴的所見）
- 直腸に30 mmの中心陥凹を有する褪色調の病変を認める．短軸方向からひだ集中所見を認める．
- NBIで，病変隆起部の血管は乏しく，陥凹周辺に不整な血管を認める．
- クリスタルバイオレット染色で，中心陥凹部は無構造のV$_N$のpit patternを認める．

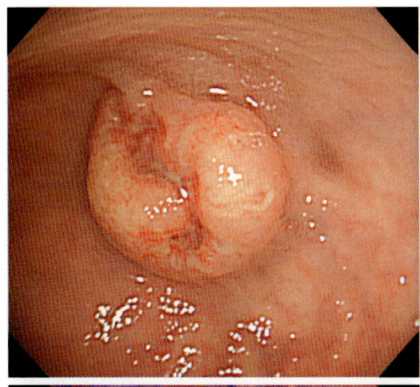

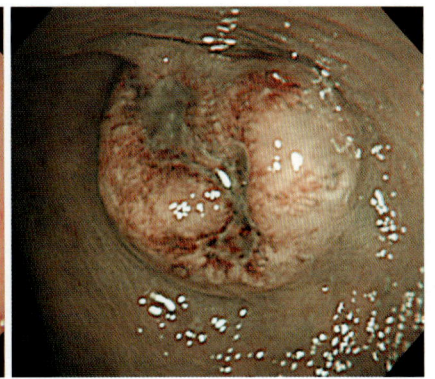

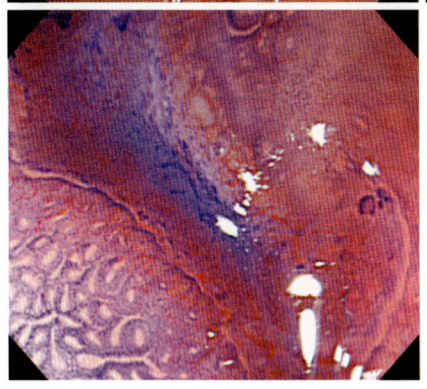

ポリペクトミー後遺残再発病変

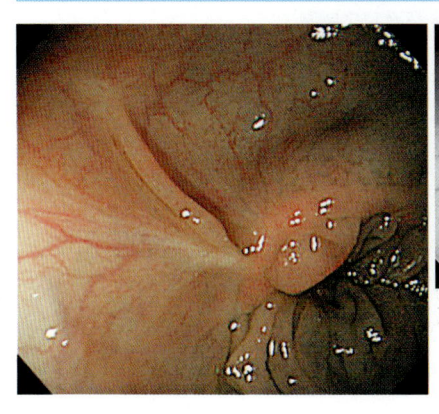

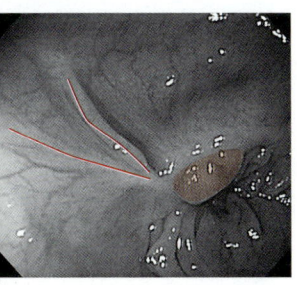

（特徴的所見）
- S状結腸の4 mmの発赤調のIs病変を認める．
- S状結腸9 mm Is高異型度管状腺腫ポリペクトミー後の遺残再発病変である．
- 病変は，直線的な瘢痕に接するように存在する．

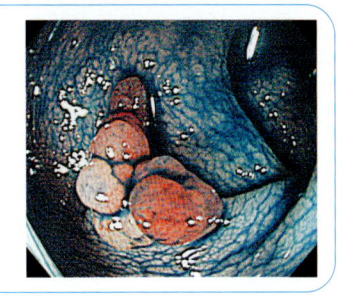

◆治療前所見

II. 診断のプロセス ［大腸］

LST-NG（0-IIa）遺残再発病変

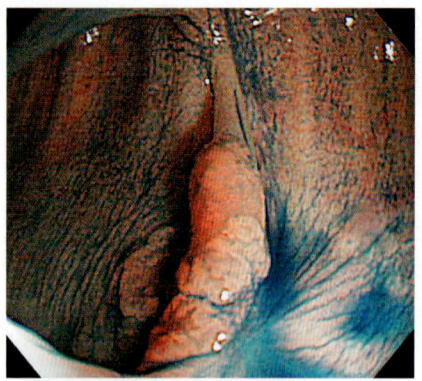

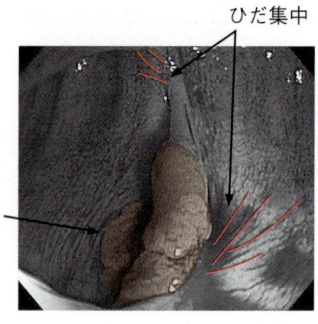

ひだ集中

病変

治療前病変

（特徴的所見）
- ひだ集中を伴う瘢痕に接するように病変が存在する．
- インジゴカルミン色素散布により，ひだは明瞭となる．
- 横行結腸 18 mm IIc+IIa（LST-NG）高異型度管状腺腫 EMR 1 年後遺残再発病変である．追加ポリペクトミーにより以後再発を認めていない．

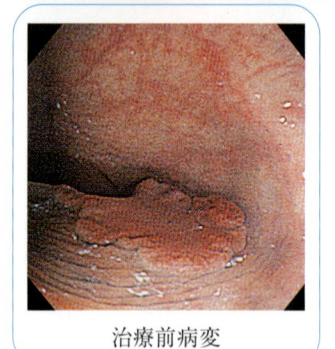

EMR 後瘢痕

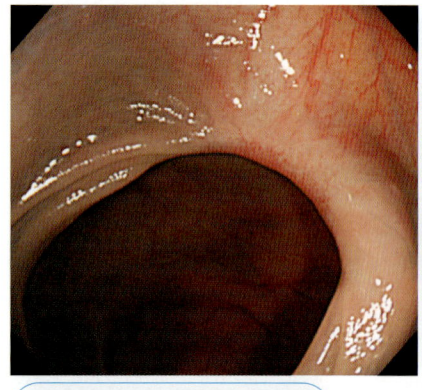

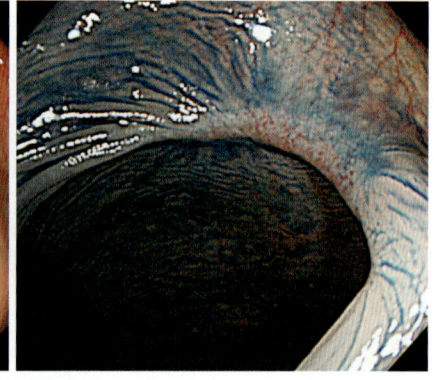

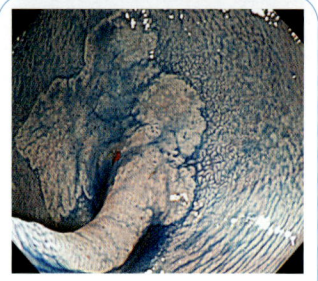

治療前病変

（特徴的所見）
- 下行結腸 25 mm の LST-NG 低異型度管状腺腫 EMR 5 カ月後の瘢痕．
- 瘢痕に対して短軸方向からひだ集中所見を認める．
- 内視鏡治療後の瘢痕は，経過により不明瞭になることがある．

大腸腺腫〔0-Ⅱa（LST-NG），低異型度管状腺腫〕

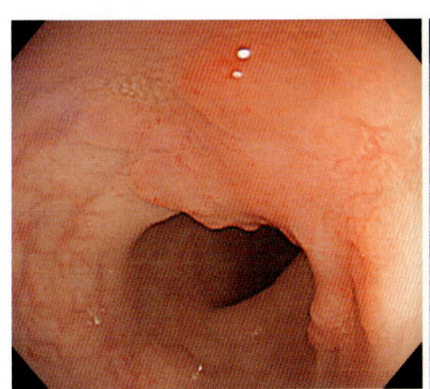

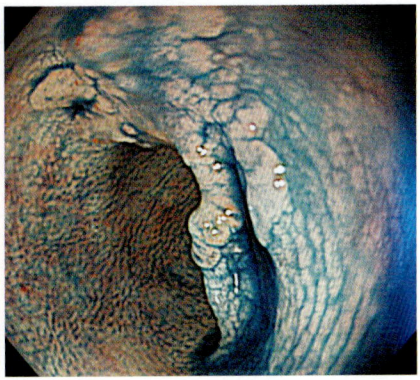

(特徴的所見)
- 腸管のひだに乗り上げるように25mmの病変が存在する．
- 腫瘍辺縁にわずかな白斑を認める．
  - ◆インジゴカルミン色素散布により，病変とひだの関係が明瞭となる．腸管の軸に短軸方向のひだの所見を認める．

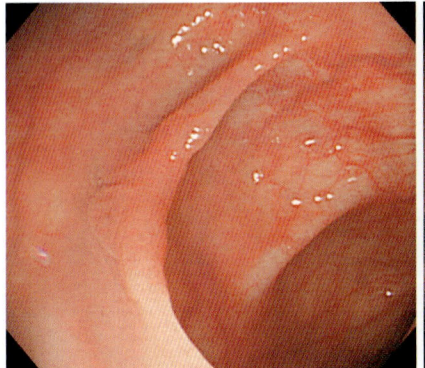

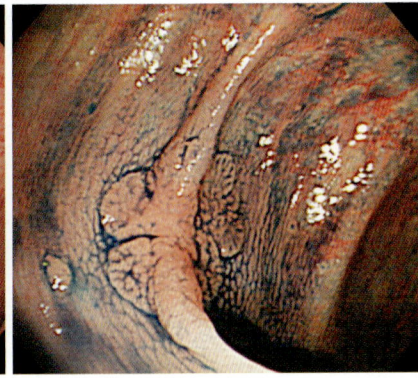

大腸腺腫〔0-Ⅱa（LST-NG），高異型度管状腺腫〕

(特徴的所見)
- S状結腸のハウストラにまたがった発赤として病変が認識される．25mmの病変．
- 腫瘍辺縁にわずかな白斑を認める．
  - ◆発赤と血管網の途絶から病変の存在を診断する．

大腸M癌〔0-Ⅱa（LST-NG），高異型度管状腺腫内粘膜内癌〕

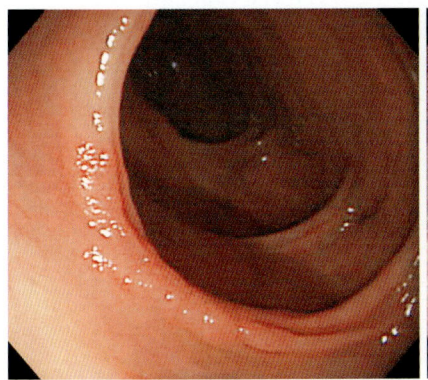

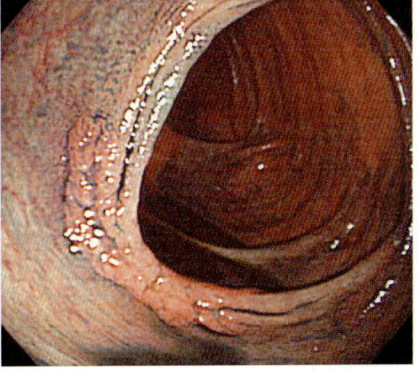

(特徴的所見)
- 上行結腸のひだにわずかな発赤として病変が認識される．22mmの病変．
- インジゴカルミン色素散布により病変とひだの関係が明瞭となる．
  - ◆発赤と粘膜の凹凸から病変の存在を診断する．

大腸　ひだ

Ⅱ．診断のプロセス ［大腸］

陳旧性腸結核

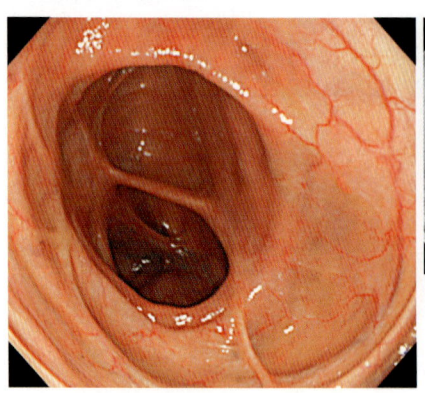

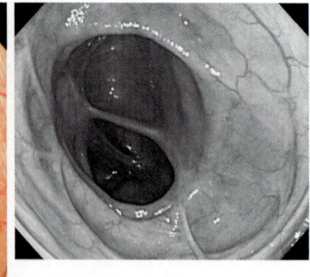

（特徴的所見）
- 回盲部にハウストラの変形による複数のひだ集中様所見（偽憩室）を認める．
  ◆ 肺結核の既往が明らかでないこともある．

活動性腸結核

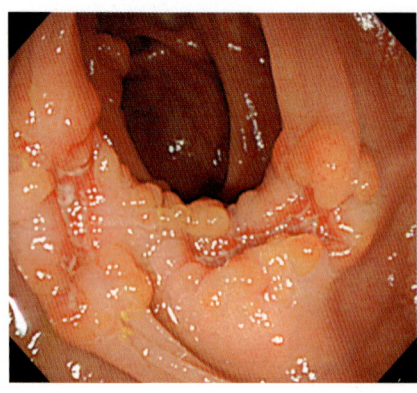

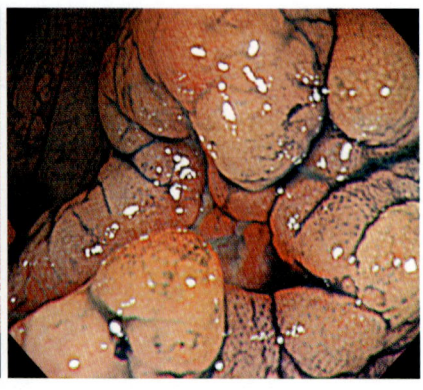

（特徴的所見）
- 輪状潰瘍に伴い，ハウストラの変形を認める．インジゴカルミン散布拡大では，陥凹周辺部は正常粘膜とわかる．
- 病理学的に乾酪性壊死を認めることはまれである．

潰瘍性大腸炎（寛解期）

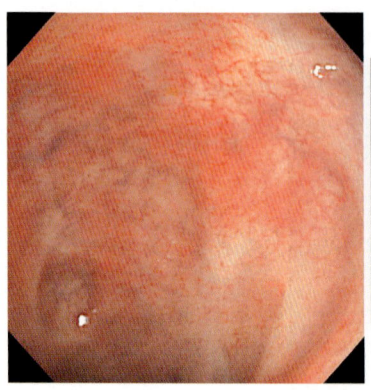

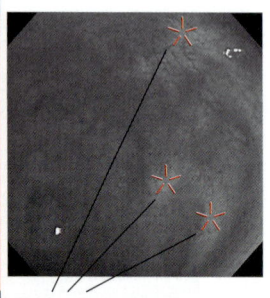

瘢痕によるひだのひきつれ

（特徴的所見）
- 血管透見をわずかに認める発赤粘膜に，ひだのひきつれた白色の変化を認める．
- 潰瘍性大腸炎の寛解期に，活動性のあった部位に一致して認める．

潰瘍性大腸炎（活動期）

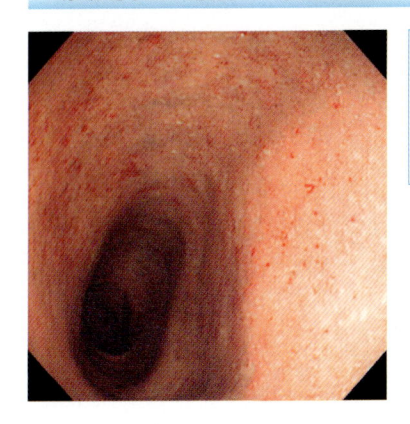

（特徴的所見）
- 結腸ハウストラの消失，びまん性の粘膜のびらん，浮腫を認める．
- 血管透見の低下を認める．
- 潰瘍性大腸炎の活動期に認める．

クローン病（寛解期）

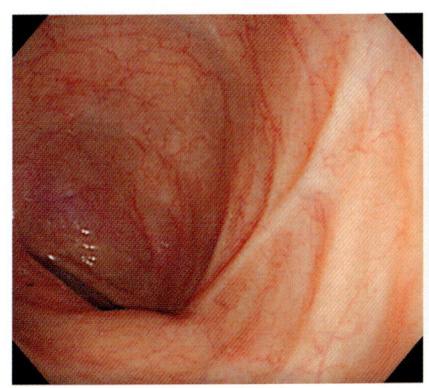

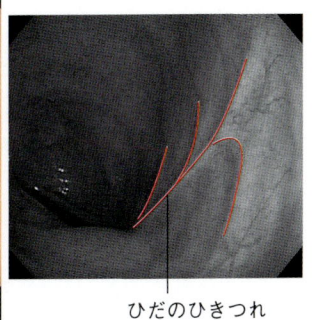

（特徴的所見）
- クローン病の寛解期に，炎症のあった局在に一致して認める．
- 腸管に対して縦走化傾向の瘢痕を認める．
- 背景の血管透見は保たれている．

ひだのひきつれ

大腸　ひだ

II. 診断のプロセス ［大腸］

陥　凹　［大腸］

鶴田　修，河野弘志，前山泰彦

　陥凹は大腸の上皮性腫瘍・非腫瘍いずれにも存在するが，上皮性腫瘍における陥凹の存在は質，深達度を判定するうえで重要な所見である（表）．本稿では陥凹の存在発見から質・深達度診断までのプロセスを解説する．

病変の発見

　陥凹を有する病変を発見する場合，最初から陥凹を認識することは少なく，隆起（I）型の場合は隆起として，表面（II）型の場合は色調の変化，血管透見像の消失，白斑の存在，半月ひだのくびれ，凹凸，引きつれ，などとして病変の存在に気づくことが多い．

陥凹の有無の確認

　病変を発見したら陥凹を有しているか否かを確認しなければならない．深い陥凹や白苔の付着するような陥凹はすぐ認識できるが，浅い陥凹は病変表面を注意深く観察し，必要に応じて色素（インジゴカルミン）散布を行い，陥凹の有無を確認しなければならない．

表　陥凹を有する大腸病変

	陥凹主体	隆起主体
上皮性腫瘍		
腺腫	＋	＋
癌	＋	＋
カルチノイド	－	＋
上皮性非腫瘍		
過形成ポリープ	＋	まれに＋*
粘膜逸脱症候群	＋	＋
炎症性腸疾患（潰瘍性大腸炎，クローン病）	＋	まれに＋**
腸結核	＋	まれに＋**
虚血性腸炎	＋	まれに＋**
単純性潰瘍（Behçet病）	＋	－
感染性腸炎	＋	まれに＋**
その他		
非上皮性腫瘍		
Gastrointestinal stromal tumor（GIST）	－	＋
脈管系腫瘍	－	＋
リンパ系腫瘍（MALTリンパ腫，悪性リンパ腫など）	まれに＋	＋
脂肪腫	－	＋
顆粒細胞腫	－	＋
その他		

＊：inverted hyperplastic polyp　　＊＊：炎症性ポリープ

陥凹主体の病変か，隆起主体の病変か？

陥凹が確認された場合は，病変全体に占める陥凹の割合で陥凹が主体の病変か隆起が主体の病変かを見分けなければならない．

陥凹の性状

1．陥凹が主体の場合

1）上皮性腫瘍か，上皮性非腫瘍か，非上皮性腫瘍か？

陥凹が主体の病変の場合は上皮性腫瘍，上皮性非腫瘍ともに非腫瘍による辺縁隆起成分を伴うことが多く，両者の鑑別は陥凹部で行わねばならない．また，非上皮性腫瘍は陥凹が主体となることはほとんどないが，リンパ系腫瘍でまれに陥凹を主体とする場合がある．

陥凹辺縁：上皮性腫瘍性陥凹の辺縁は不整形にはみ出している場合が多く，しかも境界が明瞭である．それに対し上皮性非腫瘍性陥凹は類円形ではみ出しは少なく，境界は不明瞭である．また，リンパ系腫瘍では不整形はみ出しは認めないことが多い．

陥凹面：陥凹面において上皮性腫瘍性病変は無名溝が消失し，上皮性非腫瘍性病変は残存することが多い．また，拡大観察では上皮性腫瘍性病変は腫瘍性pit（工藤分類のⅢs, ⅢL，Ⅴ型）を，上皮性非腫瘍性病変では非腫瘍性pit（Ⅰ，Ⅱ型）を呈し，NBI下拡大観察では上皮性腫瘍性病変は通常より拡張した茶色の網目状血管（佐野分類のCP typeⅡ）を認めるが，上皮性非腫瘍性病変では血管が確認できない場合が多い（CP typeⅠ）．リンパ系腫瘍では無名溝は存在しないが非腫瘍pitで覆われている場合が多い．

2）腺腫か癌か？

腫瘍が疑われる場合は腺腫か癌かの鑑別も行う．大きい病変ほど癌である確率は高くなる．また拡大観察では癌はⅤ型pitを，腺腫ではⅢs, ⅢL型pitを呈する場合が多く，NBI下拡大観察では癌はCP typeⅢを，腺腫ではCP typeⅡを呈する場合が多い．

3）深達度は？

癌の場合，治療法選択のために必ず深達度診断を行わねばならない．外科的治療の適応となるSM massive以深への浸潤の指標としては明瞭な陥凹の存在，NPG様発育をする隆起（Ⅰ）型病変，緊満感を伴う陥凹内隆起の存在，病変全体の緊満感，伸展不良所見の存在，などが挙げられる．また，拡大観察ではV_N，輪郭不明瞭なV_I型pitの存在はSM massive以深への浸潤の指標となる所見であり，NBI下拡大観察では領域性のあるCP typeⅢBの存在はSM massive以深への浸潤の指標となる所見である．さらに，診断に迷った場合には超音波内視鏡が有用な場合がある．

2．隆起が主体の病変

1）上皮性腫瘍か，上皮性非腫瘍か，非上皮性腫瘍か？

隆起が主体で病変に占める陥凹の割合が少ない病変では，隆起部の性状で上皮性腫瘍・非腫瘍を鑑別することが多い．すなわち，病変の辺縁や表面が凹凸不整な病変ほど腫瘍性病変が多く，さらに同部の拡大観察で腫瘍性pit（ⅢL，Ⅳ，Ⅴ型様）か非腫瘍性pit（Ⅰ，Ⅱ型）かを，NBI下拡大観察で正常血管（CP typeⅠ）か正常と比較して太い網目状血管（CP typeⅡ）かを見ることにより，高い確率で上皮性腫瘍・非腫瘍の鑑別が可能となる．非上皮性腫瘍は隆起が主体の病変がほとんどであるが，びらん・潰瘍の形成のない場合は

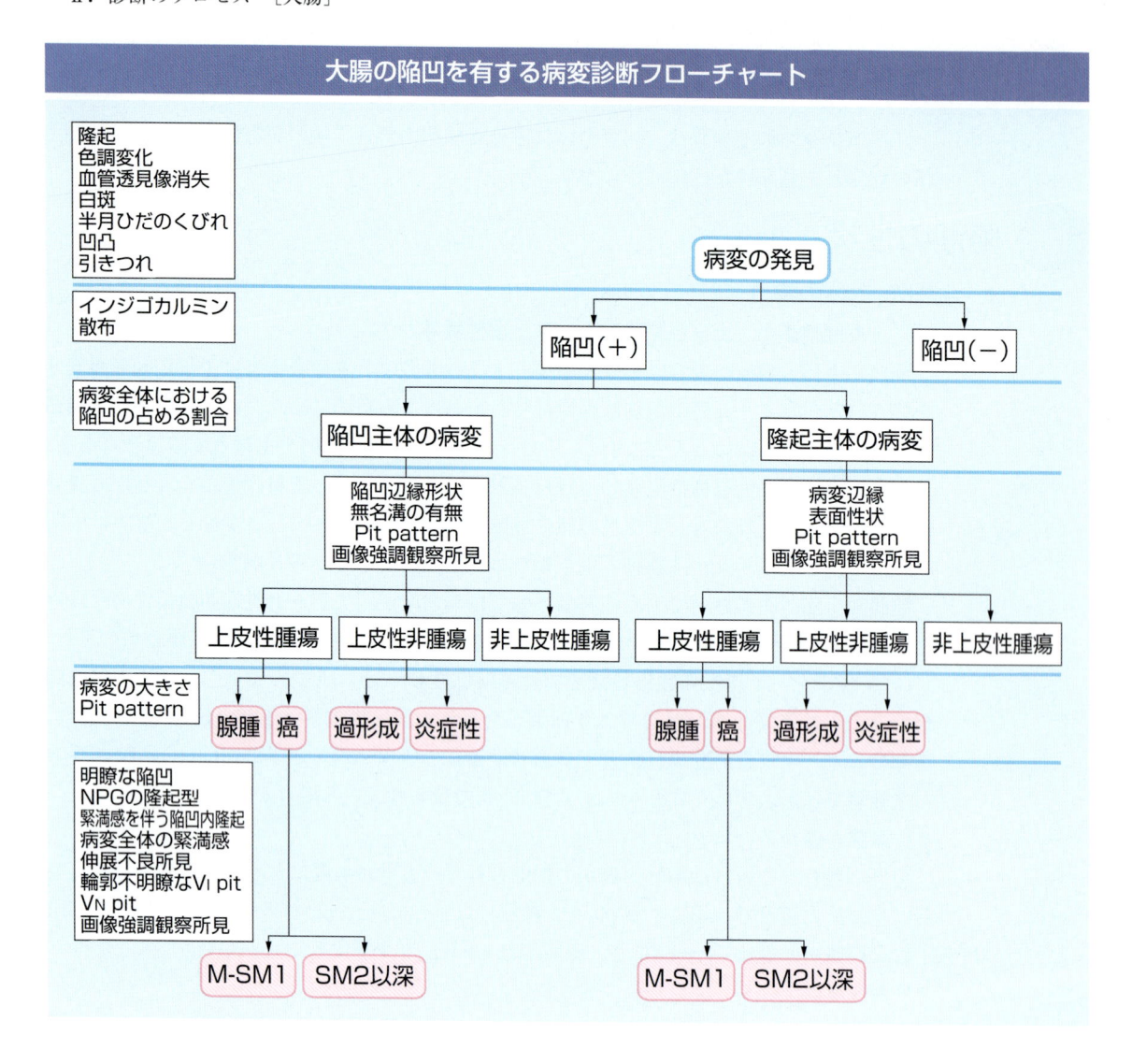

大腸の陥凹を有する病変診断フローチャート

```
【隆起／色調変化／血管透見像消失／白斑／半月ひだのくびれ／凹凸／引きつれ】
【インジゴカルミン散布】
【病変全体における陥凹の占める割合】
                              病変の発見
                                 │
                      ┌──────────┴──────────┐
                    陥凹（＋）              陥凹（－）
                      │
            ┌─────────┴─────────┐
      陥凹主体の病変         隆起主体の病変
            │                   │
   【陥凹辺縁形状／           【病変辺縁／表面性状／
     無名溝の有無／            Pit pattern／
     Pit pattern／            画像強調観察所見】
     画像強調観察所見】
            │                   │
   ┌────┬────┐            ┌────┬────┐
 上皮性 上皮性 非上皮性    上皮性 上皮性 非上皮性
 腫瘍   非腫瘍 腫瘍        腫瘍   非腫瘍 腫瘍
   │      │                 │      │
 ┌─┴─┐ ┌─┴─┐            ┌─┴─┐ ┌─┴─┐
腺腫 癌 過形成 炎症性      腺腫 癌 過形成 炎症性
【病変の大きさ／Pit pattern】
       │                    │
【明瞭な陥凹／NPGの隆起型／緊満感を伴う陥凹内隆起／病変全体の緊満感／伸展不良所見／輪郭不明瞭なVᵢ pit／Vɴ pit／画像強調観察所見】
       │                    │
   ┌───┴───┐            ┌───┴───┐
 M-SM1  SM2以深        M-SM1  SM2以深
```

陥凹部は小さく，隆起部も陥凹部もⅠ型 pit を呈している．

2）腺腫か癌か？

　陥凹が主体の病変同様に大きい病変ほど癌である確率は高くなる．また異型の強い部は陥凹部に存在することが多く，拡大観察ではとくに陥凹部を注意深く観察すべきである．癌はⅤ型 pit を，腺腫ではⅢL，Ⅳ型 pit を呈する場合が多く，NBI 下拡大観察で癌は CP typeⅢを呈する場合が多い．

3）深達度は？

　外科的治療の適応となる SM massive 以深への浸潤の指標は陥凹主体の病変と同様で，明瞭な陥凹の存在，NPG 様発育をする隆起（Ⅰ）型病変，緊満感を伴う陥凹内隆起の存在，病変全体の緊満感，伸展不良所見の存在，などが挙げられる．また，拡大観察も陥凹部を注意深く観察し，Vɴ型 pit，輪郭不明瞭な Vɪ型 pit が存在すれば，また NBI 下拡大観察で領域性のある CP typeⅢB が存在すれば SM massive 以深への浸潤を疑うべきである．診断に迷った場合には超音波内視鏡が有用な場合があるが，丈の高い病変では減衰のために描出はかなり困難となる．

表面陥凹型大腸腺腫（IIc様腺腫）

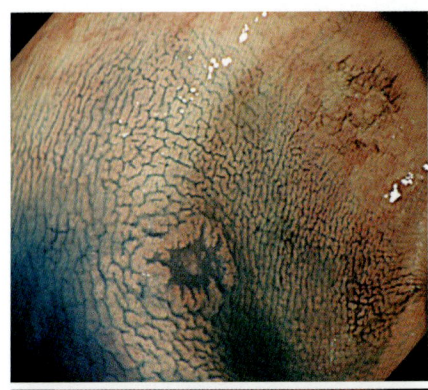

(特徴的所見)
- 陥凹辺縁は明瞭で不整形なはみ出し像を認める．
- 陥凹面の無名溝は消失しかけている．
- 軽度の辺縁隆起を伴うことが多い．

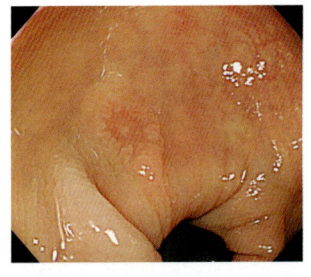

◆発見時の内視鏡像では血管透見の消失した淡い発赤域として認識される．

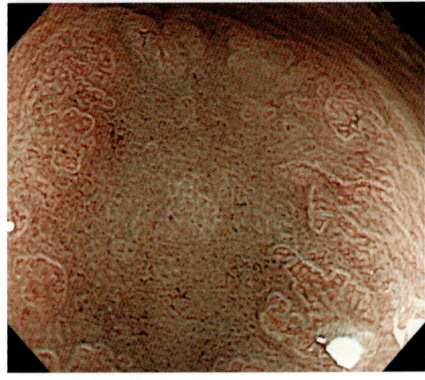

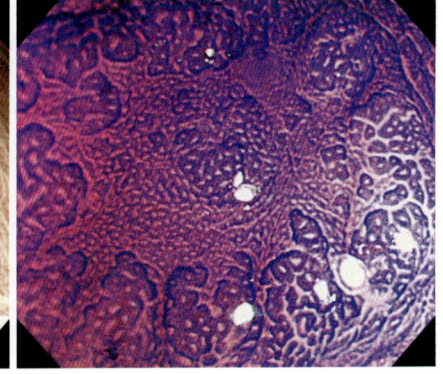

(特徴的所見)
- NBI下拡大像は陥凹部に一致して，CP type IIを認める．
- クリスタルバイオレット染色拡大像は陥凹部に一致して，周辺の正常pitより小さいIIIs型pitを認める．

表面陥凹型大腸M癌（0-IIc，M癌）

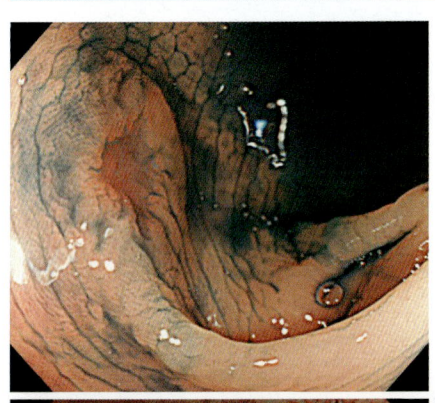

(特徴的所見)
- 陥凹辺縁は明瞭で不整形なはみ出し像を認める．
- 陥凹面の無名溝は消失しかけている．
- 軽度の辺縁隆起を伴うことが多い．

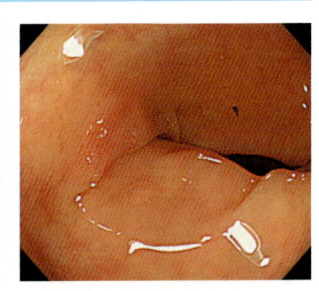

◆発見時の内視鏡像では血管透見の消失した淡い発赤域として認識される．

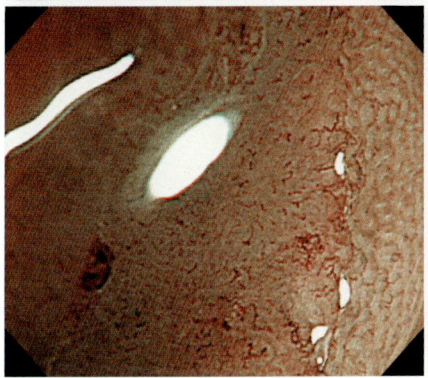

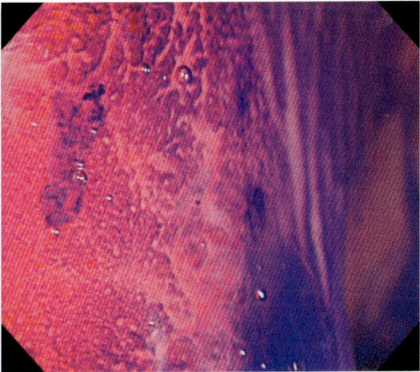

(特徴的所見)
- NBI下拡大像は陥凹部に一致して，CP type IIIAを認める．
- クリスタルバイオレット染色拡大像は陥凹部に一致して，VI型pitを認める．

大腸陥凹

II. 診断のプロセス ［大腸］

吸引による陥凹

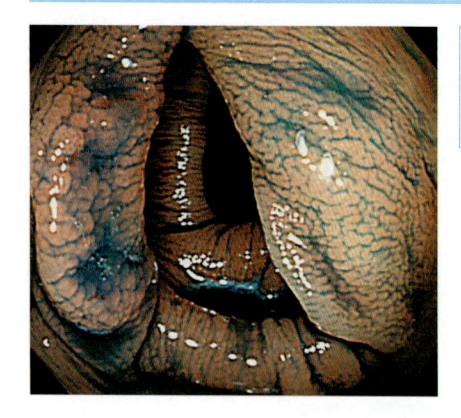

（特徴的所見）
- 陥凹辺縁は不明瞭である．
- 陥凹面に正常粘膜模様（無名溝）を認める．

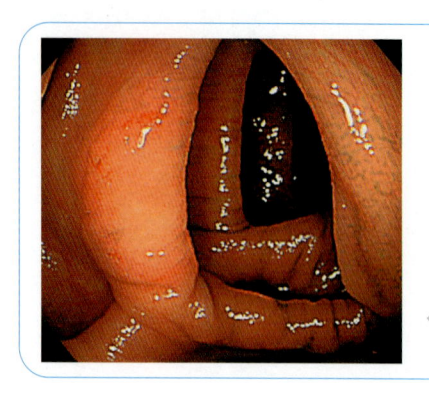

◆発見時の内視鏡像
（色素散布前）．

NSAIDs 腸炎

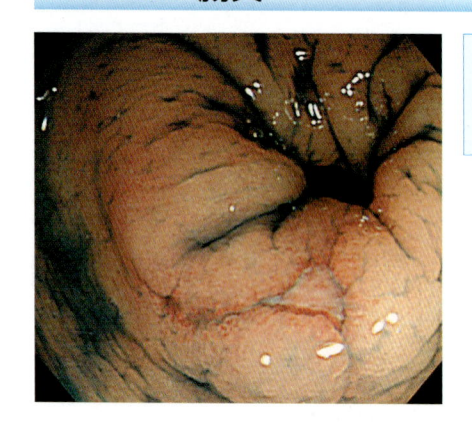

（特徴的所見）
- 陥凹辺縁にはみ出し像は認めない．
- 蠕動により，腸管内の様相が変化している．

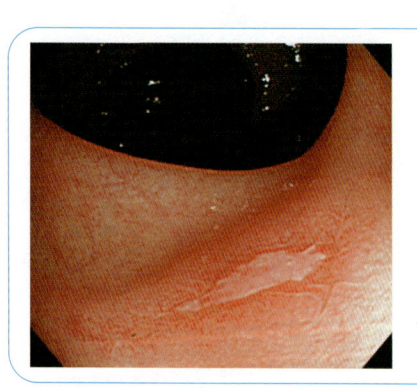

◆発見時の内視鏡像
（色素散布前）．

Behçet病

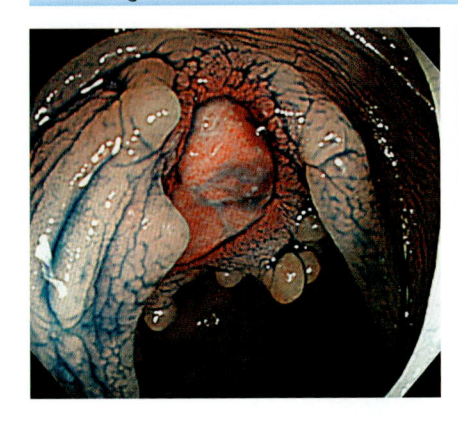

（特徴的所見）
- 回盲弁上唇〜上行結腸の深い潰瘍性病変である．
- 潰瘍辺縁に再生性変化を認める．
    ◆ Behçet病の診断として，打ち抜き様の深い潰瘍が挙げられる．

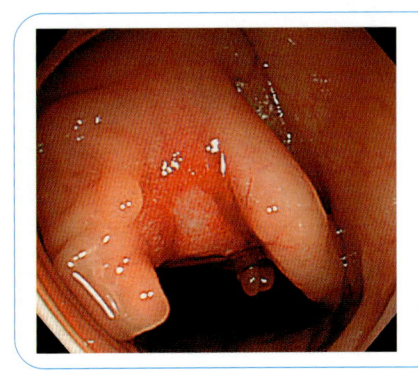

◆ 発見時の内視鏡像（色素散布前）．

感染性腸炎（サルモネラ腸炎）

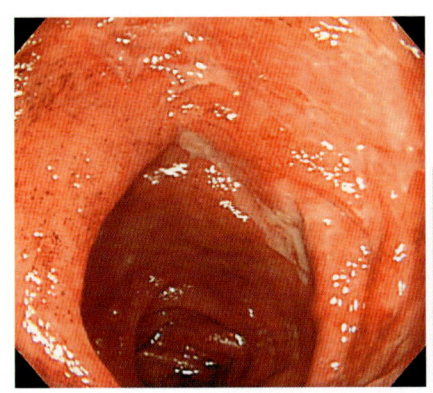

（特徴的所見）
- びまん性の炎症の中に潰瘍が存在する．

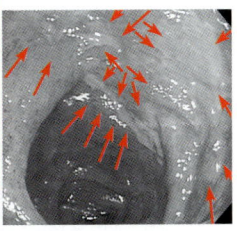

偽膜性大腸炎（回復期）

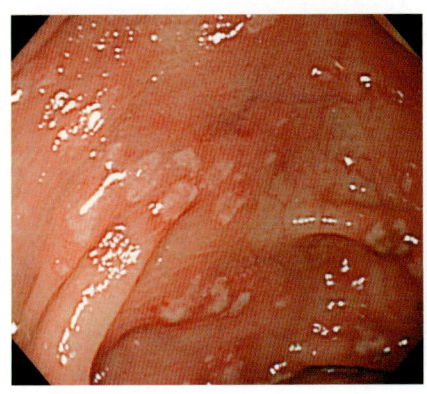

（特徴的所見）
- 多発した偽膜と，偽膜周囲の発赤を認める．治癒過程の偽膜性腸炎の偽膜は丈が低くなり陥凹様にみえる場合がある．

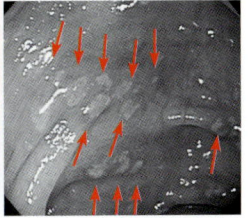

大腸 陥凹

II. 診断のプロセス ［大腸］

腸結核（盲腸）

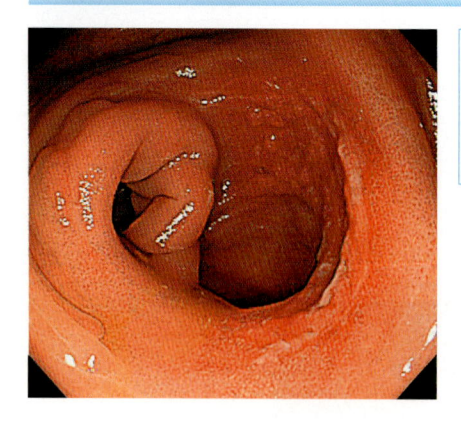

（特徴的所見）
- 輪状傾向を有する浅い潰瘍性病変である．回盲部に多く存在するが，他部位に存在する場合もある．
- 回盲弁が開大している．

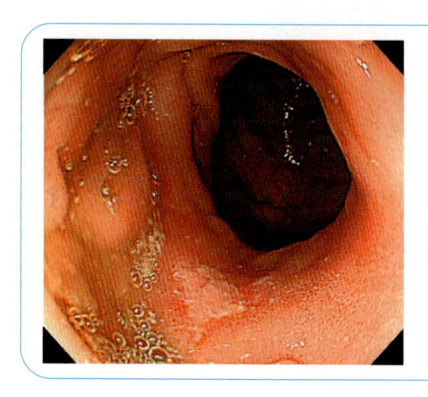

◆同症例の腸結核の横行結腸病変．やはり輪状傾向を有する潰瘍性病変である．

虚血性大腸炎

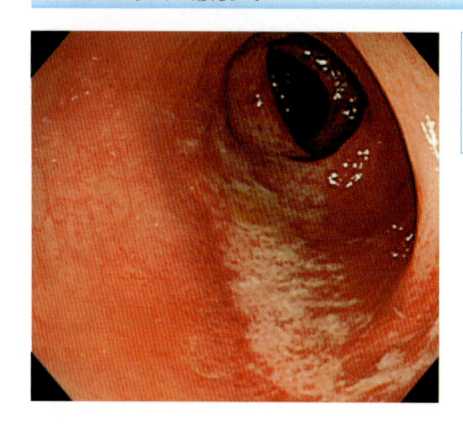

（特徴的所見）
- 脾彎曲部～S状結腸に多く存在する縦走傾向を有する潰瘍性病変である．

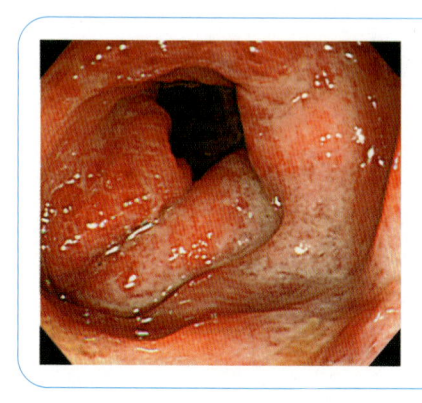

◆本症例のもっとも変化の著明な部を呈示する．強い発赤，浮腫の中に浅い潰瘍性病変が存在する．

急性出血性直腸潰瘍

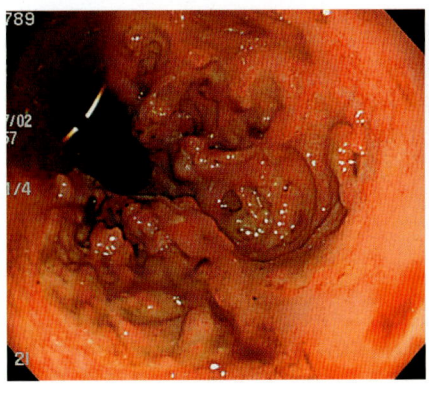

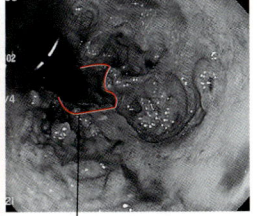

歯状線

（特徴的所見）
- 歯状線に接して，あるいは肛門管から下部直腸にかけて存在する不整形・地図状の潰瘍性病変である．
- ◆重篤な基礎疾患（とくに脳血管障害）を有する高齢者に多く，突然発症する大量下血が特徴である．

大腸陥凹

潰瘍性大腸炎

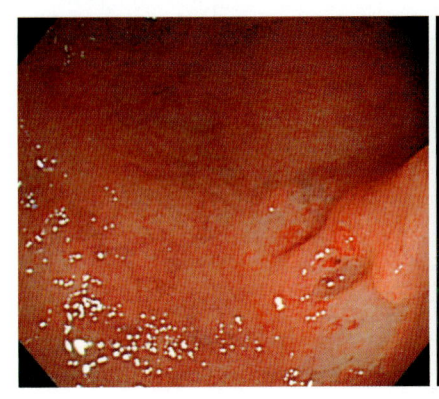

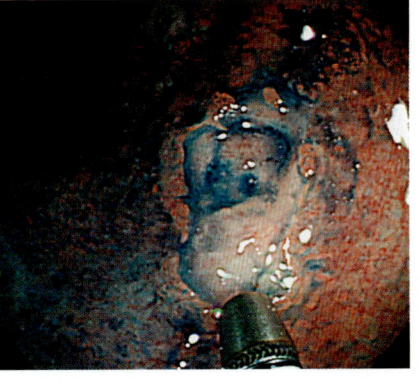

（特徴的所見）
- びまん性炎症の中に潰瘍が存在する．
- 潰瘍辺縁に不整形のはみ出し像は認めない．
- 色素散布近接像でも，潰瘍辺縁に不整形のはみ出し像は認めない．

クローン病

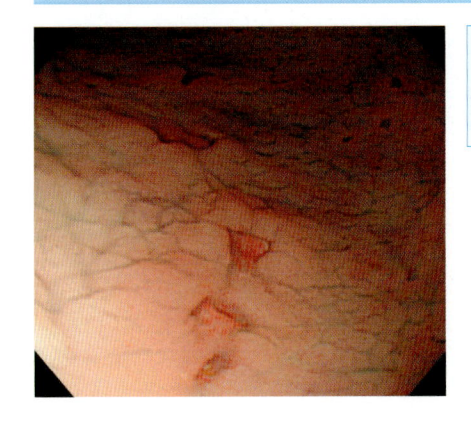

（特徴的所見）
- 縦走傾向を有するアフタ様病変の多発を認める．
- 陥凹辺縁に不整形のはみ出し像は認めない．

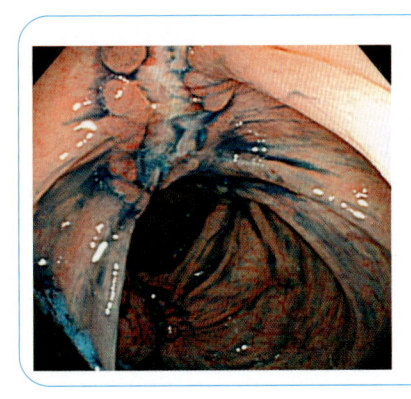

参考症例

クローン病の典型像

参考症例として進行した状態の縦走潰瘍の多発像を呈示する．

189

II. 診断のプロセス ［大腸］

Malignant lymphoma

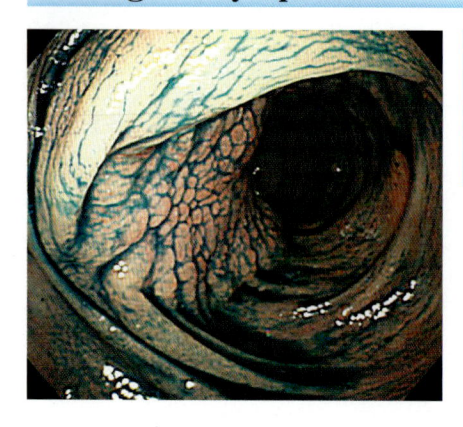

（特徴的所見）
- 陥凹境界は不明瞭である．
- 陥凹面は正常粘膜で覆われている．
- 粘膜下層以深の腫瘍により厚みを有し，全体に隆起してみえる．

陥凹主体の大腸 SM massive 癌（明瞭な陥凹）

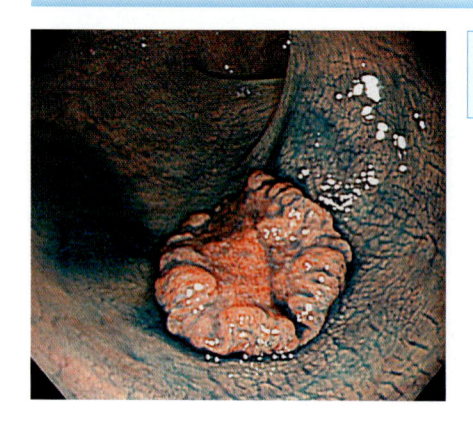

（特徴的所見）
- 陥凹主体の隆起型病変で，明瞭な陥凹が存在する．

陥凹主体の大腸 SM massive 癌（NPG の隆起型）

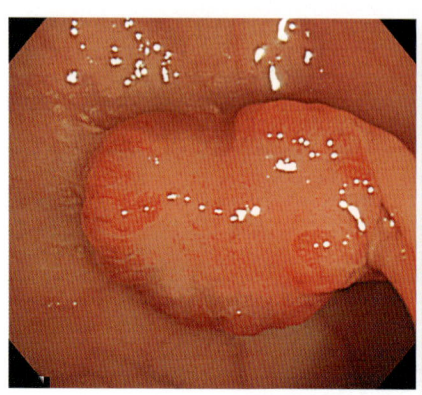

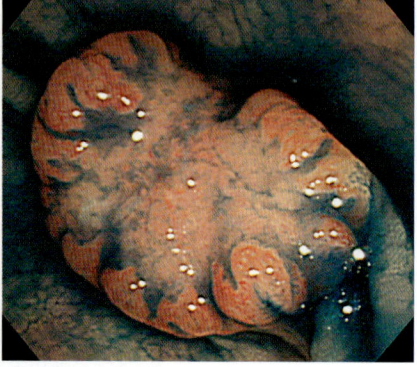

（特徴的所見）
- 陥凹主体の隆起型病変で，病変の立ち上がり部は非腫瘍上皮で覆われている．
- 色素散布像では，立ち上がり部の非腫瘍上皮がいちだんと明瞭になっている．

陥凹主体の大腸 SM massive 癌（緊満感を伴う陥凹内隆起）

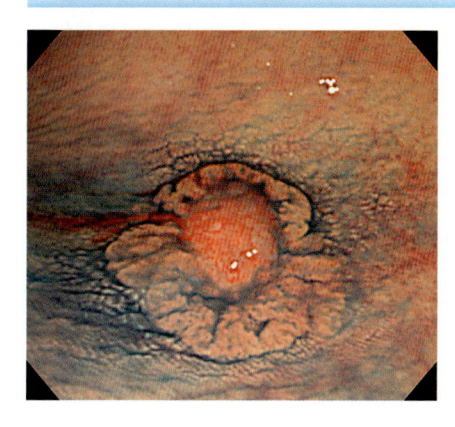

（特徴的所見）
- 陥凹主体の病変で，陥凹内に緊満感を伴う発赤した隆起が存在する．

陥凹主体の大腸 SM massive 癌（伸展不良）

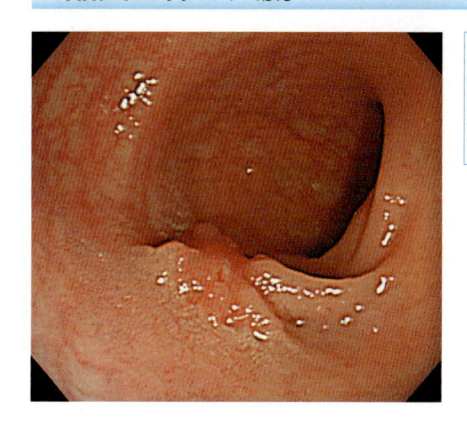

（特徴的所見）
- 伸展不良所見（ひだ集中，台状挙上）を認める．
  - ◆伸展不良所見には弧の硬化，ひだ集中，台状挙上がある．

Inverted hyperplastic polyp

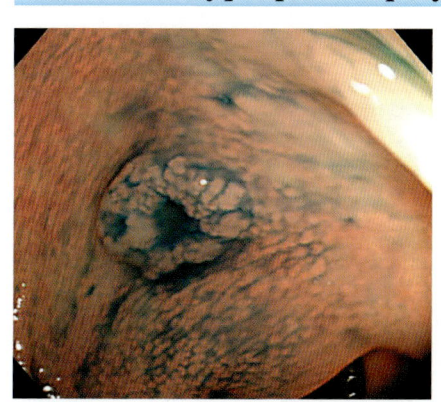

（特徴的所見）
- 扁平な隆起性病変の一部に陥凹が存在し，隆起部はみずみずしい過形成性ポリープの所見を呈する．
- 拡大観察を行えば隆起部にも陥凹部にもⅡ型 pit を認める．

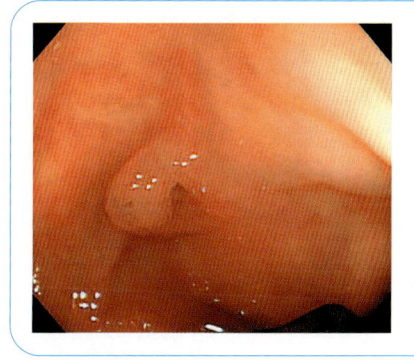

◆発見時の内視鏡像

大腸陥凹

Ⅱ．診断のプロセス ［大腸］

陥凹を伴う隆起型 M 癌

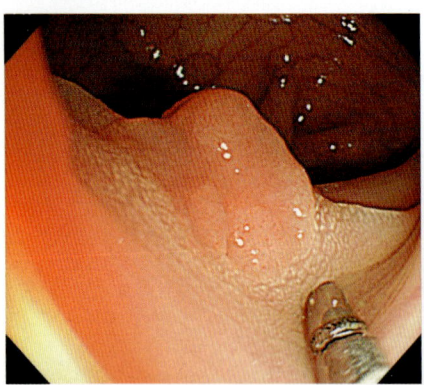

（特徴的所見）
- 隆起性病変の一部に発赤した浅い陥凹を認める．

発赤した浅い陥凹

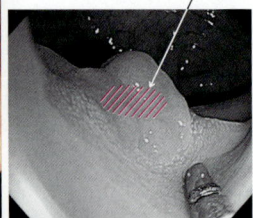

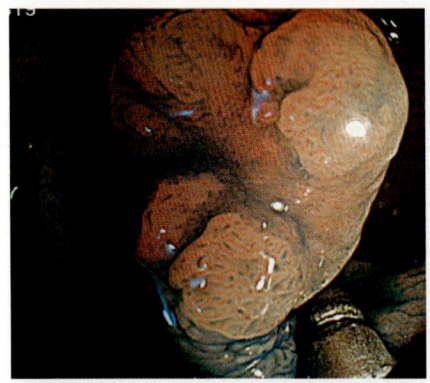

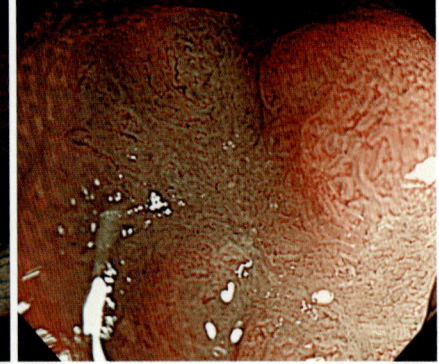

隆起性病変の中の浅い陥凹部は隆起部より異型が強いことが多い．参考症例として本症例の色素散布像と拡大観察像を呈示する．

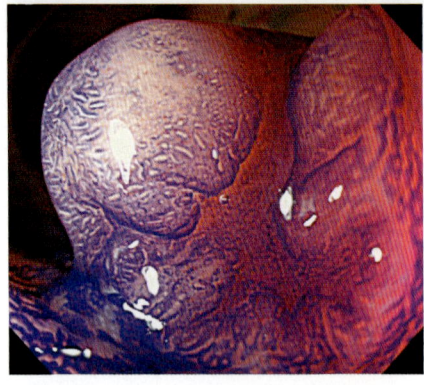

（特徴的所見）
- NBI 下拡大像は陥凹部に一致して，CP type ⅢA を認める．
- クリスタルバイオレット染色拡大像は陥凹部に一致して，VI 型 pit を認める．

陥凹を伴う隆起型 M 癌

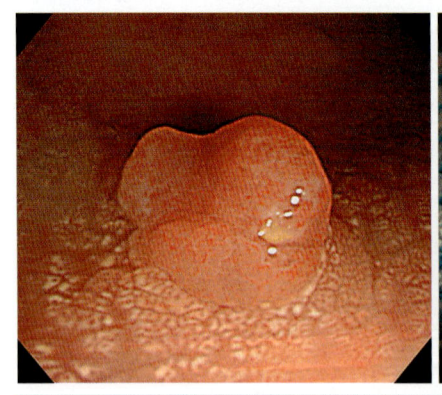

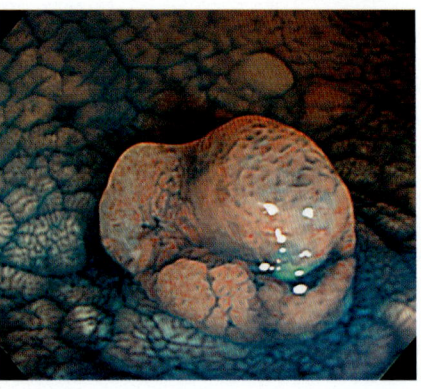

（特徴的所見）
- p.190 中段の症例同様に隆起性病変の一部に発赤した浅い陥凹を認める．

浅い陥凹を伴う大腸 SM massive 癌（緊満感を伴う陥凹内隆起）

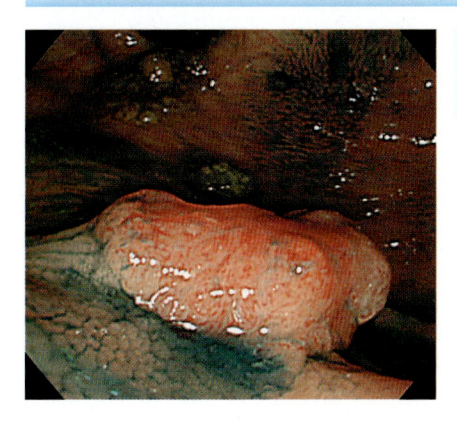

（特徴的所見）
- 浅い陥凹を伴う隆起型病変で，病変全体に緊満感を認める．

隆起主体の大腸 SM massive 癌（著明な陥凹）

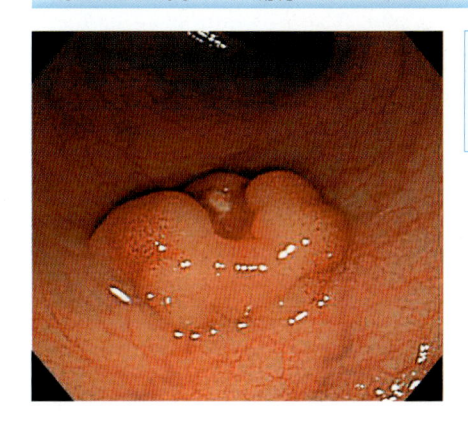

（特徴的所見）
- 隆起主体の隆起型病変で，著明な（境界明瞭で深い）陥凹が存在する．

隆起主体の大腸 SM massive 癌（NPG の隆起型）

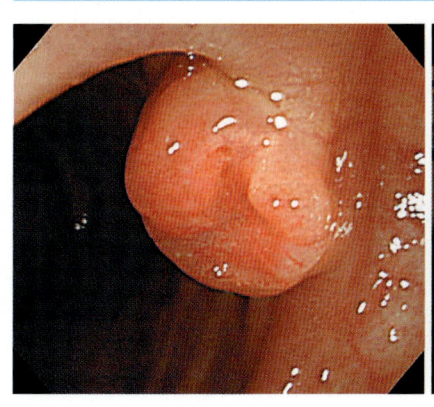

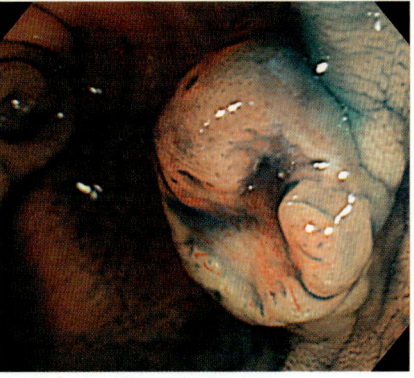

（特徴的所見）
- 陥凹面は狭く，隆起主体の隆起型病変で，病変の立ち上がり部は非腫瘍上皮で覆われている．
- 色素散布像では，陥凹部と立ち上がり部の非腫瘍上皮がいちだんと明瞭になっている．

II．診断のプロセス ［大腸］

隆起主体の大腸 SM massive 癌（緊満感を伴う陥凹内隆起）

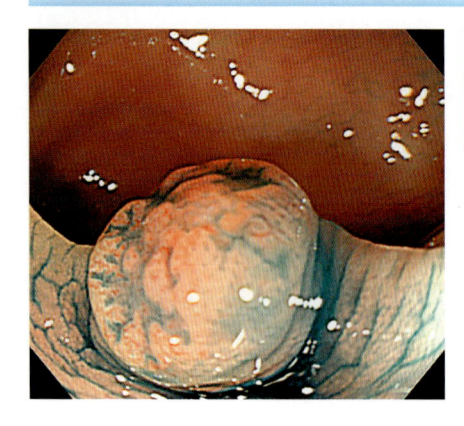

（特徴的所見）
- 隆起主体の隆起型病変で，浅い陥凹と陥凹内に緊満感を伴う隆起が存在する．

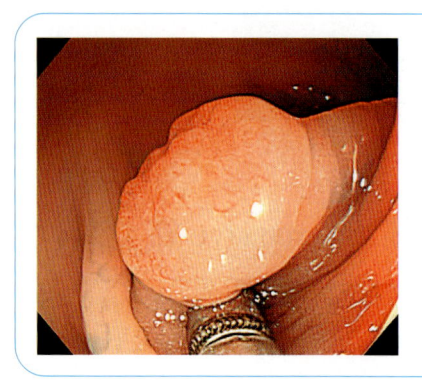

◆ 本症例の発見時の内視鏡像を呈示する．色素がかかっていない時点で浅い陥凹と陥凹内に緊満感を伴う隆起を確認できる．

隆起主体の大腸 SM massive 癌（緊満感を伴う陥凹内隆起）

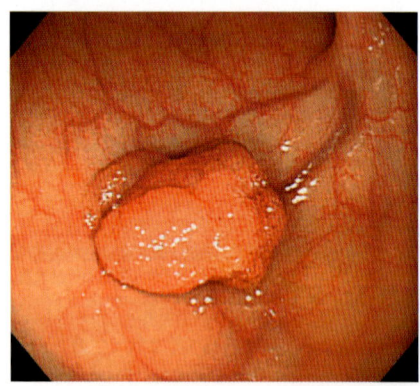

（特徴的所見）
- 隆起主体の隆起型病変で，病変中央付近に浅い陥凹と陥凹内に緊満感を伴う発赤した隆起が存在する．

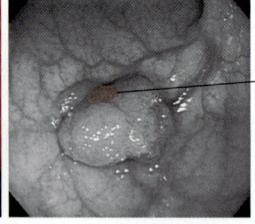

浅い陥凹

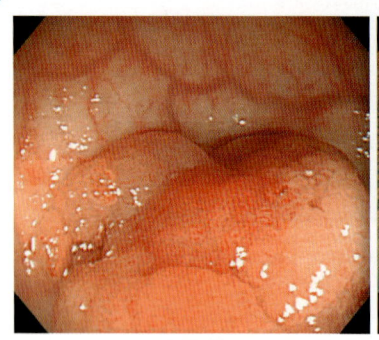

近接像 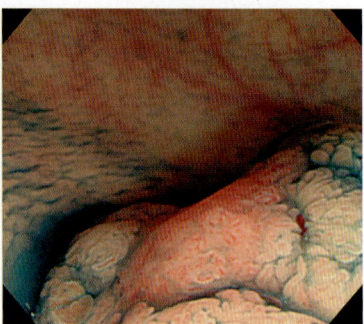　　　　　近接，色素散布像

◆ 本症例近接像の色素なしと色素ありを呈示する．
◆ 浅い陥凹と陥凹内に緊満感を伴う隆起が明瞭となる．

隆起主体の大腸 SM massive 癌（伸展不良）

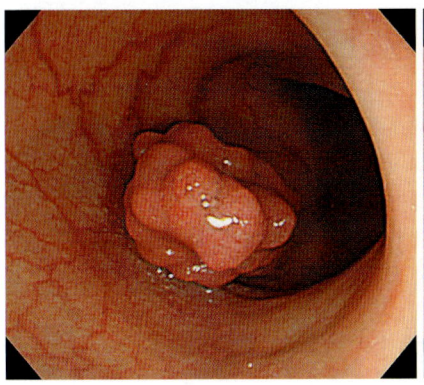

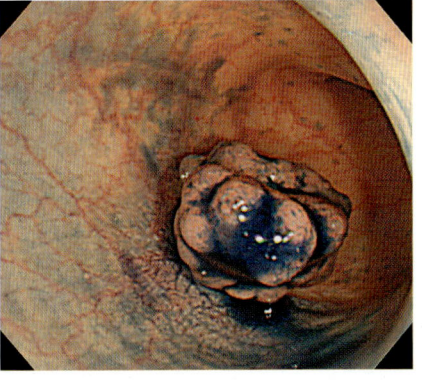

（特徴的所見）
- 画面上病変の右側から数本のひだ集中を認める．
- 伸展不良所見には弧の硬化，ひだ集中，台状挙上がある．色素散布像ではひだ集中像がいちだんと明瞭になっている．

Column

コラム

生検すべき場所（大腸）

ここでは大腸上皮性腫瘍性病変に対しての生検すべき場所について述べる．

大腸の病変を発見した場合，経過観察でよいか，内視鏡治療をすべきか，外科的手術が必要かを判断する指標の一つに生検による組織診断がある．しかしその場合，生検部位を誤ると治療法まで誤ってしまう可能性があり，生検すべき場所を十分把握しておかねばならない．

＜腫瘍か非腫瘍か？＞

過形成ポリープと思われる病変でもその一部に鋸歯状腺腫（serrated adenoma）が存在することがある．鋸歯状腺腫の多くは乳頭状増殖や二段隆起を呈するので，乳頭状増殖や二段隆起を認めたらその部位を生検する．

腫瘍性病変は周辺正常粘膜を圧排するように増殖し，病変辺縁部は非腫瘍成分で構成される場合があるので，腫瘍性病変を疑った場合は辺縁を避けて生検する．

＜腺腫か癌か？＞

腺腫か癌か，癌であれば腺腫内癌か全体が癌か，癌の場合，低異型度か高異型度か，を鑑別し，治療法を選択することが望ましい．

組織学的に異型度が高い部ほど，①発赤調，②表面粗糙，③陥凹，を呈しやすくなるので，①〜③の所見を認めればその部位を生検する．

＜浸潤癌か非浸潤癌か？＞

粘膜下層に massive 浸潤した癌は線維化を中心とした間質の反応（desmoplastic reaction；DR）を呈することが多く，粘膜病変が脱落すると同部が表層に露出する．したがって，生検組織で DR を認めれば SM massive 癌と診断できる．この DR が表層に存在する所見としては表面粗糙な易出血粘膜面が挙げられる．

＜まとめ＞

生検組織により，治療法選択のための多くの情報が得られる．そのためには表面性状を十分観察した後に至適部位から生検を行わねばならない．

〔鶴田　修，河野弘志，長田修一郎〕

Column

コラム　大腸SM癌の浸潤距離実測法

図1にSM浸潤距離実測の基本を示す.「大腸癌治療ガイドライン」[1]にSM浸潤距離の測定方法が詳しく記述されているが,それを正しく理解せず過小評価されていることが多い.

粘膜筋板がどのような状態であろうと粘膜筋板の微小な断片であろうと,病理組織学的に存在する粘膜筋板の最下点の部位を実測の始点とする考え方があり,現行の「大腸癌治療ガイドライン」の指針を無視されている病理の先生がおられることが,現行の「大腸癌治療ガイドライン」のSM浸潤実測法を標準化することの妨げの一つになっている. 2009/2010年版の「大腸癌治療ガイドライン」の内容は,大腸癌研究会の評価委員会の審査を経て,さらに全国に公開され公聴会まで行い,議論して発刊された内容であることに留意いただきたいものである.

2009/2010年版の「大腸癌治療ガイドライン」では,解析材料とその解析結果から,患者の安全性を最優先に考慮して実地臨床上問題が生じないよう配慮したSM浸潤距離実測方法が提示されていることを理解していただきたいと思う.とくに2009/2010年版では,CQ(clinical question)のなかに具体的な写真を呈示し,どのような状態の粘膜筋板を「走行が同定または推定可能」とし,粘膜筋板を始点とした実測をすべきかが詳しく記述されている.

SM浸潤距離の実測法(大腸癌治療ガイドライン2009/2010年版)

・肉眼型にかかわらず粘膜筋板の走行が同定あるいは推定可能な症例は,病変の粘膜筋板下縁から測定する.
・粘膜筋板の走行が同定・推定できない部分は病変表層から測定する.ここでいう「走行が同定または推定可能」とは,SM浸潤による「変形」,すなわち走行の乱れ,解離,断裂,断片化などがない粘膜筋板を指す.変形した粘膜筋板を起点とするとSM浸潤距離を過小評価する可能性がある.「変形」の判定は必

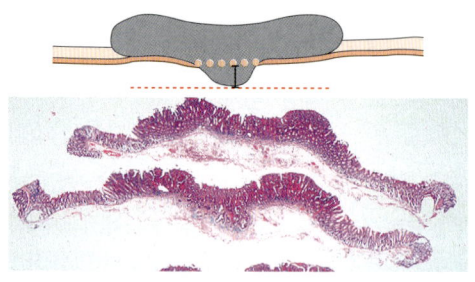

---

a) 粘膜筋板の走行同定(推定)可能例は,粘膜筋板からの浸潤距離を測定する.

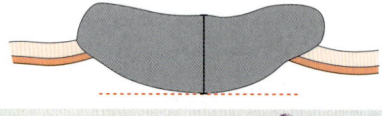

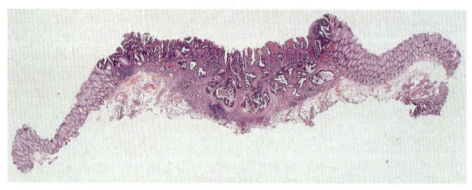

b) 粘膜筋板の走行同定(推定)不能例は,病変表層からの浸潤距離を測定する.

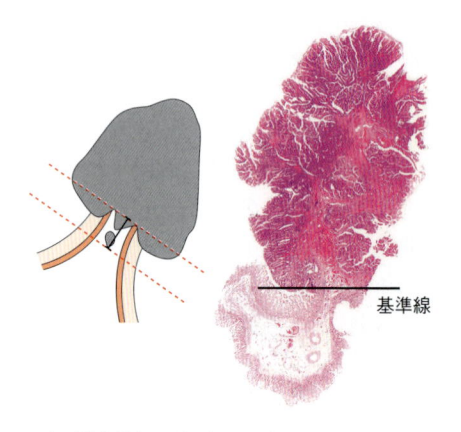

c) 粘膜筋板の錯綜した有茎性ポリープ型SM癌は,頸部から茎部への浸潤距離を測定する(Haggitt level 2以深の浸潤距離).頭部内の浸潤は「head invasion」と記載する.

図1　SM浸潤実測距離計測の実際

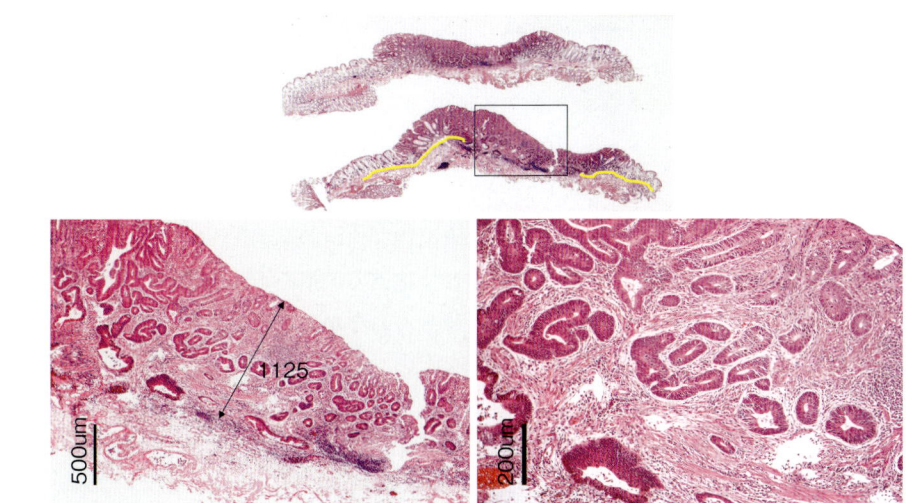

図2 粘膜筋板を同定・推定できない表面型腫瘍
本病変は，赤色の粘膜筋板の走行以外は，粘膜筋板が推定・同定できない．このような場合は，規定に従って病変表層から浸潤距離を測定する．

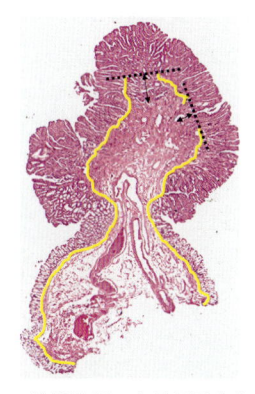

粘膜筋板の走行が同定あるいは推定可能な症例は，粘膜筋板下縁から測定する．このような有茎性病変は，無茎性病変と同様に取り扱う．

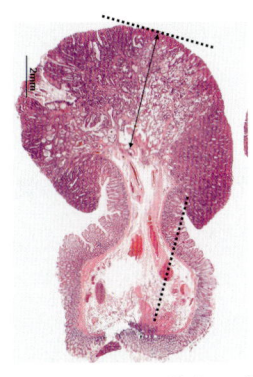

Peutz-Jeghersポリープタイプではなく，SM多量浸潤によって粘膜筋板の走行が同定・推定できない症例は，無茎性病変と同様に病変表層から測定する．

ずしも容易ではないが，粘膜筋板周囲にdesmoplastic reactionを伴うものは「変形あり」と判定する．
・有茎性病変では，粘膜筋板が錯綜し浸潤実測の始点となる粘膜筋板が同定できない場合がある．この場合のSM浸潤距離は頸部（頭部と茎部の境）を基準とし，頸部から浸潤最深部への浸潤距離を測定する．浸潤が頭部内に限局する有茎性病変は「head invasion」とする．

図3 有茎性SM癌の浸潤実測距離計測の実際

ほかの脈管侵襲や簇出の評価法とともにぜひ一度このページを熟読していただきたい．「大腸癌治療ガイドライン」を遵守するならば，このCQをきちんと理解したうえで内視鏡摘除pSM癌の組織学的根治度判定を行うべきである（図2, 3）．個人的意見と「大腸癌治療ガイドラインにおけるルール」は分けて論じるべきであろう．

文 献
1) 大腸癌研究会 編：大腸癌治療ガイドライン2010年版．金原出版，東京，2010

〔田中信治〕

アフタ・びらん ［大腸］

五十嵐正広

　アフタとは中心に白苔ないし白色の滲出物を伴い，周辺がやや腫大した 2〜3 mm ほどの病変を表す用語である．一方，びらんとは粘膜の欠損を示す病理学的な用語である．したがってアフタもびらんの一部であり，びらんのなかで上述した特徴を有する病変がアフタと呼称される．アフタ・びらんは多彩な疾患（表）でみられる病変である．診断に当たっては主病変が存在する場合には診断は容易であるが，アフタ・びらんのみの場合には診断が困難なことがある．診断に当たってのフローチャートを次ページに示した．

腫瘍か非腫瘍か？

　アフタ・びらんを発見した場合，腫瘍性病変か非腫瘍性病変かの診断が重要である．
　腫瘍の場合には，粘膜下腫瘍様の隆起成分が目立ち，一部にびらんを伴い大小不同のことが多い．一方，炎症性の場合は，隆起があってもそれほど目立たずびらん面が広い．

表　アフタ・びらんをきたす疾患

1. いわゆる"アフタ様大腸炎"
2. 炎症性腸疾患
    クローン病
    潰瘍性大腸炎
    単純性潰瘍
    Behçet 病
3. 感染性腸炎
    アメーバ赤痢
    腸結核
    細菌性腸炎
    赤痢，サルモネラ，ビブリオ，エルシニア，カンピロバクターなど
    ウイルス（サイトメガロなど）
    リケッチャー（クラミジア）
4. 薬剤性腸炎
    抗生物質
    NSAID
    抗癌剤
    その他
5. 虚血性大腸炎
6. 大腸リンパ濾胞増殖症
7. アミロイドーシス
8. 悪性リンパ腫
9. その他

大腸のアフタ・びらん診断のフローチャート

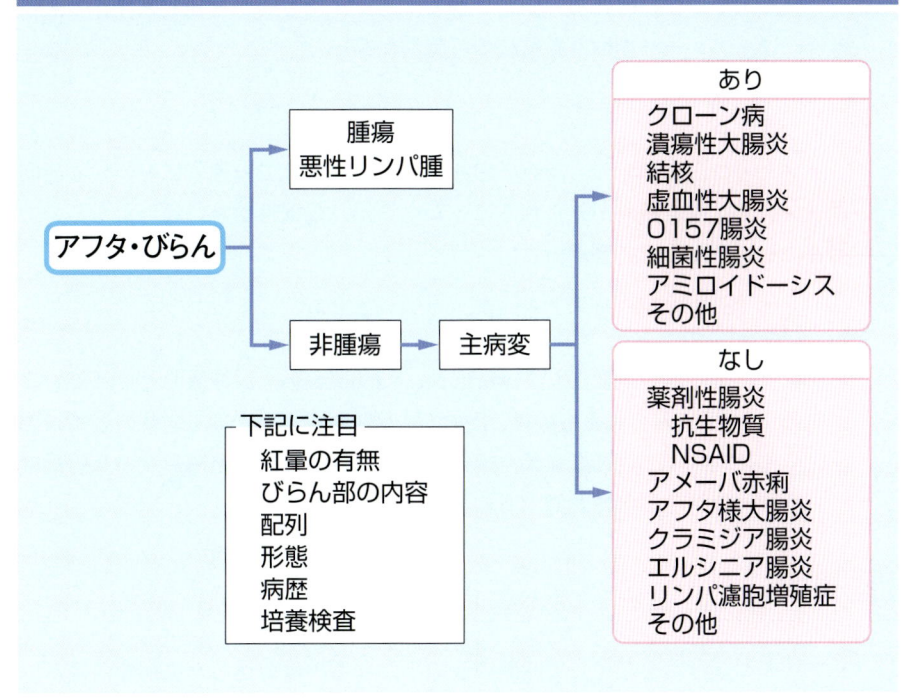

```
                    ┌─ 腫瘍
                    │  悪性リンパ腫
アフタ・びらん ──┤
                    └─ 非腫瘍 ── 主病変 ┬─ あり
                                              │   クローン病
                                              │   潰瘍性大腸炎
                                              │   結核
                                              │   虚血性大腸炎
                                              │   O157腸炎
                                              │   細菌性腸炎
                                              │   アミロイドーシス
                                              │   その他
                                              │
                                              └─ なし
                                                  薬剤性腸炎
                                                    抗生物質
                                                    NSAID
                                                  アメーバ赤痢
                                                  アフタ様大腸炎
                                                  クラミジア腸炎
                                                  エルシニア腸炎
                                                  リンパ濾胞増殖症
                                                  その他

下記に注目
  紅暈の有無
  びらん部の内容
  配列
  形態
  病歴
  培養検査
```

主病変の有無

　病変がアフタ・びらんのみか，主病変が存在するかによって，診断手順は大きく左右される．主病変が存在する場合には，各疾患の特徴的な所見が観察されるので診断は容易である．すなわち，クローン病では縦走潰瘍や敷石状外観，結核では輪状潰瘍や瘢痕萎縮帯，潰瘍性大腸炎では連続した炎症像などで，アフタ・びらんは付随した病変として併存する場合が多い．

　主病変がない場合には，いわゆるアフタ様大腸炎，薬剤性腸炎（抗生物質起因性腸炎の回復期，偽膜性腸炎の回復期），エルシニア腸炎，クラミジア腸炎，リンパ濾胞の過形成などを考える．また，特殊な例としてアフタのみのクローン病も存在する．

注目すべき所見

　アフタ・びらんの診断に当たっては，以下の項目に注目することで，ある程度疾患を絞り込むことができる．

1．紅　　暈

　アフタ・びらんに紅暈を伴う場合と伴わない場合とがある．紅暈を伴う場合の多くは，いわゆるアフタ様大腸炎[1]や抗生物質起因性大腸炎の回復期にみられるもの，虚血性大腸炎の辺縁に伴うものなどが多い．また，リンパ濾胞が過形成をきたす病態でも紅暈を伴うことがある．

2. びらん部の内容

アフタ・びらんの内容物の観察が重要である．内容物が存在し膿汁様の汚い印象を伴う場合には，アメーバ赤痢や腸結核の可能性が高い．

3. 配　　列

アフタ・びらんの配列も診断の参考となる．腸結核では輪状に配列する傾向にあり，クローン病では縦走傾向がみられることがあるが，規則性がない場合もあるので他の所見を参考にして診断する必要がある．

4. 形　　態

クローン病の前駆病変として worm eaten appearance[2] が特徴的とされている．単純性潰瘍や Behçet 病にみられるものは，下掘れ傾向にありアフタは主病変の近傍に認めることが多い．非ステロイド性抗炎症薬（NSAID）起因性病変では略円形ないし円形で，いわゆる打ち抜き状のびらんが特徴的である[3]．

病歴聴取

アフタ・びらんを発見して診断の決め手となるのは前述した主病変のほか，病歴に診断のヒントが隠されている場合が多い．抗生物質起因性腸炎（出血性腸炎，偽膜性腸炎）や NSAID 起因性腸病変，急性の感染性腸炎などは病歴が決め手となることが多い．

文　献

1) 古川邦生, 森　克巳：アフタ様大腸炎. 胃と腸　1976；11：793-801
2) Makiyama K, Bennett MK, Jewell DP：Endoscopic appearance of the rectal mucosa of patients with Crohn's disease visualized with a magnifying colonoscopy. Gut　1984：25；337-340
3) 五十嵐正広, 勝又伴栄, 小林清典, 他：NSAID 起因性腸病変の臨床. 胃と腸　2000；35：1125-1145

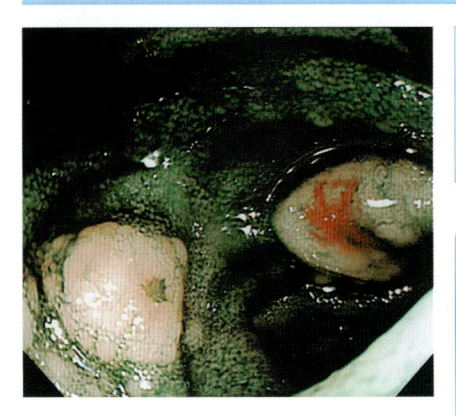

悪性リンパ腫

（特徴的所見）
- 悪性リンパ腫にみられるアフタ・びらんは，びらんに比べ腫瘍部が目立つものが多い．
- 大きさは大小不同となることが多い．

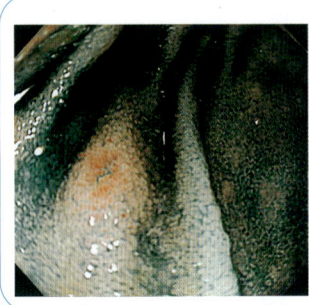

参考症例

治療により腫瘍が縮小すると炎症性のものとの鑑別は困難となる．

アフタ様大腸炎

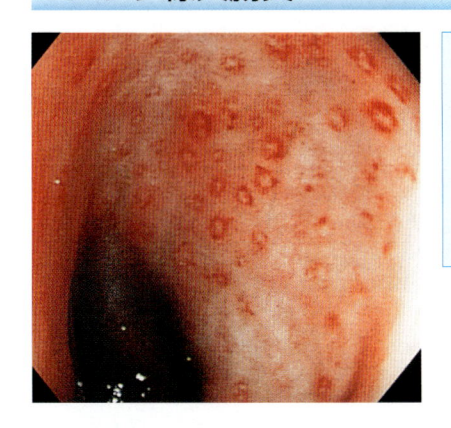

（特徴的所見）
- 紅暈を伴うアフタが多発してみられるのが特徴的であり，アフタは円形～略円形で散在性にみられることが多い．
- 周辺の隆起は目立たない場合が多い．
 ◆まだ独立した疾患概念とはなっておらず，原因が不明でアフタが多発する場合にアフタ様大腸炎と呼称されている．

偽膜性大腸炎

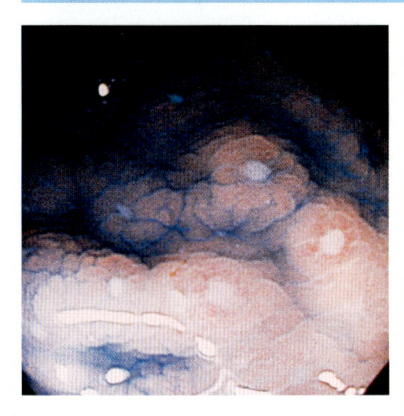

（特徴的所見）
- 偽膜性大腸炎の治癒過程にみられることが多い．
- 白苔がやや目立ち隆起成分も伴う．
 ◆偽膜の時期を観察していれば診断は容易であるが，抗生物質投与の既往の確認が大切である．

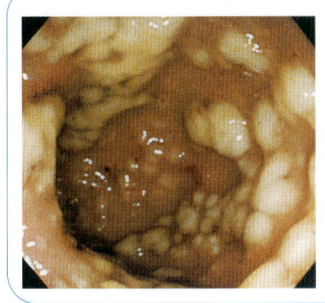

参考症例

偽膜性大腸炎（発症時）
発症時には，ドーム状の乳白色調の偽膜が多数みられる．

大腸　アフタ・びらん

II．診断のプロセス ［大腸］

リンパ濾胞過形成

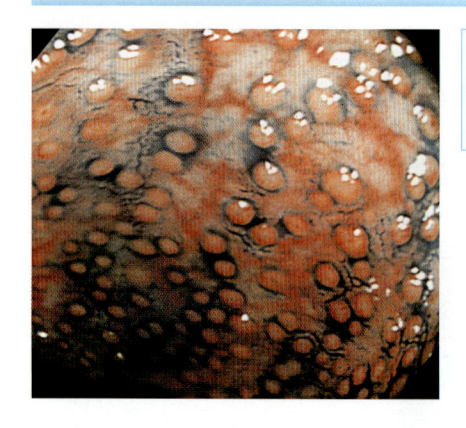

（特徴的所見）
- リンパ濾胞が過形成を起こし腫大してみられるもので，表面は光沢があり大きさが均一である．

クラミジア腸炎

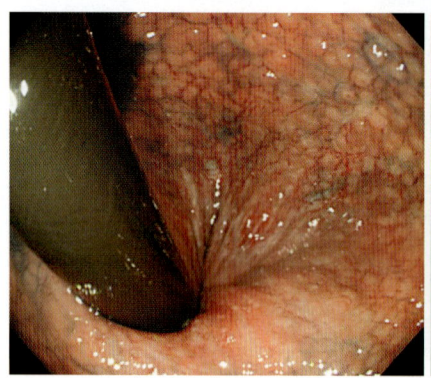

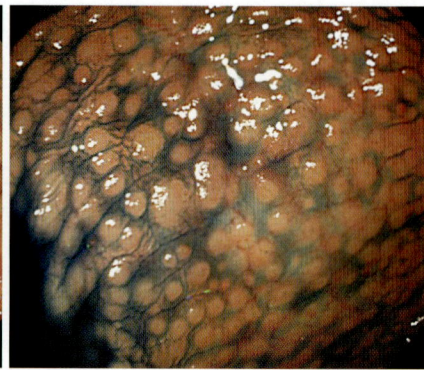

（特徴的所見）
- 直腸のリンパ濾胞がびまん性に腫大し，リンパ濾胞の過形成に比べ密に分布する．
- 粘膜が"たらこ状"を呈するのが特徴とされる．

虚血性大腸炎

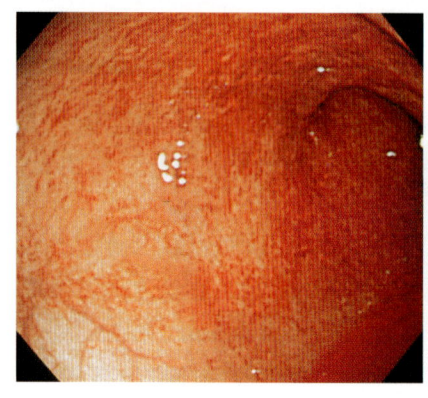

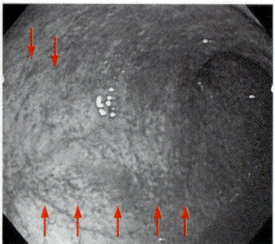

（特徴的所見）
- 主病変（縦走～帯状のびらん潰瘍）の辺縁にびらんが存在する．
- 主病変の観察により診断は容易である．

エルシニア腸炎

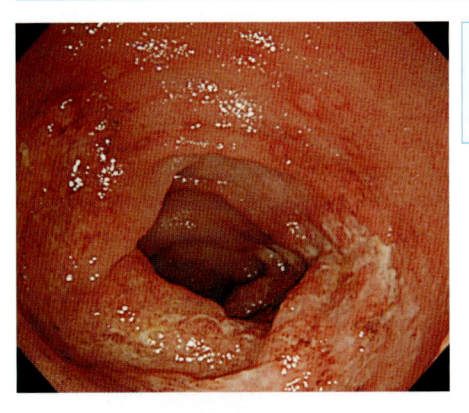

（特徴的所見）
- 回腸のリンパ濾胞やパイエル板を中心にアフタ・びらんがみられる．

NSAID 腸潰瘍

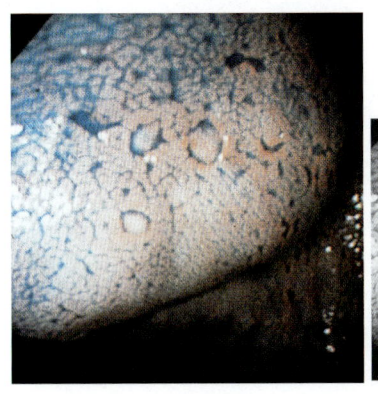

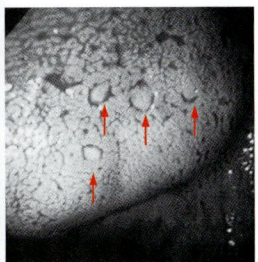

（特徴的所見）
- NSAID に起因する病変は，回盲部に好発し境界明瞭でいわゆる打ち抜き状を呈するアフタ様病変が特徴的である．
- NSAID の投与との関連が明らかで薬剤投与との関連が重要である．

アメーバ赤痢

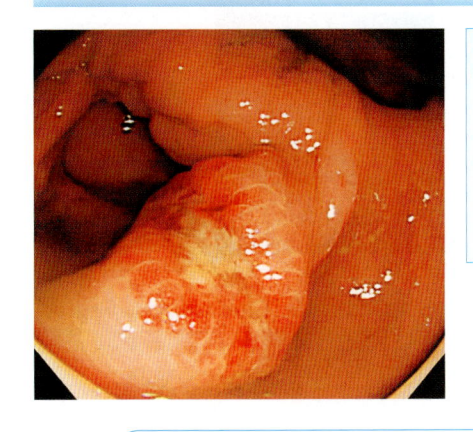

（特徴的所見）
- アメーバ赤痢では，びらんはいわゆるたこいぼ状が典型的とされる．
  - ◆滲出液は膿状で汚く，滲出液を含むような生検による検索で参考（左図）に示すようなアメーバ赤痢の栄養体が検出できる．

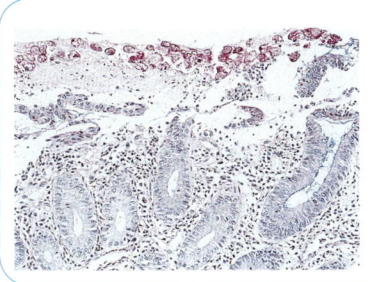

参考症例

びらん面から生検された組織のPAS染色像．栄養体が粘液の中に多数みられる．

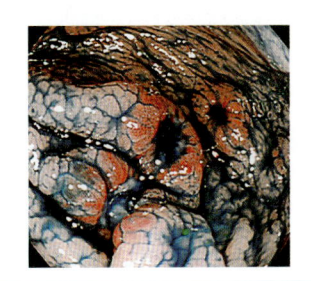

インジゴカルミン散布像

大腸　アフタ・びらん

203

II．診断のプロセス　［大腸］

クローン病

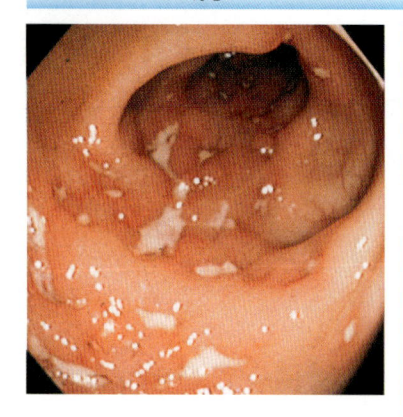

（特徴的所見）
- アフタの周囲には炎症を反映した浮腫状の変化がみられ，やや腫大するものが多い．
- アフタの白苔は厚く付着しているものが多い．

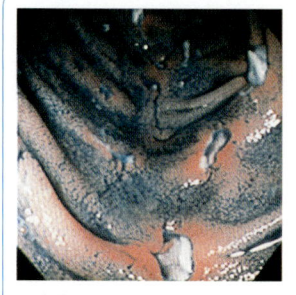

参考症例

典型的なクローン病のアフタは，縦走傾向を呈する場合がある．

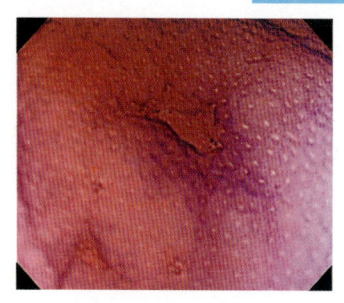

worm eaten appearance
クローン病のアフタを拡大観察すると辺縁に虫食い様の所見がみられ，クローン病の初期病変と考えられている．

腸結核

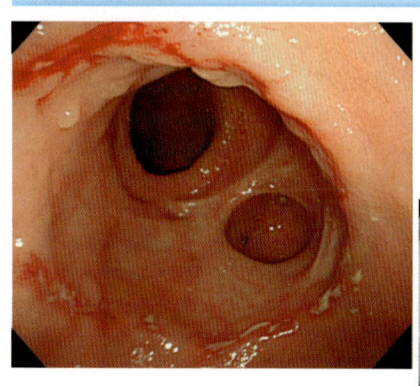

（特徴的所見）
- 結核のびらんの特徴は輪状の配列をし，滲出液は膿状で汚い印象を与えるものが多い．
- 周辺に小形の炎症性ポリープを伴うことも診断の参考となる．

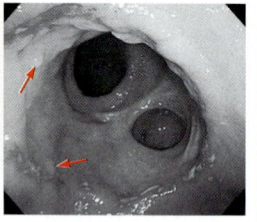

↑炎症性小ポリープ

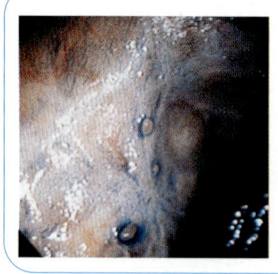

参考症例

活動性の病変のほか，瘢痕萎縮帯の存在も診断の手助けとなる．

潰瘍性大腸炎

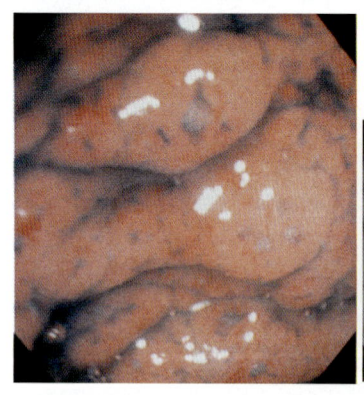

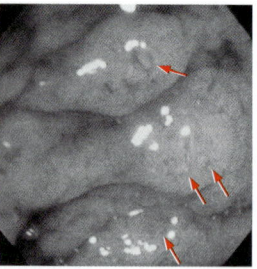

（特徴的所見）
- 潰瘍性大腸炎では連続した炎症の口側の辺縁にみられる場合と，びまん性の炎症の中にみられる場合があるが，アフタやびらんが単独でみられることは少ない．

コラム

aberrant crypt foci

aberrant crypt foci（ACF, 図）は，発癌物質（azoxymethane）を投与されたマウス大腸に発現する微小病変として，1987年 Bird により報告された[1]．ACF は，実体顕微鏡もしくは拡大内視鏡において，①メチレンブルーに濃染する crypt の集合，②拡大した crypt，③pericryptal space が広いこと，などを呈する大腸粘膜表層の微小病変として観察される．病理組織学的にはさらに，腺管の分岐，厚い基底膜などを示す．これまで実体顕微鏡観察で，①simple ACF，②hyperplastic ACF，③dysplastic ACF と分類されてきたが，近年の報告によれば拡大内視鏡観察における，①hyperplastic nodule，②(micro)hyperplastic polyp，③microadenoma，と同一病変の可能性が指摘される[2]．

当初より動物 ACF は，発癌物質投与後早期に発現すること，K-ras などの遺伝子異常を有することなどから，大腸癌の前病変である可能性が示唆されてきた．動物実験段階では，Sugiyama らにより，発癌物質を投与された犬の直腸において ACF からポリープを経て癌が発生する過程が観察されている[3]．一方ヒトにおいては，1991年 Pretlow らが，ヒト大腸癌の摘出標本の非癌部からヒト ACF を確認した[4]．動物 ACF と同様に K-ras などの遺伝子異常を有することが報告され[5]，以後，ヒトにおいても大腸癌の前病変である可能性が多数報告されている．ただし，ヒト ACF から癌に進展する過程が予想されてはいるが[6]，現実にはそれを prospective に観察することは困難である．Takayama らは，retrospective な解析により，①健常人，大腸ポリープを有する患者，大腸癌患者の順に ACF の頻度は増加し，病理組織学的にも dysplastic ACF が増加すること，②ポリープの数に比例して，dysplastic ACF や large ACF が増加すること，③ポリープの基部に ACF が合併した例があること，などから ACF が adenoma-carcinoma sequence の前段階である可能性を報告している[7]．

これまでの研究により，動物実験での ACF からの癌化は示されてはいるものの，未だ動物 ACF とヒト ACF とが同一な病変であるとの根拠が示されているわけでなく，今後の研究を待ちたい．最近では，ACF とは別の病変として，Yamada らにより β-catenin-accumulated crypts（BCAC）という概念も提唱されており[8]，ACF とともに，大腸癌発生機序の解明やその予防法，治療法などの確立に期待がもたれている．

文献

1) Bird RP：Observation and qualification of aberrant crypts in the murine colon treated with a colon carcinogen：preliminary findings. Cancer Lett 1987；37：147-151
2) Roncucci L, Stamp D, Medline A, et al：Identification and quantification of aberrant crypt foci and microadenomas in the human colon. Hum Pathol 1991；22：287-294
3) Sugiyama K, Oda Y, Otori K, et al：Induction of aberrant crypt foci and flat-type adenocarcinoma in the colons of dogs by N-ethyl-N'-nitro-nitrosoguanidine and their sequential changes. Jpn J Cancer Res 1997；88：934-940
4) Pretlow TP, Barrow BJ, Ashton WS, et al：Aberrant crypt：putative preneoplastic foci in human colonic mucosa. Cancer Res 1991；51：1564-1567
5) Pretlow TP, Brasitus TA, Fulton NC, et al：K-ras mutations in putative preneoplastic lesion in human colon. J Natl Cancer Inst 1993；85：2004-2007
6) 高山哲治, 新津洋司郎：ヒト ACF は前癌病変か？動物実験と対比して．木村 健，藤盛孝博，加藤洋 編：消化器癌のサーベイランス．331-337，新興医学出版，東京，2003
7) Takayama T, Katsuki S, Niitsu Y, et al：Aberrant crypt foci as precursors of adenoma and cancer. N Engl J Med 1998；339：1277-1284
8) Yamada Y, Yoshimi N, Hirose Y, et al：Sequential analysis of morphological and biological properties of β-catenin-accumulated crypts, probable preneoplastic lesions independent of aberrant crypt foci in rat colon carcinogenesis. Cancer Res 2001；61：1874-1878

〔花房正雄，佐野　寧〕

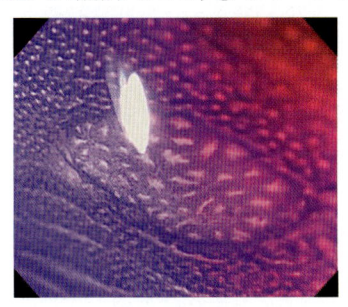

図1　ACF
クリスタル・バイオレット染色像

潰瘍 [大腸]

浜本順博, 井上拓也, 平田一郎

　大腸に形成される潰瘍の大半は, 潰瘍性大腸炎, クローン病に代表される炎症性腸疾患（IBD）, 感染性腸炎, 虚血性腸炎などの炎症性腸病変で占められる. これらの疾患の内視鏡像はバリエーションがあり, 内視鏡所見のみから診断を確定することは困難な場合も多い. その臨床所見や臨床経過も十分に加味したうえで診断に至るべきであり, 内視鏡所見のみで疾患を断定すると, 思わぬピットホールに陥る危険性がある. しかしながら潰瘍の形態, 局在部位, 潰瘍面や潰瘍周囲粘膜の性状などを十分に把握しながら診断へアプローチすれば, 内視鏡所見は確定診断に大きく寄与すると思われる. **表**に潰瘍を形成するおもな大腸病変を示す.

表　潰瘍を形成するおもな大腸病変

感染性腸炎	腫瘍
サルモネラ腸炎	癌
カンピロバクター腸炎	転移性腫瘍
腸管出血性大腸菌（O157）腸炎	悪性リンパ腫, 成人T細胞白血病（ATL）
腸結核	gastrointestinal stromal tumor（GIST）
腸チフス・パラチフス	その他
エルシニア腸炎	虚血性大腸炎
サイトメガロウイルス腸炎	静脈硬化性虚血性大腸炎
アメーバ腸炎	Behçet病, 単純性潰瘍
炎症性腸疾患	急性出血性直腸潰瘍
クローン病	宿便性潰瘍
潰瘍性大腸炎	粘膜脱症候群
	（mucosal prolapse syndrome；MPS）

◉ 潰瘍性病変の鑑別におけるポイント

　内視鏡所見で鑑別を行う前に, 患者の背景や臨床経過など, 診断に必要な情報を収集しておくことが重要である. そのうえで以下に示すような項目について内視鏡所見を検討することが診断への近道となる. 内視鏡観察後は潰瘍部, 潰瘍辺縁およびその周囲粘膜などからの病理組織生検, 生検培養を行うことも重要である.

1. 個　　数

　炎症性腸病変, とくにIBD, 感染性腸炎の多くは多発性である. 単発で潰瘍を形成する疾患としてはBehçet病, 単純性潰瘍, 宿便性潰瘍, 粘膜脱症候群などが挙げられるが, そのほか代表的なものは腫瘍性病変である. 上皮性, 非上皮性を問わず, 潰瘍形成を認める病変は悪性（癌性潰瘍）の可能性が高い.

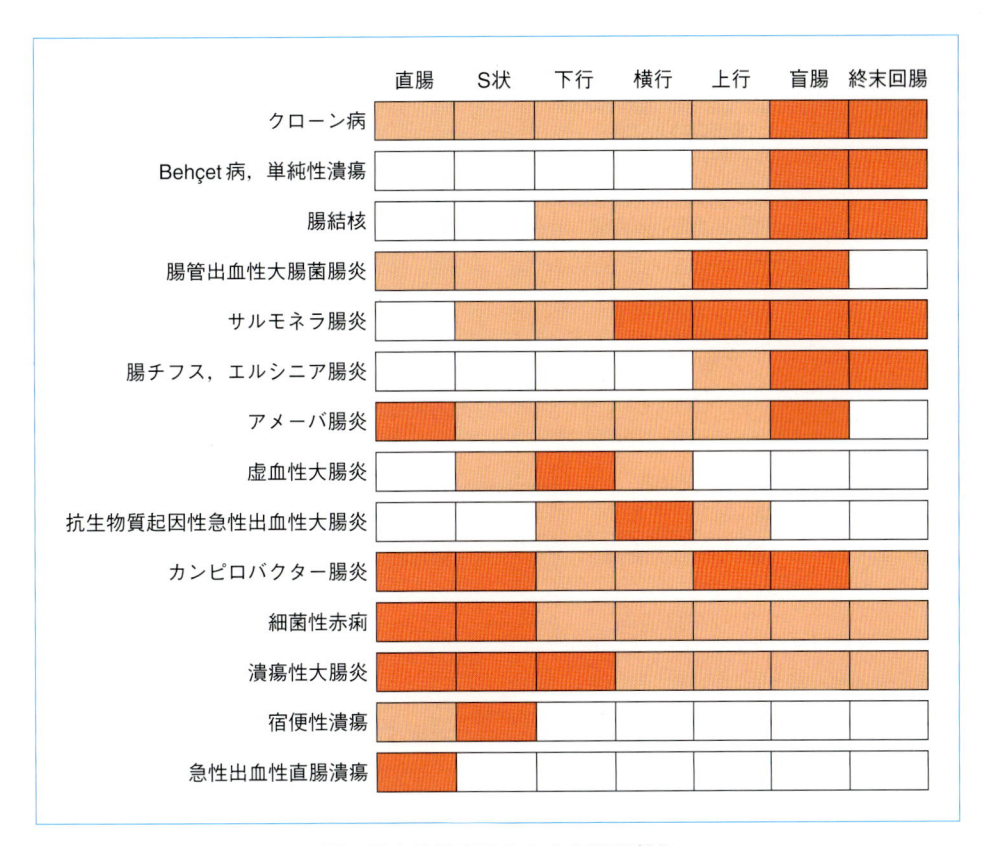

図　炎症性腸病変のおもな罹患部位

2．罹患部位

　　炎症性腸病変では重症度が増せば罹患範囲は広くなり，腸管全体へ及ぶ場合もあるが，直腸～S状結腸，下行～横行結腸，もしくは深部結腸に主座をおく疾患に大別され，診断するうえでの大きな情報源となる．また，拡がりがびまん性（潰瘍性大腸炎，カンピロバクター腸炎，サルモネラ腸炎，細菌性赤痢など）であるか，区域性（クローン病，腸結核，アメーバ腸炎など）であるかの判断も必要である．おもな炎症性腸病変の罹患部位については図に示した．

3．形　態

　　潰瘍の形態は円形，類円形，不整形，縦走，輪状，帯状，地図状，打ち抜き，下掘れ潰瘍などさまざまな表現が用いられる．潰瘍の形態からも疾患をある程度絞り込むことが可能である．縦走潰瘍とは腸管の長軸方向に，輪状潰瘍は短軸方面に長い潰瘍を指す．前者はクローン病，潰瘍性大腸炎に，後者は腸結核にみられる所見である．帯状潰瘍は輪状潰瘍がほぼ全周に達し，幅が長軸方向に広くなった潰瘍であり，管腔の狭小化を伴う場合がある．腸結核，クローン病などにみられる形態である．下掘れ潰瘍は境界明瞭で，潰瘍辺縁が急峻に落ち込んだ潰瘍を意味し，単純性潰瘍，Behçet病に代表される潰瘍形態である．フローチャートにおもな炎症性腸病変と潰瘍形態の関係を示した．

大腸潰瘍

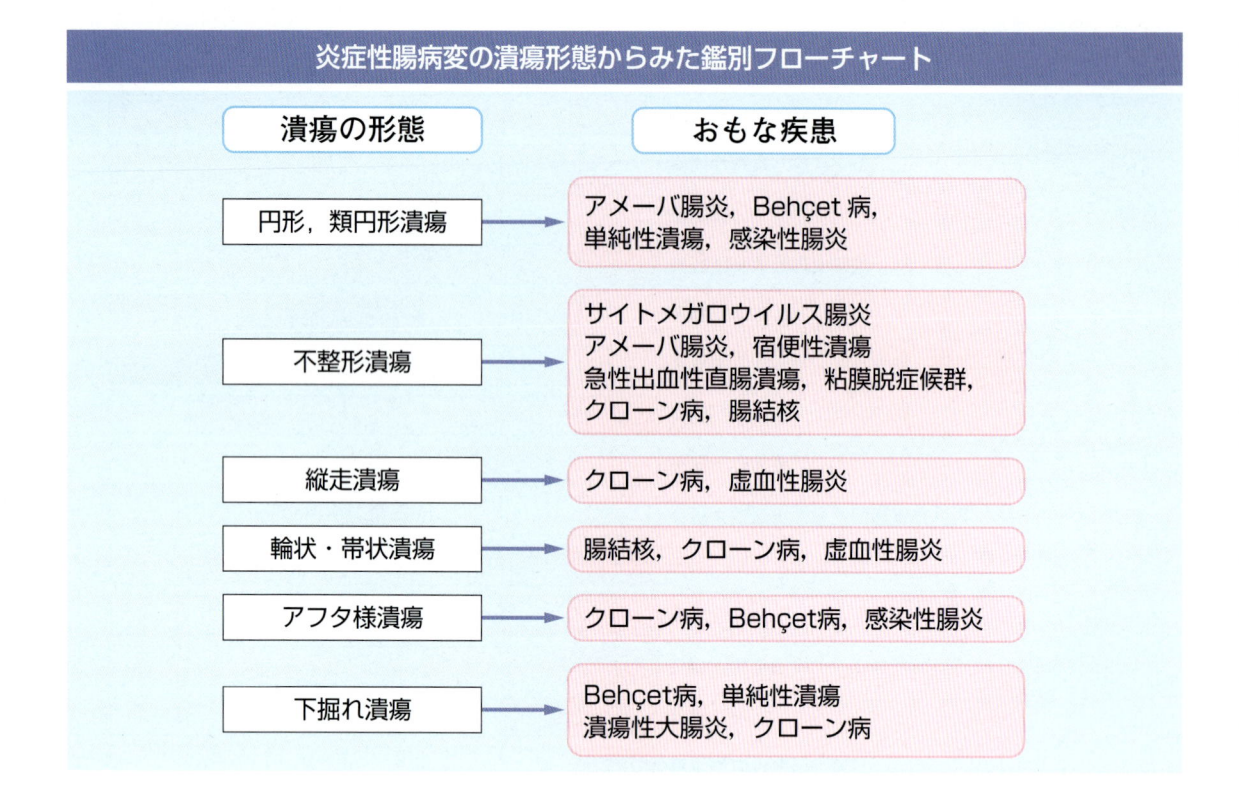

炎症性腸病変の潰瘍形態からみた鑑別フローチャート

潰瘍の形態	おもな疾患
円形，類円形潰瘍	アメーバ腸炎，Behçet病，単純性潰瘍，感染性腸炎
不整形潰瘍	サイトメガロウイルス腸炎，アメーバ腸炎，宿便性潰瘍，急性出血性直腸潰瘍，粘膜脱症候群，クローン病，腸結核
縦走潰瘍	クローン病，虚血性腸炎
輪状・帯状潰瘍	腸結核，クローン病，虚血性腸炎
アフタ様潰瘍	クローン病，Behçet病，感染性腸炎
下掘れ潰瘍	Behçet病，単純性潰瘍，潰瘍性大腸炎，クローン病

4．性　状

　　潰瘍の深さ，潰瘍面に付着する白苔の厚みや汚さ，出血の有無，潰瘍辺縁の境界，潰瘍辺縁の発赤，浮腫の程度や盛り上がりの有無にも注目する必要がある．さらには介在粘膜の性状，すなわち浮腫，発赤を伴うか，血管透見を認めるかを認識することも，びまん性か，区域性かを判断するうえで重要な手がかりとなる．

粘膜脱症候群（mucosal prolapse syndrome）潰瘍型

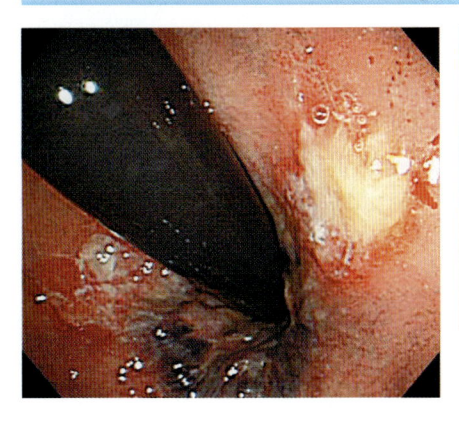

(特徴的所見)
- 歯状線直上に境界不明瞭な浅い潰瘍を2カ所認める．潰瘍面には粘液が付着し，辺縁に発赤を伴う．
  - ◆直腸中部，とくに前壁側に多くみられる．排便時の習慣性のいきみが原因の多くを占める．
  - ◆内視鏡で辺縁に盛り上がりを有する場合，癌との鑑別を要することがある．そのほか，アメーバ腸炎，潰瘍性大腸炎，クローン病との鑑別も必要．

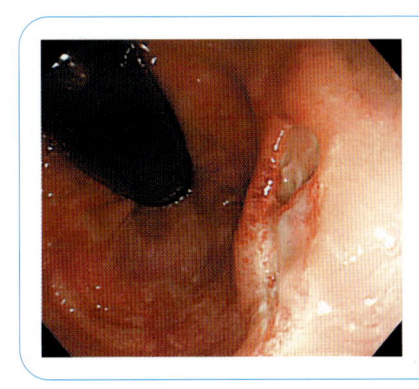

参考症例

粘膜脱症候群
辺縁隆起を伴う深い潰瘍を認める．

急性出血性直腸潰瘍

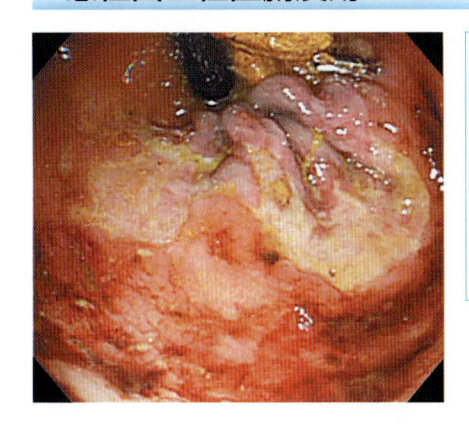

(特徴的所見)
- 不整形で輪状傾向のある大きな潰瘍が歯状線に接して存在する．潰瘍の境界は明瞭である．
  - ◆重篤な基礎疾患を有する患者や寝たきりの高齢者に多い．歯状線直上に好発し，潰瘍が全周に及ぶこともある．
  - ◆しばしば露出血管を伴い，大量下血の原因となる．
  - ◆宿便性潰瘍，粘膜脱症候群，NSAIDs潰瘍との鑑別を要する．

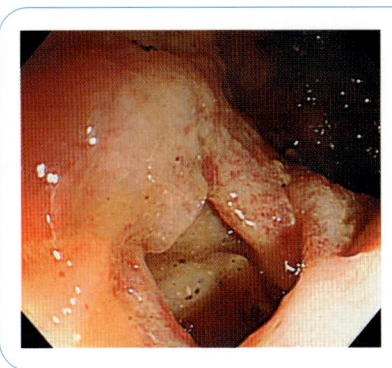

参考症例

急性出血性直腸潰瘍
深い潰瘍を認める．

大腸潰瘍

Ⅱ．診断のプロセス ［大腸］

宿便性潰瘍

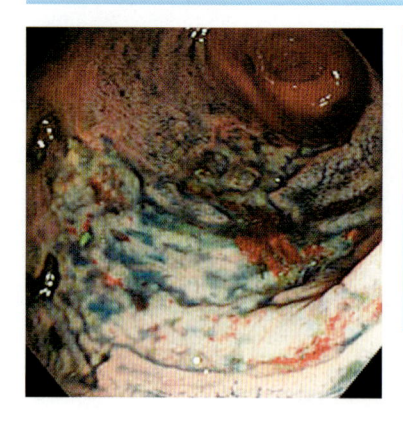

（特徴的所見）
- 不整地図状の浅い潰瘍をS状結腸に認める．潰瘍面には薄い白苔を有し，境界は明瞭で，辺縁隆起は認めない．
  - ◆便塊が直腸からS状結腸の粘膜を圧迫することによる循環障害で生ずる．高度の便秘の後，下血にて発症し，寝たきりの高齢者に好発する．
  - ◆時に穿痛，穿孔の原因となる．
  - ◆鑑別疾患：急性出血性直腸潰瘍

腸管出血性大腸菌（O157）腸炎

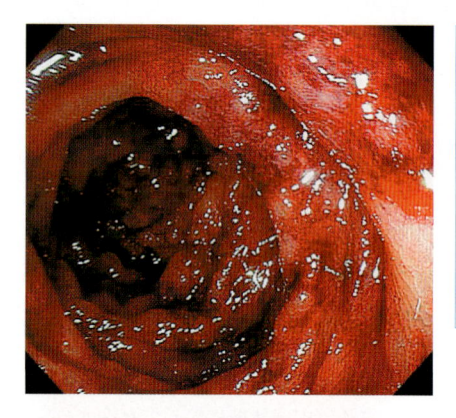

（特徴的所見）
- 上行結腸から横行結腸にかけて，全周性に強い浮腫を伴い，出血性の浅いびらんを散見する．
- 粘膜は強い浮腫，うっ血を伴うが，潰瘍形成は乏しい．
  - ◆右側結腸ほど所見が強く，全周に発赤，びらん，浮腫が著明で粘膜は暗赤色を呈する．
  - ◆虚血性腸炎，抗生物質起因性出血性腸炎との鑑別を要する．
  - ◆便培養，ベロ毒素の証明により確定診断する．

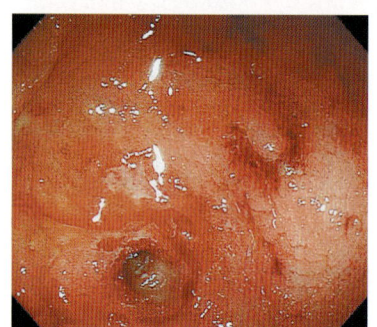

同症例の盲腸
白苔を伴う小潰瘍を認める．

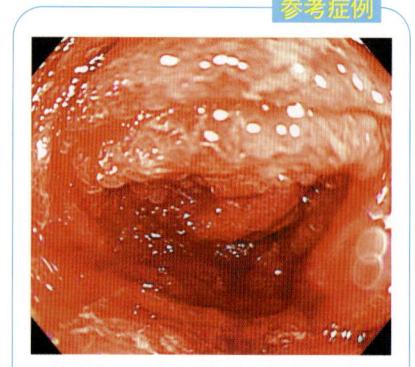

参考症例

抗生物質起因性急性出血性大腸炎
粘膜は鮮紅色で腸管の攣縮を伴う．

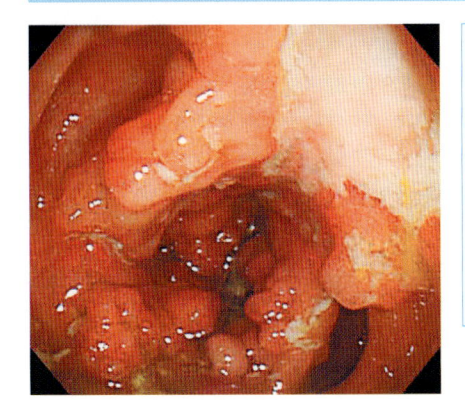

クローン病 ①

(特徴的所見)
- 白苔の付着した縦走潰瘍を認める．潰瘍は深く，口側中心に全周性の炎症性ポリープが多発している．
- 管腔はやや狭小化しているが，出血はみられない．
  - ◆縦走潰瘍のほかに繰り返す炎症のため炎症性ポリープ，粘膜橋などもみられる．
  - ◆錯綜した潰瘍間にみられる敷石状外観（cobblestone appearance）が特徴的．

参考症例

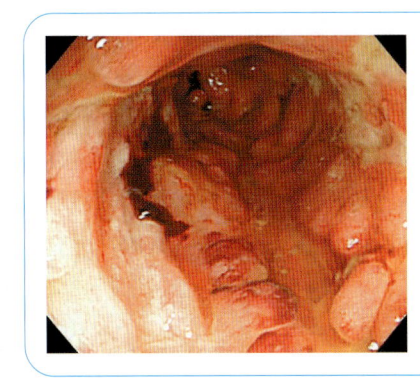

同症例の別部位
敷石状外観を認める．

クローン病 ②

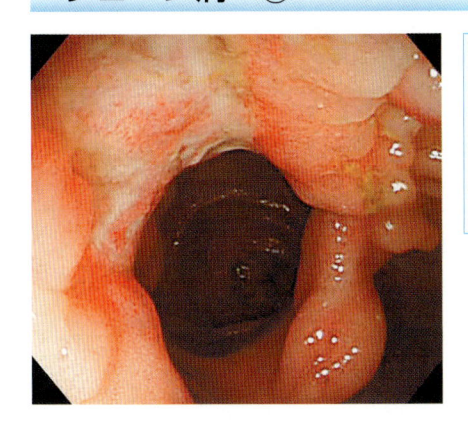

(特徴的所見)
- 開大した回盲弁から肛門側にかけて，縦走性の潰瘍を認める．潰瘍辺縁には顆粒状変化を伴う．
  - ◆回盲部に好発するが全消化管に起こりうる．
  - ◆痔瘻や skin tag などの肛門病変の合併が多い．

大腸 潰瘍

Ⅱ. 診断のプロセス ［大腸］

クローン病 ③

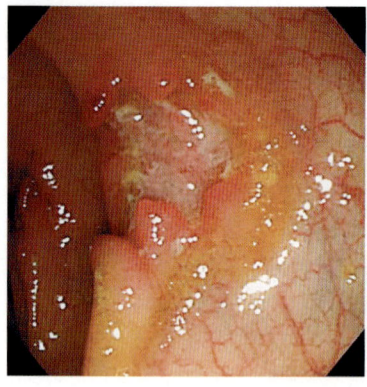

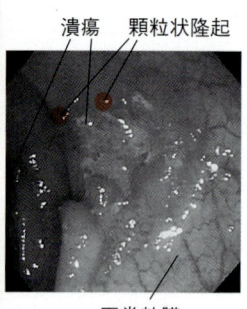

潰瘍　顆粒状隆起

正常粘膜

（特徴的所見）
- 不整形の小潰瘍を認める．潰瘍辺縁は発赤した小顆粒を伴うが，周囲粘膜は正常血管が透見できる．
  - ◆発症初期には縦走性に多発する小アフタ性病変として認識されることがある．

サイトメガロウイルス腸炎

（特徴的所見）
- S状結腸にほぼ全周性の巨大潰瘍を認める．
- 潰瘍は不整形で浅く，均一な薄い白苔で覆われている．
- アメーバ腸炎と異なり，潰瘍辺縁は隆起を伴わず境界はシャープである．周囲粘膜は基本的に正常である．
- 右は同症例の色素散布像．潰瘍と周囲粘膜の境界が明瞭である．
  - ◆浅い円形潰瘍，アフタ様，偽膜様，下掘れ，縦走潰瘍など，肉眼像は多彩である．
  - ◆診断は核内封入体の証明，血中のCMV抗原血症検査（antigenemia）など．

参考症例

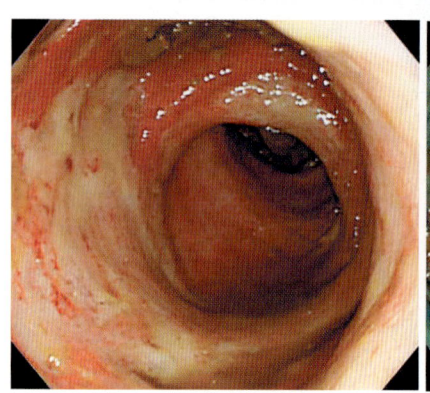

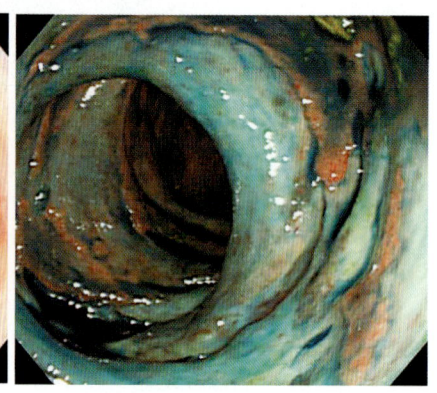

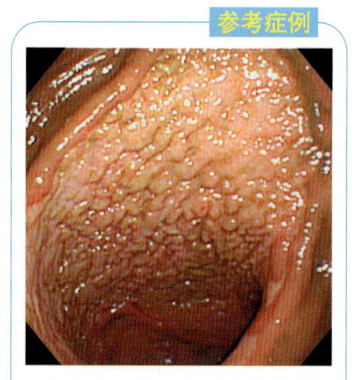

サイトメガロウイルス腸炎
（別症例）
境界明瞭な巨大潰瘍を認める．白苔の付着はほとんどみられない．

腸結核 ①

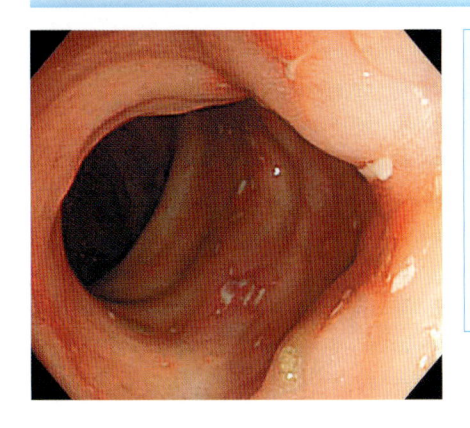

(特徴的所見)
- 上行結腸にアフタ様の小潰瘍が散在している．
- 潰瘍周囲には淡い発赤を伴う．潰瘍の配列に規則性はないが，管腔は輪状にやや狭小化している．
  - ◆回盲部に好発し，回盲弁の開大を伴うことが多い．
  - ◆潰瘍は癒合し，輪状，地図状，帯状を呈する．
  - ◆潰瘍の形態は多彩である．自然治癒傾向があり，潰瘍と瘢痕が合併することも多い．

参考症例

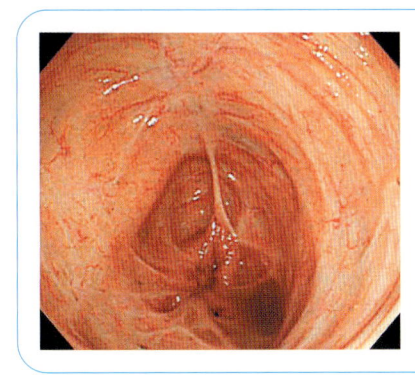

腸結核
萎縮瘢痕帯がみられる．

大腸潰瘍

腸結核 ②

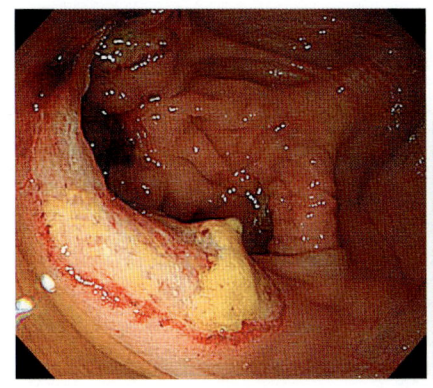

開大した回盲弁

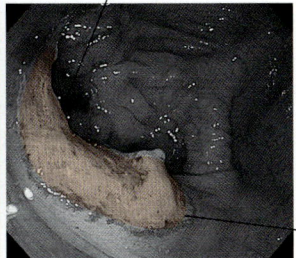

潰瘍

(特徴的所見)
- 回盲弁を取り囲むように浅い潰瘍を認める．辺縁粘膜は強い発赤を伴う．
- 輪状傾向を有し，回盲弁が開大している点で腸結核が疑われるが，カンピロバクター腸炎，単純性潰瘍，Behçet病，クローン病との鑑別を要する．

→（p.188「陥凹」腸結核症例参照）

213

II．診断のプロセス ［大腸］

潰瘍性大腸炎 ①

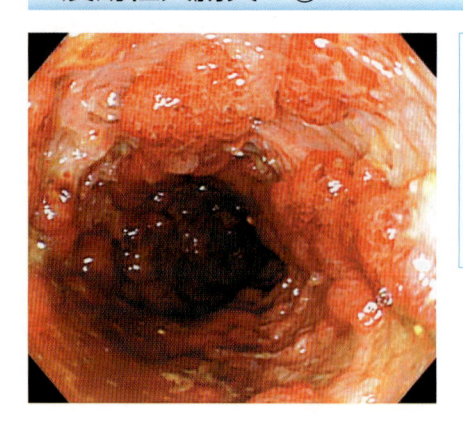

(特徴的所見)
- 錯綜する深掘れ潰瘍を認める．出血はみられないが，残存する粘膜は浮腫状で，著明に発赤しポリープ状に隆起している．
- これらに介在する粘膜にも強い炎症を伴っている．
  - ◆一般に潰瘍は浅いものが多いが，重症例では深い潰瘍を形成する．

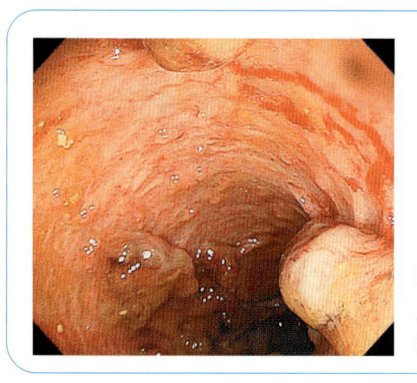

参考症例

同症例の別部位
広範囲に深掘れ潰瘍を認める．

潰瘍性大腸炎 ②

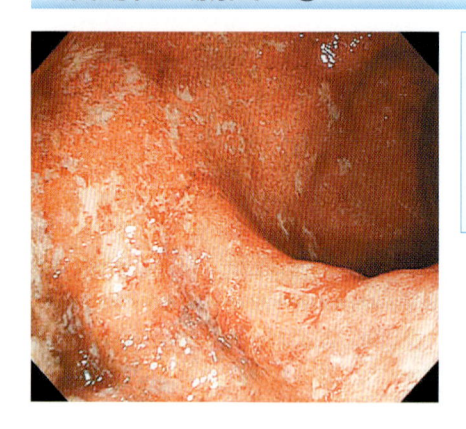

(特徴的所見)
- 膿性粘液の付着を伴った不整形の小潰瘍が多発している．
- 介在粘膜の血管透見は完全に消失している．びまん性に発赤，浮腫がみられ，一部で出血を認める．
  - ◆直腸から連続するびまん性の炎症性変化が特徴である．

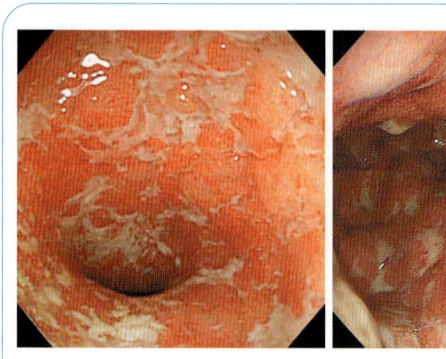

参考症例

潰瘍性大腸炎　　　　　　　潰瘍性大腸炎

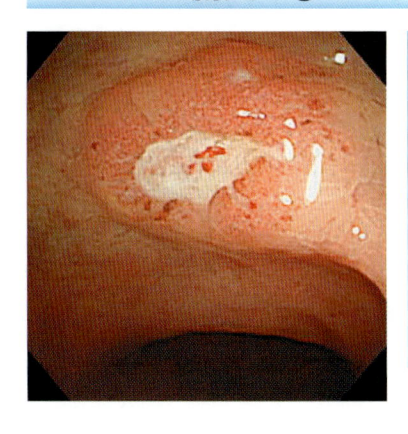

アメーバ腸炎 ①

(特徴的所見)
- 直腸に類円形のたこいぼ状潰瘍を認める．潰瘍周囲は浮腫状に隆起し，淡く発赤している．
- 潰瘍部およびその辺縁に点状出血を認める．
  - ◆好発部位は直腸と盲腸であり，全大腸に認める場合は skip する傾向にある．
  - ◆急性活動期には狭窄，大小不同の潰瘍を認める．
  - ◆結節状腫瘤を形成している場合，腫瘍性病変との鑑別が必要である．

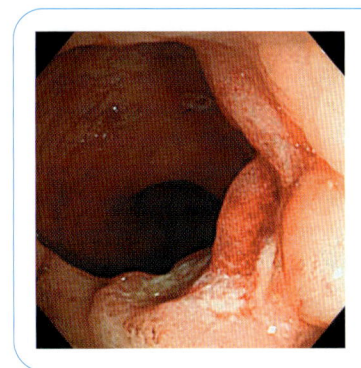

参考症例
同症例の別部位
凹凸不整な結節状隆起の表面に潰瘍を認める．

アメーバ腸炎 ②

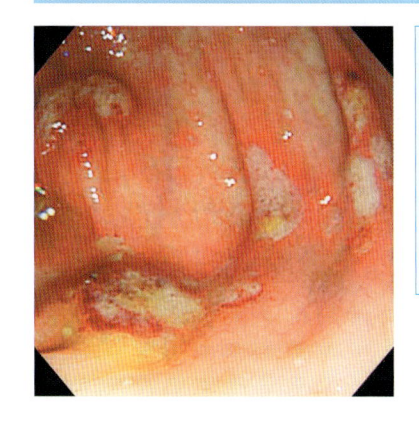

(特徴的所見)
- 大小不同の浅い類円形から不整形の潰瘍が多発している．
- 潰瘍面は汚い白苔に覆われ，ところどころ出血している．
- 介在粘膜には血管透見がみられる．潰瘍辺縁は紅暈を伴い，一部で隆起している．アフタも散見される．
  - ◆確定診断は糞便，腸粘液，病変部生検組織などで栄養型のアメーバ原虫を証明する．

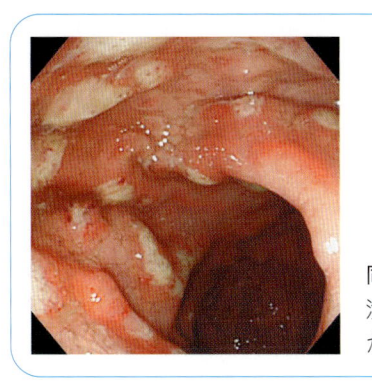

参考症例
同症例の別部位
潰瘍辺縁の紅暈，隆起が目立つ．

大腸潰瘍

II．診断のプロセス ［大腸］

カンピロバクター腸炎

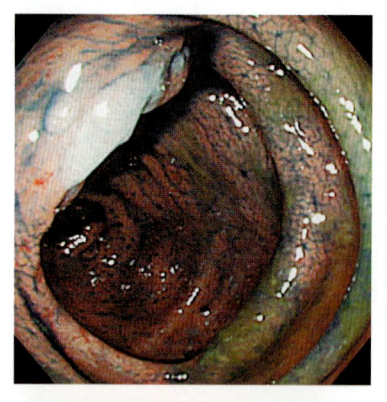

（特徴的所見）
- 回盲弁上唇に一致して横長の浅い潰瘍を認める．
- 潰瘍辺縁はシャープで，隆起に乏しい．

 ◆ 全大腸にびまん性に存在する場合，潰瘍性大腸炎との鑑別が必要である．
 ◆ 多彩な像を呈するが Bauhin 弁上の浅く境界明瞭な潰瘍形成が特徴的である．
 ◆ 確定診断には便培養と臨床経過が重要である．

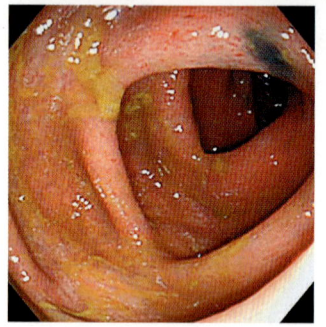

同一症例の上行結腸
全体に粘膜は発赤調で，血管透見は不明瞭．

参考症例

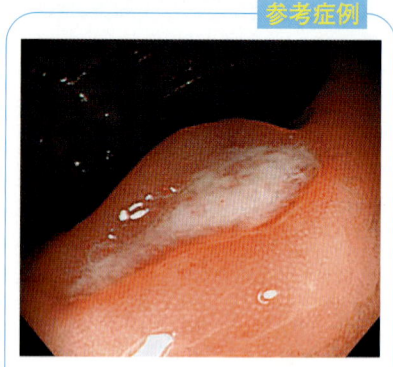

カンピロバクター腸炎
回盲弁上唇の潰瘍

サルモネラ腸炎 ①

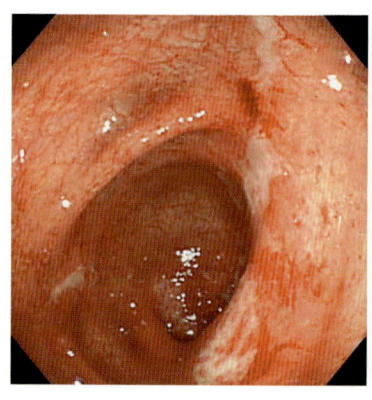

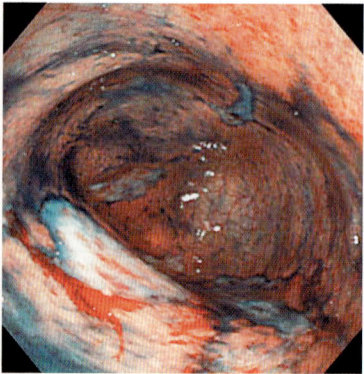

（特徴的所見）
- 上行結腸に白苔を伴う浅い不整形潰瘍を多発性に認める．
- 周囲粘膜は混濁し，易出血性である．
- 色素散布により不整形の潰瘍が，より明瞭となる．

 ◆ 粘膜は粗糙で，浮腫・発赤・びらんが観察され，中等症以上になると，粘膜出血や不整形の浅い潰瘍がみられる．
 ◆ S状結腸より口側に認める．

216

サルモネラ腸炎 ②

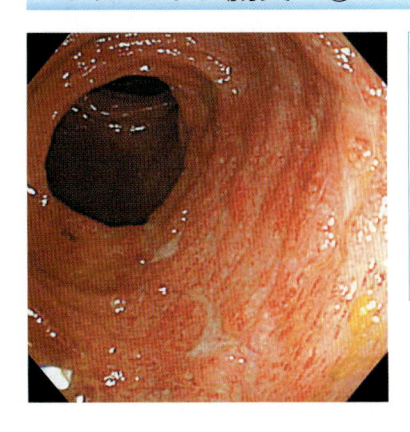

(特徴的所見)
- 上行結腸に不整形の浅い小潰瘍が散見される.
- 介在粘膜はびまん性に浮腫, 点状出血を伴い, 粗糙である. うろこ様の顆粒状変化も認める.
- 潰瘍は一部, 縦列傾向を認める.
   - ◆炎症はびまん性であり潰瘍性大腸炎との鑑別が重要であるが, 直腸病変は少ない.

成人T細胞白血病 (adult T cell leukemia ; ATL)

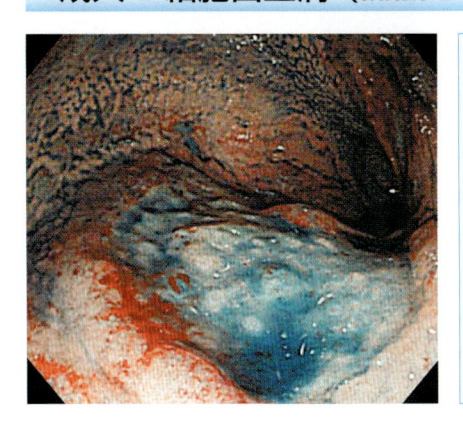

(特徴的所見)
- 直腸に1/3周性の潰瘍を認める.
- 類円形で, 潰瘍底はなだらかに隆起し, 凹凸不整である.
- 潰瘍辺縁は境界明瞭であり, 不整に乏しい. 辺縁の隆起はなだらかで粘膜下腫瘍様である.
- 悪性リンパ腫に類する所見である.
   - ◆全身の諸臓器への浸潤傾向が強く多彩な臨床症状を呈し, 消化管へも高率に浸潤する.
   - ◆浸潤が広範囲かつ高度に及ぶ傾向が強く, 多発性・びまん浸潤性に発育し多彩な肉眼像を呈する.

静脈硬化性虚血性腸炎

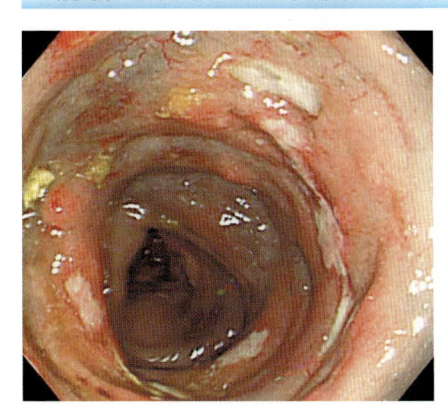

(特徴的所見)
- 横行結腸に白苔の付着した浅い潰瘍が散在する.
- 周囲は青銅色調の浮腫性粘膜で, 血管透見は散見されるが, ハウストラは消失している.
   - ◆静脈硬化症に起因した虚血性腸炎であり, 腹痛・下痢・下血などの症状で発症する.
   - ◆腹部X線, CTでは腸管壁の点状・線状石灰化がみられる.
   - ◆組織学的には粘膜下層の血管周囲の硝子化を認める.

II．診断のプロセス ［大腸］

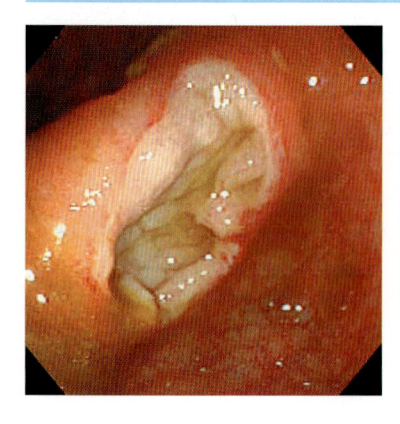

単純性潰瘍

（特徴的所見）
- 回盲部に境界明瞭な下掘れの打ち抜き潰瘍を認める．
- 介在粘膜は正常である．

  ◆単純性潰瘍と腸型 Behçet 病の典型像は，回盲部近傍の打ち抜き様の深い潰瘍で，形態学的・病理組織学的に両者の鑑別は困難である．
  ◆Behçet 症状の有無で区別される．

参考症例

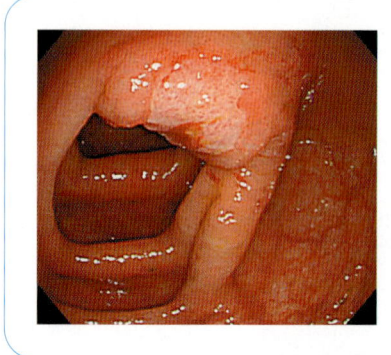

単純性潰瘍
類円形の潰瘍を認める．周囲は浮腫状に隆起している．

腸管 Behçet 病

参考症例

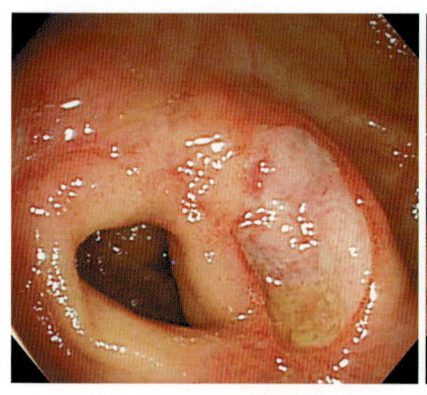

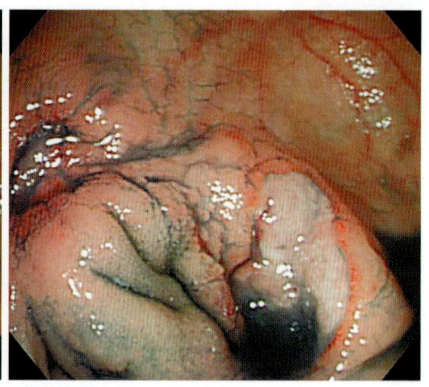

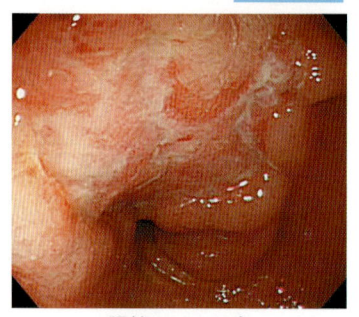

腸管 Behçet 病
回盲部に不整形で，辺縁隆起をわずかに伴う潰瘍を認める．白苔の付着は乏しい．

（特徴的所見）
- 回盲部に境界明瞭な打ち抜き潰瘍を認める．
- 潰瘍面の白苔は薄く，周囲の浮腫，隆起も乏しい．
- 回盲弁は開大している．
- クローン病の潰瘍と異なり潰瘍辺縁に顆粒状変化がみられない．
- 右は同一症例の色素散布像．

  ◆回盲部近傍の打ち抜き潰瘍が特徴像．
  ◆Behçet 病の 4 主症状は口腔粘膜の再発性アフタ・皮膚症状・眼症状・外陰部潰瘍であるが，4 症状を伴わない不完全型が多い．

→（p.187「陥凹」Behçet 病も参照）

パラチフス

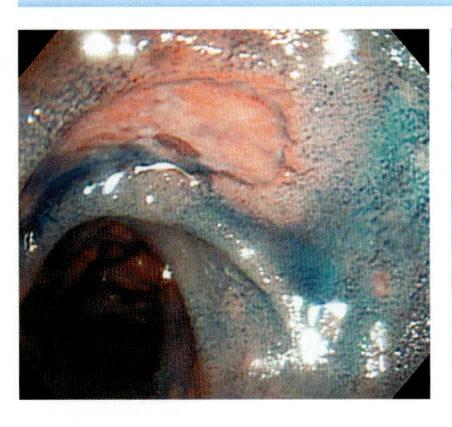

(特徴的所見)
- 終末回腸に類円形の浅い潰瘍を認める．境界明瞭な打ち抜き潰瘍である．
- Behçet病，腸結核，CMV腸炎との鑑別が必要．
  ◆ パイエル板に一致して発生するため，終末回腸の腸管膜付着対側に好発する．
  ◆ 円形，類円形の下掘れ潰瘍を呈することが多い．
  ◆ 時に穿孔をきたすが狭窄の頻度は低い．リンパ濾胞は腫大していることが多い．

虚血性腸炎

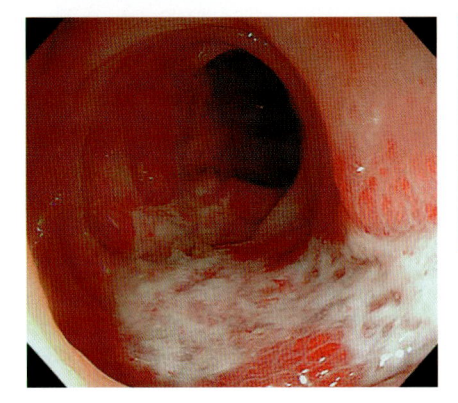

(特徴的所見)
- 縦走潰瘍を認める．
- 炎症性の滲出物が潰瘍表面に付着している．
- 潰瘍辺縁はイクラ状に発赤し，浮腫を伴う．
  ◆ 抗生物質起因性急性出血性大腸炎，感染性腸炎（O157）との鑑別が必要であるが，好発部位が異なる．

参考症例

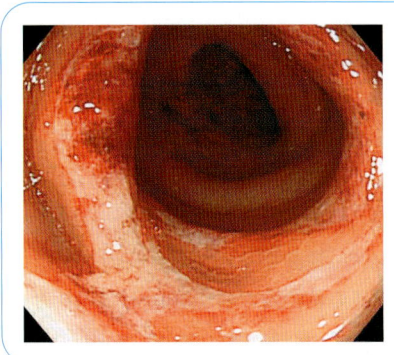

虚血性腸炎
浅い潰瘍が錯綜している．

大腸進行癌（結節集簇様病変）

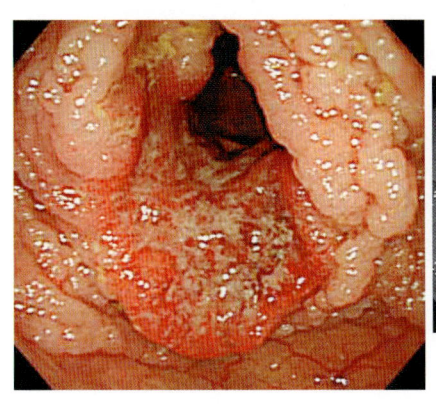

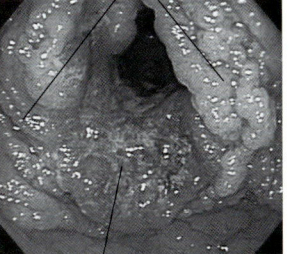

顆粒が集簇

(特徴的所見)
- 顆粒集簇様の隆起がほぼ全周性に見られ，病変内の中央に平皿状の2型病変を認める．
- 汚い壊死物質が付着した潰瘍を伴う．

潰瘍を形成し，壊死物質付着

大腸潰瘍

大腸 SM 多量浸潤癌（0-Isp）

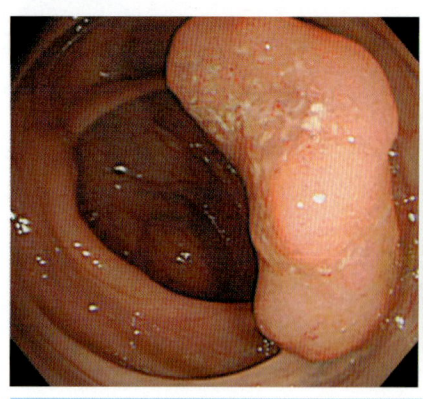

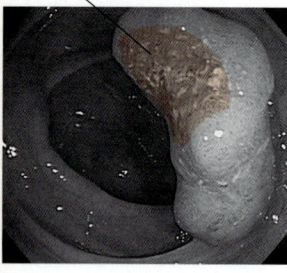

相対的陥凹

（特徴的所見）
- 管腔の1/3周を占める亜有茎性病変を認める．
- 緊満感はないが頂部はなだらかに陥凹し，白苔が付着している．

Column コラム

大腸腫瘍の発育様式 —PG・NPG 分類

　早期大腸癌には，Ip，Isp，Isなどで代表される隆起型の病変と，Ⅱa，Ⅱc，Ⅱa＋Ⅱcなどで代表される表面型の腫瘍とが存在する．この両者の相違（発生・発育・進展など）を明らかにするために腺腫および癌の粘膜内での増殖態度に注目し分類したのが，PG（polypoid growth）とNPG（non polypoid growth）分類[1]である．すなわち図1に示すように，病変の割面形態上，PGは腺腫・癌が粘膜内で増生し，辺縁正常粘膜部よりそれに接する腫瘍部粘膜の厚さが明らかに厚くなっているものとした．一方NPGは辺縁部の正常あるいは過形成性粘膜と腫瘍部粘膜との間の移行がスムーズで，腫瘍部粘膜の厚さが辺縁部の正常あるいは過形成性粘膜の厚さと比べてほぼ同等かむしろ薄いものとした．

　以上のように定義し，大腸癌についてPG・NPG別に大きさ，SM浸潤度，脈管侵襲の有無について検索したのが図2，表である．なお，本検

PG

NPG

PG：polypoid growth
NPG：non polypoid growth

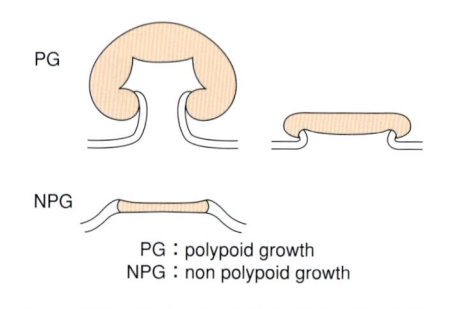

図1　大腸早期癌粘膜内増殖態度別割面形態分類

討ではⅡa集簇型病変と家族性大腸腺腫症の病変は除外してある．PGはNPGに比して圧倒的に多い病変であった．PGは腺腫を伴った病変が多いのに対し，NPGでは腺腫を伴った病変はみられなかった．また，NPGはPGに比較してM癌でもSM癌でもより小さい病変が多かったが，NPGはPGよりSM浸潤率が高く，SM浸潤度も高い病変が多く，脈管侵襲もより高頻度であった．以上より，PGとNPGはその生物学的性状が大きく異なり，NPGは10 mm前後の小さな病変から高度にSMに浸潤する病変であり，かつ小さい病変にも

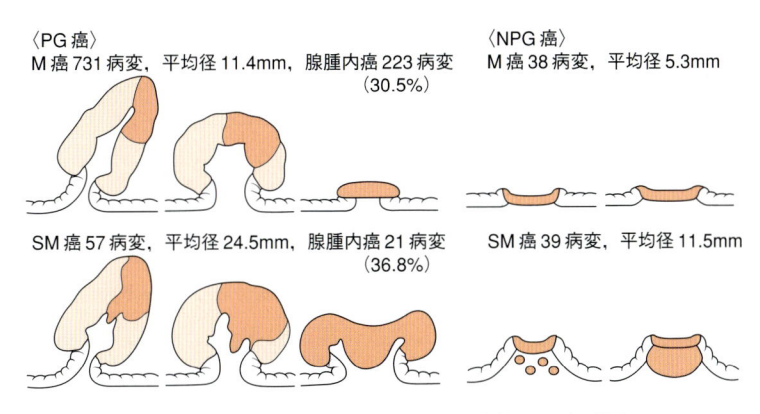

図2 大腸早期癌粘膜内増殖態度別病変数および平均径

〈PG癌〉
M癌 731病変，平均径 11.4mm，腺腫内癌 223病変（30.5%）
SM癌 57病変，平均径 24.5mm，腺腫内癌 21病変（36.8%）

〈NPG癌〉
M癌 38病変，平均径 5.3mm
SM癌 39病変，平均径 11.5mm

表 大腸早期癌 SM 浸潤度

粘膜内増殖態度	SM 浸潤率	SM 浸潤度 +	SM 浸潤度 ++	SM 浸潤度 +++	脈管（ly, v）侵襲
PG	57/778（7.3）	37/57（64.9）	12/57（21.1）	8/57（14.0）	25/57（43.9）
NPG	39/77（50.6）	3/39（7.7）	18/39（46.2）	18/39（46.2）	32/39（82.1）

（ ）：%

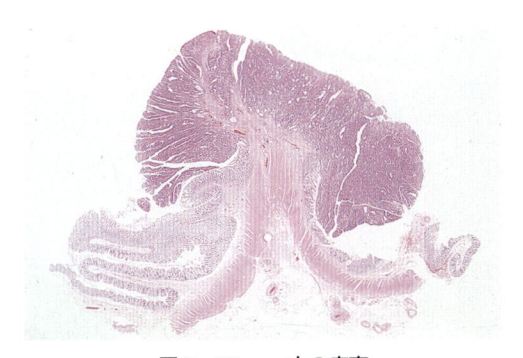

図3 26 mm 大の病変
周囲正常粘膜と腫瘍部粘膜との移行部に注目すると，腫瘍部粘膜の厚さは周囲正常粘膜と比較して明らかに高く，PG に分類される．

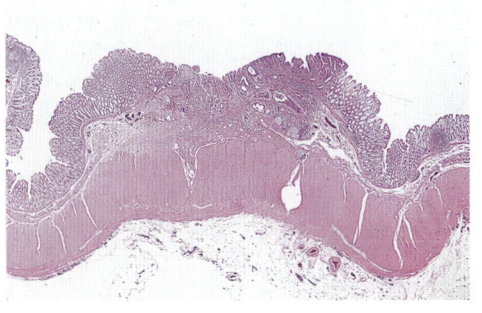

図4 12×6 mm 大の病変
腫瘍左方の周囲過形成性粘膜と腫瘍部粘膜との移行部はスムーズであり，かつ腫瘍部粘膜の厚さは周囲過形成性粘膜より薄い．一方，右方では腫瘍が周囲粘膜を圧排性に増生し腫瘍部粘膜との間に段差がみられる．しかし，その程度はわずかであり NPG に分類される病変である．

かかわらず腺腫を伴わないことから，*de novo* carcinoma 由来の可能性が考えられた．

内視鏡技術の進歩が著しい今日では，本分類は内視鏡診断あるいは肉眼診断においても適用可能な分類と考えるが，最終的には組織切片上で確認することが必要である（図3, 4）．

文 献
1) Ikegami M：A pathological study on colorectal cancer. From de novo carcinoma to advanced carcinoma. Acta Pathol Jpn 1987；37：21-37

〔池上雅博〕

色　調　[大腸]

寺井　毅，阿部哲史

　大腸内視鏡の診断において粘膜の色調の変化は重要な所見である．色調の変化を観察するためには，検査前の良好な前処置が重要である．また挿入時に腸管内に多くの泡を認める場合は，ガスコン®含水で消泡した後に観察することも大切である．視野内にハレーションが起こらない範囲の光量で観察する必要がある．

　色調の異常所見を得た場合，その色調の所見が腫瘍性病変に伴うのか炎症性病変に伴うのかを見極めることが重要である．その鑑別のポイントは以下のとおりである．また色調の変化のみで診断に至ることはまれであり，形態や局在などの所見も加味して判断しなくてはならない．

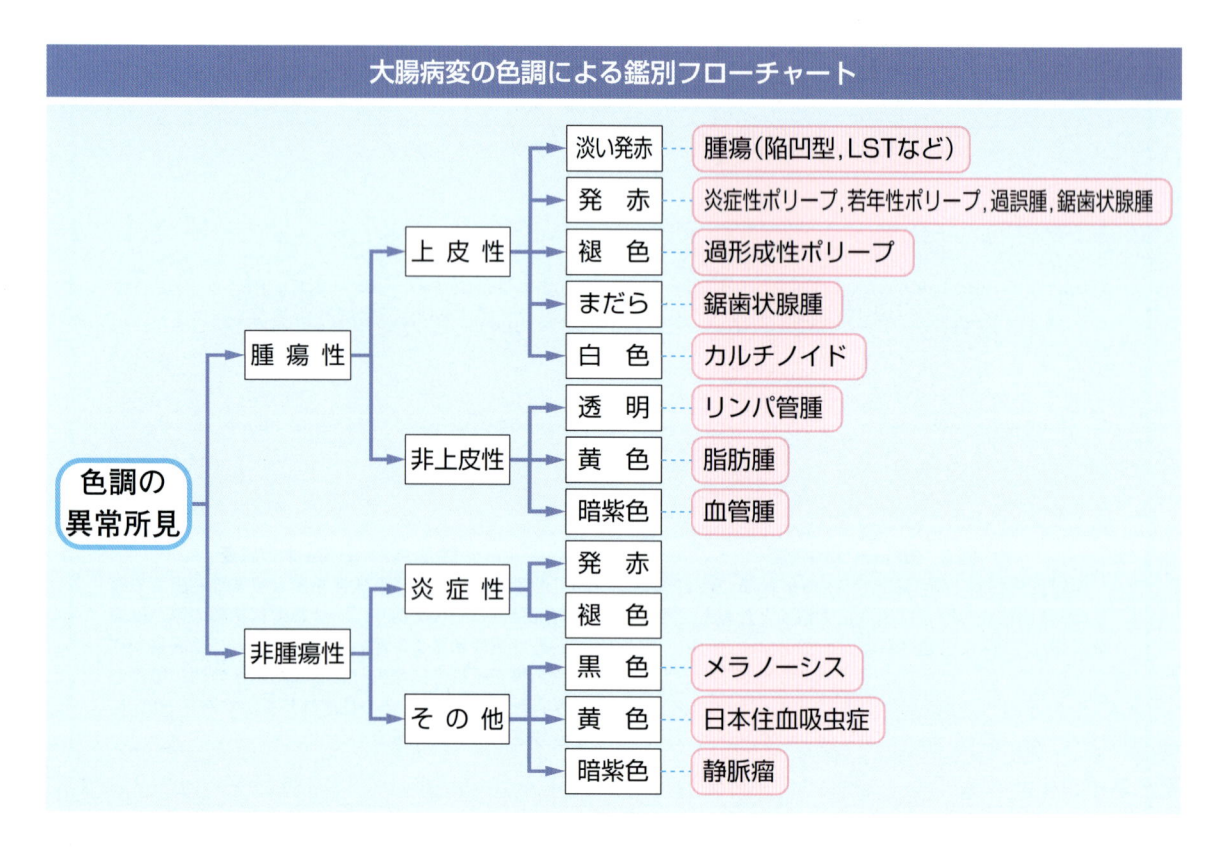

大腸病変の色調による鑑別フローチャート

色調の異常所見
- 腫瘍性
  - 上皮性
    - 淡い発赤 → 腫瘍（陥凹型，LSTなど）
    - 発赤 → 炎症性ポリープ，若年性ポリープ，過誤腫，鋸歯状腺腫
    - 褪色 → 過形成性ポリープ
    - まだら → 鋸歯状腺腫
    - 白色 → カルチノイド
  - 非上皮性
    - 透明 → リンパ管腫
    - 黄色 → 脂肪腫
    - 暗紫色 → 血管腫
- 非腫瘍性
  - 炎症性
    - 発赤
    - 褪色
  - その他
    - 黒色 → メラノーシス
    - 黄色 → 日本住血吸虫症
    - 暗紫色 → 静脈瘤

腫瘍性病変に伴う色調の所見

　大腸粘膜の色調の変化は，大腸腫瘍性病変の存在診断において重要である．次にその病変が上皮性であるか非上皮性であるかを色調の所見と併せて考えることは診断上意義がある．

1. 上皮性

淡い発赤：わずかな発赤は一般的には腺腫病変を考える．とくに陥凹性病変やLST（laterally spreading tumor）などの表面型腫瘍では，粘膜の血管網の途絶などで認識されることが多い．

発　赤：炎症性ポリープ，若年性ポリープ，過誤腫，鋸歯状腺腫などで認める．

褪　色：透明で光沢調の場合，過形成性ポリープであることが多い．また，下剤連用によるメラノーシスがある大腸粘膜では，腫瘍性病変は発赤調の変化としてではなく褪色調の変化として認識されることがある．

まだら：褪色と発赤のまだら色は，鋸歯状腺腫である可能性が高い．管状腺腫との鑑別を要する．

白　色：黄白色調の粘膜下腫瘍様形態を呈する腫瘍は，カルチノイドであることが多い．

2. 非上皮性

透　明：正常粘膜でやや透明感のある柔らかい粘膜下腫瘍はリンパ管腫の可能性が高い．

黄　色：黄色調の柔らかい粘膜下腫瘍は脂肪腫が考えられる．また日本住血吸虫症も黄色の病変として認識されることが多い．

暗紫色：静脈瘤や血管腫などの血管性病変は暗紫色を呈することが多い．

炎症性病変に伴う色調の所見

一般に炎症の強さは，発赤の強さと拡がりに関係する．潰瘍の形態や局在，その他の特徴的な所見などから診断可能である（表）．

表

	潰瘍性大腸炎	クローン病	腸結核	虚血性大腸炎
分布	直腸〜	不特定	回盲部	左側結腸
連続性	あり	なし	なし	なし
潰瘍の深さ	浅い	深い	深い	浅い
潰瘍の形態	びまん性の発赤・びらん	縦走潰瘍	輪状潰瘍	縦走潰瘍
血管増生	著明	少ない	少ない	少ない
狭窄	なし	多い	多い	あり
肛門病変	まれ	痔瘻 裂孔	まれ	まれ
特徴的所見	結腸ひだ消失	敷石像	偽憩室	
介在粘膜	発赤	白色調	正色調	白色調

Ⅱ．診断のプロセス ［大腸］

大腸腺腫（0-Ⅰsp，低異型度管状腺腫）

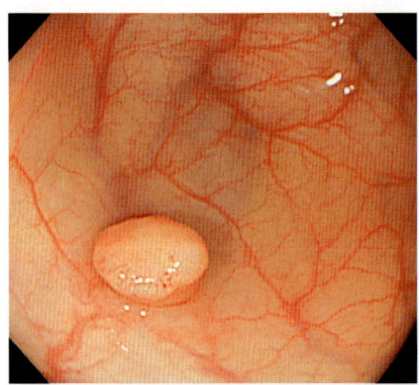

（特徴的所見）
- S状結腸に6 mmのわずかな発赤調の隆起性病変を認める．
- NBI拡大で規則正しいネットワークの保たれた血管所見を認める．
- インジゴカルミン散布拡大でⅣ型のpit patternを認める．

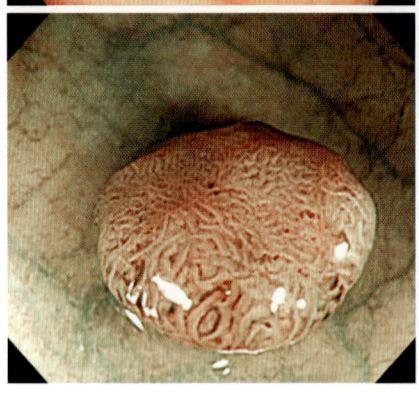

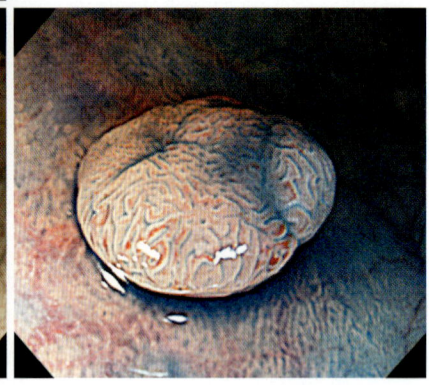

大腸腺腫（0-Ⅱc，低異型度管状腺腫）

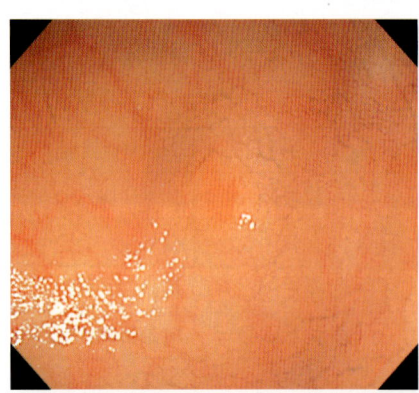

（特徴的所見）
- S状結腸に3 mmのわずかな発赤調の陥凹性病変を認める．
- NBIで陥凹部に一致してbrownish areaを認める．
- クリスタルバイオレット染色拡大で陥凹部に一致してⅢs型のpit patternを認める．

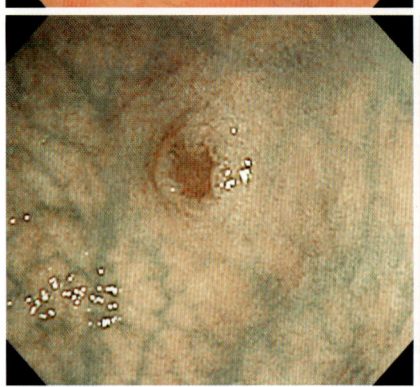

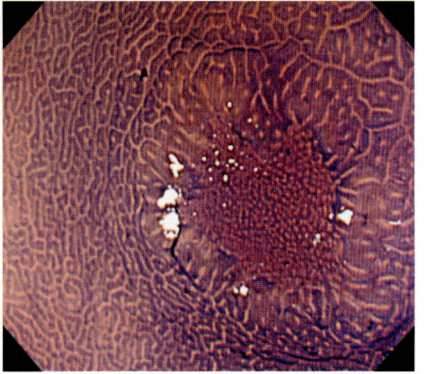

大腸腺腫〔0-Ⅱa（LST-NG），低異型度管状腺腫〕

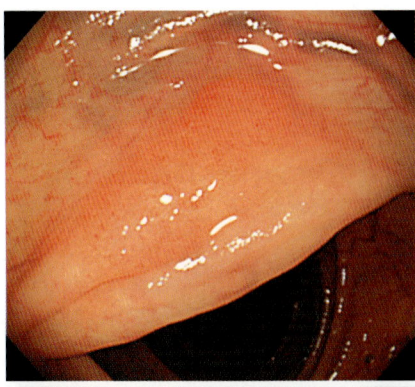

（特徴的所見）
- 横行結腸に 11 mm の発赤調の平坦な病変を認める．
- NBI で平坦部に一致して brownish area を認める．
- インジゴカルミン散布で平坦部に一致して病変を認める．

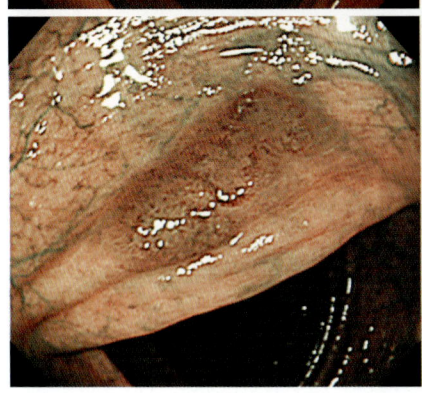

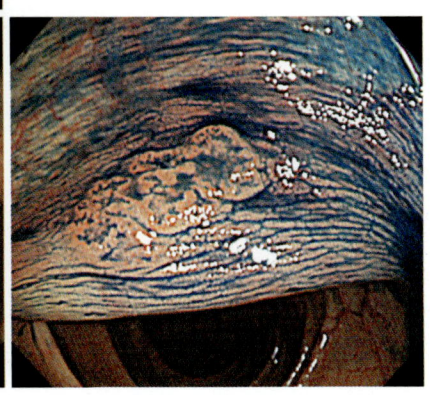

大腸 SM1 癌（0-Ⅰs，高分化管状腺癌）

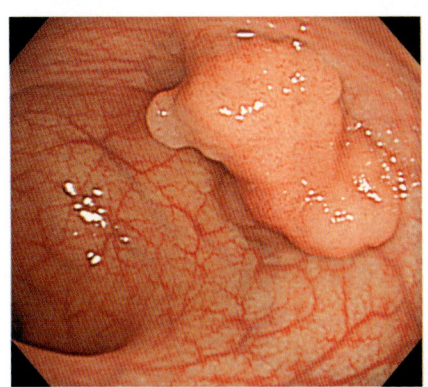

（特徴的所見）
- 直腸に 17 mm のわずかに発赤調の隆起性病変を認める．インジゴカルミン散布で病変の範囲と表面性状が明瞭となる．
- クリスタルバイオレット染色拡大で中央隆起部に軽度不整の Ⅵ型 pit pattern を認める．

　◆SM 750 μm 浸潤，ly0, v0 であった．

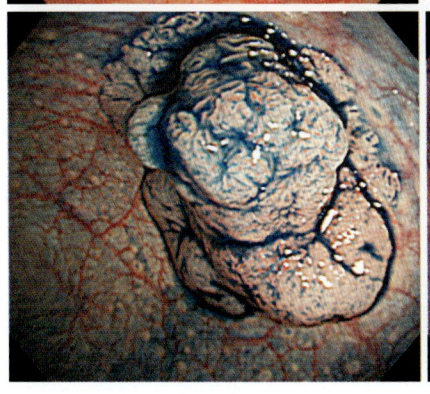

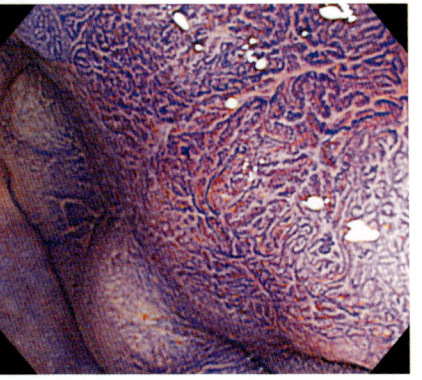

大腸色調

II. 診断のプロセス ［大腸］

大腸 SM2 癌（0-IIa＋IIc，中～高分化管状腺癌）

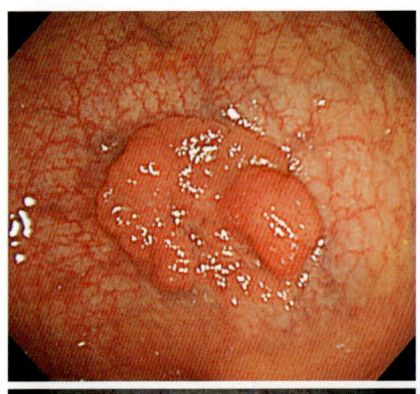

〔特徴的所見〕
- 直腸に 18 mm の発赤調の周辺に隆起を伴う陥凹性病変を認める．一部に緊満感を伴っている．インジゴカルミン散布で病変中央になだらかな陥凹を認める．
- クリスタルバイオレット染色拡大で陥凹部に構造が消失しかけた高度不整の V_I 型 pit pattern を認める．
- 腫瘍辺縁に白斑を伴う．

◆脈管浸潤を伴う SM 癌であった．〔2,250 μm 浸潤，ly1，v1，n（−）〕

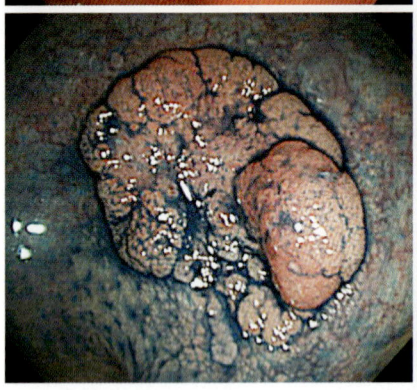

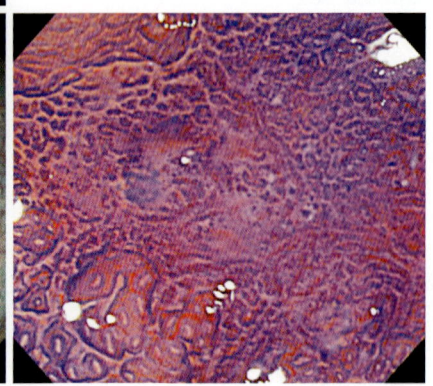

大腸 M 癌〔0-IIc＋IIa（LST-NG）〕

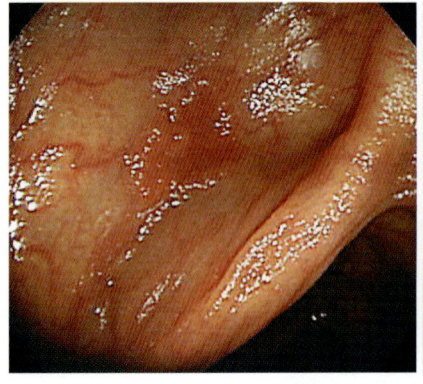

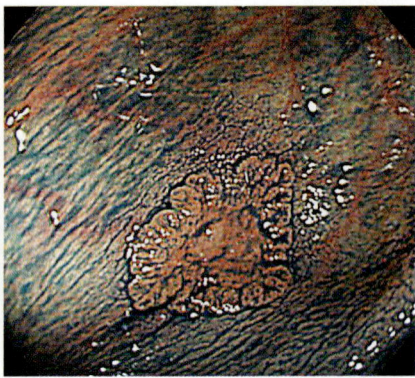

〔特徴的所見〕
- 通常観察では血管網の途絶とわずかな発赤としてのみ認識される（左図）．
- インジゴカルミン色素散布により，12 mm の陥凹性病変の存在が明瞭となる（右図）．

◆粘膜内癌，ly（−），v（−）

大腸進行癌〔c2型（Ⅱa＋Ⅱc様）〕

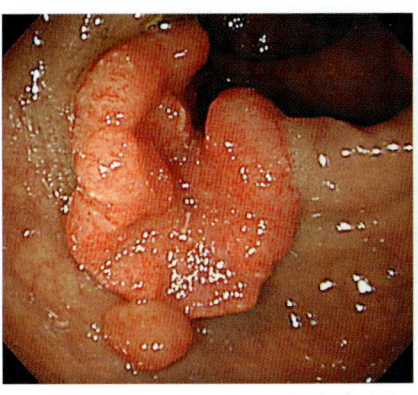

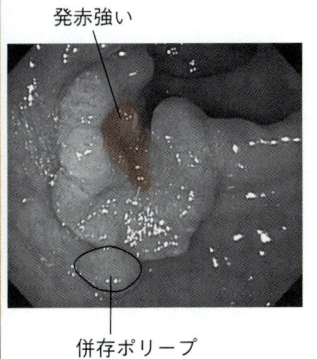

発赤強い

併存ポリープ

（特徴的所見）
- 腫瘍全体が発赤調の色調を呈する．陥凹部ではわずかに発赤が強い．
- 腫瘍辺縁に白斑を伴う．
    - ◆35 mm の MP 以深の進行癌であった．

大腸進行癌（深達度 SS）（c1型）

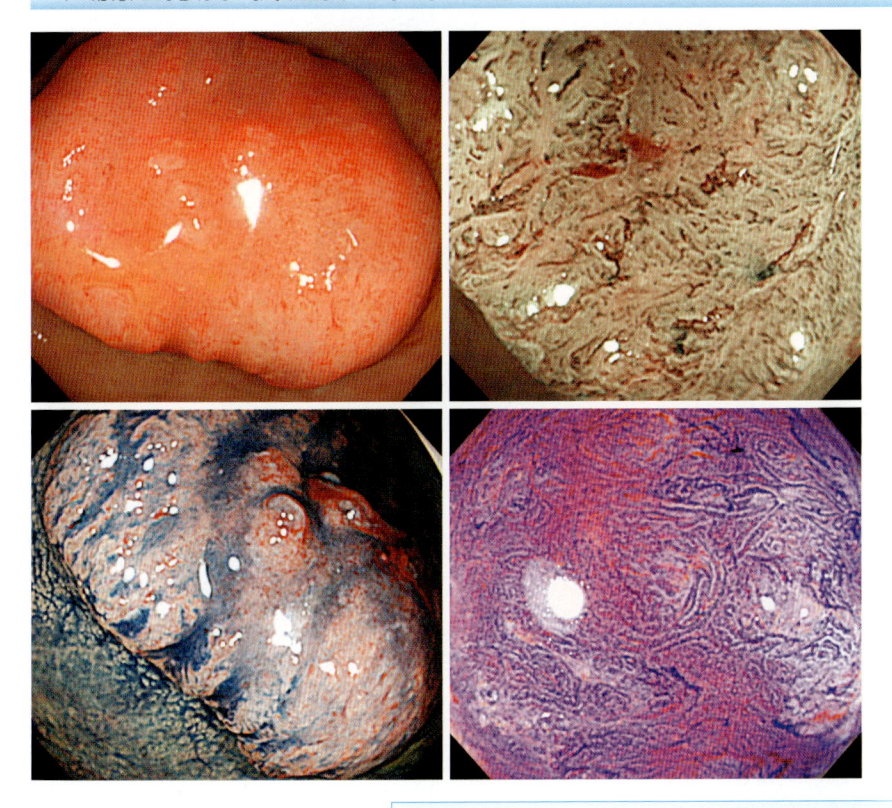

大腸色調

（特徴的所見）
- 直腸に発赤調の 27 mm の隆起性病変を認め，インジゴカルミン散布で表面に凹凸を認める．
- NBI 拡大で，大小不同および口径不同で不規則な血管を認める．
- クリスタルバイオレット染色拡大では高度不整のⅤɪ型 pit pattern を認める．
    - ◆深達度 SS の中分化管状腺癌であった．〔ly0, v0, n(−)〕

II. 診断のプロセス　［大腸］

まだら色を呈する病変

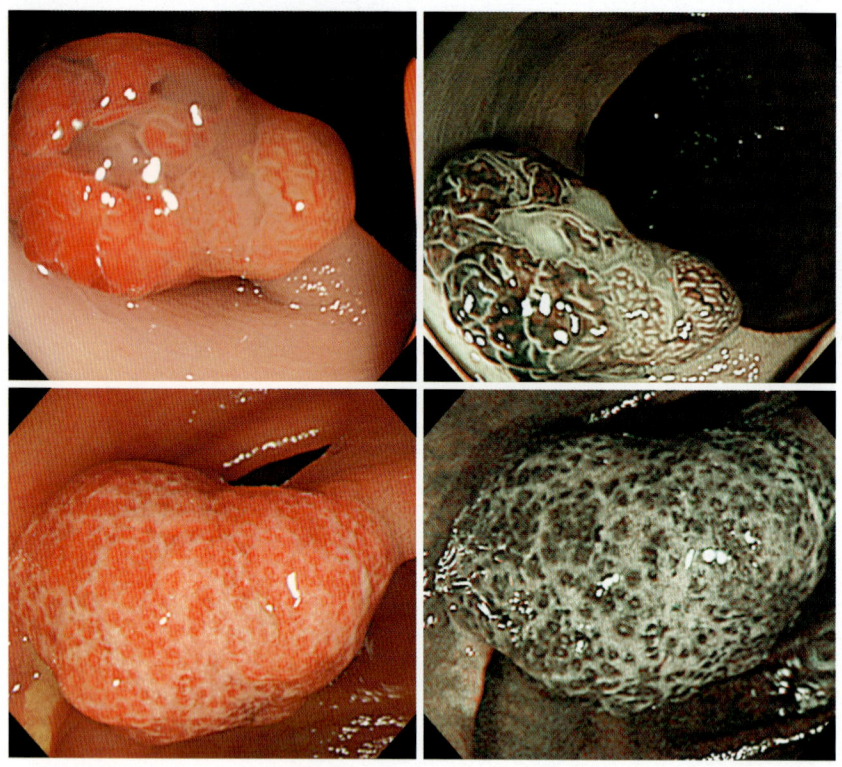

（特徴的所見）
- 発赤と褪色のまだら色の病変．
- NBI で色調の違いが明瞭となる．
- 粘液が多いことがあり，病変をよく水洗した後に観察を行う．

上段：直腸の 12 mm の鋸歯状腺腫
下段：横行結腸の 10 mm の若年性ポリープ

メラノーシス（0-IIa＋IIc）

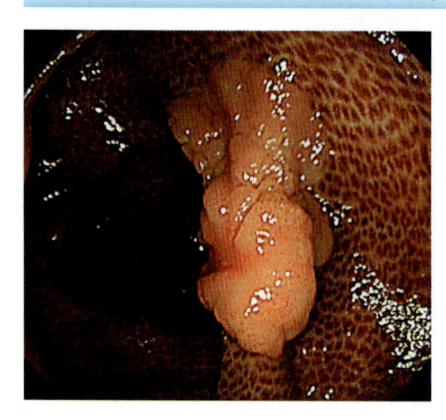

（特徴的所見）
- 病変周囲の粘膜に黒色の色素沈着である．
- 黒い部分が正常粘膜で，境界している部分は中分化型腺癌である．
- 色素沈着は，センナなどの下剤連用による．
- ひだ集中を伴う 20 mm の SM3 癌である．〔ly1, v1, n(−)〕
  - ◆ 病変部の色調はわずかな発赤調を呈している．
  - ◆ 腫瘍性病変は褪色調の変化として認識されることがある．

EMR 後瘢痕（白色）

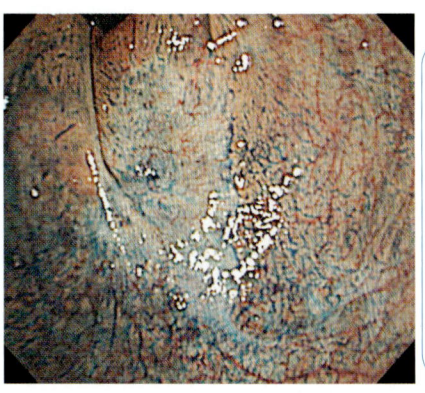

（インジゴカルミン散布像）

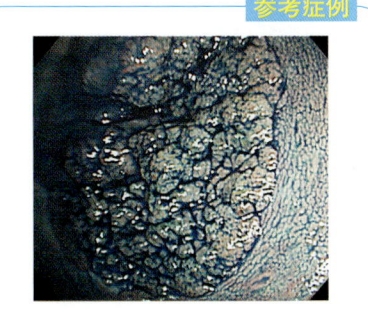

治療前（インジゴカルミン散布像）

参考症例

（特徴的所見）
- 白色のひだ集中である．
- 直腸の 60 mm LST-G（管状絨毛腺腫），EMR 23 カ月後である．
  - ◆経過により不明瞭になることがある．

直腸カルチノイド

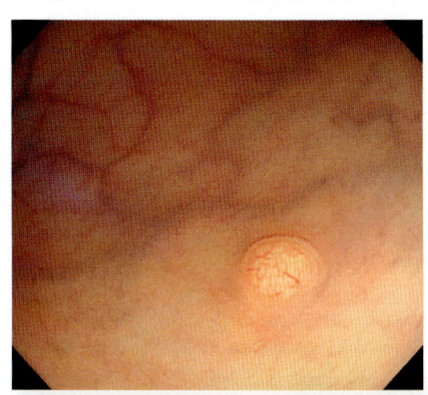

（特徴的所見）
- 直腸の 4 mm の黄白色調の粘膜下腫瘍様形態を呈する．
- 直腸に好発する．
- NBI 拡大で表面に明瞭な血管を認めることがある．
- クリスタルバイオレット染色拡大で，表面にやや伸展したⅠ型 pit pattern を認める．
  - ◆上皮性病変である．10 mm 以下で中心陥凹のないものは内視鏡治療のよい適応である．

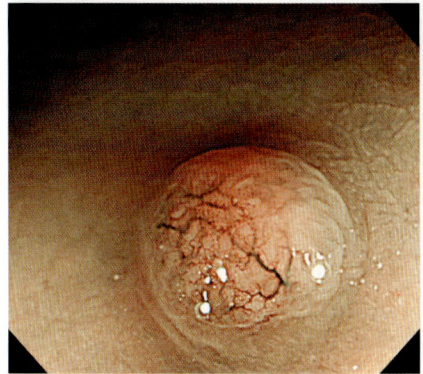

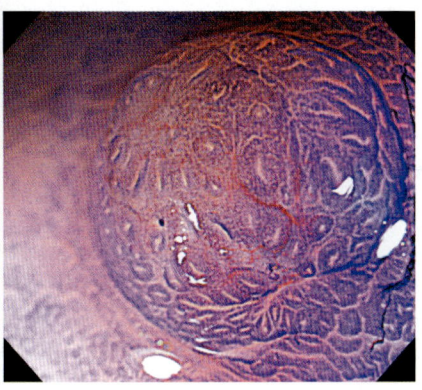

大腸 色調

II. 診断のプロセス ［大腸］

大腸 SM3 癌（0-Isp，高分化管状腺癌）

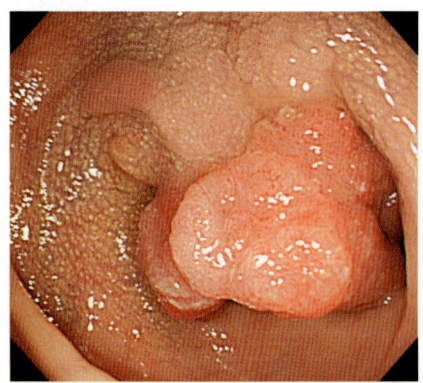

（特徴的所見）
- S状結腸の 25 mm の発赤調の亜有茎性病変．病変基部に白色調の白斑を認める．白斑は腫瘍性病変の辺縁に認めることが多く，病理学的には粘膜上皮直下に集簇した組織球である．
- NBI 拡大で不整に拡張し増生した血管を認める．
- クリスタルバイオレット染色拡大で頂部に高度不整の V_I 型 pit pattern を認める．

◆3,000 μm 浸潤，ly1, v0, n（−）

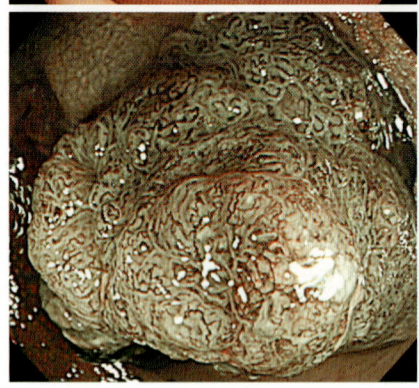

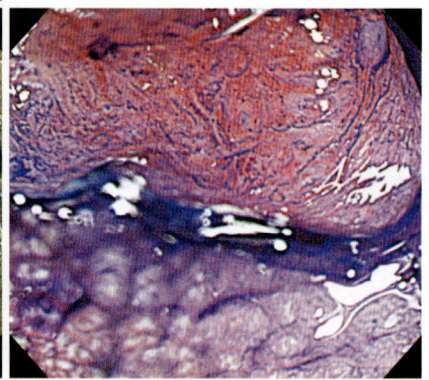

脂 肪 腫

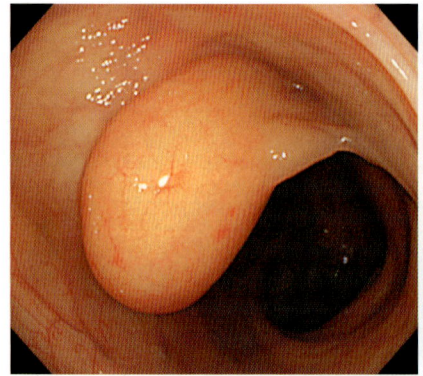

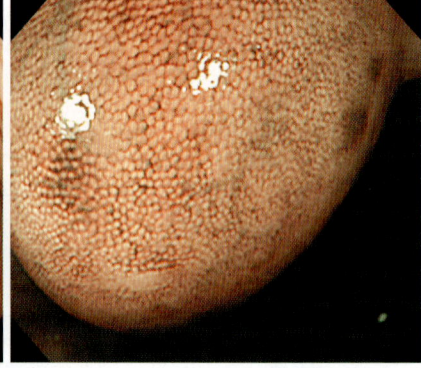

（特徴的所見）
- 淡い黄色の粘膜下腫瘍である．
- クッションサイン陽性である．
- 25 mm の病変．NBI 拡大で正常粘膜構造が確認できる．

◆腫瘍が増大すると治療の適応となる．
◆ほとんどは粘膜下層に発生するが，漿膜下に管外発育するものもある．
◆3 cm 以上になると表面にびらんを生じることがある．

粘膜下腫瘍（SMT Lymphangioma）

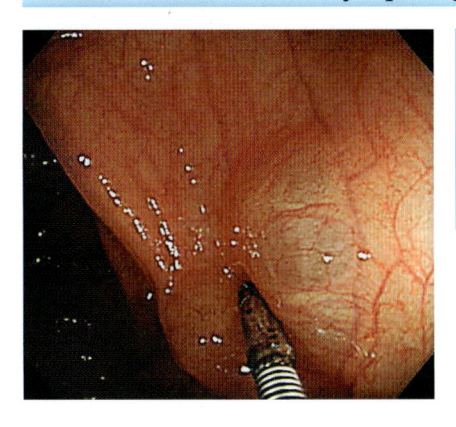

(特徴的所見)
- 透明感のある正色調の 10 mm の粘膜下腫瘍である．
- クッションサイン陽性である．
  - ◆超音波内視鏡では，第3層（7.5 MHz）に無エコーとして認められる．

直腸静脈瘤

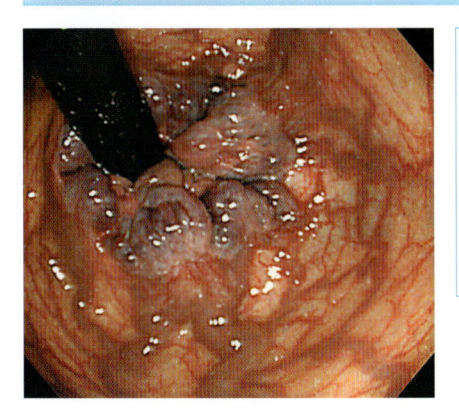

(特徴的所見)
- 血管性病変は暗紫色を呈することが多い．
- 表面平滑な球状隆起を呈する．クッションサイン陽性である．
  - ◆最近では結紮術などのさまざまな内視鏡治療が行われている．
  - ◆便秘・排便時のいきみ，妊娠・出産などが発症・増悪因子となる．

海綿状血管腫

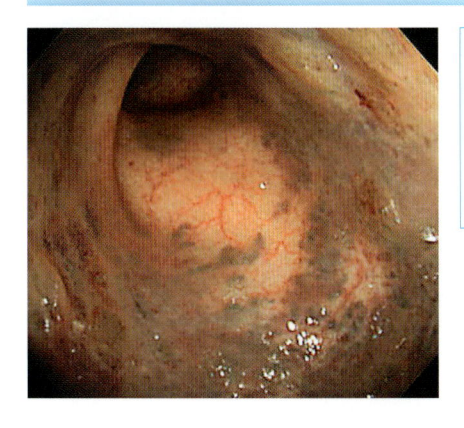

(特徴的所見)
- 青色調で表面に凹凸を認め，クッションサイン陽性である．
  - ◆きわめてまれな疾患で，直腸・S状結腸に多い．
  - ◆特徴的な内視鏡像を呈するので診断は比較的容易だが，治療法は確立されていない．

Ⅱ．診断のプロセス ［大腸］

アメーバ赤痢

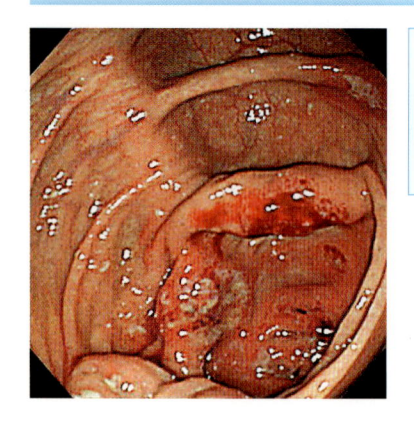

（特徴的所見）
- 潰瘍は白色調で汚く，境界明瞭であることが多い．
- 介在粘膜の血管透見性は保たれていることが多い．
  ◆海外渡航歴の聴取やAIDSとの鑑別が重要である．

潰瘍性大腸炎（活動期）

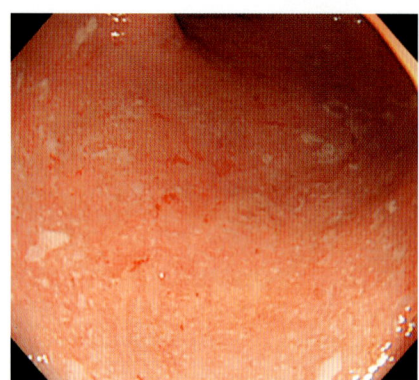

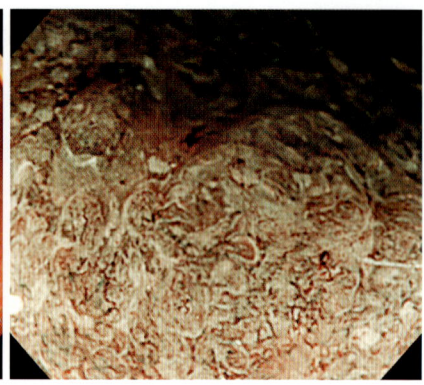

（特徴的所見）
- びまん性に血管透見性の低下，粘膜の発赤，びらんを認める．
- NBI拡大で，びらんや炎症に伴って走行異常を呈した不整な血管所見を認める．
- 結腸ハウストラの消失を認める．

潰瘍性大腸炎にみられた炎症性ポリープ

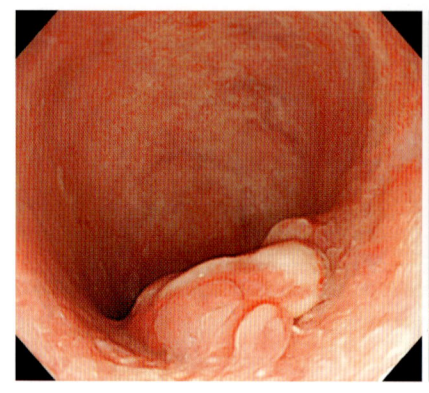

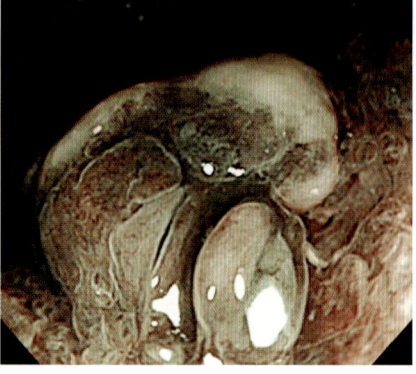

（特徴的所見）
- 潰瘍性大腸炎の粘膜に発生した10 mmの発赤調の炎症性ポリープ．表面に白苔を有している．NBI拡大で分葉した構造を認める．

潰瘍性大腸炎（寛解期）

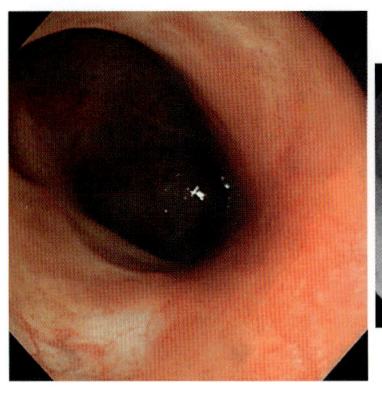

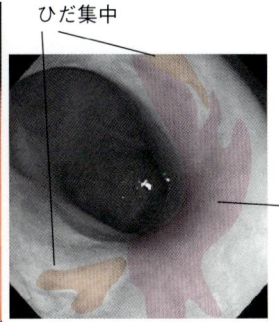

（特徴的所見）
- 白色のひだ集中を認める．
- 介在粘膜にはわずかに発赤を認める．

ひだ集中
発赤

クローン病（活動期）

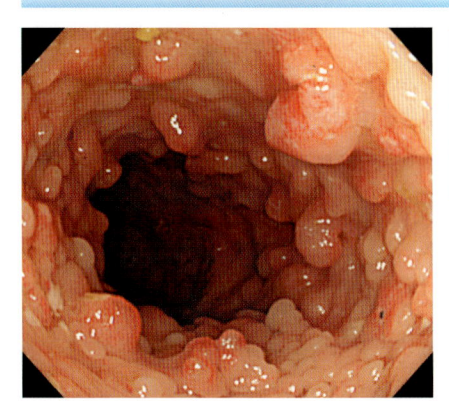

（特徴的所見）
- 敷石像を認める．
- 介在粘膜は軽い白色調を呈する．
  ◆ 潰瘍性大腸炎では介在粘膜は発赤調を呈する．

薬剤性腸炎

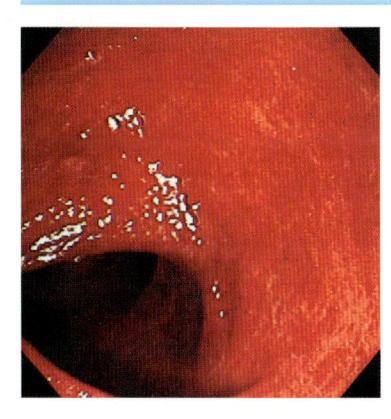

（特徴的所見）
- 広範な大腸粘膜の浮腫・出血である．深部大腸に起こりやすい．
- ペニシリンによることが多い．
  ◆ 薬剤服用歴の聴取が重要である．

大腸 色調

II．診断のプロセス ［大腸］

虚血性大腸炎

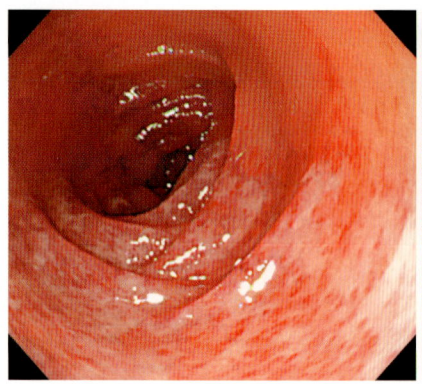

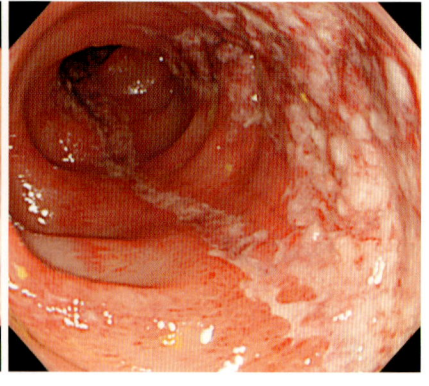

（特徴的所見）
- 地図状もしくは縦走潰瘍を認める．潰瘍は結腸紐に一致することが多い．
  - ◆S状結腸や下行結腸に好発する．
  - ◆狭窄をきたすことがある．

日本住血吸虫症

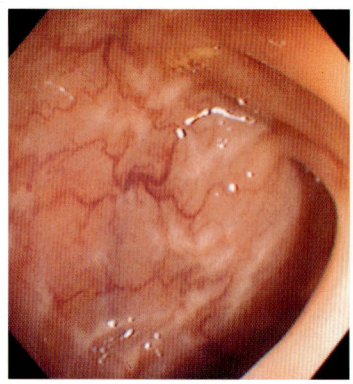

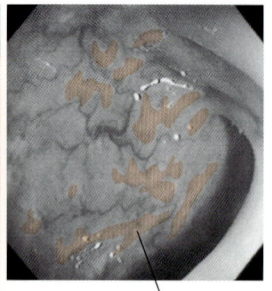

（特徴的所見）
- 粘膜は萎縮性で，不整形の黄色斑を認める．
- 黄色斑は虫卵結節を反映する．
  - ◆出身地の確認や肝臓の精査が必要である．

不整形の黄色斑

偽膜性腸炎

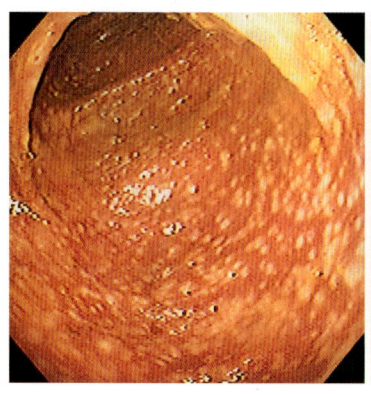

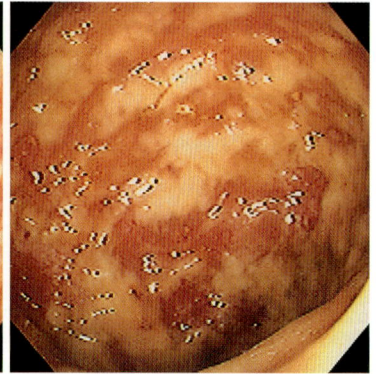

（特徴的所見）
- 円形の黄白色の偽膜を認める．偽膜は，*Clostridium difficile* の産生する毒素により生じる．
- 病変は直腸に多い．
  - ◆抗生剤（リンコマイシン，クリンダマイシン，ニューキノロン）による菌交代現象による．

Column

コラム　大腸病変術前のマーキング

　術前マーキングの目的は，切除範囲を正確に外科執刀医に伝えることである．よく話し合い，執刀医の希望に沿うようなマーキングを心がける．

　点墨法：腹腔鏡補助下の大腸切除が一般化している現状においては，切除範囲のマーキングには点墨が選択される．点墨部位は，術中の視認性をよくするため，腸管前壁側（腹側面）が原則である．患者を背臥位とし，腸内液体貯留状況から位置関係を判断し，貯留側対側に点墨する．必要であれば送水して確認する．ツベルクリン用の1mlシリンジと23G局注針を用いて，滅菌した墨汁を粘膜下に注入する．局注量は0.1～0.2 mlとしている施設が多い．墨汁が腹腔内や腸間膜内に漏出すると，マーキングとしての目的を達成できないだけでなく，炎症よる手術への悪影響もきたしうる．

　局注の工夫として，まず生食を粘膜下局注したうえで，シリンジを一度抜去して目的量の墨汁を局注針内に注入し（この際針先から墨汁を吸引したり，あるいは，必要墨汁を注入した後に生食で針先近くまで墨汁を押し出しておくなどの工夫もある），再度シリンジを挿入して生食で押し込む方法などが行われている．内視鏡観察中の腸管内腔への墨汁の漏れは視野を著しく悪くするが，陰圧をかけながらの局注針抜去なども行われる．

　クリップ法：点墨が不良であったり，腹腔内癒着や過長腸管などのために点墨部位が視認できないこともあり，クリップの併用が望ましい場合も少なくない．また，開腹手術の際や術中放射線透視が可能な場合は，クリッピングの有用性は高い．マーキング部位は，手術の術式によって，病変の口側のみ，肛門側のみ，口側・肛門側の両側が選択される．

　クリップの脱落や，クリップによる病変への機械的刺激なども考慮して，本数や部位を決定する．直腸病変において自動縫合切離器を用いる場合は，肛門側のクリップを咬み込まないようにマーキング法，部位などを外科医とよく相談する．Rbなどの症例によっては，術中内視鏡を用いての術中マーキングが有用となる場合もある．

　いずれにしても大切なことは，病変とマーキングとの位置関係，マーキング数などを正確に記載して外科医に伝え，かつ，画像として視覚的にも確認してもらうことである．

〔安藤正夫〕

血管透見　［大腸］

斎藤 豊

　血管透見像の消失する病変として，主として炎症と腫瘍が挙げられる．
　腫瘍のなかでも，発見の難しい表面型腫瘍を拾い上げるためには，発赤，出血斑，血管透見像の限局的な消失や途絶，光沢の変化，ひだの変形などに注意することが重要である．とくに表面型腫瘍のきわめて早期の段階では血管透見像の消失以外，所見を呈さないことがあり注意を要する．最近は画像強調内視鏡の一つである Narrow Band Imaging（NBI）の有用性が注目されている．
　血管透見の消失する病変としては，腫瘍以外に，炎症性疾患（潰瘍性大腸炎，クローン病，感染性腸炎，虚血性腸炎，静脈硬化性大腸炎，非特異性炎症性疾患など）が挙げられる．腫瘍との鑑別点は，単発（腫瘍）か多発（炎症）か，さらには領域性の有無，有（腫瘍）無（炎症）といった点である．

炎症性疾患

1．潰瘍性大腸炎（UC）

　粘膜はびまん性に侵され，血管透見像は消失し，粗糙，細顆粒状を呈し易出血性である．この像は活動期，寛解期ともに認められ，UC 診断のよりどころとなる．

2．クローン病（CD）

　縦走潰瘍や敷石像（cobblestone appearance）が特徴的所見であるが，これらの所見を欠く不整形潰瘍やアフタのみからなる CD の場合に，内視鏡診断が困難な場合がある．この潰瘍は大小深浅に関係なく，周囲粘膜に炎症を欠く（discrete ulcer）という特徴を有する．

3．感染性腸炎

　感染性腸炎は表層上皮の破壊による急性炎症であり，生検にて粘膜の構造が保たれ，間質の急性炎症が増加している．病変範囲の分布は原因により異なり，病変の配列が不規則で背景粘膜は正常である．
　① 細菌性腸炎（サルモネラ，カンピロバクター，腸炎ビブリオ，病原性大腸菌，結核など）
　② ウイルス（ロタウイルス，腸管アデノウイルス，サイトメガロウイルスなど）
　③ 寄生虫，原虫（アメーバ）

4．アメーバ赤痢

　アメーバ赤痢では直腸と回盲部に所見を認めることが多く，大小不同の不整な潰瘍が多発する．潰瘍周辺には発赤，びらんが介在する．急性期の潰瘍は周囲粘膜の発赤，浮腫が強く，タコイボ様の形態を示す．また，潰瘍底に吹き出すようなクリーム状の黄白色苔が

本症に特徴的である．しばしば潰瘍性大腸炎との鑑別が困難な場合もあるが，本症では介在粘膜の血管透見像は良好なことが多く，このような所見を十分に拾い上げることが鑑別に重要である．

5．虚血性腸炎

下行結腸およびS状結腸に好発し，縦走潰瘍，および腸管の浮腫が特徴的である．軽症では，粘膜の発赤，充血，浮腫，びらんを呈するのみの場合もある．

6．静脈硬化性大腸炎

比較的まれな疾患で，日本からの報告例しかない．右半結腸に好発し，特徴的な青紫色粘膜と潰瘍びらんを呈する．右側結腸壁および上腸管膜静脈領域などの静脈に硝子化と石灰化を伴う虚血性病変である．

7．アミロイドーシス

種々の原因によって各種臓器の細胞外に特異な蛋白であるアミロイド物質が沈着し，組織や臓器の機能異常をきたす疾患である．消化管では胃と直腸に沈着頻度が高く，血管拡張増生，血管透見像低下を認める．

過形成性ポリープ

過形成性ポリープにおいても表面型腫瘍同様，血管透見の低下にて認識されることがある．腺腫との鑑別は色調，表面正常から比較的容易であるが，発赤調の過形成性ポリープや，large hyperplastic polyp は腺腫と誤診されやすい．このようなポリープの鑑別には拡大内視鏡およびNBIが有用である．

腫瘍性病変

血管透見の低下は，表面型腫瘍の拾い上げ診断に有用である．

腺腫，早期癌：基本的にはⅡa，Ⅱb，Ⅱcなどの表面型腫瘍の発見に重要である．

木庭らの報告によると，内視鏡的粘膜切除術（EMR）が施行された表面型大腸腫瘍148病変（Ⅱa：89，Ⅱa＋Ⅱc：26，Ⅱb：6，Ⅱc：27）の発見時の通常内視鏡写真の見直し診断において，隆起型病変では，凹凸の変化としての隆起が高率であり，一方ⅡbやⅡcでは凹凸の変化よりも色調の変化としての淡い発赤や血管透見像消失が発見の際の重要な内視鏡所見と考えられた．さらに，prospective に検討した結果，平坦陥凹型腫瘍の発見に際して，領域性のある類円形の淡い発赤とそれに伴う血管透見像消失が，拾い上げ診断の重要な内視鏡指標と考えられた．また淡い発赤などの所見はNBI観察でより容易に拾い上げられる可能性がある．

類円形発赤と鑑別を要するものとして地図状発赤が挙げられるが，地図状発赤は横行結腸に好発し，領域性に乏しく赤みが強いなどの特徴があり挿入時のアーチファクトによるものが多いと考えられた．

Ⅱ．診断のプロセス　［大腸］

まとめ

　大腸表面型腫瘍の内視鏡的存在診断指標として，平坦陥凹型においては，血管透見像消失に伴う淡い発赤の変化が重要である．さらに，このような微細な変化のみでしか拾い上げられない病変も存在することを肝に銘じ，内視鏡医は細心の注意をはらって検査を施行するべきである．また今後は，このような病変に対してはNBI診断が有用となる可能性もある．

参考文献
1) 木庭郁朗：表面型早期癌―存在診断．小黒八七郎，吉田茂昭 編：大腸癌―診断と治療．152-157，日本メディカルセンター，東京，1996
2) 工藤進英，他：平坦・陥凹型早期大腸癌の内視鏡診断と治療―微小癌の内視鏡像を中心に．胃と腸　1989；24；317-329

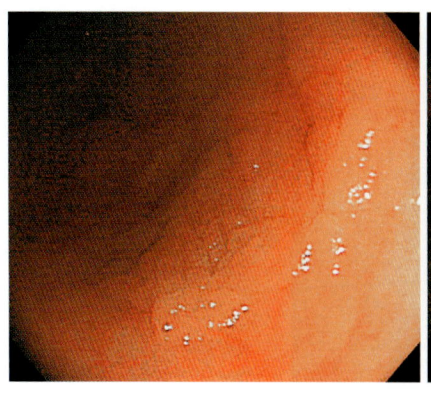

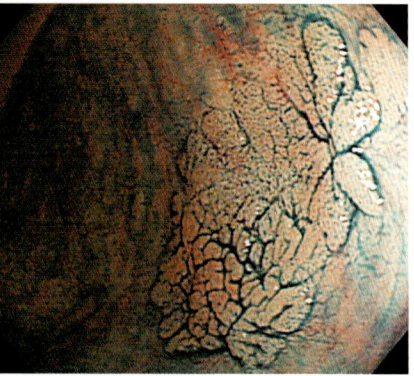

腺腫（0-Ⅱa）

（特徴的所見）
- 直腸の血管透見像消失で発見され，色素散布にて病変の境界が明瞭となり腺腫と診断された．
- 通常観察のみではやや褪色調で，いわゆる large hyperplastic polyp との鑑別が問題となるが，拡大観察をすることで腫瘍であることが確診できた．

◆内視鏡的粘膜切除術が行われ，病理診断も中等度異型腺腫であった．

正常粘膜（アーチファクト）

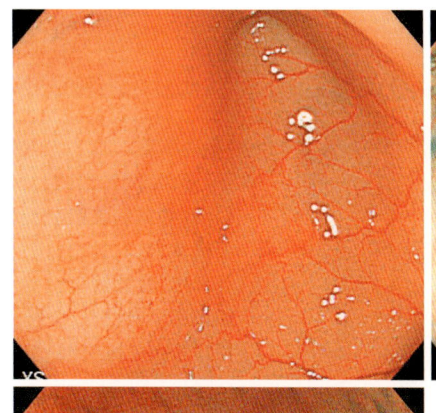

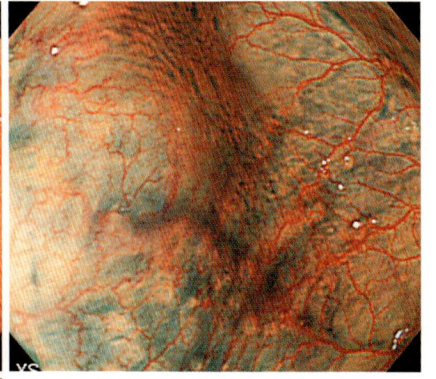

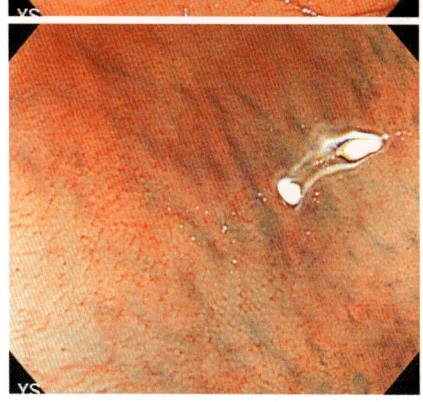

（特徴的所見）
- 地図状発赤．横行結腸に地図状の発赤と血管透見の消失を認める．
- しかしながら色素散布にて無名溝の存在が確認され，また拡大観察にてもⅠ型 pit が確認され正常粘膜であることが判明した．

◆スコープのこすれなどによるアーチファクトと考えられる．

大腸　血管透見

Ⅱ. 診断のプロセス ［大腸］

腺　腫（0-Ⅱb）

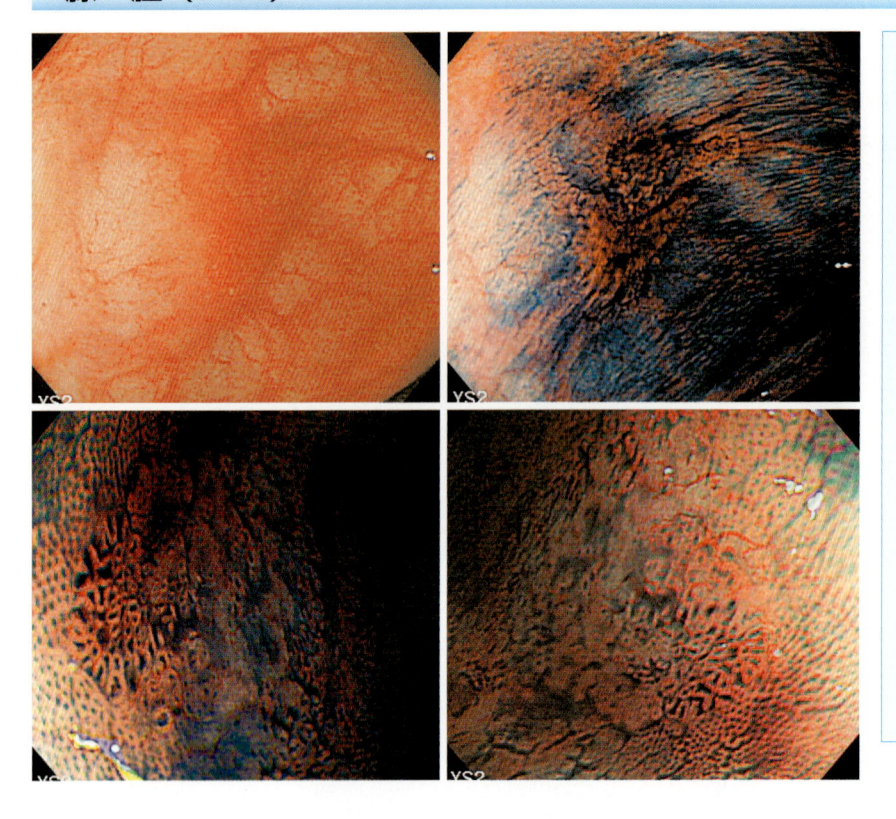

(特徴的所見)
- 横行結腸の淡い発赤と血管透見像消失で発見された．色素散布にても病変の認識は難しい（上段）．
- 拡大観察にてⅢL型 pit が確認され腺腫と診断された（下段）．
- 内視鏡的粘膜切除術が行われ，病理診断も中等度異型腺腫であった．

◆大腸においてはⅡbと診断される病変は非常にまれであるが，Ⅱbをあえて診断するならこのような病変であろう．

腺　腫（0-Ⅱc）

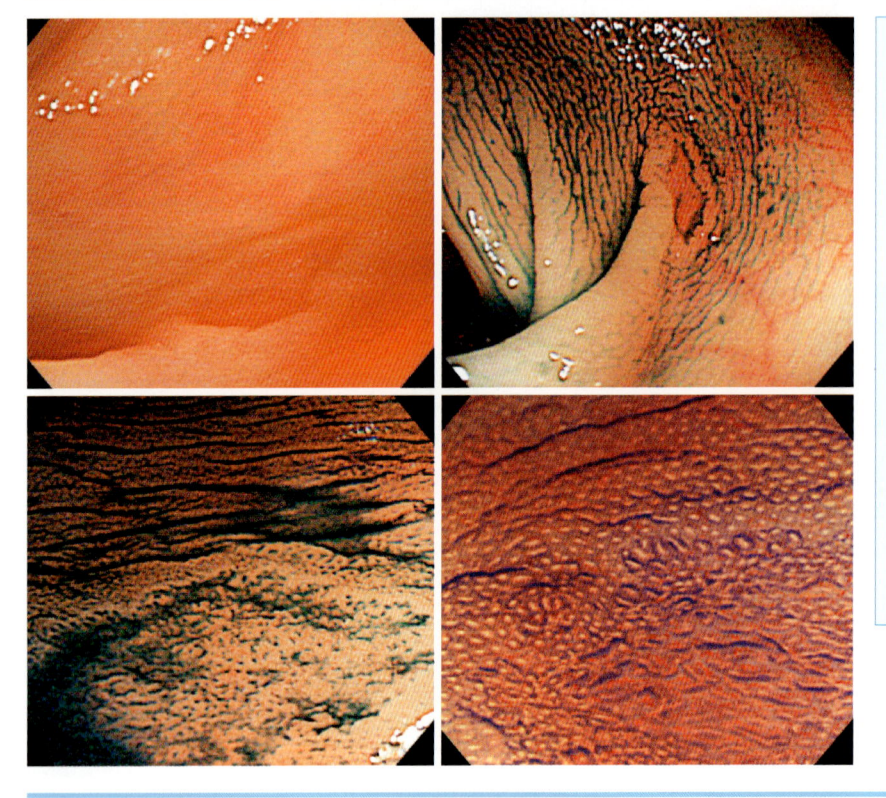

(特徴的所見)
- 下行結腸のひだ上に，6 mm の血管透見を欠く発赤斑として発見された．色素散布にて陥凹局面がさらに明瞭に認識され，Ⅱcと診断した．
- 拡大観察にてもⅢs型 pit（non-invasive pattern）が確認され，腺腫あるいは粘膜内癌と診断した．

◆内視鏡的粘膜切除術が施行され，病理診断も中等度異型腺腫であった．

早期癌〔0-Ⅱc（LST-NG）〕

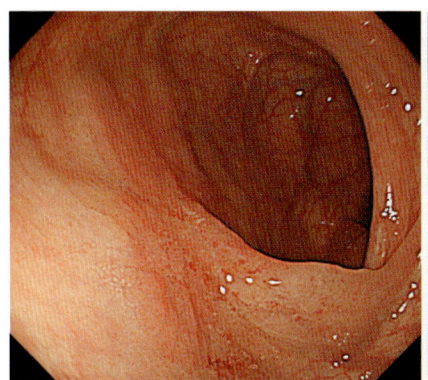

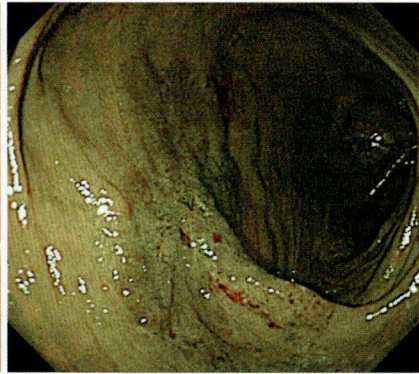

（特徴的所見）
- 下行結腸のひだのひきつれおよび淡い発赤，血管透見の消失にて病変の存在が認識できる．
- NBI に切り替えて観察すると，病変はより明瞭に認識される．

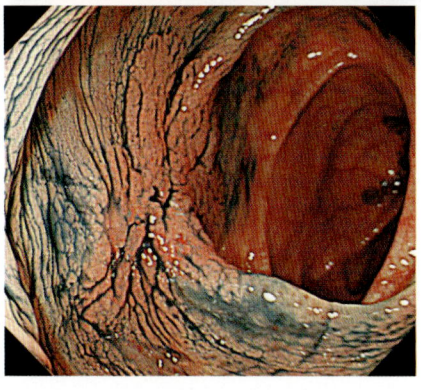

参考症例

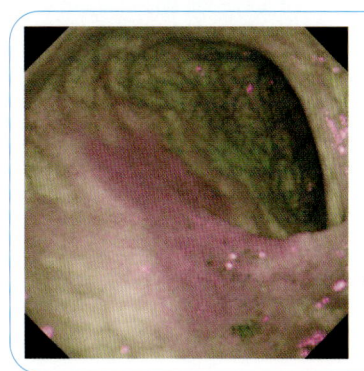

◆AFI 内視鏡所見でも明瞭な magenta 色として認識された．

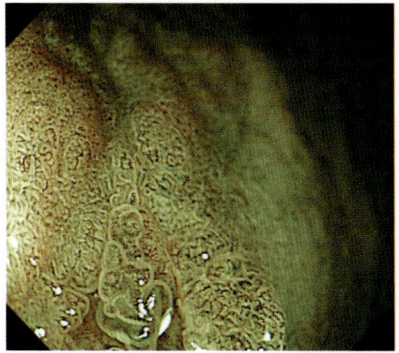

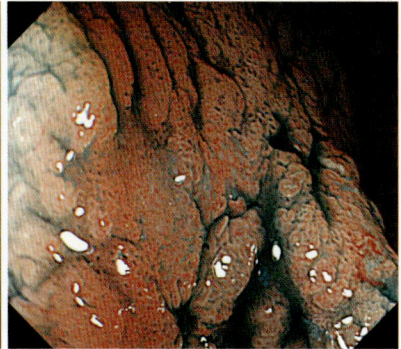

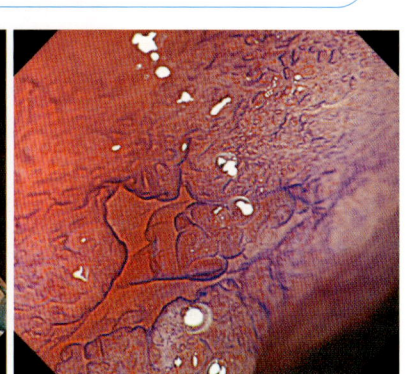

大腸　血管透見

（特徴的所見）
- 拡大観察にてやや配列の乱れた ⅢL，Ⅲs pit からなる non-invasive pattern と診断し，M〜SM1 までの病変と診断した．

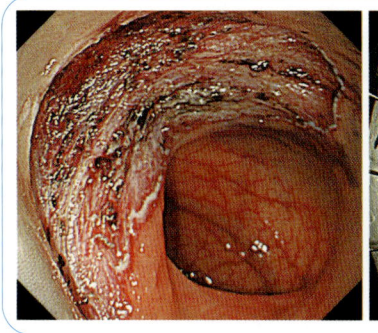

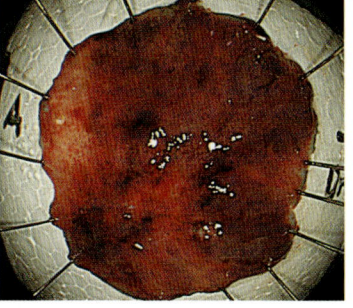

内視鏡的粘膜下層剥離術（ESD）が施行され，病理診断は高異型度腺腫，35 mm，HM（−），VM（−）であり治癒切除が得られた．

Ⅱ．診断のプロセス ［大腸］

大腸 SM1 癌（0-Ⅱa＋Ⅱc）

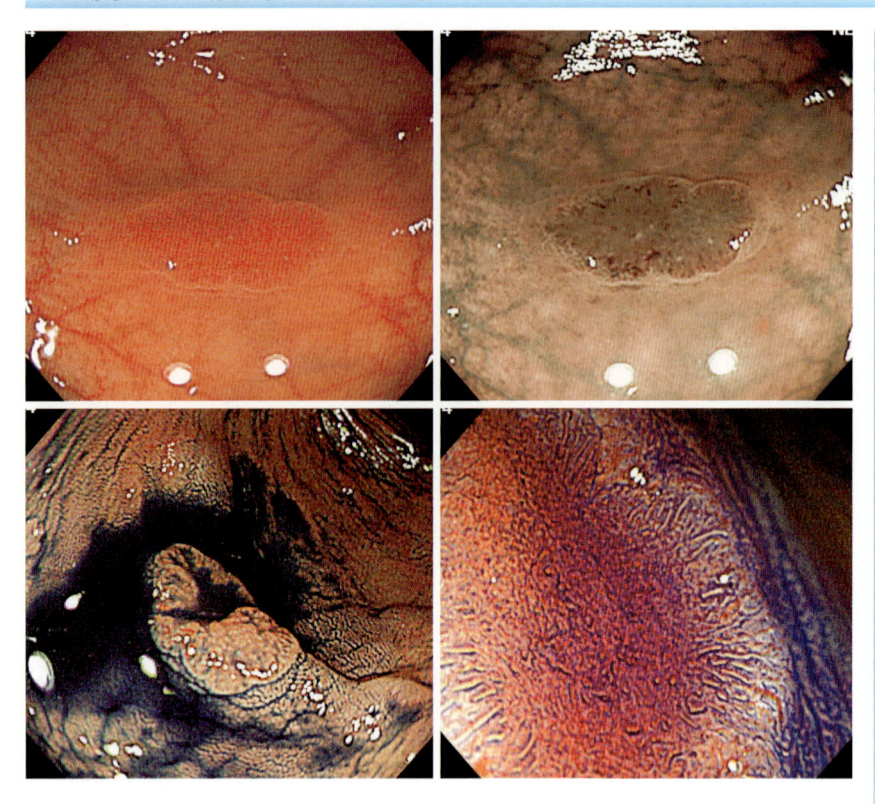

（特徴的所見）
- 盲腸の淡い発赤と血管透見像消失で発見された（左上）．
- NBI に切り替えて観察すると，病変はより明瞭に認識される（右上）．
- 空気量の調節および色素散布にて，陥凹の存在が明らかとなり Ⅱa＋Ⅱc と診断した（左下）．
- 拡大観察にて VI 型 pit pattern（non-invasive pattern）を呈し，M～SM1 までの病変と診断した（右下）．

◆内視鏡的粘膜切除術が施行され，病理診断は SM1 癌〔well differentiated adenocarcinoma, SM1（100 μm），ly0，v0，ce（−）〕であった．

潰瘍性大腸炎

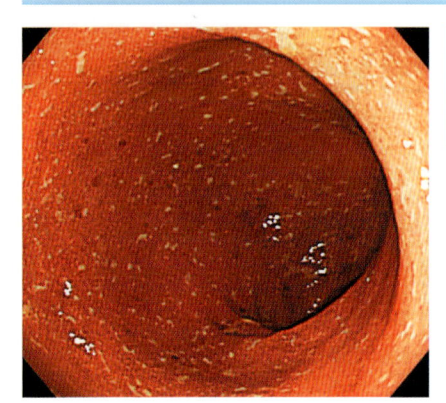

（特徴的所見）
- S 状結腸の粘膜はびまん性に侵され，血管透見像は消失し，粗糙，細顆粒状を呈す．

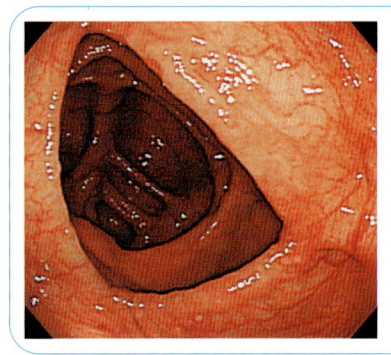

参考症例

同一症例の非活動性の部位（右半結腸）

アメーバ赤痢

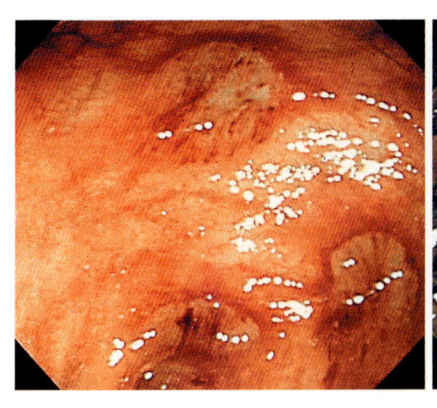

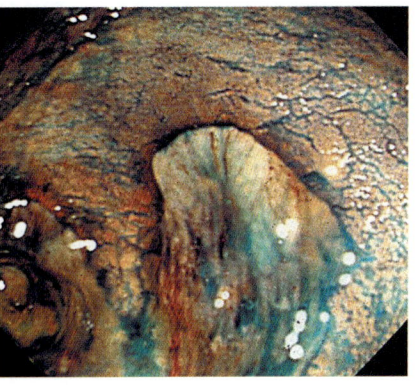

（特徴的所見）
- 大小不同の不整な潰瘍が多発し，潰瘍周辺には発赤，びらんが介在する．
- 急性期の潰瘍は周囲粘膜の発赤，浮腫が強く，たこいぼ様の形態を示し，また，潰瘍底の吹き出すようなクリーム状の黄白色苔が本症に特徴的である．

◆しばしば潰瘍性大腸炎との鑑別が困難な場合もあるが，本症では介在粘膜の血管透見像は良好であることが多く鑑別に有用である．

（三井記念病院症例）

静脈硬化性大腸炎

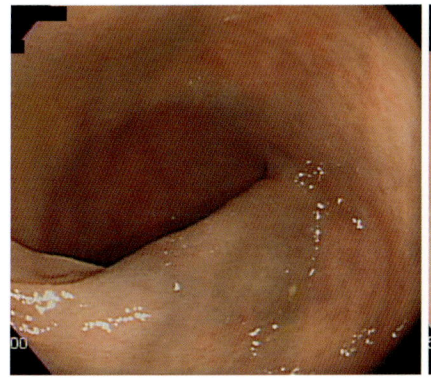

（特徴的所見）
- 右半結腸に好発し，特徴的な青紫色粘膜（左）と潰瘍・びらん（右）を呈する．

横行結腸　　　　　　　上行結腸

参考症例

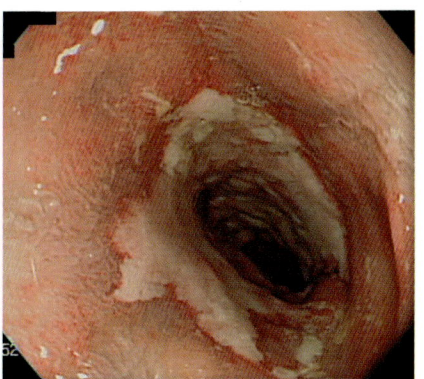

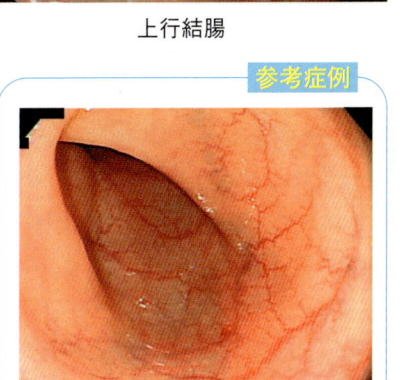

同一症例正常粘膜（S状半結腸）

（三井記念病院症例）

変形，狭窄・狭小化　[大腸]

小林広幸，堺　勇二，渕上忠彦

　腸管の変形は，大きく，点（孤在性の病変），線（輪状または縦走方向性のある病変）および面（領域をもつ病変）の要素に分類される．点の変形はひだ集中，線は短軸方向の輪状変形と長軸方向の縦走変形が代表的である．さらに面の変形とはある程度以上の領域（多くは全周性）を有するものである．一方，狭窄・狭小化は管腔が狭くなった状態だが，変形が強くなれば狭窄・狭小化を生じるため両者を明確に区別することは困難である．また，多くの大腸疾患では，その重症度や進行度あるいは病期により，程度は異なるものの種々の変形（狭窄・狭小化）を生じうる．このため，本稿では比較的特徴的な変形（狭窄・狭小化）を示す代表的疾患（表）について診断のプロセスを述べる．

表　大腸に変形，狭窄・狭小化を生じる代表的疾患

腫　瘍	その他
大腸癌（通常型・スキルス） 転移性腫瘍 悪性リンパ腫 粘膜下腫瘍　など	薬剤性腸炎（抗菌薬・NSAIDs など） 感染性腸炎（腸管出血性大腸菌・結核など） 放射線性腸炎 アミロイドーシス 腸管子宮内膜症 術後吻合部狭窄 内視鏡治療後 管外性圧排　など
炎　症	
クローン病 潰瘍性大腸炎 虚血性大腸炎 憩室炎 腸間膜脂肪織炎 Behçet 病 単純性潰瘍　など	

変形（狭窄・狭小化）の形態

　前述の変形の形態により，ある程度疾患の拾い上げが可能である．ひだ集中は，SM深部以深に浸潤した大腸癌や内視鏡切除後の瘢痕にみられるが，単純性潰瘍やBehçet潰瘍でも強いひだ集中を伴う狭窄を生じる．輪状変形（狭窄）は，大腸進行癌，腸結核，薬剤（NSAIDs）などに比較的特徴的だが，術後吻合部狭窄でも生じる．縦走変形（狭窄）としてはクローン病と虚血性大腸炎が挙げられる．面状変形のうち，粘膜下腫瘍様の片側性変形は，粘膜下腫瘍，子宮内膜症，転移性大腸癌，管外性圧排などで生じる．半月ひだの消失した鉛管状変形（狭小化）は潰瘍性大腸炎が代表的であるが，続発性アミロイドーシス，放射線性腸炎でもみられる．また，変形（狭窄）の高度なものは腫瘍（4型大腸癌や転移性大腸癌）以外にも炎症（憩室炎や腸間膜脂肪織炎など）でもみられ，粘膜の浮腫が著明な場合には急性の感染性腸炎や薬剤性腸炎が疑われる．その他では偽憩室様（腸結核），粘

大腸の変形，狭窄，狭小化病変の鑑別診断のプロセス

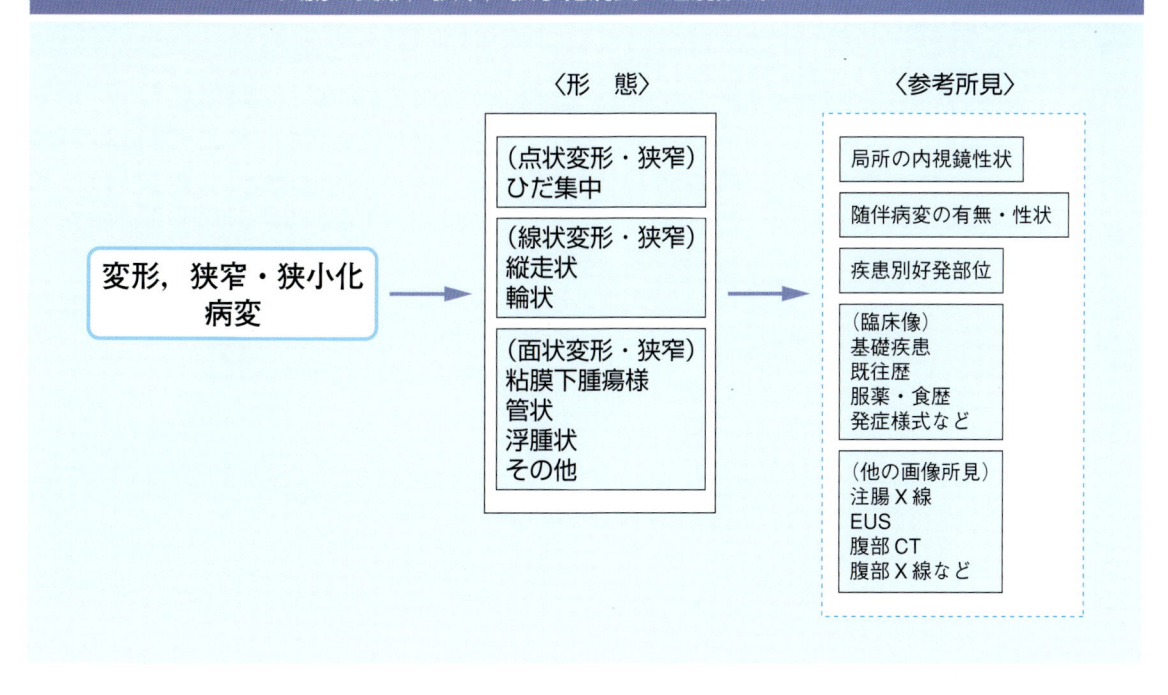

〈形　態〉

変形，狭窄・狭小化病変 →

（点状変形・狭窄）
ひだ集中

（線状変形・狭窄）
縦走状
輪状

（面状変形・狭窄）
粘膜下腫瘍様
管状
浮腫状
その他

→ 〈参考所見〉

局所の内視鏡性状

随伴病変の有無・性状

疾患別好発部位

（臨床像）
基礎疾患
既往歴
服薬・食歴
発症様式など

（他の画像所見）
注腸X線
EUS
腹部CT
腹部X線など

膜橋（赤痢アメーバ，潰瘍性大腸炎，クローン病）などの変形（狭窄）もある．

随伴病変

　変形の形態からある程度診断を絞り込んだら，狭窄局所の病変性状（各疾患の内視鏡像参照）に加え，他部位の随伴病変の有無やその性状に注目する．腸結核であれば周囲の萎縮瘢痕帯や偽憩室様変形，憩室炎であれば周囲の多発憩室，クローン病や転移性大腸癌の非連続性の多発病変，などである．

好発部位

　疾患により少なからず好発部位が存在するため，鑑別診断の一助となる．たとえば，結核・悪性リンパ腫・Behçet病などは回盲部，感染性腸炎（腸管出血性大腸菌）や薬剤性腸炎は右半結腸，虚血性大腸炎・腸間膜脂肪織炎・憩室炎はS状結腸，また，腸管子宮内膜症では直腸上部からS状結腸下部に好発する．

臨床像

　基礎疾患や既往歴などの患者の臨床像が鑑別診断上有用なこともある．たとえば，基礎疾患では慢性関節リウマチ（続発性アミロイドーシス）や子宮内膜症（腸管子宮内膜症），既往歴では他部位悪性腫瘍（転移性大腸癌）や放射線治療（放射線性腸炎），服薬歴（薬剤性腸炎），などが重要である．

他の画像所見

　高度の狭窄を伴う病変では内視鏡の深部大腸への挿入が困難で，病変範囲や全体の性状診断が不可能なことも少なくない．この点，注腸X線は狭窄深部も含めた大腸全体の病変の把握が容易であり，高度狭窄例では鑑別診断上きわめて有用な検査といえる．また，疾患によっては腹部のCT（腸間膜脂肪織炎，腸管出血性大腸菌腸炎など）や単純X線（S状結腸捻転症など）も診断の一助となる．

大腸 SM 多量浸潤癌（ひだ集中変形）

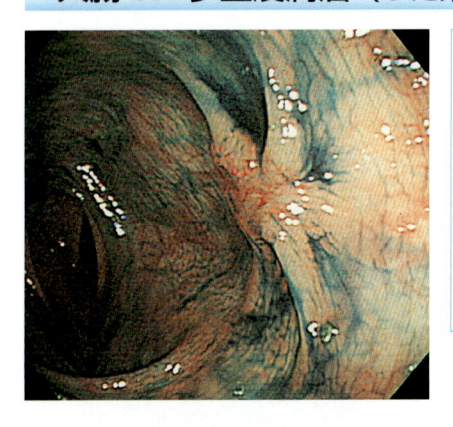

（特徴的所見）
- 比較的小さな扁平な隆起病変で多方向からひだの集中を伴っているが，周囲には付随する他病変は認められない．隆起表面には全体に浅い陥凹が認められることから，上皮性（表面陥凹型）腫瘍が粘膜下深部にまで浸潤し，全体に盛り上がっていることがわかる．
  - ◆表面陥凹型大腸癌では，小さくとも深部浸潤し高度の線維化を伴い強い粘膜集中を生じる．

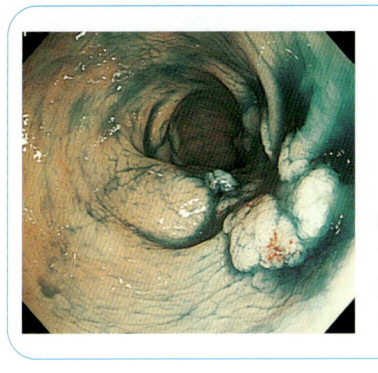

参考症例

2 型大腸進行癌
ひだ集中に加え軽度管腔狭小化を伴っている．

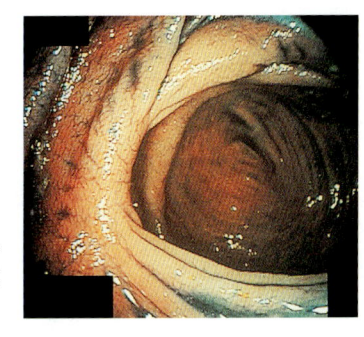

内視鏡切除後の瘢痕
ひだ集中部は正常粘膜

腸管 Behçet 病（ひだ集中変形・狭窄）

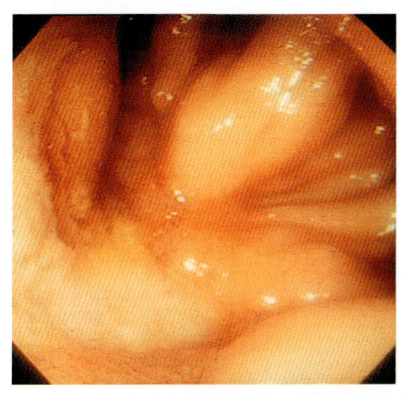

（特徴的所見）
- 回盲部に強いひだ集中を伴う潰瘍を認める．
  - ◆回盲弁周辺に生じる類円形もしくは不整形の深掘れ潰瘍．単純性潰瘍とは鑑別困難．術後再発生しやすい．

参考症例

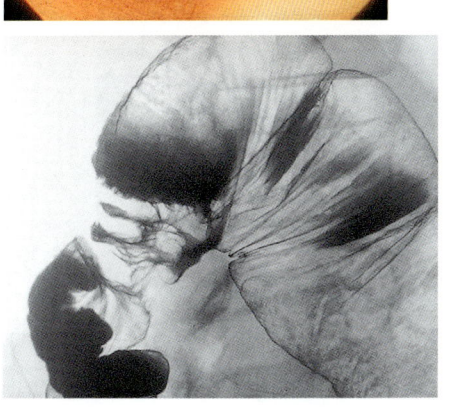

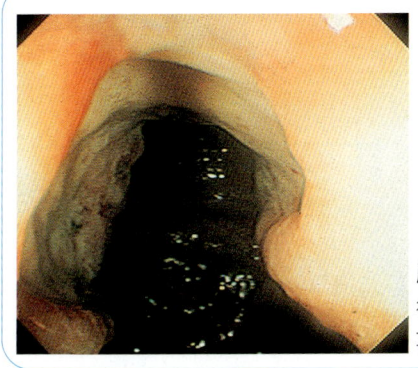

腸管 Behçet 病
術後の吻合部潰瘍再発による狭窄

（同症例の注腸 X 線）
回盲部のひだ集中を伴う不整形潰瘍による狭窄

大腸　変形、狭窄・狭小化

Ⅱ．診断のプロセス［大腸］

クローン病（縦走潰瘍による変形・狭窄）

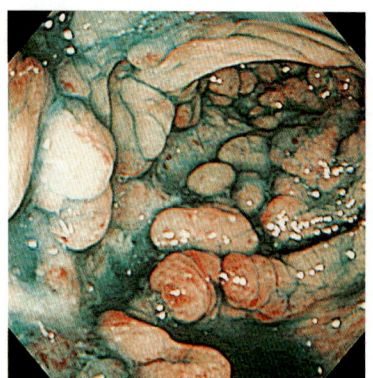

（特徴的所見）
- 深掘れの長い縦走潰瘍を認め，潰瘍辺縁には大小の敷石状結節を伴っている．口側腸管の狭小化がみられる．
  - ◆高頻度に変形・狭窄を生じる．虚血性大腸炎とは潰瘍の深さ，敷石像，随伴病変（非連続性）などが鑑別点．

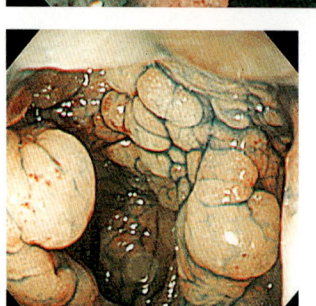

参考症例

クローン病
同症例の横行結腸の敷石様病変

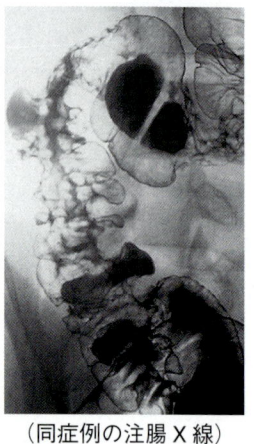

（同症例の注腸Ｘ線）
上行結腸の長い縦走潰瘍が明瞭，横行結腸にも病変あり．

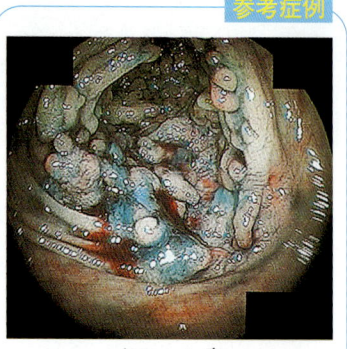

クローン病
縦走潰瘍周囲の敷石像が著明な症例

虚血性大腸炎（縦走潰瘍による変形・狭小化）

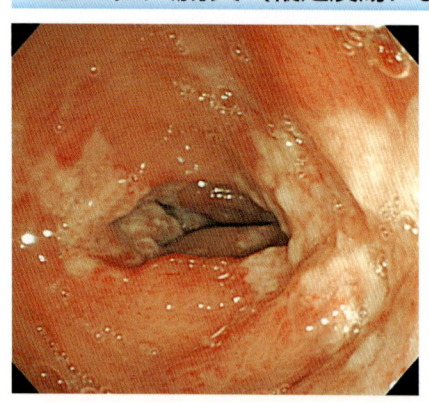

（特徴的所見）
- 境界不明瞭な多発する縦走潰瘍と口側腸管の狭小化あり．周囲には急性炎症を示唆する浮腫状の発赤調粘膜もみられる．
  - ◆腹痛・下痢→下血にて急性発症．高齢者，動脈硬化性疾患（糖尿病，心疾患など）や便秘症などを有するものに発症しやすい．病変はＳ状結腸と下行結腸に好発．急性期の最狭窄部では全周性の潰瘍を伴うことあり．

参考症例

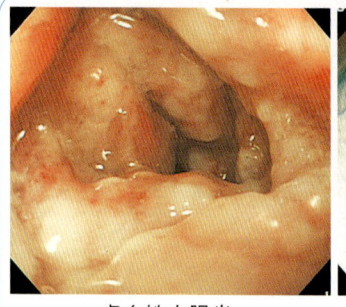

虚血性大腸炎
急性期狭窄最深部の全周性潰瘍

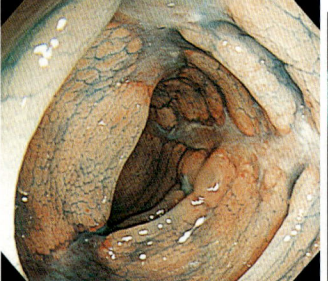

虚血性大腸炎
治癒期の軽度狭窄を伴う症例

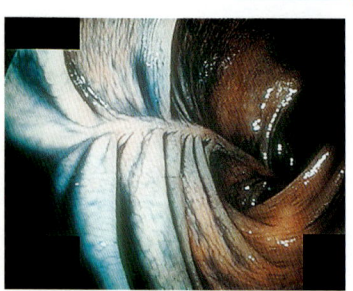

虚血性大腸炎
瘢痕期の縦走変形を伴う軽度狭窄例

腸結核（輪状，偽憩室様変形・狭窄）

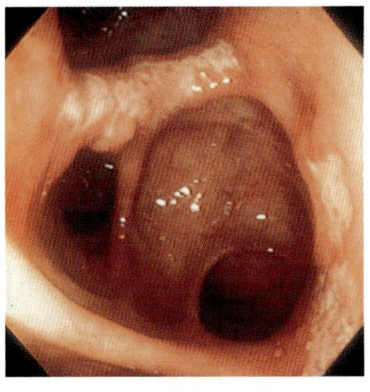

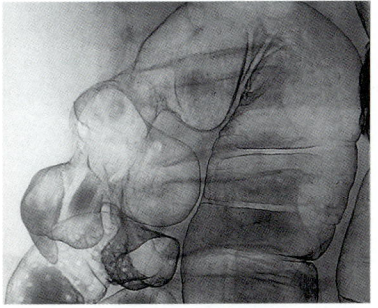

（同症例の注腸X線）
結核による変形（腸管短縮，偽憩室）と狭窄（輪状）

（特徴的所見）
- 回盲部に輪状配列した不整形潰瘍による変形・狭窄を認め，回盲弁は開大（変形）している．
  - ◆回盲部に好発．
  - ◆潰瘍治癒後にも萎縮瘢痕帯となり，しばしば変形（腸管短縮，偽憩室など）を伴う．

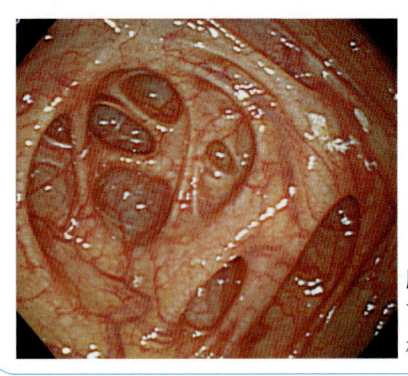

参考症例

腸結核
盲腸の偽憩室様変形

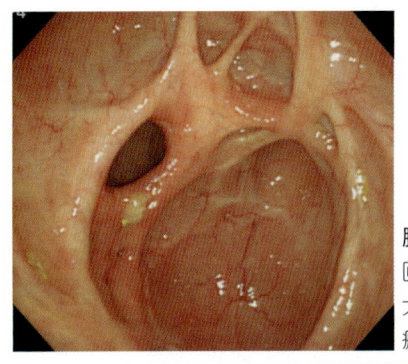

腸結核
回盲弁変形（開大）を伴う萎縮瘢痕帯

NSAIDs潰瘍（輪状変形・狭窄）

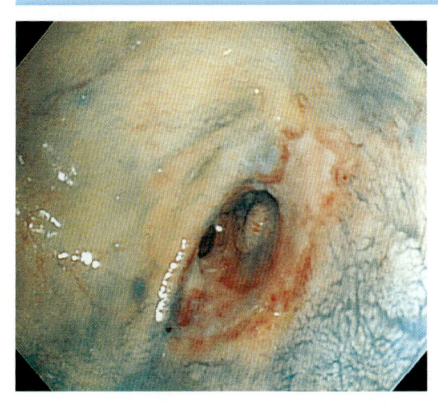

（特徴的所見）
- 回腸末端部に輪状狭窄を認め，同部に一致して全周性の浅い不整形潰瘍が存在している．
  - ◆NSAIDsによる潰瘍は回盲部付近に好発し，典型例では輪状潰瘍を呈するが形態はさまざまで多発性のことが多い．
  - ◆治癒後には輪状の膜様狭窄を呈することはあるが結核のような萎縮瘢痕帯はみられない．
  - ◆内視鏡所見に加え薬剤の服用歴が診断の決め手となる．

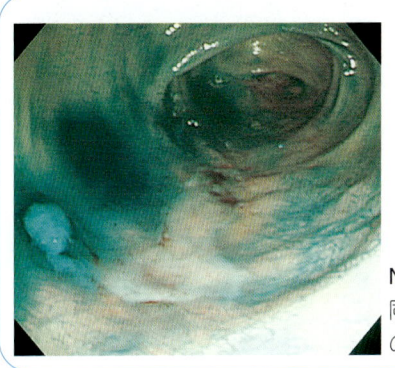

参考症例

NSAIDs潰瘍
同症例の上行結腸中部の帯状潰瘍

大腸　変形、狭窄・狭小化

II. 診断のプロセス ［大腸］

術後吻合部狭窄（輪状変形・狭窄）

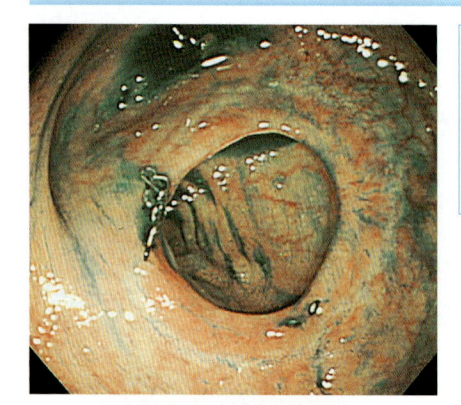

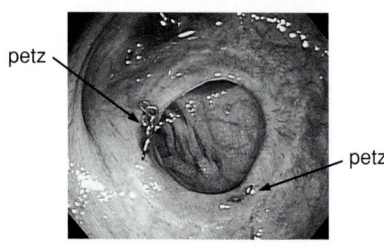

（特徴的所見）
- 直腸癌術後で，吻合部に一致して輪状の狭窄がみられる．
- 狭窄部の粘膜は正常か，軽度の発赤やびらんを伴う程度である．
- 周囲には自動吻合線や吻合時の petz が残存していることが多い．

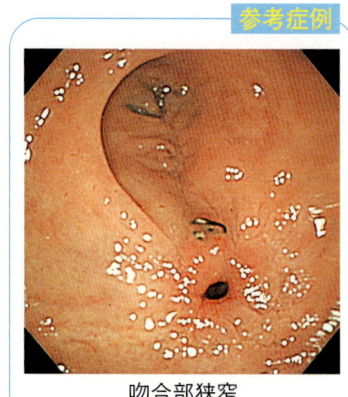

petz
petz

参考症例

吻合部狭窄
高度狭窄例

S状結腸捻転症（輪状狭窄）

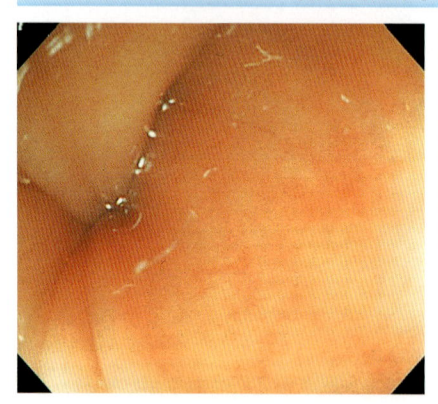

（特徴的所見）
- S状結腸粘膜が狭窄中心部に引き込まれたような高度の狭窄像を呈する．
  - 通常狭窄部粘膜の異常は少ないが，絞扼壊死に陥ると暗黒色調粘膜を呈する．
  - 診断には腹部X線が有用．

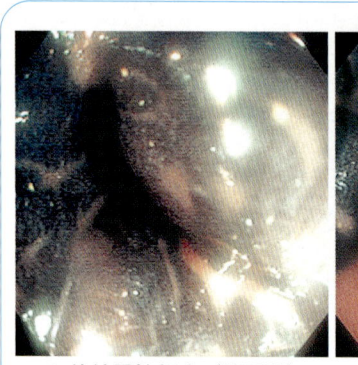

参考症例

S状結腸捻転症（壊死型）
狭窄入口部

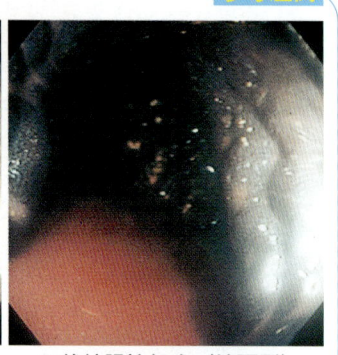

S状結腸捻転症（壊死型）
捻転内腔拡張部

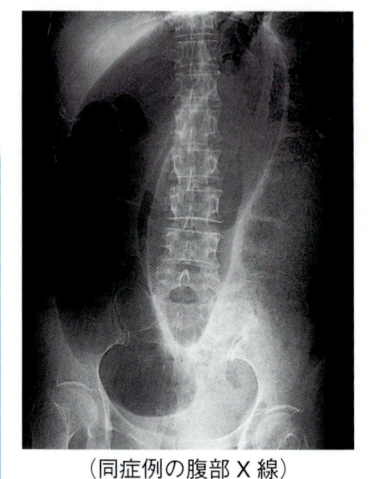

（同症例の腹部X線）
S状結腸の逆U字型拡張像
（coffee bean sign）が特徴

腸管子宮内膜症（粘膜下腫瘍様変形・狭窄）

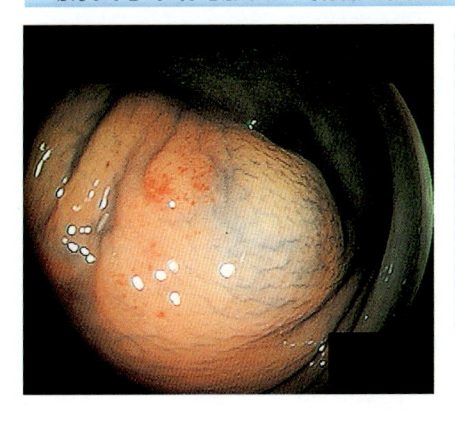

（特徴的所見）
- 子宮内膜症では粘膜面に圧排を伴う横走するひだや本例のような粘膜下腫瘍様の隆起病変として認められることが多く，しばしば内腔の狭小化を伴っている．
  - ◆ ほとんどの病変が直腸上部からS状結腸下部の前壁に存在することが診断の手がかりとなるが，生検陽性率も低いため，粘膜下腫瘍，4型大腸癌や転移性大腸癌などとの鑑別が困難な場合も少なくない．

腸管外腫瘍による圧迫（粘膜下腫瘍様変形・狭小化）

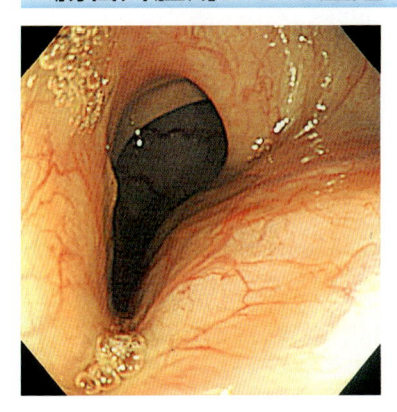

（特徴的所見）
- 横行結腸に管腔の狭小化を認めるが，粘膜面には明らかな異常はない．
- また，通常の粘膜下腫瘍と異なり，きわめてなだらかに狭小化している．
- 巨大な卵巣嚢腫による圧排である．
  - ◆ 被検者の体位を変えると狭小化の程度や位置が変化する．
  - ◆ 直近の臓器腫瘍による圧排では粘膜下腫瘍との鑑別が問題となることもあるが，鑑別には超音波内視鏡が有用である．

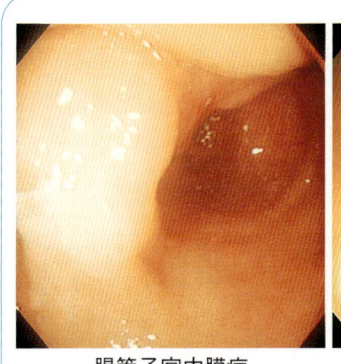

参考症例

腸管子宮内膜症
表面にびらんを伴う粘膜下腫瘍様症例

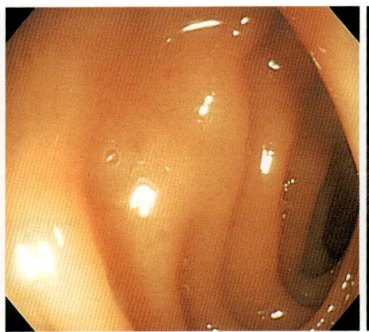

腸管子宮内膜症
転移性大腸癌との鑑別が問題となる症例

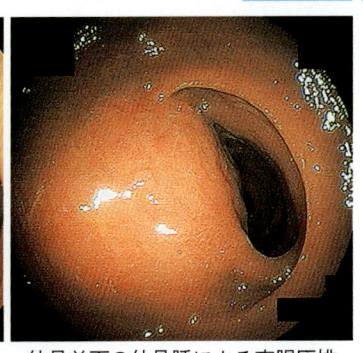

仙骨前面の仙骨腫による直腸圧排
通常の粘膜下腫瘍との鑑別が問題

大腸　変形、狭窄・狭小化

II. 診断のプロセス ［大腸］

2型大腸進行癌（管状狭窄）

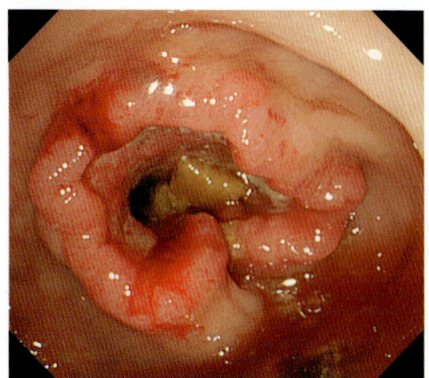

（特徴的所見）
- 全周性の狭窄で，その周囲には境界明瞭な周堤隆起が認められることから，進行癌による狭窄と診断できる．
  - ◆狭窄の程度は進行癌の周在率や線維化の程度により異なる．
  - ◆狭窄（潰瘍）部は易出血性で硬く，全周性病変では内視鏡通過不可能なことが多い．

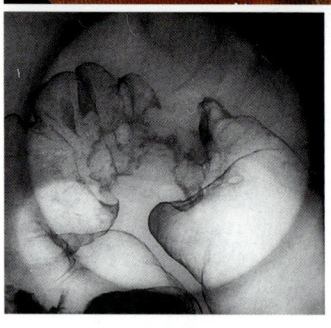

注腸X線では，典型的な apple core sign を示す

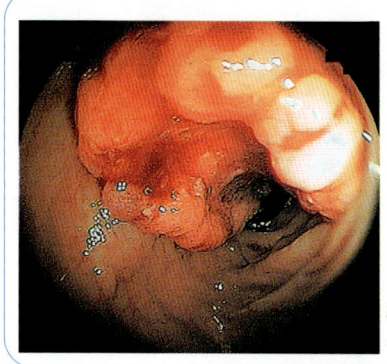

参考症例

2型大腸進行癌
半周性の狭窄

悪性リンパ腫（管状変形・狭窄）

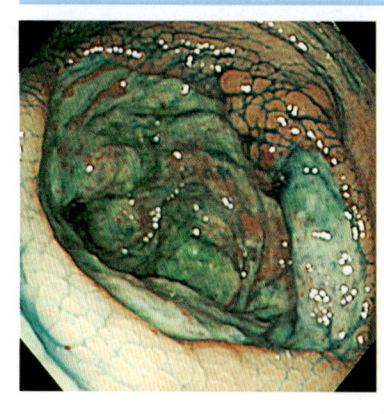

（特徴的所見）
- 回盲部に大きな全周性の凹凸不整形潰瘍を伴う中等度の狭窄あり．
- 周囲との境界は明瞭だが，癌と異なり周堤隆起はみられない．
  - ◆全周性の潰瘍形成傾向が強い．
  - ◆直腸や回盲部に好発．癌と異なり病変（狭窄）は比較的広範囲に及ぶが，狭窄は中等度で内視鏡は通過可能なことが多い．
  - ◆なお，腫瘤型では腸重積による狭窄を生じることあり．

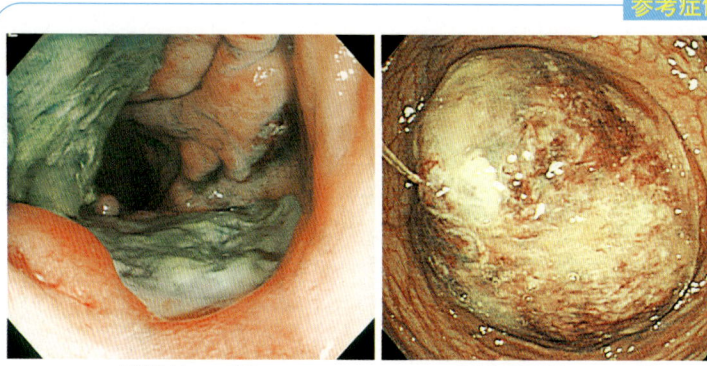

参考症例

悪性リンパ腫
狭窄部に一部発赤調の正常粘膜残存

腫瘤型悪性リンパ腫
腸重積を生じた小児の盲腸原発例

252

潰瘍性大腸炎（管状変形・狭小化）

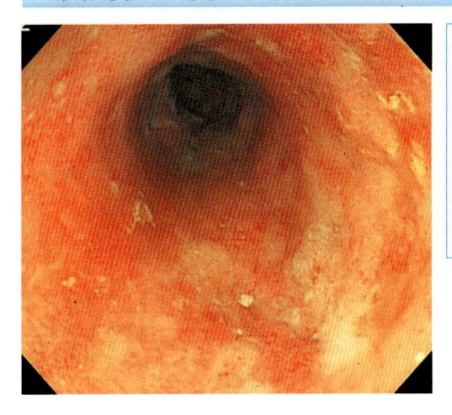

（特徴的所見）
- 粘膜には全周性・びまん性にびらん・潰瘍がみられ，半月ひだは消失し軽度の狭小化も伴っている．
  - ◆X線での鉛管状変形の典型的な所見．
  - ◆このほかにも多彩な形態を呈する．詳細は別項（疾患別内視鏡像の潰瘍性大腸炎）参照．

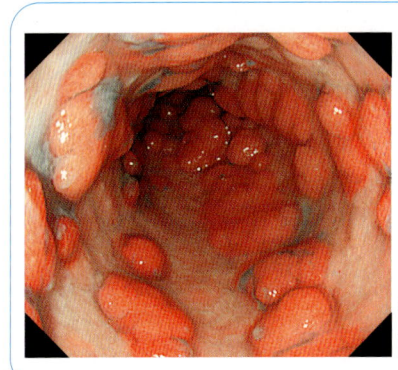

参考症例

潰瘍性大腸炎
重症例

放射線性腸炎（管状変形・狭小化）

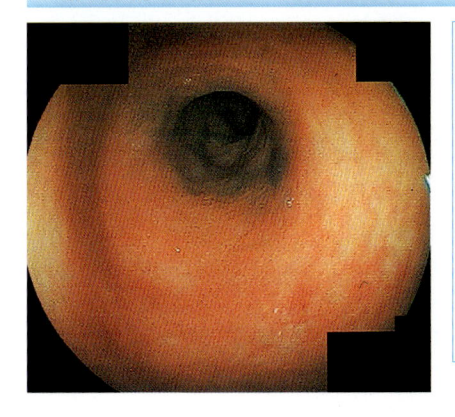

（特徴的所見）
- 腸管の半月ひだは消失し鉛管状を呈し，管腔は軽度狭小化している．
- 寛解期の潰瘍性大腸炎類似の所見．
  - ◆放射線性腸炎の内視鏡所見は，充血，毛細血管拡張，易出血性，潰瘍，狭窄など多彩である．
  - ◆病変は放射線照射部位（多くは直腸・S状結腸領域）に限局している．
  - ◆毛細血管拡張は比較的高頻度に認められる．

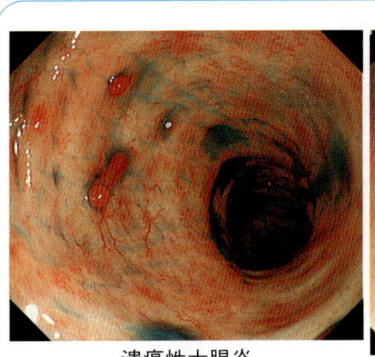

参考症例

潰瘍性大腸炎
寛解期の典型像

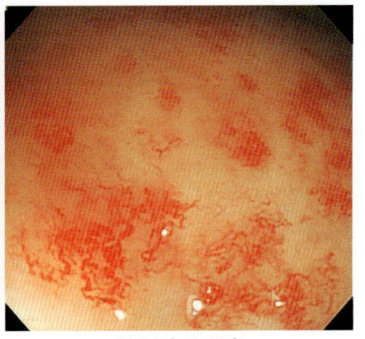

放射線性腸炎
拡張した毛細血管像

大腸　変形、狭窄・狭小化

II. 診断のプロセス ［大腸］

アミロイドーシス（管状変形・狭小化）

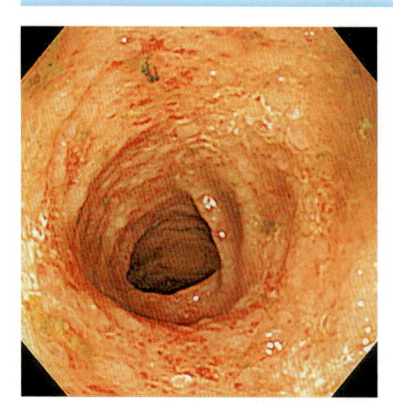

（特徴的所見）
- 粘膜は粗糙でびまん性にびらん化し，半月ひだもほぼ消失している．
- 管腔は軽度狭小化し硬化像も伴っている．
  - ◆アミロイド沈着が高度になると，全大腸炎型の潰瘍性大腸炎に酷似した内視鏡像を呈し鑑別困難なことがある．
  - ◆基礎疾患（リウマチなど）や他の消化管（回腸末端や十二指腸2部など）の異常の有無が鑑別の手助けとなる．

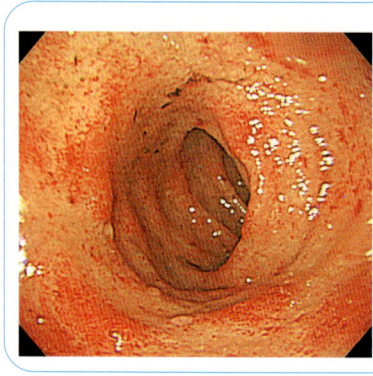

参考症例

アミロイドーシス（同症例）
十二指腸にも同様の病変を認める

4型（lymphangiosis type）大腸癌（管状狭窄）

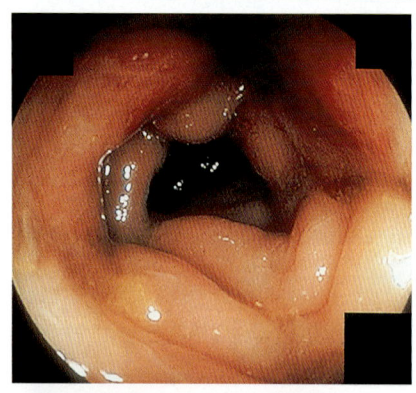

（特徴的所見）
- 軽度びらん・出血を伴う全周性狭窄（中等度）を認める．
- 粘膜面には横走するひだが全周性に広がっており，境界は不明瞭．
  - ◆狭窄のため内視鏡挿入困難なことが多い．
  - ◆全体像の把握にはX線が有用（狭窄の範囲は長く中等度不均一で辺縁に横走ひだを伴うことが多い）．
  - ◆リンパ管侵襲高度．

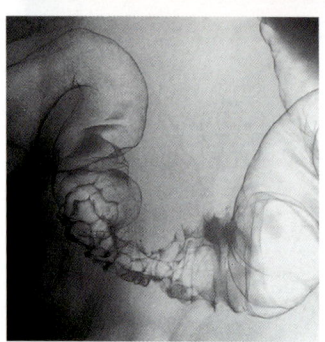

（同症例の注腸X線）

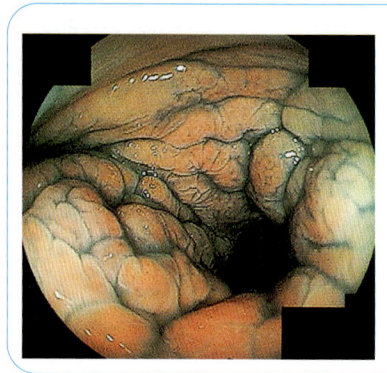

参考症例

転移性大腸癌
単発病変では4型（lymphangiosis type）との鑑別が問題

4型（muconodular type）大腸癌（管状狭窄）

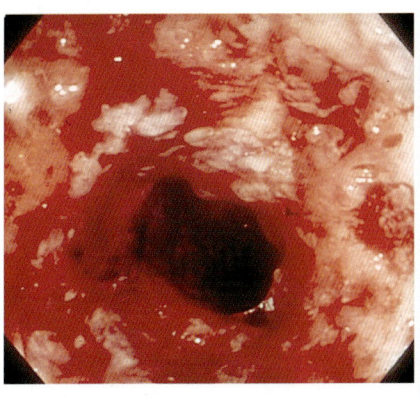

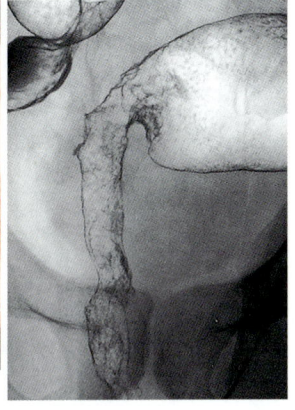

（同症例の注腸X線）

参考症例

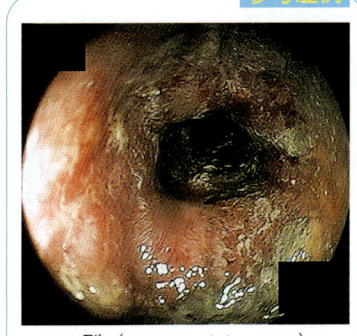

4型（muconodular type）

（特徴的所見）
- 粘膜面全体に易出血性のびらん・潰瘍を伴う全周性の狭窄（中等度）．
- 境界は不明瞭．
  ◆全体像の把握には注腸X線が有用（狭窄は中等度で比較的均一）．
  ◆病変内の粘液貯留高度．

4型（scirrhous type）大腸癌（管状狭窄）

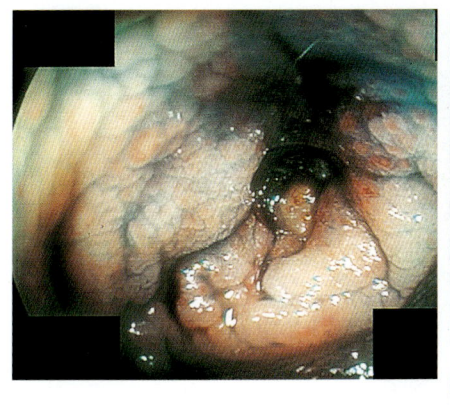

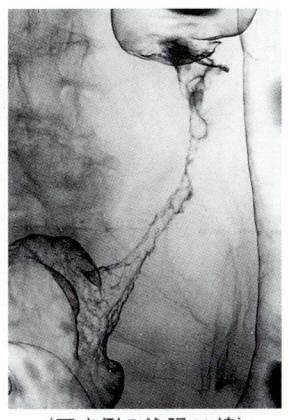

（特徴的所見）
- 全周性の高度の狭窄で，明らかな周堤形成はなく，一部顆粒状の粘膜模様を認める．
  ◆高度の狭窄を生じるため内視鏡挿入はほとんど不可能．
  ◆全体像の把握には注腸X線が有用（境界不明瞭な長い高度な狭窄）．
  ◆低分化腺癌で高度の線維化を伴う．

（同症例の注腸X線）

参考症例

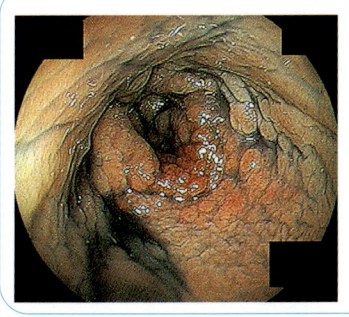

4型（scirrhous type）

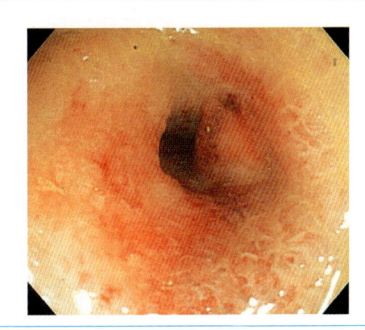

転移性大腸癌
単発病変では4型（scirrhous type）との鑑別が問題

大腸　変形、狭窄・狭小化

255

II. 診断のプロセス ［大腸］

転移性大腸癌（管状狭窄）

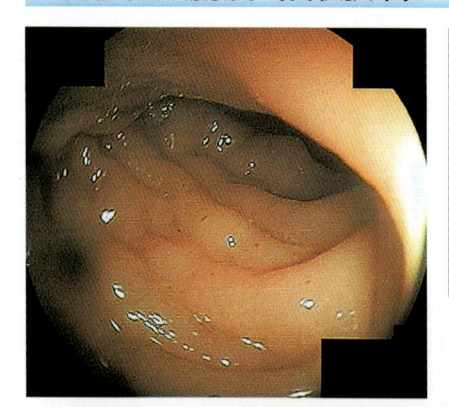

（特徴的所見）
- 片側性に横走ひだを伴う管腔の狭窄を認める．
- 粘膜面には明らかなびらん・潰瘍はない．

◆ 典型例では片側性の横走ひだ様の粘膜で多発性（X線）．
◆ 原発巣は胃癌（低分化腺癌）が多い．
◆ 直腸の単発病変では4型大腸癌や子宮内膜症との鑑別が困難な場合あり．

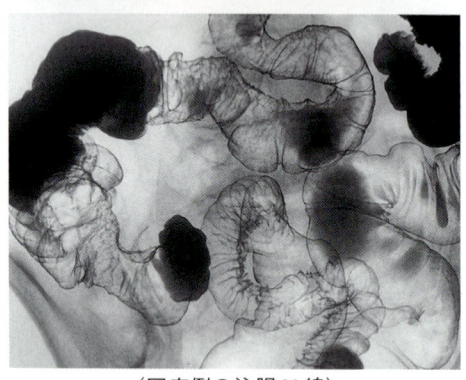

（同症例の注腸 X 線）

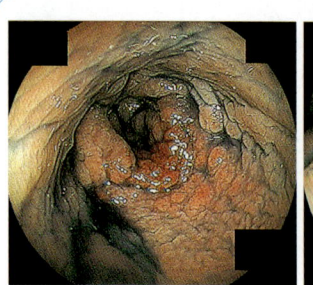

参考症例

4型（scirrhous type）

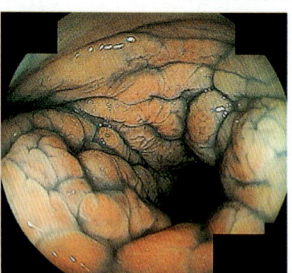

転移性大腸癌
単発病変では4型（lymphangiosis type）との鑑別が問題

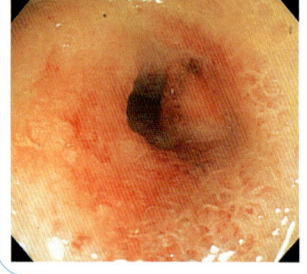

転移性大腸癌
単発病変では4型（scirrhous type）との鑑別が問題

腸間膜脂肪織炎（管状狭窄）

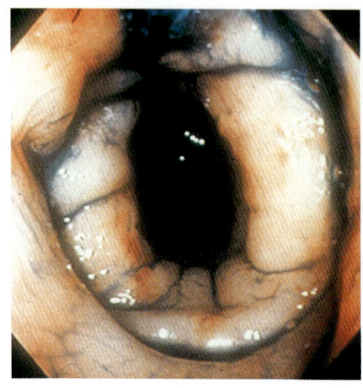

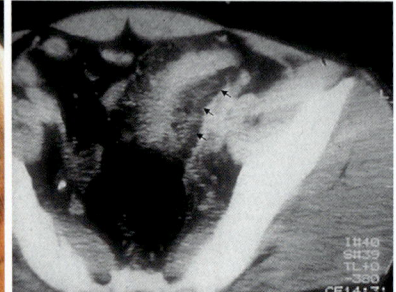

同症例のCT
脂肪織同様の吸収値を示す病変部腸管壁の著明な肥厚（矢印）が特徴

（特徴的所見）
- S状結腸に全周性のひだの肥厚と管腔狭窄を認める．
- 粘膜面には明らかなびらん・潰瘍はみられない．

◆ 虚血性要因が強いと，びらん・潰瘍も伴う．
◆ 大腸ではS状結腸に好発．内視鏡・X線では4型大腸癌．
◆ 転移性大腸癌との鑑別が必要．

大腸憩室炎（狭小化）

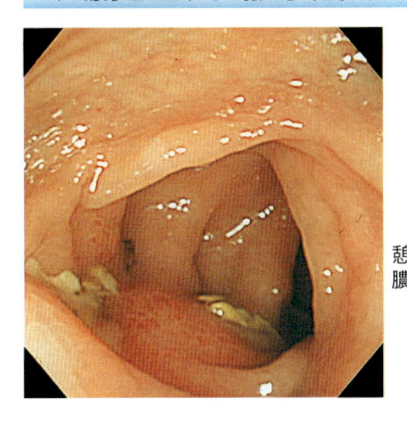

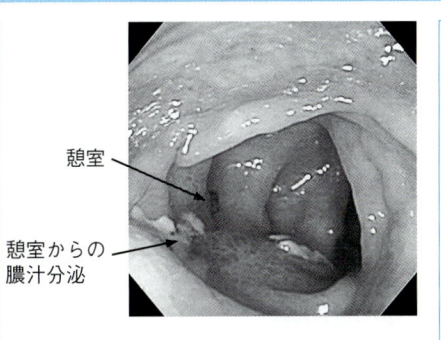

憩室
憩室からの膿汁分泌

（特徴的所見）
- S状結腸にひだの発赤腫脹と同部からの膿汁分泌を認める．
- 周囲にも憩室が存在し憩室炎による狭小化が示唆される．

◆ 高度の狭窄例はS状結腸に多い．
◆ 高度狭窄（浮腫）例では注腸X線が有用．

感染性大腸炎：腸管出血性大腸菌腸炎（浮腫状狭小化）

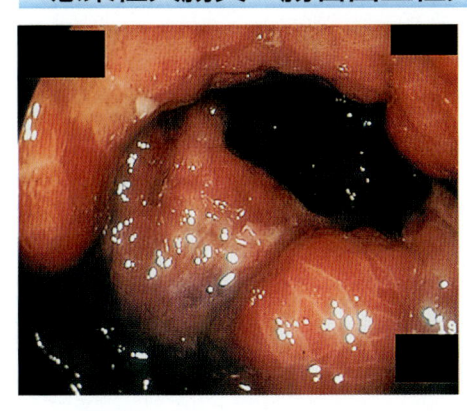

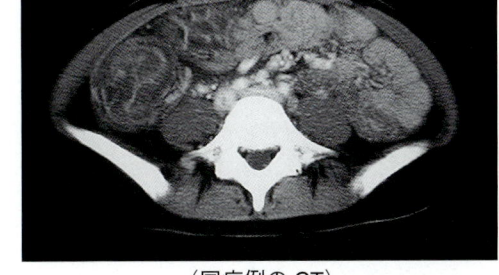

（同症例のCT）
上行結腸の著明な層状壁肥厚が特徴

（特徴的所見）
- 上行結腸に表面びらん化した暗赤色調の粘膜がびまん性にみられ，高度の浮腫のため腸管の狭小化がみられる．

◆ 他の感染性腸炎などとの鑑別には内視鏡色調（暗赤色調）やCT所見が有用．

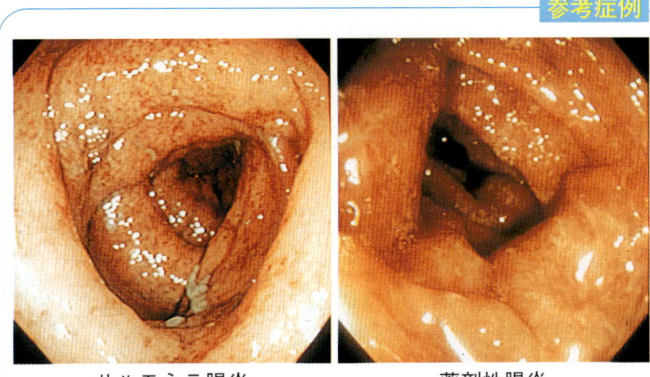

参考症例

サルモネラ腸炎　　薬剤性腸炎

大腸　変形、狭窄・狭小化

257

Ⅱ．診断のプロセス　［大腸］

壊死型虚血性腸炎（浮腫状狭小化）

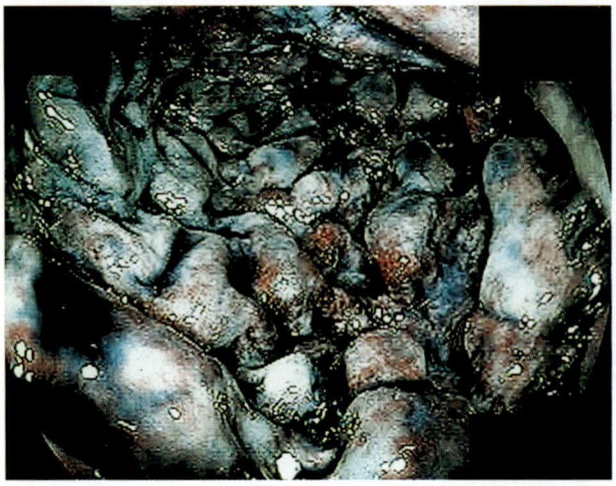

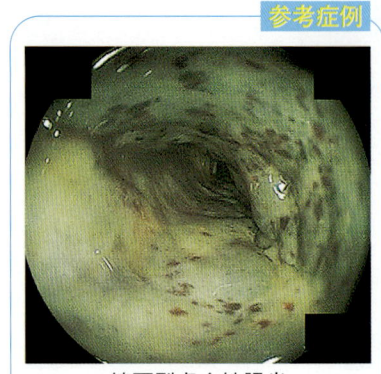

壊死型虚血性腸炎（参考症例）

（特徴的所見）
- 粘膜面は暗赤色から黒色調で敷石様の形態を呈しているが，明らかな出血や潰瘍形成はみられない．
- その口側腸管は狭小化している．
  ◆このような色調の粘膜面が全周性にひろがっている場合には，腸管壊死（梗塞）の可能性が高い．
  ◆また，狭小部深部への挿入を試みると腸管穿孔を生じる危険が高い．

粘膜橋

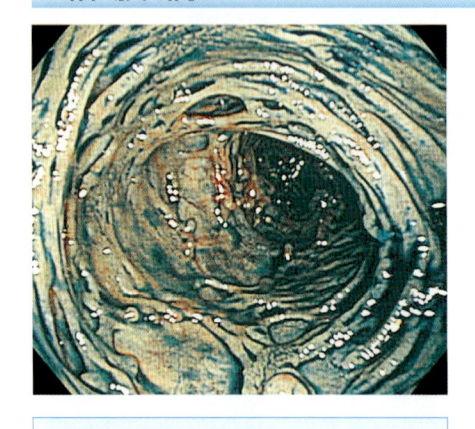

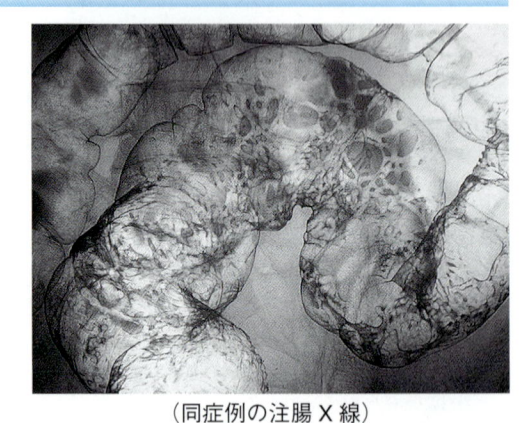

（同症例の注腸Ｘ線）
Ｓ状結腸広範にひろがる著明な粘膜橋

（特徴的所見）
- 粘膜の高度の炎症により生じた炎症性ポリープが周囲の粘膜に付着したり相互に癒合すると，橋を形成したような粘膜面の変形（粘膜橋）を生じる．
- 潰瘍性大腸炎，クローン病などでもみられる．

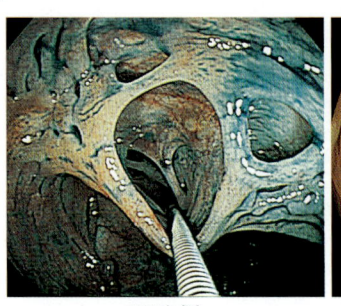

同症例
鉗子を通すと粘膜橋の性状が明瞭である．

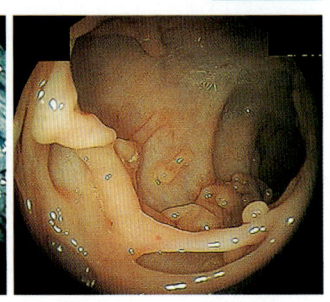

潰瘍性大腸炎（寛解期）

Column
コラム

粘液の洗浄（大腸）

　大腸病変の表面性状を内視鏡的に観察する際の妨げの一つとして粘液の付着がある．この粘液の除去方法について，①通常観察，NBI 観察（色素なし），②コントラスト法，③染色法，の順に解説する．

＜通常観察，NBI 観察（色素なし）＞

　冷たい水を腸管に散布すると，蠕動が亢進し観察に苦慮する場合がよくあるので体温程度に温めた水道水（微温湯）を使用している．また，泡の存在は観察の妨げになるので，ごく少量の消泡剤（バリトゲン®，ガスコンシロップ®）を微温湯に混ぜている．

　散布チューブで洗浄する場合，微温湯が強く出すぎて病変から出血することがあるので慎重に操作しなければならない．われわれは出血防止のために鉗子孔から直接微温湯を注入している．いずれにしても根気強く丁寧に洗浄することが粘液除去のコツである．

＜コントラスト法（インジゴカルミン）＞

　基本的にはインジゴカルミン散布前に通常観察前と同様の操作を行う．良好な画像が得られていても，観察中に粘液分泌のために表面性状が十分観察できなくなる場合があるが，この際には再度微温湯による洗浄から同じ操作を繰り返すと再度良好な画像が得られる．

＜染色法（クリスタルバイオレット，ピオクタニン）＞

　粘液の付着は染色液と病変表面の接触を妨げるので染色法による pit pattern 観察にとって最大の敵であり，クリスタルバイオレット散布前にインジゴカルミンとともに粘液を十分除去しなければならない．通常観察と同じ方法で洗浄するが，どうしても粘液が除去できない場合に蛋白分解酵素（プロナーゼ）を使用すると効果的なことがある．また，コントラスト法とは異なり，染色後良好な画像が得られる至適時間があるので観察途中の再染色による観察には限界があり，初回染色で最良の染色を行うことが重要である．

〔鶴田　修，河野弘志，野田哲裕〕

隆 起 ［小腸］

石原　誠，大宮直木，後藤秀実

　21世紀になりカプセル内視鏡やダブルバルーン内視鏡などの新たなモダリティが開発され，いままで闇の中であった小腸疾患にブレイクスルーがもたらされた．

　カプセル内視鏡は原因不明の消化管出血（OGIB）に対して2007年保険認可され低侵襲に小腸全体を観察できる利点をもっている．欠点としては狭窄病変では滞留のリスクがある．

　ダブルバルーン内視鏡は小腸疾患に対し広く適応を有し，通常の内視鏡と同様組織生検，止血術，ポリペクトミーなどの内視鏡治療も可能である．またCTやX線，超音波検査など他のモダリティを併用し診断率を上げることが重要である．

　おもな小腸隆起性病変はフローチャートに示すとおりである．小腸における隆起性病変の内視鏡診断のプロセスは大腸と同様，上皮性病変か非上皮性病変かを鑑別することが重要である．以下に小腸隆起性病変の鑑別のポイントを述べる．

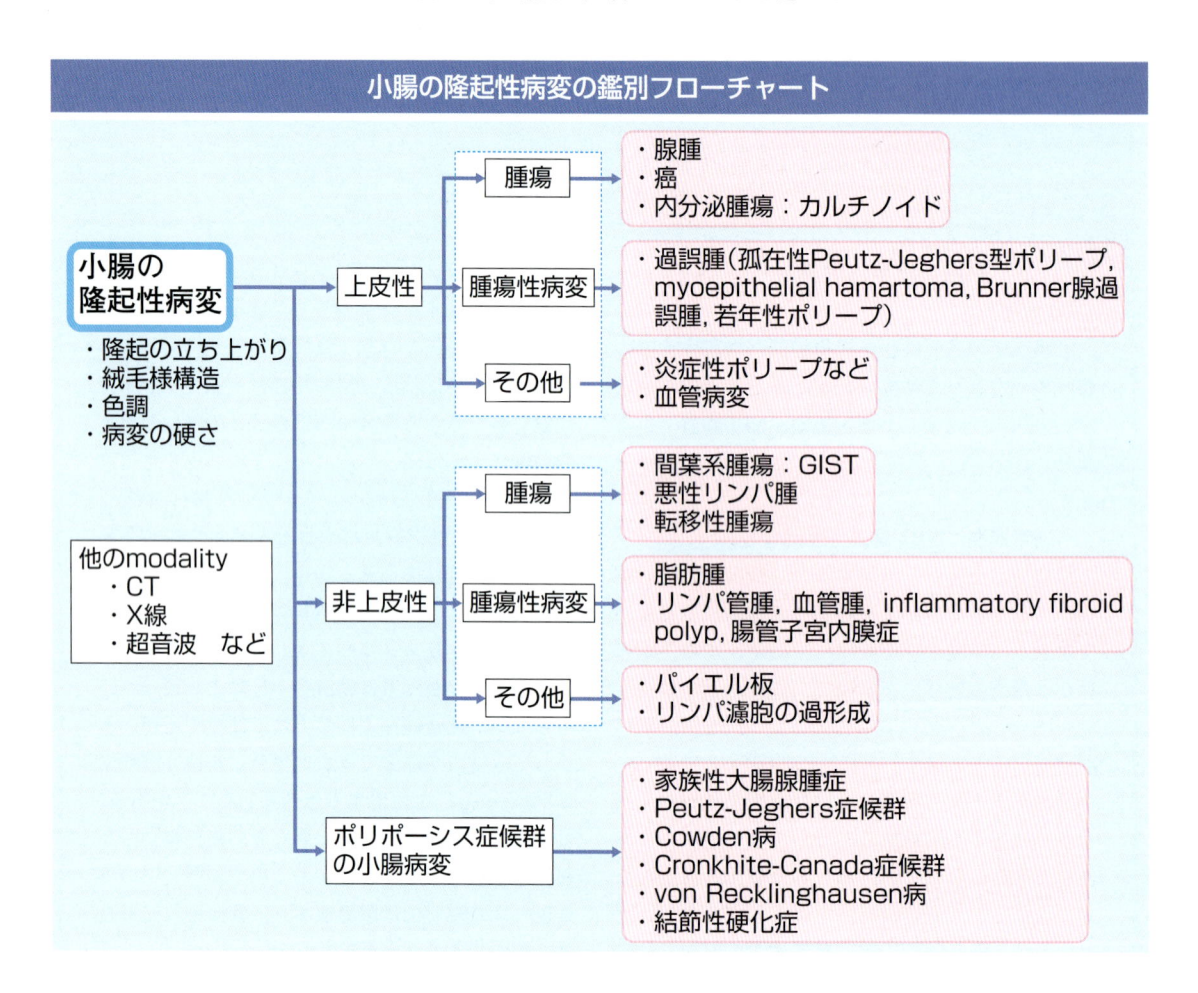

小腸の隆起性病変の鑑別フローチャート

小腸の隆起性病変
- 隆起の立ち上がり
- 絨毛様構造
- 色調
- 病変の硬さ

他のmodality
- CT
- X線
- 超音波　など

上皮性
- **腫瘍**
  - 腺腫
  - 癌
  - 内分泌腫瘍：カルチノイド
- **腫瘍性病変**
  - 過誤腫（孤在性Peutz-Jeghers型ポリープ，myoepithelial hamartoma, Brunner腺過誤腫，若年性ポリープ）
- **その他**
  - 炎症性ポリープなど
  - 血管病変

非上皮性
- **腫瘍**
  - 間葉系腫瘍：GIST
  - 悪性リンパ腫
  - 転移性腫瘍
- **腫瘍性病変**
  - 脂肪腫
  - リンパ管腫，血管腫, inflammatory fibroid polyp, 腸管子宮内膜症
- **その他**
  - パイエル板
  - リンパ濾胞の過形成

ポリポーシス症候群の小腸病変
- 家族性大腸腺腫症
- Peutz-Jeghers症候群
- Cowden病
- Cronkhite-Canada症候群
- von Recklinghausen病
- 結節性硬化症

表1 おもなポリポーシス症候群の小腸病変の内視鏡的所見

	小腸好発部位と分布	形態	悪性化
家族性大腸腺腫症	Treitz 靱帯から 100 cm 以内の空腸，Bauhin 弁から 60 cm 以内の回腸に散在性に分布	微小な多発性広基性隆起，時に扁平または結節集簇様隆起	まれ
Peutz-Jeghers 症候群	小腸全体または空腸に散在性，時に密に分布	色調はさまざま（白色調，正常粘膜調，発赤調）．有茎から亜有茎性隆起．	あり
Cowden 病	小腸に散在性に分布	数 mm 大の白色調	なし
Cronkhite-Canada 症候群	小腸全体？ 分布は病勢・病期により異なる．	発赤調の扁平隆起，粘膜の浮腫，Kerckling 皺襞の腫大	なし
von-Recklinghausen 病	GIST は空腸に多い．多発性	粘膜下腫瘍（間葉系腫瘍：広義の GIST など）	あり

〔八尾建史 他：診断のプロセス［小腸］隆起．内視鏡診断のプロセスと疾患別内視鏡像（改訂第2版）．2007，p. 195 より改変して引用〕

上皮性病変

　上皮性病変を鑑別する際に，まず病変部の立ち上がりに着目する．立ち上がりが急峻であることが上皮性病変の特徴であり，隆起の基部をよく観察し，病変境界と周辺粘膜が明瞭であることで診断の一助になる．

　小腸の表面粘膜構造に関しては具体的な上皮性病変の決め手となる特徴は検討されていない．近接観察にて非隆起部と隆起部の絨毛様構造が類似しているか，絨毛様構造の大小不同や不整像の有無がないかなど，詳細な観察が診断に有用である．しかし，表面上の絨毛様構造が保たれている小腸腫瘍もあるため，絨毛様構造が保たれているからといって非上皮性腫瘍をすぐには診断できない．Peutz-Jeghers 症候群では表面は分葉して脳回様を呈する．

非上皮性腫瘍

　非上皮性腫瘍では，立ち上がりがなだらかで，表面性状は平滑である．内視鏡では，まず遠景から立ち上がりや表面性状の観察を行う．次に色素散布により絨毛構造を観察する．正常粘膜と同様の絨毛構造がみられるかどうかを観察する．また，非上皮性腫瘍の組織型を類推するために，通常内視鏡により観察される腫瘍の色調を参考にする．また鉗子などで病変の硬さを判定することも有用である．

　黄色調でやわらかい腫瘍であれば脂肪腫であり，充実性で硬い腫瘍であれば GIST（gastrointestinal stromal tumor）や平滑筋腫などが疑われる．白色調や暗赤色調では血管腫なども念頭に置く．

ポリポーシス症候群の小腸病変

　ポリポーシス症候群の一病変として，小腸に病変が観察されることも多いため，小腸に病変がみられたら，ポリポーシスを念頭に他部位の検索が必要となることも多い．ポリポーシスは一般的に小腸病変のみでなく，臨床所見，上部・下部消化管病変などにより診断される．ポリポーシス症候群の小腸病変の特徴を**表1**に示す．

文　献
1) 八尾恒良，飯田三雄 編：小腸疾患の臨床．医学書院，東京，2004

小腸癌

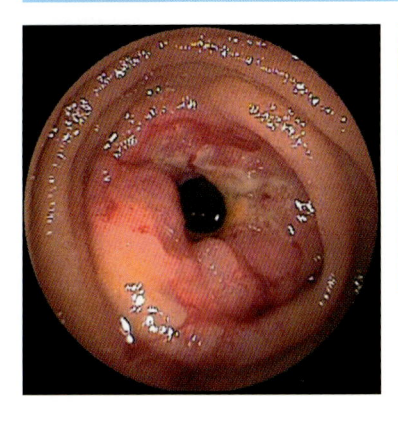

(特徴的所見)
- 中部回腸に全周性の不整な潰瘍を伴う結節状隆起を認める．
  - ◆本症例はOGIBの症例でCT上，小腸壁の肥厚を認め精査を行い診断した．
  - ◆肉眼形態は隆起型，潰瘍型に分類され，潰瘍型はさらに非狭窄型，管外発育型，輪状狭窄型に分類される．

GIST

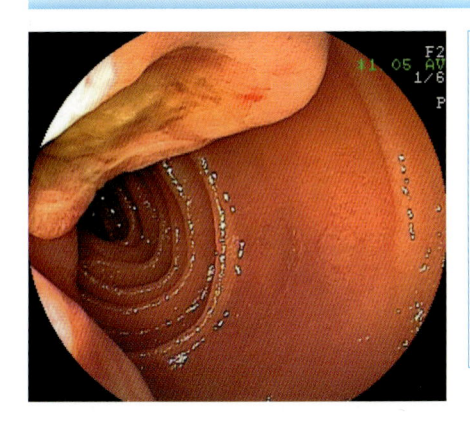

(特徴的所見)
- 空腸のGIST．非上皮性腫瘍に特徴的な立ち上がりがなだらかな腫瘍である．
- 頂部に深い潰瘍を伴っているが隆起部は周辺の小腸粘膜と連続して正常小腸上皮に覆われている．
  - ◆GISTの肉眼型は発育形式により，管内型，管外型，壁内発育型，混合型に分けられる．
  - ◆管外発育型では内視鏡的に同定困難な例も多く，CT，US，Angioなどが有用なこともある．

AVM (arteriovenous malformation)

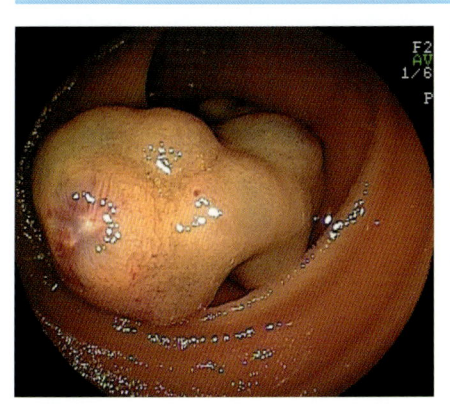

(特徴的所見)
- 拍動を伴う粘膜下腫瘍の形態をとり，周囲に拡張した血管が認められる．頂部にびらんを認める．
  - ◆組織学的特徴は比較的大きい動脈と静脈から構成されており動脈と静脈間の吻合ないし移行像がみられる．

小腸隆起

Ⅱ. 診断のプロセス ［小腸］

悪性リンパ腫

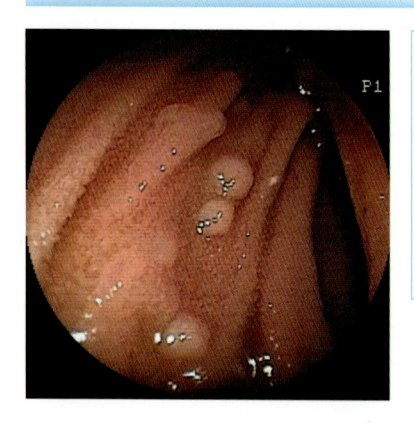

（特徴的所見）
- 空腸に散在する白色顆粒状隆起を認め，生検にて follicular lymphoma の診断となった．
  - ◆肉眼型は潰瘍，隆起，MLP，びまん，混合/その他の5型に分類され肉眼型と相関する．
  - ◆隆起ではマントル細胞リンパ腫以外のすべての組織型を含む．

Peutz-Jeghers 症候群

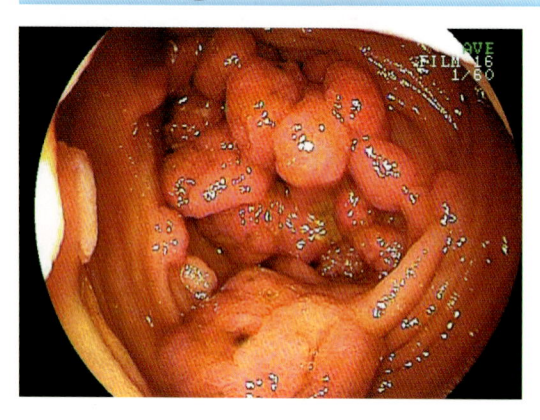

（特徴的所見）
- 有茎性から亜有茎性，無茎性のポリープで，大きいものは広基性となり，表面は分葉して粗大結節様や脳回様を呈することが多い．
  - ◆口唇や口囲および手指などに黒褐色で境界明瞭な色素沈着を認めることが特徴である．

Column
コラム クッションサイン

　消化管粘膜下腫瘍とは，広義には正常粘膜に覆われた腫瘍であり，狭義にはそれぞれの消化管における構成成分の腫瘍性増殖である．一般に非上皮性腫瘍には，① 粘膜下層の正常構成成分の増殖によるもの（脂肪腫，平滑筋腫，リンパ管腫など）や，② 構成成分ではない組織の増殖による腫瘍（カルチノイド，転移性腫瘍など）がある[1]．

　クッションサインとは，そのような消化管粘膜下腫瘍における内視鏡所見の一つである．1983年にChuら[2]が胃脂肪腫の内視鏡所見として最初に報告したものと考えられる．つまり，内視鏡観察下に閉じた鉗子による圧迫を加えると，病変がスポンジ様に容易に凹むサインである（図）．

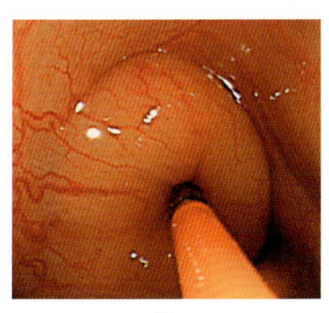

　このクッションサインは，脂肪腫，リンパ管腫，腸管嚢胞性気腫症などにおいて認められ，カルチノイド，平滑筋腫瘍，神経原性腫瘍などの充実性腫瘍においては認められない．消化管粘膜下腫瘍における内視鏡診断は，このクッションサインを代表とする病変の可変性のほか，形態（有茎性・無茎性）や色調（同色・黄色・黒色・暗赤色調），広がり（単発・多発）などをもとになされるのが一般的である．通常内視鏡診断にてある程度の確診は得られるが，生検による病理組織診断や超音波内視鏡（EUS）診断を加えることで，より正確な診断が可能となる．

図

文　献
1) 石塚俊一郎, 吉本一哉, 酒井義浩：日本臨牀 別冊 消化管症候群（下巻）. 540-542, 日本臨牀社, 大阪, 1994
2) Chu AG, Clifton JA：Gastric lipoma presenting as peptic ulcer：Case report and review of the literature. Am J Gastroenterol 1983；78：615-618

〔松田尚久，佐野　寧〕

アフタ・びらん　[小腸]

山田弘志，大宮直木，後藤秀実

　小腸のびらん，アフタは慢性，急性の経過においても多彩な疾患で出現する．内視鏡診断でのポイントは病変がびらん，アフタしか認めない場合，病変が腸管の長軸方向に対し縦列傾向にあるか，輪状傾向か，腸間膜付着側か付着対側か，が診断に重要である．クローン病患者では腸管の長軸方向に縦列傾向を示し，腸間膜付着側に病変が位置することが特徴である．腸結核ではパイエル板と同部位に存在していることが多い．

参考文献
1) 平井郁仁，別府孝浩，西村　拓，他：小腸小病変に対する内視鏡所見および診断能の検討．胃と腸　2009；44：983-993
2) 八尾恒良，岩下明徳，飯田三雄：腸結核．八尾恒良，飯田三雄 編：小腸疾患の臨床．159-168，医学書院，東京，2004
3) 八尾建史：ダブルバルーン法（山本法）．八尾恒良，飯田三雄 編：小腸疾患の臨床．41-50，医学書院，東京，2004
4) Sato S, Yao K, Yao T, et al：Colonoscopy in the diagnosis of intestinal tuberculosis in asymptomatic patients. Gastrointest Endosc　2004；59：362-368

クローン病　①

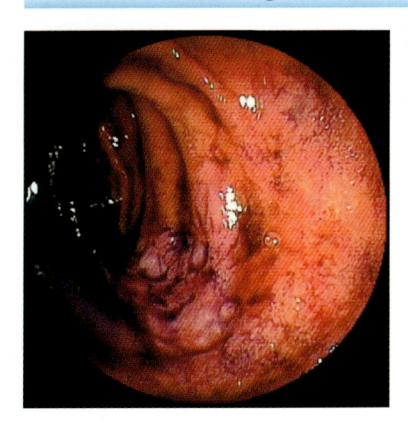

（特徴的所見）
- クローン病におけるびらんが縦走傾向を示している．
- 腸管の長軸方向，腸間膜付着側に認める．

クローン病　②

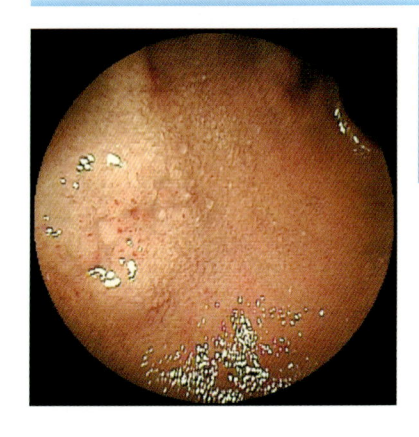

（特徴的所見）
- びらん周辺の絨毛構造は保たれている．回腸に多発．
- これだけではクローン病とは確定診断できず，臨床症状，経過と併せて生検で非乾酪性肉芽腫が確認される必要がある．

腸結核

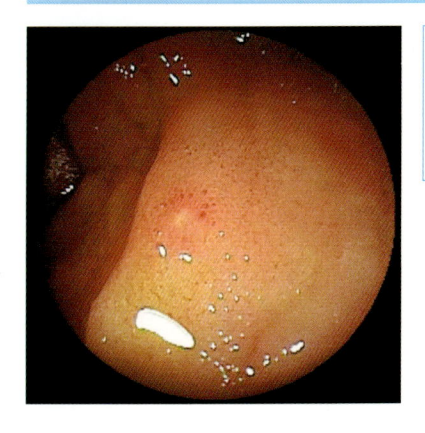

（特徴的所見）
- この写真では認めないが，パイエル板上にびらんができることが腸結核の特徴である．
- びらんのみで無症状の腸結核の報告がある．

小腸　アフタ・びらん

潰瘍 [小腸]

竹中宏之，大宮直木，後藤秀実

小腸潰瘍の臨床診断について

　小腸潰瘍を認める原因疾患は，表1に示すように多彩である．診断には臨床症状や理学的所見，臨床検査データ，細菌学的所見，臨床経過（急性か慢性），さらに上下部内視鏡検査をまず行うことが重要である．そのうえで小腸内視鏡検査やX線検査といった画像検査を行い，これらの所見を加味し総合的に判断する．腫瘍性病変は別項（[小腸] 隆起）で解説があるため，本稿では非腫瘍性疾患を中心に解説する．このなかで腸結核を除く小腸感染症は，急性の経過を有することが多く通常は内視鏡検査の適応となることは少ない．よって小腸潰瘍は慢性炎症性疾患，血流障害による腸炎，腸結核の鑑別を行うことが重要であり，これらの臨床的・内視鏡的特徴を熟知しておくことが大切である．

表1　小腸の潰瘍性病変

非腫瘍性
■ 慢性炎症性腸疾患
・クローン病
・腸型 Behçet 病と単純性潰瘍
・非特異性多発性小腸潰瘍症（慢性出血性潰瘍症）
・薬剤性腸炎（NSAIDs 起因性小腸炎など）
・放射線性腸炎
■ 血流障害による腸炎
・虚血性小腸炎
・閉塞性腸炎
・手術後吻合部潰瘍
・アミロイドーシス
・血管炎症症候群（結節性多発動脈炎，アレルギー性紫斑病など）
■ 小腸感染症
・エルシニア腸炎
・カンピロバクター腸炎
・腸チフス，パラチフス
・サルモネラ腸炎
・腸結核
■ その他
・Meckel 憩室
腫瘍性（原発性，転移性）
■ 上皮性腫瘍（癌）
■ 非上皮性腫瘍（悪性リンパ腫，GIST など）

表2 おもな小腸潰瘍に認められる内視鏡的所見の特徴

	好発部位	肉眼的形態	走行	腸間膜との関係	周辺の所見
クローン病	回腸末端〜回腸	縦走潰瘍，その他さまざまな形態や大きさの潰瘍	縦走	縦走潰瘍は腸間膜側	炎症性ポリープ
腸結核	回腸末端〜回腸	輪状潰瘍，その他さまざまな形態や大きさの潰瘍	輪状	類円形潰瘍は反対側	萎縮瘢痕帯，時に炎症性ポリープ
腸型Behçet病と単純性潰瘍	回腸末端〜回腸	深掘れの打ち抜き様潰瘍，その他，さまざまな大きさの円形，類円形潰瘍	一定の傾向なし	反対側に多い	正常
非特異性多発性小腸潰瘍症（慢性出血性小腸潰瘍症）	回腸（回腸末端を除く）	境界明瞭で浅く細い，いわゆるテープ状の潰瘍	輪状，らせん状，地図状	一定の傾向なし	多発潰瘍瘢痕
薬剤性腸炎（NSAIDs起因性小腸炎）	回腸	小腸ひだに一致した幅の狭い輪状潰瘍，その他さまざまな形態や大きさの潰瘍	輪状，ほかは一定の傾向なし	一定の傾向なし	正常
虚血性小腸炎	回腸	狭窄型は全周性の長い狭窄を伴う潰瘍，一過性型は小潰瘍や瘢痕	縦走，全周性	反対側に多い	しばしば多発，炎症性ポリープなし
アミロイドーシス	小腸全体	さまざまな形態や大きさのびらん潰瘍	一定の傾向なし	一定の傾向なし	AA型は白色調の微細顆粒，AL型は黄白色調の粘膜下腫瘤様隆起の多発

〔八尾建史 他：診断のプロセス［小腸］潰瘍．内視鏡診断のプロセスと疾患別内視鏡像（改訂第2版）．2007，p.206より改変，一部追加して引用〕

内視鏡所見による鑑別診断

　ほかの所見に加え，小腸潰瘍を内視鏡所見より鑑別するためには発症部位，潰瘍の肉眼的形態や走行，腸間膜との関係（腸間膜付着側か反対側か），潰瘍周囲の所見（炎症性ポリープの有無，萎縮瘢痕帯の有無）について読影する[1]（**表2**）．

　バルーン内視鏡検査は通常X線透視下で検査を行い，腸管の癒着がない場合，内視鏡は腹腔内を同心円状に挿入されるため，病変と腸間膜との関係は容易に判断できる[2]（**図**）．また生検組織所見のほかに，腸液や生検粘膜を検体とした細菌学的所見を得ることができ，内視鏡所見と併せ診断に有用である．

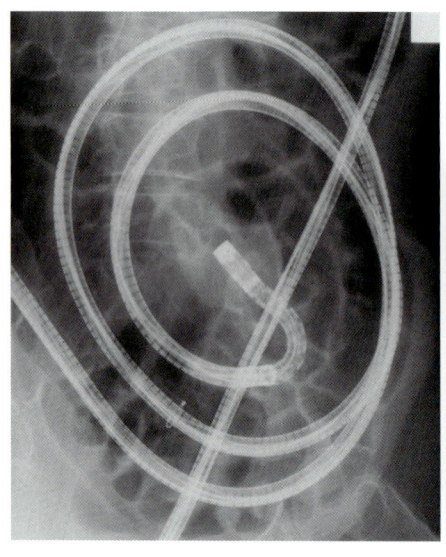

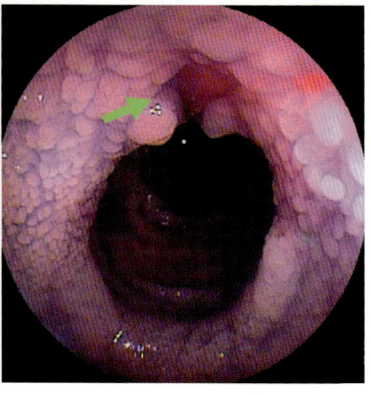

図 ダブルバルーン小腸内視鏡検査のX線透視像と内視鏡像

経肛門的にアプローチしたX線透視像である．病変観察時にX線透視下でスコープ先端をアングル操作し向きを変えることで腸間膜付着部との関係がわかる．たとえば図のX線透視のごとくスコープが挿入されているとき，内視鏡画面の潰瘍の方向にアングル操作を行い，X線透視でスコープ先端が腸間膜側にアングルが向くことを確認できた場合，潰瘍は腸間膜側に存在するといえる．

これに対しカプセル内視鏡検査は，バルーン内視鏡検査と比べ侵襲が少なく，病変の大まかな病変部位はわかるが，病変の腸間膜との関係や臨床検体から組織学的，細菌学的所見を得ることはできない．よってバルーン内視鏡検査と比較し，よりスクリーニング，フォローアップに適した検査といえる．

文　献

1) 渡辺英伸, 味岡洋一, 太田玉紀, 他：炎症性腸疾患の病理学的鑑別診断. 胃と腸　1990；25：659-683
2) 山本博徳：内視鏡診断―診断にあたって. 菅野健太郎 監, 山本博徳, 喜多宏人 編：ダブルバルーン内視鏡―理論と実際. 49-52, 南江堂, 東京, 2005
3) 黒丸五郎：腸結核の病理. 結核新書 12. 医学書院, 東京, 1952
4) 八尾恒良, 飯田三雄, 松本主之, 他：慢性出血性小腸潰瘍；いわゆる非特異性多発性小腸潰瘍症. 八尾恒良, 飯田三雄 編：小腸の臨床. 176-186, 医学書院, 東京, 2004
5) 松本主之, 飯田三雄, 蔵原晃一, 他：NSAID起因性下部消化管病変の臨床像. 胃と腸　2000；35：1147-1158

腸結核（輪状潰瘍）

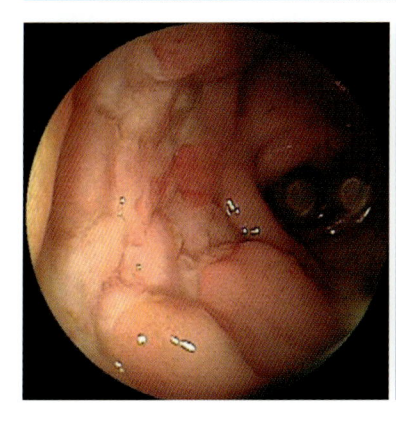

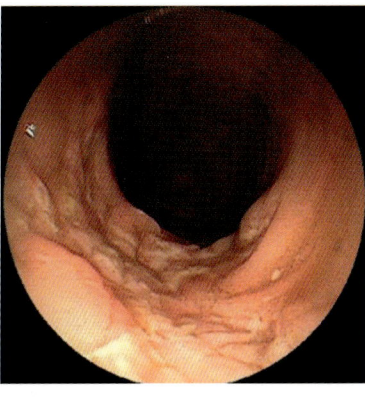

（特徴的所見）
- 腸結核の輪状潰瘍は一般に幅が広く，活動性潰瘍は汚い白苔に覆われることが多い．ほかの輪状潰瘍を呈するいわゆる非特異性多発性小腸潰瘍症，NSAIDs起因性小腸炎は幅の狭い辺縁が比較的シャープな潰瘍であり鑑別点として有用である．
- ◆腸結核患者はほかにもパイエル板状のアフタ様びらんや小潰瘍が認められ，潰瘍の周囲に萎縮瘢痕帯を有することが多い[3]．

いわゆる非特異性多発性小腸潰瘍症（慢性出血性小腸潰瘍症）（らせん状潰瘍）

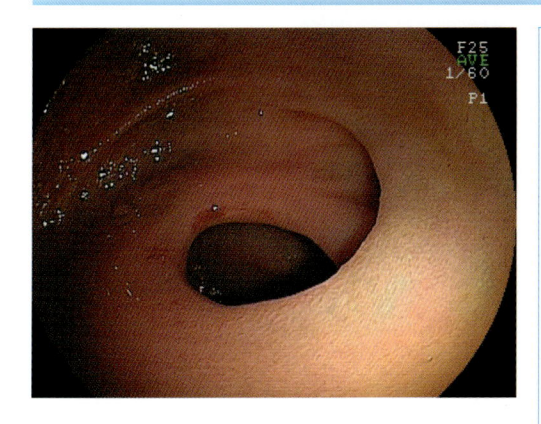

（特徴的所見）
- 慢性出血性小腸潰瘍症，いわゆる非特異性多発性小腸潰瘍症は，回腸末端を除く中下部回腸に好発し，輪状，斜走，らせん状潰瘍が多発する．地図状潰瘍を呈することもある．
- 潰瘍の幅は狭く，急性期はシャープな辺縁を呈し，テープ状潰瘍と称される．潰瘍は浅くUL-Ⅱまでとされている．また周辺粘膜は炎症性ポリープを伴うことはなく正常である．
- ◆強い貧血や蛋白漏出による低蛋白血症を認めることも多い[4]．

小腸潰瘍

Ⅱ．診断のプロセス　［小腸］

虚血性小腸炎（全周性潰瘍）

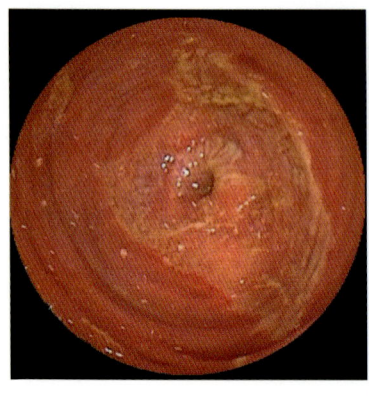

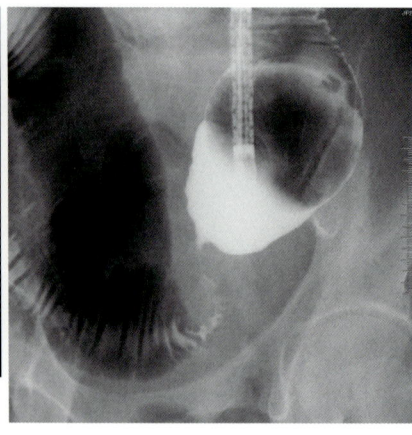

（特徴的所見）
- 虚血性小腸炎は，回腸に好発し，縦走，全周性潰瘍を認める．
- 狭窄型は全層性潰瘍であり，辺縁は整で腸管長軸に対し比較的長い潰瘍を呈する．狭窄を呈することも多く，しばしば多発する．X線透視では漏斗状の管状狭窄と口側腸管の拡張を呈する．一方，一過性型は症状の改善後の検査では異常が認められないことも多い．

クローン病〔縦走潰瘍（開放性潰瘍，潰瘍瘢痕）〕

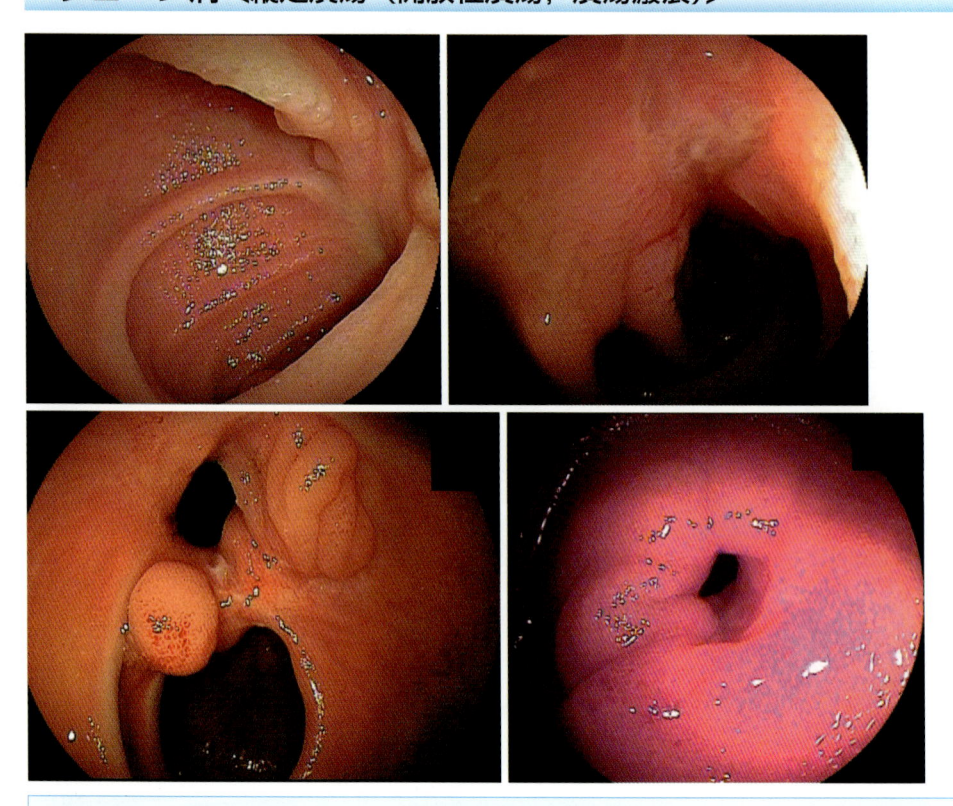

（特徴的所見）
- 回腸末端から回腸が好発部位で通常腸間膜付着側にスキップして存在する．クローン病患者の縦走潰瘍は通常長く深いのが特徴であり，病勢・病期により幅の広い潰瘍，狭い潰瘍，潰瘍瘢痕とさまざまである．小腸の潰瘍は大腸と異なり，炎症性ポリープを伴う頻度は少ない．潰瘍辺縁の絨毛構造は保たれており，近傍にはアフタ様びらんやリンパ濾胞の過形成が散在ないし多発していることが多い．
- 病状のさらなる進行で狭窄，瘻孔，膿瘍を呈する．縦走潰瘍は時に虚血性小腸炎と鑑別が必要になるが，虚血性小腸炎は潰瘍が浅く敷石像がないこと，病変の位置や急速な治癒傾向を示す臨床経過の違いが鑑別点となる．

薬剤性腸炎（NSAIDs 起因性小腸炎）〔輪状潰瘍（膜様狭窄）〕

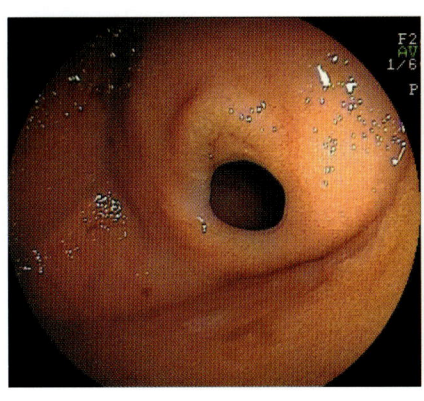

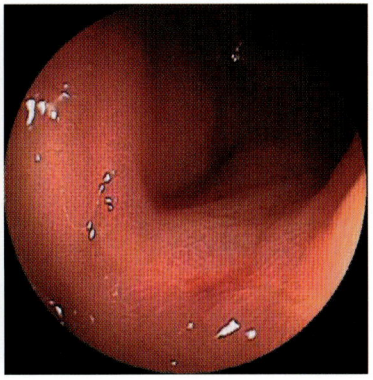

（特徴的所見）
- NSAIDs 長期投与例に認められた膜様狭窄の像である．辺縁がシャープな浅い潰瘍を呈するが，斜走・らせん状を呈することは少なく，薬剤内服歴の聴取とともに鑑別に有用である．類円形のびらんや小潰瘍を呈することも多い．
    - ◆確定診断には，① NSAIDs の服用歴　② 慢性炎症性疾患の除外　③ 感染性および他薬剤性腸炎の除外　④ NSAIDs 中止後の病変治癒の確認　⑤ 特異的組織所見の否定　の5項目が必要であると松本らは提唱している[5]．

Behçet 病〔類円形潰瘍（打ち抜き様潰瘍）〕

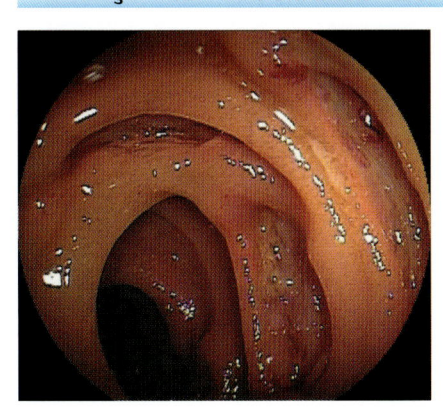

（特徴的所見）
- Behçet 病や単純性潰瘍は，回腸末端から回腸に好発する，深い下掘れ様の辺縁が明瞭な打ち抜き様潰瘍を呈することが特徴である．
    - ◆単純性潰瘍は Behçet 病の部分症と考えられており両疾患ともに腸間膜付着反対側に分布する傾向があり，深部回腸まで小潰瘍が散在することもある．

小腸潰瘍

III

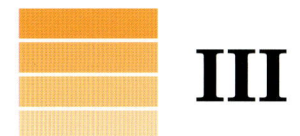

疾患別内視鏡像

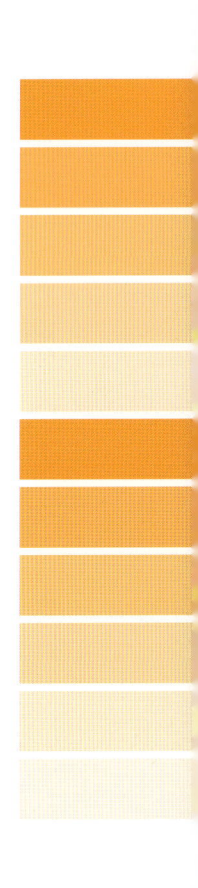

Ⅲ．疾患別内視鏡像　［大腸・小腸］

大腸癌取扱い規約の分類

田中信治

解剖（腫瘍の占居部位）（図1）

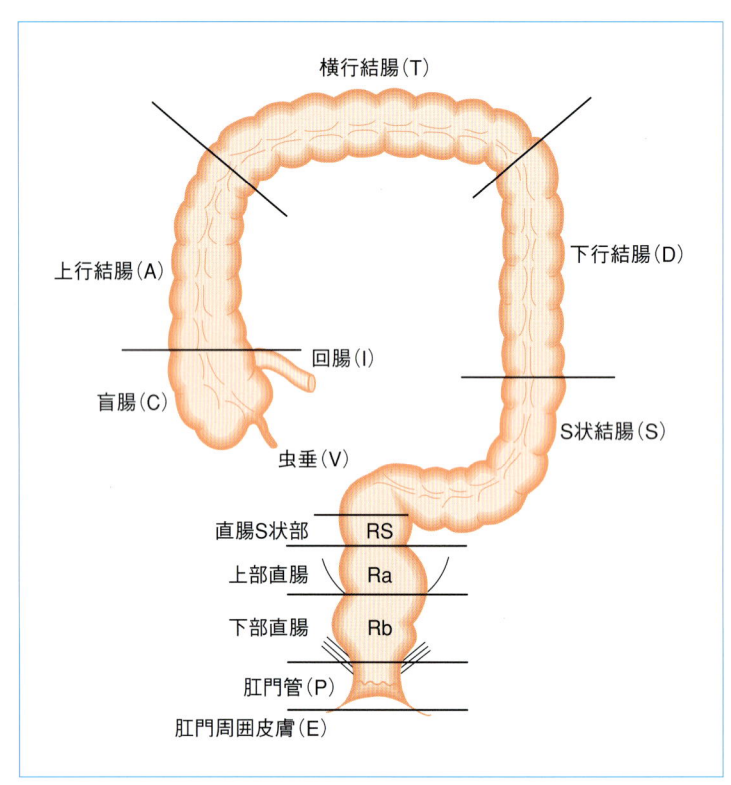

図1　大腸の区分
〔大腸癌研究会 編：大腸癌取扱い規約（第7版）．p. 8，金原出版，東京，2006 より引用〕

回腸〔I：Ileum〕
虫垂〔V：Vermiform processus〕
盲腸〔C：Cecum〕
上行結腸〔A：Ascending colon〕
横行結腸〔T：Transverse colon〕
下行結腸〔D：Descending colon〕
S状結腸〔S：Sigmoid colon〕
直腸〔R：Rectum〕
直腸S状部〔RS：Rectosigmoid〕
上部直腸〔Ra：Rectum（above the peritoneal reflection）〕
下部直腸〔Rb：Rectum（below the peritoneal reflection）〕
肛門管〔P：Proctos〕
肛門周囲皮膚〔E：External skin〕

肉眼分類 (表，図2, 3)

　0型（表在型）の肉眼型亜分類は日本消化器内視鏡学会の早期胃癌分類に準じるが，早期大腸癌ではⅢ型は存在しないので省く．複合病変では，目立つ所見を先に記載する．

　また，病変が小さいことが多いので，十分に送気して腸管壁を伸展した内視鏡所見で判定する．その際，組織発生や腫瘍・非腫瘍の違いは考慮せず，病変全体の形を全体像として捉える．その際，インジゴカルミンを散布し，色々な角度から観察することが肝要である．

　LST（laterally spreading tumor）という概念（p.170参照）があるが，この言葉は，食道や胃でいう表層拡大型腫瘍と同義でひとつのニックネーム的概念であり，決して肉眼型ではない．現在，最大径10mmを超える表層拡大型腫瘍がLSTと定義されている〔参考：食道・胃の表層拡大型腫瘍の定義は少し異なっており，長軸の長さ（cm）×短軸の長さ（cm）が25 cm^{2}以上の表在型腫瘍を言う〕．

表　大腸腫瘍の肉眼形態分類

0型　表在型　　Ⅰ型（隆起型）：　Ⅰp　（有茎性）
Ⅰsp　（亜有茎性）
Ⅰs　（無茎性）
Ⅱ型（表面型）：　Ⅱa　（表面隆起型）
Ⅱb　（表面平坦型）
Ⅱc　（表面陥凹型）
付記：複合型については，目立つ所見から順に「＋」記号でつないで記載する．
1型　隆起腫瘤型
2型　潰瘍限局型
3型　潰瘍浸潤型
4型　びまん浸潤型
5型　分類不能

〔大腸癌研究会 編：大腸癌取扱い規約（第7版）．p.9，金原出版，東京，2006より引用〕

図2　大腸癌取扱い規約（第7版）による表在型（0型）大腸腫瘍の肉眼形態分類

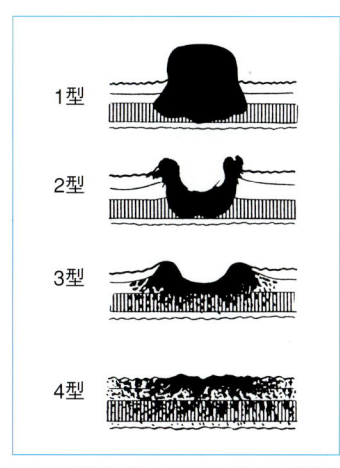

図3　進行癌（1～4型）の割面シェーマ
〔日本胃癌学会 編：胃癌取扱い規約（第14版）．p.8，金原出版，東京，2010より引用〕

疾患別内視鏡像　大腸癌取扱い規約の分類

Ⅲ．疾患別内視鏡像 ［大腸・小腸］

表在型大腸腫瘍の肉眼形態

■ 0-Ip 型

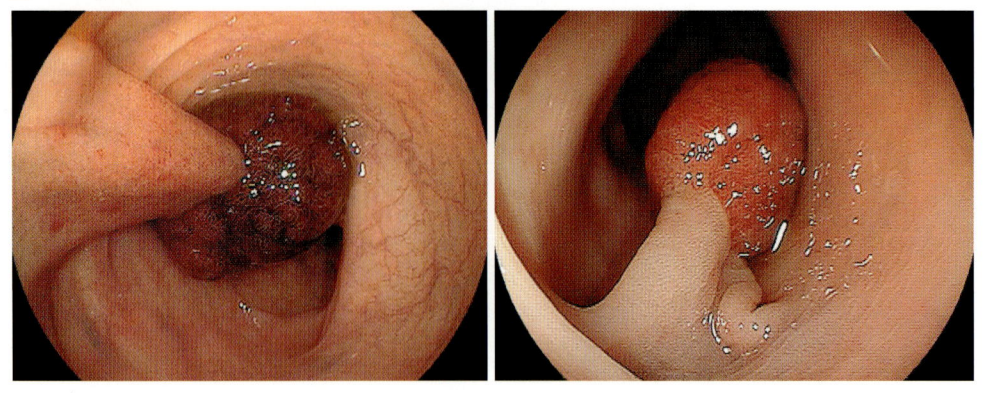

長い茎を有している．病変基部の正常粘膜が牽引されて生じる pseudostalk を呈する病変は Ip 型とはいわない．

■ 0-Isp 型

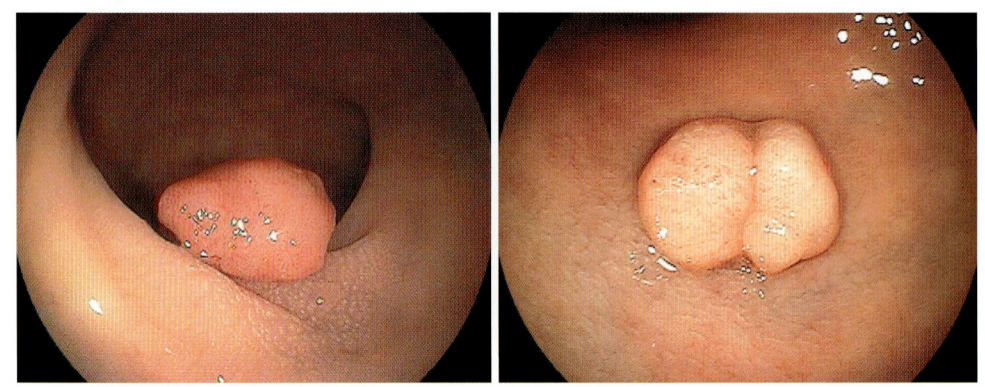

亜有茎で，基部に明らかなくびれを有する病変．

■ 0-Is 型

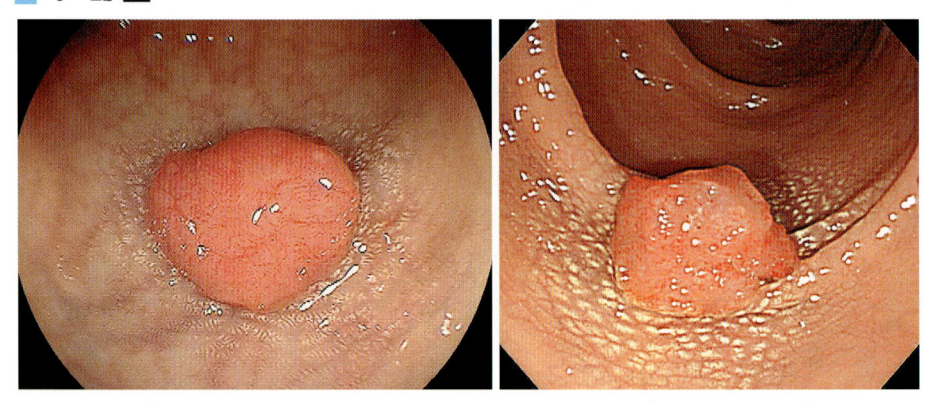

基部がある程度しっかりした面積をもっており，明らかなくびれを有さない病変．

表在型大腸腫瘍の肉眼形態

0-IIa 型

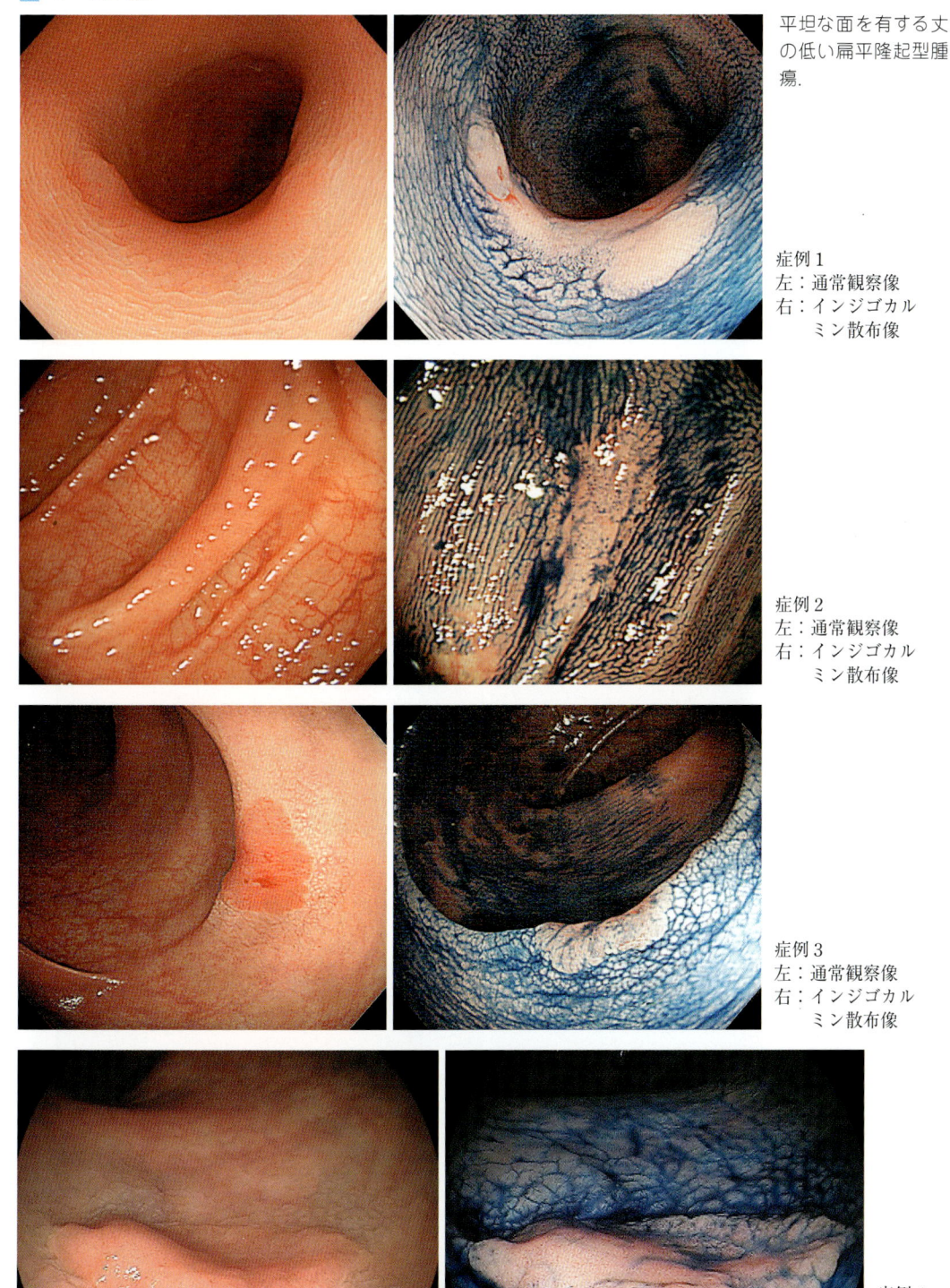

平坦な面を有する丈の低い扁平隆起型腫瘍.

症例1
左：通常観察像
右：インジゴカルミン散布像

症例2
左：通常観察像
右：インジゴカルミン散布像

症例3
左：通常観察像
右：インジゴカルミン散布像

症例4
左：通常観察像
右：インジゴカルミン散布像

疾患別内視鏡像　大腸癌取扱い規約の分類

III. 疾患別内視鏡像　[大腸・小腸]

表在型大腸腫瘍の肉眼形態

■ 0-Is＋IIa 型（複合型）

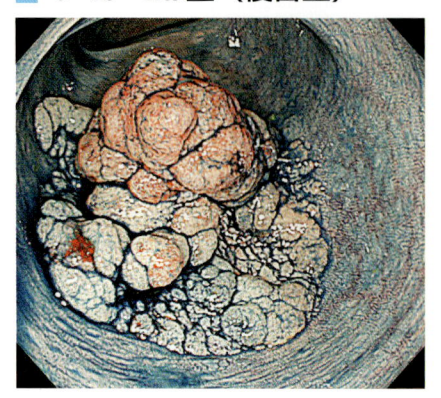

LST-G の結節混在型に相当する．

■ 0-IIa 型

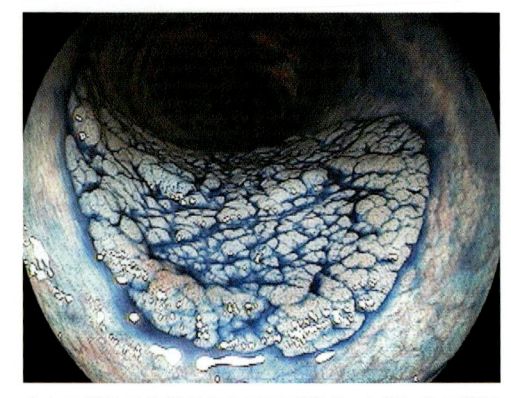

小さな顆粒の集簇からなる扁平隆起．LST-G の顆粒均一型に相当する．

■ 0-IIb 型

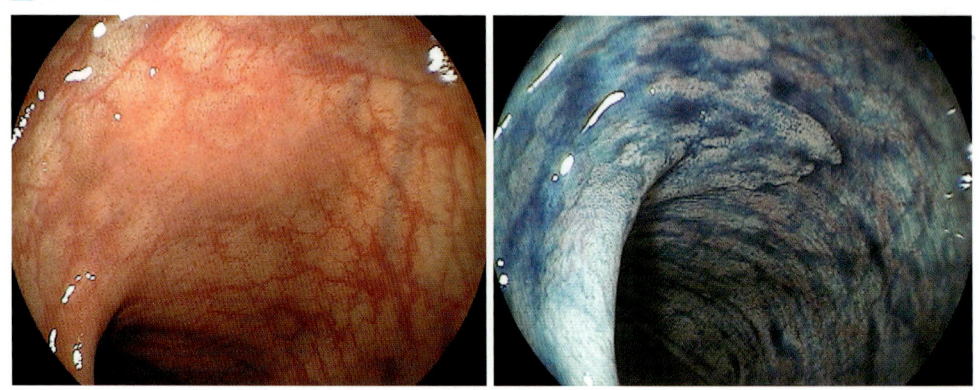

大腸では，純粋な 0-IIb 型はきわめてまれである．

■ 0-IIc 型＋Is 型（複合型）

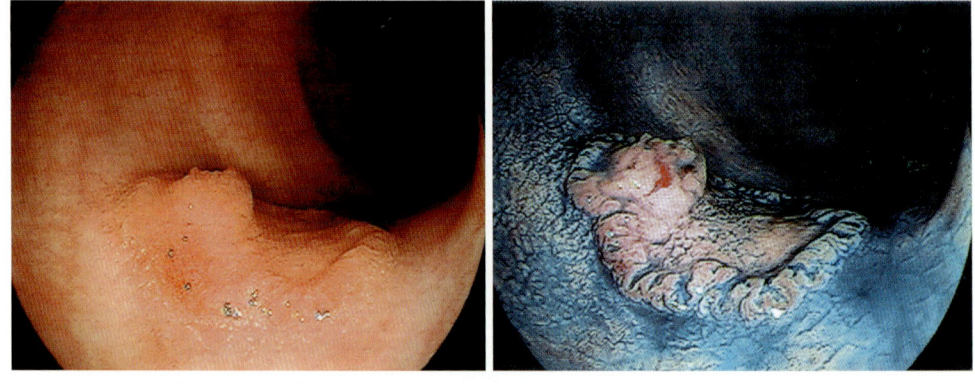

陥凹型腫瘍の陥凹内に Is 様隆起を認める病変である．陥凹局面のほうが面積が広く目立つため，肉眼型は 0-IIc＋Is 型（複合型）と標記する．

表在型大腸腫瘍の肉眼形態

0-IIc型

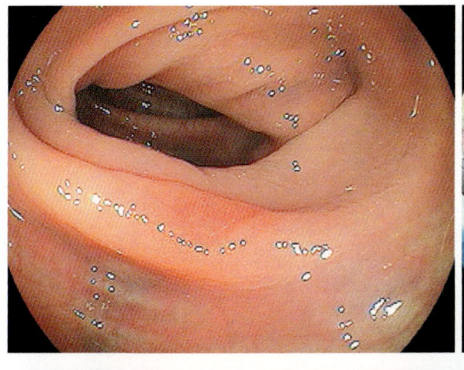

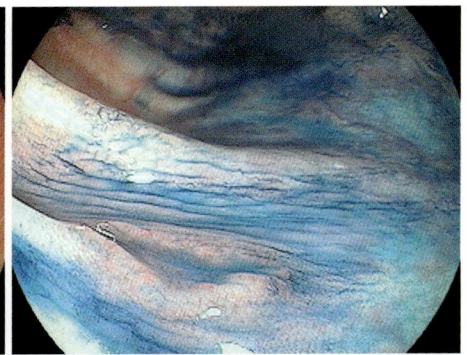

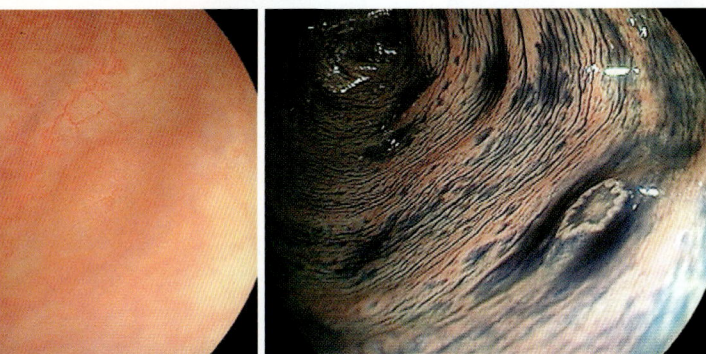

陥凹局面を有する表在型腫瘍。陥凹型腫瘍は、陥凹辺縁に反応性の非腫瘍性隆起を伴う事が多いが、それが著明である場合は0-IIc+IIa型と記載する。あくまで、陥凹が主体の病変である（建物でいうと1階の陥凹）。扁平隆起が主体で、その表面に陥凹を伴う腫瘍は、0-IIa+IIc型と記載する（建物でいうと2階の陥凹）。

症例1	症例1
症例2	症例2

左：通常観察像
右：インジゴカルミン散布像

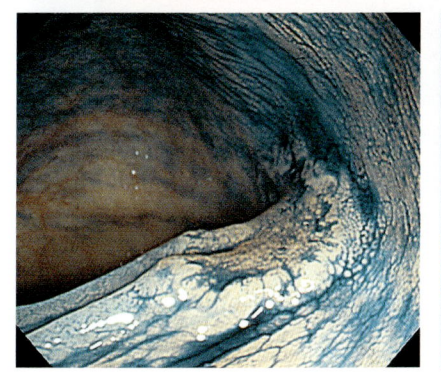

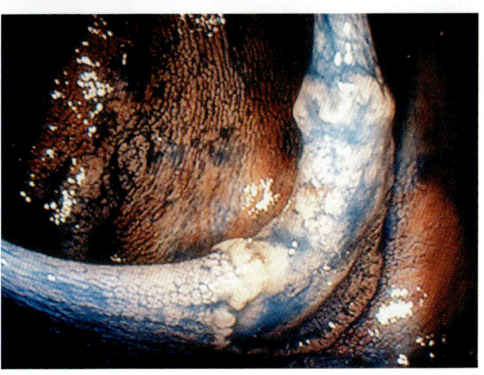

症例3	症例4

（インジゴカルミン散布像）

0-IIa+IIc型

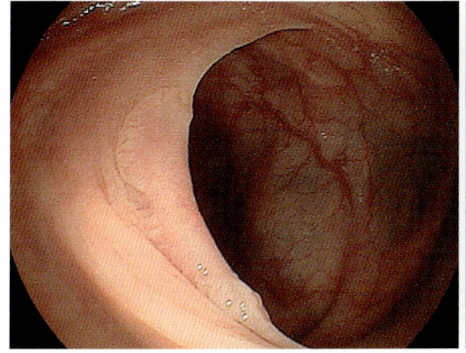

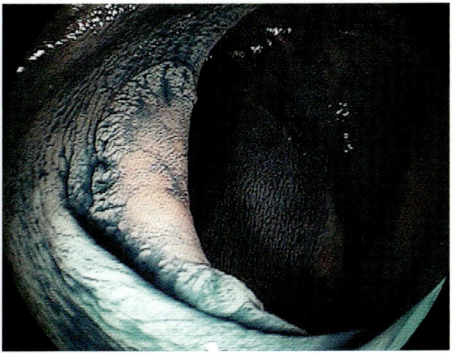

丈の低い0-IIa型腫瘍の表面に辺縁がやや不明瞭な盆状の極めて浅い陥凹局面を有する。LST-NG, pseudo-depressed typeに相当する。

疾患別内視鏡像　大腸癌取扱い規約の分類

III. 疾患別内視鏡像　[大腸・小腸]

進行型大腸腫瘍の肉眼形態

■ 1型（隆起腫瘤型）

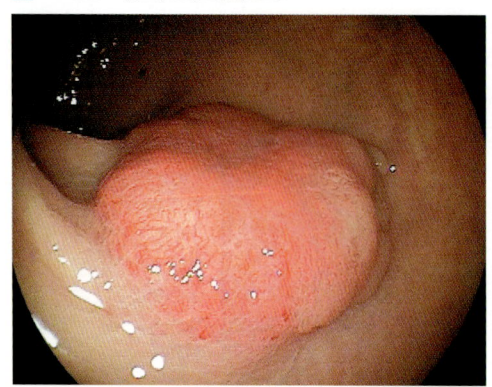

■ 2型（潰瘍限局型）

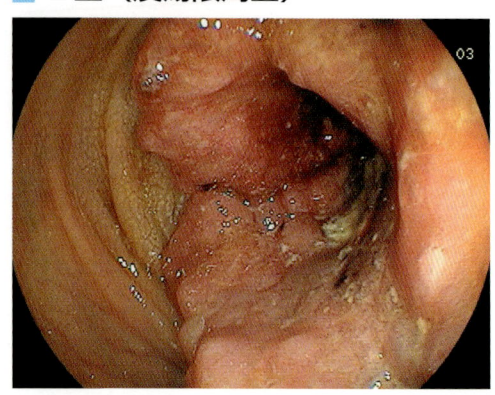

■ 3型（潰瘍浸潤型）

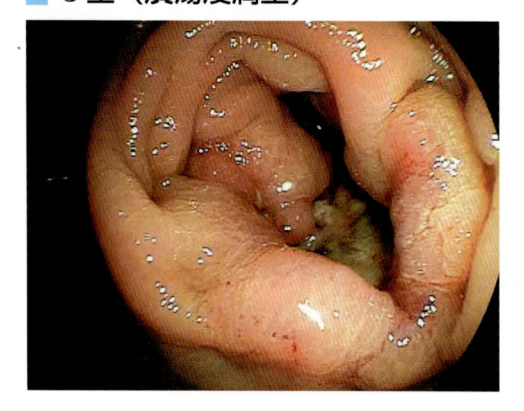

■ 4型（びまん浸潤型）

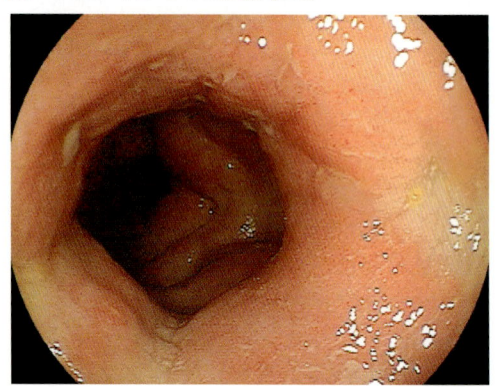

Column

コラム 「大腸癌取扱い規約」の記載を再確認
―内視鏡摘除標本の切除断端の評価を中心に

「大腸癌取扱い規約」第6版（1998年11月）[1]のなかで，内視鏡的摘除後のSM深部断端に関して，「癌から切除断端までの距離が500μm未満であれば断端陽性とする」という記載があった．「大腸癌取扱い規約」は2006年3月に改定第7版[2]が出版されたが，「大腸癌治療ガイドライン」医師用2005年版[3]が発刊されたことによって，治療後の根治度判定や取扱いに関する記載内容が「取扱い規約」から「ガイドライン」に移行し，「取扱い規約」のなかの内容が一部割愛されている．

このように，内視鏡の摘除後のSM深部断端に関する「癌から切除断端までの距離が500μm未満であれば断端陽性とする」というコメントは，「大腸癌取扱い規約」第7版（2006年3月）のなかには記載されず，「大腸癌治療ガイドライン」医師用2005年版[3]のなかに記載が移動した．

ここで，大腸SM癌内視鏡的摘除後のSM深部断端に関して「癌から切除断端までの距離が500μm未満であれば断端陽性とする」とした根拠になる文献を検索してみたが，実際には具体的な文献は存在しない．聞き取り調査による検索でも具体的に根拠となるデータはなく，病理医の経験的根拠に基づいている[4]．

このような背景もあり，「大腸癌治療ガイドライン」医師用2009年版[5]以降は，500μmという基準は削除され「癌が切除断端に露出しているものを断端陽性とする」と改訂されているので注意していただきたい．腺腫でも同様である．

所見を記載する際は，VM (Vertical margin)，HM (Horizontal margin) で表記し，具体的には，断端評価が不明なものをVMX，HMX，断端陰性をVM0，HM0，断端陽性をVM1，HM1と表記する．

ほかにも，若い医師に注意していただきたいことをいくつかあげる．深達度の記載を「sm」のように小文字で記載するのは間違いで，規約に従い「SM」と大文字で記載しなくてはならない．また，「c」「p」の使い分けも知っておいていただきたい．臨床的（clinical）なSM癌は「cSM癌」と記載し，病理学的（pathological）なSM癌は「pSM癌」と記載する．

文 献

1) 大腸癌研究会 編：大腸癌取扱い規約（第6版）．金原出版，東京，1998
2) 大腸癌研究会 編：大腸癌取扱い規約（第7版）．金原出版，東京，2006
3) 大腸癌研究会 編：大腸癌治療ガイドライン（医師用2005年版）．金原出版，東京，2005
4) 田中信治，藤盛孝博：内視鏡的摘除標本の切除断端に関して．杉原健一，藤盛孝博，五十嵐正広，渡邉聡明 編：大腸疾患NOW 2008．59-60，日本メディカルセンター，東京，2008
5) 大腸癌研究会 編：大腸癌治療ガイドライン（医師用2009年版）．金原出版，東京，2009

〔田中信治〕

Column

早期大腸癌の治療の原則と根治度判定

＜早期大腸癌の術前診断と治療指針＞

早期大腸癌に対する内視鏡治療の適応の大原則は，リンパ節転移の可能性がほとんどなく，腫瘍が一括切除できる大きさと部位にあることである．具体的な内視鏡治療の適応条件として，①腺腫，cM癌，cSM軽度浸潤癌，②最大径2cm未満，③肉眼型は問わない，の3点がガイドラインに挙げられており，cSM高度浸潤癌は内視鏡治療の適応にはならない（図1）[1]．この条件のなかで，最大径2cm未満を原則とした理由は，スネアEMR（endoscopic mucosal resection）で一括切除できる大きさが平均2cm程度であることに基づいている．術前の診断精度の限界を考慮すると，内視鏡治療に際しては切除標本の緻密な組織学的検索が必須であり，一括切除が原則である．

一方で，前述のごとく，SM浸潤1,000μmを超える浸潤の可能性があっても，完全一括摘除が可能であれば，摘除生検（excisional biopsy）としての内視鏡治療の適応になりうる[1]．粘膜下層を3等分する相対分類（SM1，SM2，SM3）は，内視鏡摘除標本では使用不能であるが，cSM癌を内視鏡的に摘除できるか否かを決定する際には簡便で有用な指標になる．すなわち，筋層に接したSM3病変は深部断端陽性になる可能性が高く，完全摘除生検としての内視鏡治療の適応とすべきではない．逆に，腫瘍と筋層の間に余裕のあるSM1～SM2病変は，完全摘除生検としての内視鏡治療の適応になりうる．

内視鏡治療を行うには，腫瘍の大きさ，予測深達度，組織型に関する情報が不可欠である．なぜならば，大腸には腺腫性病変が多く，腺腫，腺腫内癌，腺腫成分を伴わない癌を術前に鑑別することは治療法選択のうえできわめて重要だからである[1]．腫瘍内組織多様性を正確に術前診断することで，最大径2cmを超える大きな病変に対する治療手技（EMR／分割EMR，endoscopic submucosal dissection；ESD，外科手術）の決定が可能になる．

＜根治度判定＞

大腸のM癌で転移をきたした症例の報告はなく，内視鏡切除完全摘除標本が深達度Mであれば根治と判定する．一方，SM癌は10数％にリンパ節転移を認めるため，完全摘除されるだけでは根治と判定できない．「大腸癌治療ガイドライン」2010年版では，新しいリンパ節転移危険因子である簇出（budding）を導入し，大腸SM癌内視鏡的摘除後の追加治療方針を以下のように推奨している（図2）[1]．

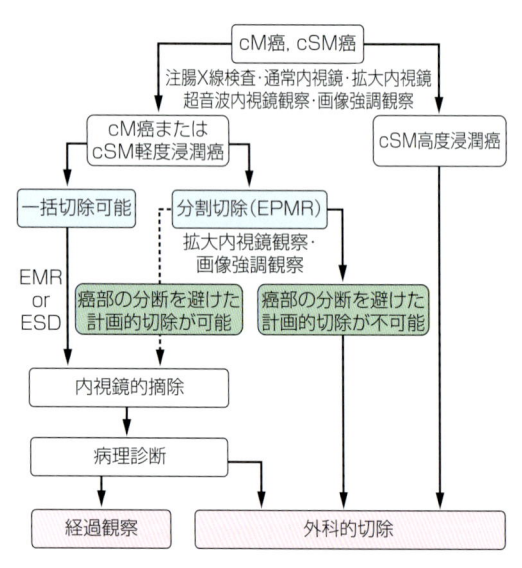

図1 cM癌またはcSM癌の治療方針（大腸癌治療ガイドライン医師用2010年版[1]を改変）

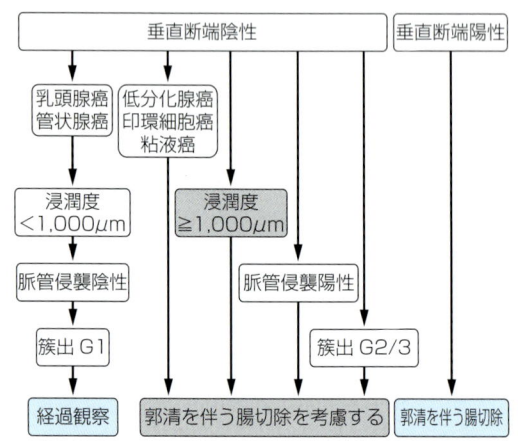

図2 内視鏡的摘除後のpSM癌の治療方針（大腸癌治療ガイドライン医師用2010年版[1]から引用）

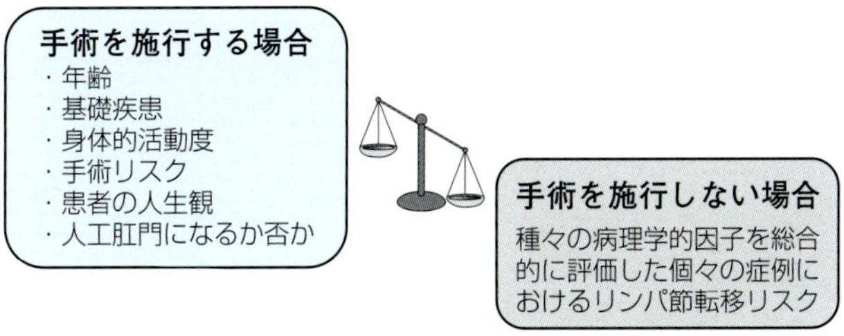

> **手術を施行する場合**
> ・年齢
> ・基礎疾患
> ・身体的活動度
> ・手術リスク
> ・患者の人生観
> ・人工肛門になるか否か

> **手術を施行しない場合**
> 種々の病理学的因子を総合的に評価した個々の症例におけるリンパ節転移リスク

図3 内視鏡摘除 pSM 癌の治療方針決定の実際
「大腸癌治療ガイドライン」の根治基準を満たさない場合，即座に手術適応と判断するのではなく，種々の病理学的因子を総合的に評価し症例個々の実際のリンパ節転移リスクを％で算出し，患者の年齢・基礎疾患・身体的活動度・手術のリスク・患者の人生観・人工肛門になるか否かの要素を十分に考慮したうえで，患者の意志を尊重して追加外科切除の適応を決定する．治療方針は，患者が選択する権利をもっており，主治医の主観的な考え方で追加治療方針を誘導すべきではない．このように，1,000 μm 以深の SM 浸潤であっても，追加手術の必要ない症例はたくさんあるので，内視鏡的切除によって完全摘除生検を行ってから治療方針を決定するというストラテジーはこれからの高齢化社会ではますます重要になってくると考えられる．ただし，不完全切除では完全摘除生検としての正しい病理診断を得ることは難しく意味がないため，中途半端な内視鏡治療は絶対に慎むべきである．

> **外科的追加腸切除の考え方**
> (1) 垂直断端陽性の場合は外科的切除が望ましい．
> (2) 摘除標本の組織学的検索で以下の一因子でも認めれば，追加治療としてリンパ節郭清を伴う腸切除を考慮する．
>   ① SM 浸潤度 1,000 μm 以上
>   ② 脈管侵襲陽性
>   ③ 低分化腺癌，印環細胞癌，粘液癌
>   ④ 浸潤先進部の簇出（budding）Grade 2/3

切除垂直断端が陽性の場合は，腸壁内に癌が遺残している可能性があり外科的追加手術を行うべきである．また，すべての条件が陰性であれば，経過観察でよい．しかし，SM 浸潤度 1,000 μm 以上の病変でもリンパ節転移陰性例が数多く存在することなどから，さらなる根治判定基準の拡大が模索されている．実際，SM 浸潤度 1,000 μm 以上の病変でも，上記 (2) のうち ②〜③ の転移危険因子を一つももたない完全摘除 SM 癌は SM 浸潤度にかかわらず 1.2〜1.6％であるという報告もある[2]．この点に関しては，現在大腸癌研究会でプロジェクト研究が進行中である．

高齢化社会の進むなかで，外科的追加手術のリスクも 0％ではないことから，今後は，「大腸癌治療ガイドライン」の根治基準からはずれる病変でも，種々のリンパ節転移危険因子を組み合わせて転移のリスクを推定し，内視鏡摘除病変の根治性と患者背景（本人の意志，年齢，併存疾患，合併症など），術後の QOL を総合的に評価し，十分なインフォームド・コンセントを得たうえで，慎重に外科的追加手術の適応を決定することが重要である（図3）．

文献
1) 大腸癌研究会 編：大腸癌治療ガイドライン医師用 2010 年版．金原出版，東京，2010
2) 田中信治，金尾浩幸，大庭さやか，他：大腸癌の内視鏡治療―SM 癌の治療方針．臨床外科 2010；65：164-171

〔田中信治〕

大腸の病理組織分類

志田陽介, 加藤広行, 藤盛孝博

大腸の病理組織分類

　大腸の組織分類は，炎症性腸疾患（inflammatory bowel disease；IBD），腫瘍性疾患および腫瘍類似疾患，非腫瘍性疾患に大きく分けることができる[1),2)]．

　IBD の呼称には，狭義として，クローン病，潰瘍性大腸炎があり，広義として，感染性腸疾患，虚血性腸炎，単純性潰瘍と腸管型 Behçet 病など炎症性疾患を含む場合がある．腫瘍性疾患および腫瘍類似疾患は，「大腸癌取扱い規約」（第7版補訂版）[1)]で分類されており，良性上皮性腫瘍，悪性上皮性腫瘍，カルチノイド腫瘍，非上皮性腫瘍，リンパ腫，分類不能の腫瘍，転移性腫瘍，腫瘍様病変に分けられる．これらの分類を疾患別に**表1**に示した[2)]．これら以外に，非腫瘍性病変は広く発生異常とその他がある．非腫瘍性ポリープとしては，表1以外にも，炎症性筋腺管ポリープ（inflammatory myoglandular polyp；IMGP）や colonic muco-submucosal elongated polyp（CMSEP）などがある．

注目すべき腫瘍および腫瘍類似疾患

　そのなかで腫瘍および類似疾患で最近注目されているものには，SSA/P（sessile serrated adenoma/polyp），またカルチノイド腫瘍と内分泌細胞癌，IBD cancer，dysplasia などがある．これらの診断については，WHO 分類と日本の病理診断との間には，定義や用語について混乱しているところもあるので，文献を読む場合に注意が必要である[3)]．

　本稿では，狭義の IBD および，腫瘍性疾患，腫瘍類似病変の典型的組織像を提示し，前述の SSA/P と neuroendocrine tumor（NET）について，若干の概説を加えることにした．典型腫瘍は，項末にアトラスとして示す．詳細は，紙面の関係で図解説を成書で補足願いたい．

1．SSA/P

　SSA/P は，腫瘍類似病変の一つである過形成性ポリープ（hyperplastic polyp；HP）から分岐した病変である．2003 年に Tolakovic らは，HP と診断されていた病変で形態的に増殖能の高い腫瘍様病変として，sessile serrated adenoma/polyp（SSA/P）と呼称した．有茎性を示す SSA/P と同じ組織を示す症例もあり呼称としての問題および SSA/P の組織学的診断に関する問題がある．WHO では，陰窩の拡張と鋸歯状変化，増殖帯の異常，および腫瘍性異型が認められないことを組織学的な特徴としているが，現在，大腸癌研究会八尾班にて，本邦における組織学的診断の統一化が検討されている．

表1

非腫瘍性疾患

先天性疾患と類縁疾患 Congenital anomaly and related disease
1. Hirschsprung 病 Hirschsprung disease
2. 憩室症 Diverticulosis

炎症性腸疾患 inflammatory bowel disease：IBD
1. クローン病 Crohn disease
2. 潰瘍性大腸炎 Ulcerative colitis
3. 分類困難腸炎 Indeterminate colitis

感染性腸疾患 Infectious colon disease
1. 細菌性腸炎 Bacterial enterocolitis
2. 寄生虫性腸炎 Parasitic enterocolitis
3. 原虫性腸炎 Protozoal enterocolitis
4. ウイルス性腸炎 Viral enterocolitis
5. カンジダ腸炎 Candida enterocolitis
6. その他（Kaposi 肉腫）

虚血性腸炎
1. 虚血性腸炎 Ischemic enterocolitis
2. 閉塞性大腸炎 Obstructive colitis
3. 抗菌薬関連性腸炎 Clostridium difficile colitis
4. 放射線照射炎 Irradiation colitis

単純性潰瘍 Simple ulcer，腸管型 Behçet 病 Intestinal Behçet disease

その他
1. コラーゲン大腸炎 Collagenous colitis
2. Graft-versus-host disease：GVHD
3. 静脈硬化症 Venous sclerosis
4. アミロイドーシス Amyloidosis

腫瘍性疾患および腫瘍類似病変

良性上皮性腫瘍
1. 腺腫 Adenoma
   1) 管状腺腫 Tubular adenoma
   2) 管状絨毛腺腫 Tubulovillous adenoma
   3) 絨毛腺腫 Villous adenoma
   4) 鋸歯状腺腫 Serrated adenoma
2. 家族性大腸腺腫症 Familial adenomatous polyposis coli

悪性上皮性腫瘍
1. 腺癌 Adenocarcinoma
   1) 乳頭腺癌 Papillary adenocarcinoma（pap）
   2) 管状腺癌 Tubular adenocarcinoma（tub）
      → ① 高分化 Well differentiated type（tub1）
      　② 中分化 Moderately differentiated type（tub2）
   3) 低分化腺癌 Poorly differentiated adenocarcinoma
      → ① 充実型 Solid type（por1）
      　② 非充実型 Non-solid type（por2）
   4) 粘液癌 Mucinous adenocarcinoma（muc）
   5) 印環細胞癌 Signet-ring cell carcinoma（sig）
2. 内分泌細胞癌 Endocrine cell carcinoma（ecc）
3. 腺扁平上皮癌 Adenosquamous carcinoma（asc）
4. 扁平上皮癌 Squamous cell carcinoma（scc）
5. その他の癌 Miscellaneous carcinoma

カルチノイド腫瘍 Carcinoid tumor

非上皮性腫瘍
1. 平滑筋腫 Myogenic tumor
2. 神経性腫瘍 Neurogenic tumor
3. GIST（Gastrointestinal stromal tumor）
4. 脂肪腫および脂肪腫症 Lipoma and lipomatosis
5. 脈管性腫瘍 Vascular tumor
6. その他 Micellaneous tumor

リンパ腫 Lymphoma
1. B 細胞性リンパ腫 B-cell lymphoma
2. T 細胞性リンパ腫 T-cell lymphoma
3. Hodgkin リンパ腫 Hodgkin lymphoma

分類不能の腫瘍

転移性腫瘍

腫瘍様病変
1. 過形成性（化生性）ポリープおよびポリポーシス Hyperplastic（metaplastic）polyp and polyposis
2. 過形成結節 Hyperplastic nodule
3. 若年性ポリープおよびポリポーシス Juvenile polyp and polyposis
4. Peutz-Jeghers ポリープおよび Peutz-Jeghers 型ポリープ Peutz-Jeghers polyp and Peutz-Jeghers-type polyp
5. Cronkhite-Canada 症候群およびポリープ Cronkhite-Canada syndrome, Cronkhite-Canada polyp
6. Cowden 症候群およびポリープ Cowden syndrome（disease），Cowden polyp
7. 良性リンパ濾胞性ポリープおよびポリポーシス Benign lymphoid polyp and polyposis
8. 炎症性ポリープおよびポリポーシス Inflammatory polyp and polyposis
9. 粘膜脱症候群 Mucosal prolapse syndorome
10. Cap polyposis
11. 子宮内膜症 Endometriosis
12. 偽脂肪腫 Pseudolipoma（微小気腫症 micropneumatosis）
13. Inflammatory fibroid polyp
14. その他（異所性胃粘膜 Heterotopic gastric mucosa，など）

〔"腫瘍性疾患および腫瘍類似病変" の項目は「大腸癌取扱い規約（第7版補訂版）」[1] より引用〕

疾患別内視鏡像　大腸の病理組織分類

表2　消化管における神経内分泌腫瘍の WHO 分類の歴史的変遷

1980	2000	2010
Ⅰ．Carcinoid	1. Well-differentiated endocrine tumour (WDET) 2. Well-differentiated endocrine carcinoma (WDEC) 3. Poorly differentiated endocrine carcinoma/small cell carcinoma (PDEC)	1. Neuroendocrine tumor (NET) G1 (carcinoid) 2. NET G2 3. NEC (large cell or small cell type)
Ⅱ．Mucocarcinoid Ⅲ．Mixed forms carcinoid-adenocarcinoma	4. Mixed exocrine-endocrine carcinoma (MEEC)	4. Mixed adeoneuroendocrine carcinoma (MANEC)
Ⅳ．Pseudotumour lesions	5. Tumour-like lesions (TLL)	5. Hyperplastic and preneoplastic lesions

〔文献3）より〕

表3　神経内分泌腫瘍の Grade 分類（WHO 2010）

Grading	分裂数（%/10HPF）	Ki-67 標識率（%）
G1	<2	2≧
G2	2-20	3-20
G3	>20	>20

G1 neuroendocrine tumor (NET) so-called carcinoid
　　(2000, WHO, Well-differentiated endocrine tumor)
G2 NET atypical carcinoid or malignant (high grade malignant) carcinoid
　　(2000, WHO, Well-differentiated endocrine carcinoma)
G3 Neuroendocrine carcinoma , NEC (large cell or small cell type)
　　(2000, WHO, Poorly differentiated endocrine carcinoma/small)

核分裂数は少なくとも高倍率の視野（2 mm 平方/×40）を 40 視野以上顕微鏡下で検討しその 40 視野のなかで核分裂数が高い視野を 10 個所選んで 1 視野の平均値をもとめる．Ki67 指数は MIB1 モノクロナール抗体を用いて低倍率でもっとも陽性率が高い領域を選び，2,000 個計測，陽性率を算出する．　　　　　　　　　〔文献3）より〕

2．NET

　NET（neuroendocrine tumor）は，高分化型神経内分泌腫瘍（Well-differentiated Neuroendocrine tumor）と高分化型神経内分泌癌（Well-defferentiated Neuroendocrine carcinoma）とに 2 分され，前者は carcinoid，後者は異型 carcinoid にだいたい相対するようである．また，低分化型神経内分泌癌（Poorly-differentiated Neuroendocrine carcinoma）は，肺における小細胞癌（small cell carcinoid）に相当し，一部大細胞癌を含んでいる．本分類と日本に多い腺分泌細胞癌（adenoendocrine carcinoma）とは発生も含めて，その異同について用語の違いを明記する必要がある．2010 年に WHO では新しい用語で統一された．すなわち NET Grade 1（Neuroendocrine tumor, carcinoid），NET Grade 2（atypical carcinoid），そして Grade 3 に担当する NEC（neuroendocrine carcinoma, small/large）である．基準は**表2，3**[3)]に示す．

3．IBD に関連する dysplasia

IBD cancer にみられる dysplasia は炎症で荒廃した粘膜に生じる腫瘍性病変を指す．

診断のポイントは，従来の腺腫の診断では経験しない核型の異常や構造の異常に注目することである．Crawling glands や dystrophic cell などや basal cell proliferation といった少し変わった異型を知る必要がある．

Dysplasia，とくに DALMs（dysplasia associated lesion or mass）は浸潤癌を見つける sentinel lesion（みはり病変）となりうるところが重要な点であり，治療戦略に関与する．

文　献
1) 大腸癌研究会 編：大腸癌取扱い規約（第7版補訂版）．57-63，金原出版，東京，2010
2) 藤盛孝博：消化管の病理組織診断—大腸．消化管の病理学（第2版）．131-205，医学書院，東京，2010
3) WHO：WHO Classification of Tumours of the Digestive System, 4th edition. IARC, Lyon, 160-165, 2010

Ⅲ．疾患別内視鏡像　［大腸・小腸］

炎症性腸疾患の病理組織像

■ クローン病

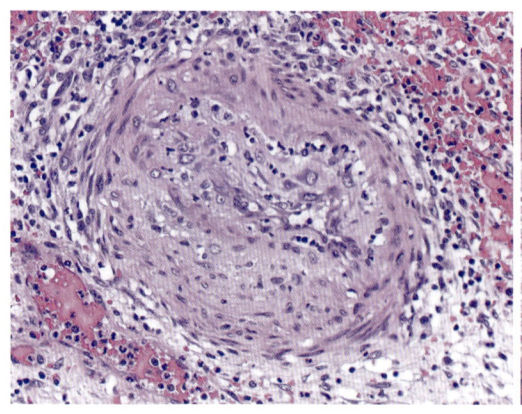

非乾酪性類上皮細胞肉芽腫

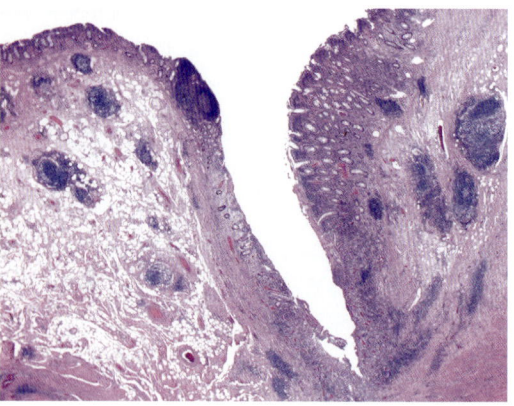

裂溝が認められる．

■ 潰瘍性大腸炎

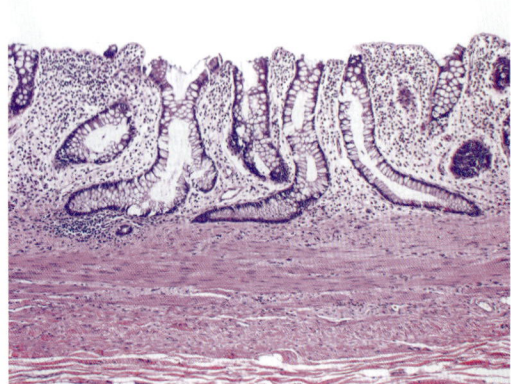

粘膜筋板の肥厚，腺管の変形，および陰窩と粘膜筋板との距離の開大が認められる．

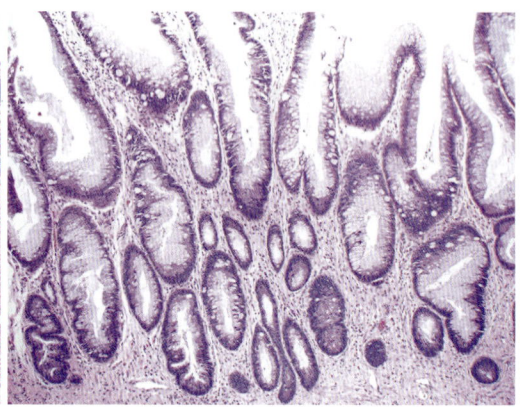

杯細胞の不規則な分布が認められる．

大腸腫瘍性疾患および腫瘍類似病変の病理組織像

■ 管状腺腫

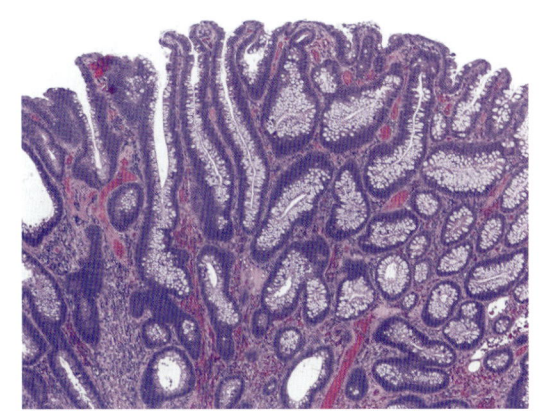

粘液産生があり，軽度な異型が認められる．

■ 管状絨毛腺腫

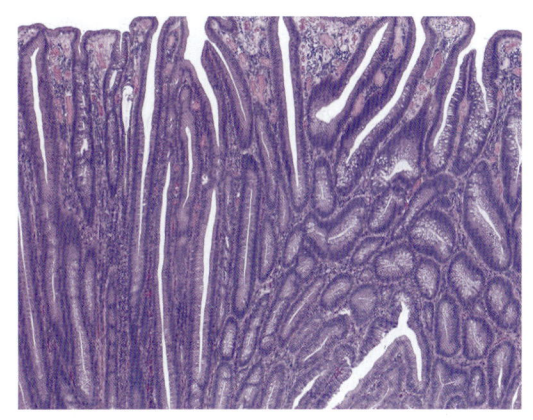

左に管状腺腫の部分が認められ，右に絨毛腺腫の部分が認められる．

■ 鋸歯状腺腫

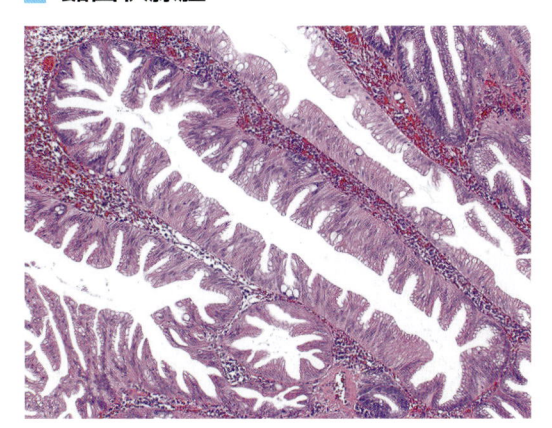

軽度な異型がある鋸歯状構造が認められる．

■ 乳頭腺癌

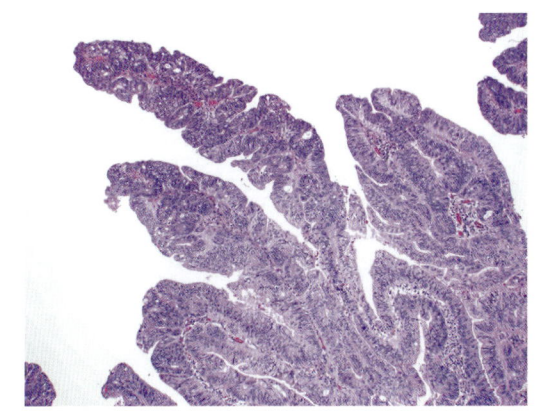

乳頭状ないし絨毛構造が認められる．

■ 高分化管状腺癌

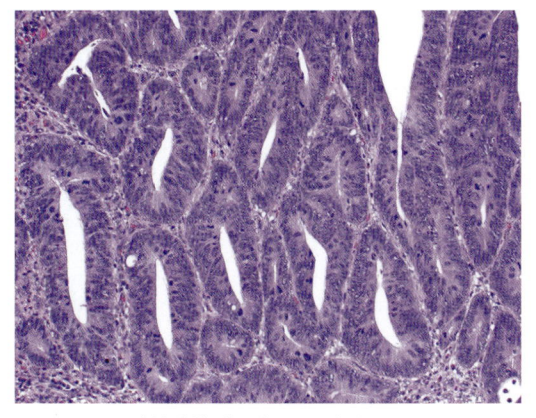

腺管構造が明瞭に認められる．

■ 中分化管状腺癌

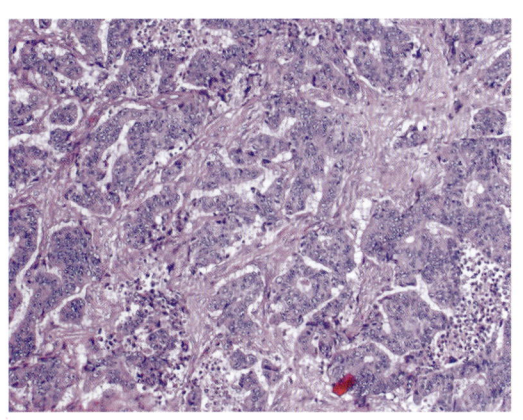

部分的に残った腺管構造が認められる．

Ⅲ．疾患別内視鏡像　［大腸・小腸］

大腸腫瘍性疾患および腫瘍類似病変の病理組織像

■ 低分化管状腺癌

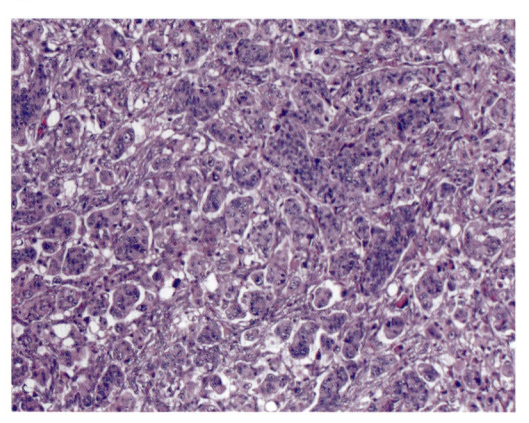

腺管構造は認められず，腫瘍細胞が充実性に増殖している．

■ 粘液癌

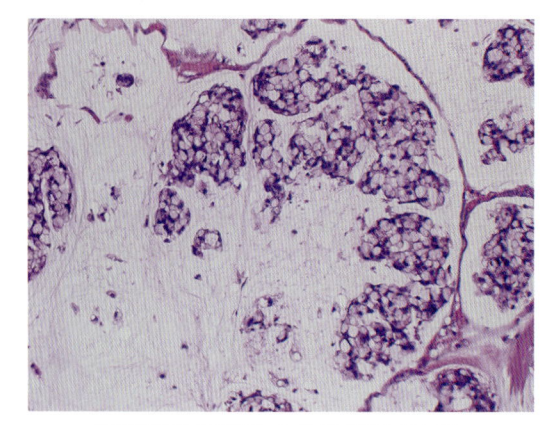

腫瘍細胞外に貯留した粘液が認められる．

■ 印環細胞癌

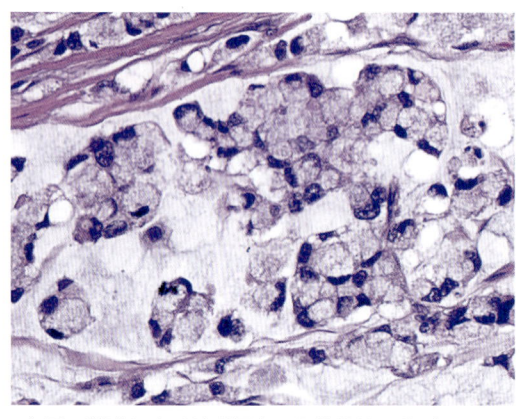

多量の粘液により核が偏在した特徴的な像が認められる．

■ 内分泌細胞癌

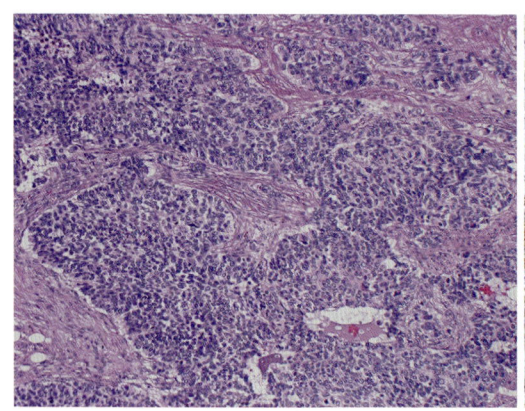

細胞質に乏しい癌細胞が，充実性に増殖している．

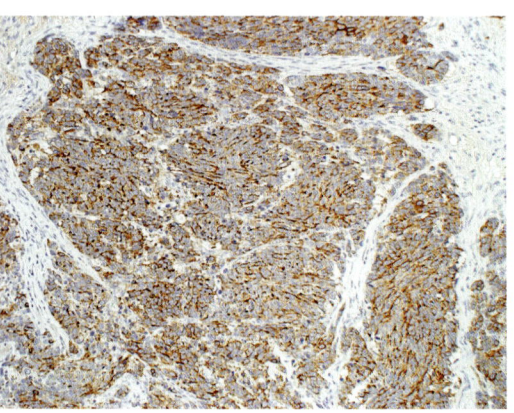

クロモグラニンA染色．細胞質が染色されている．

大腸腫瘍性疾患および腫瘍類似病変の病理組織像

■ カルチノイド腫瘍

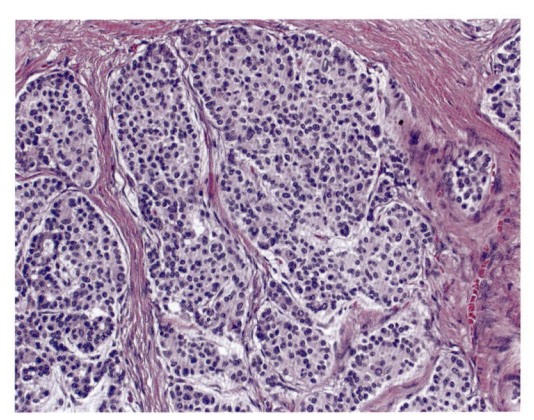

小型で円形の核を有する細胞が，索状配列を伴って，増殖している．

■ 過形成性ポリープ

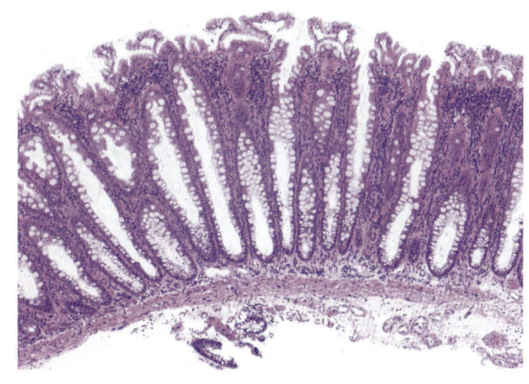

異型のない腺管の延長が認められる．

■ SSA/P

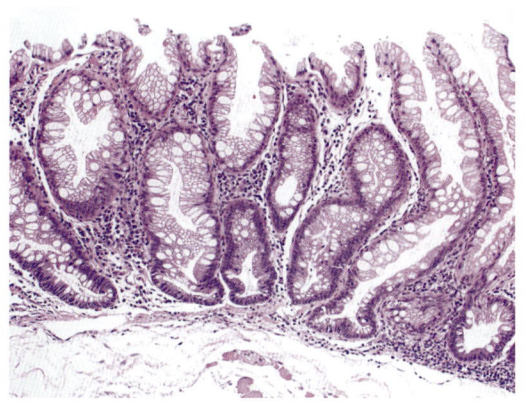

鋸歯状構造を呈し，腺底部で錨状に拡張した腺管が認められる．

■ Micropneumatosis

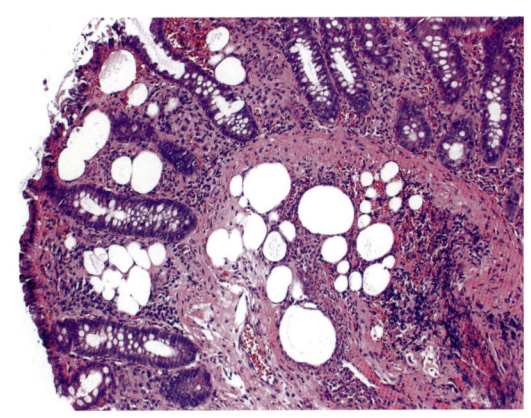

嚢胞状空隙が認められ，一見脂肪腫のように見える．

大腸の pit pattern 分類

樫田博史

　大腸腺窩（crypt, gland）の開口部を pit（腺口）と呼び，粘膜表面からみた pit の形態や配列を pit pattern（腺口構造）と呼ぶ．過去にいくつかの分類が存在したが，現在使用されているのは工藤分類である[1]．Ⅰ，Ⅱ，Ⅲs，ⅢL，Ⅳ，Ⅴの6型で構成されたが，Ⅴ型はその後 V_I 型と V_N 型に亜分類された[2]．

　Ⅰ型：類円形の pit からなり，基本的に正常粘膜のパターンであるが，粘膜下腫瘍の表面や炎症性ポリープにも認められる．
　Ⅱ型：星芒状の pit で，正常よりも大型のものである．過形成性ポリープは圧倒的にこのパターンが多い．
　Ⅲs型：正常よりも小型の類円形 pit で，s は small, short を意味する．陥凹型病変（Ⅱc）に特徴的なパターンである．病理組織学的には，表面から粘膜筋板に向かってまっすぐ伸び，分岐の少ない腺管に対応する．
　ⅢL型：線状の細長い pit で，L は large, long, linear を意味する．腺腫性の隆起型病変や表面隆起型病変にもっとも多く認められ，病理学的には管状腺腫に対応する．
　Ⅳ型：分枝を伴うもの，脳回転状のもの，絨毛状のものを指し，大きな隆起型ポリープや laterally spreading tumor（LST）にみられることが多い．病理学的には管状絨毛腺腫や絨毛腺腫が多い．
　Ⅴ型：癌に多いパターンであるが，個々の pit が非対称で明らかな大小不同や配列の乱れを呈するものと，無構造なものがあり，前者を V_I 型（irregular），後者を V_N 型（non-structure）に亜分類することで用語が統一され[2]，2004年箱根ピットパターン・シンポジウムで定義が明文化された[3]．さらに厚生労働省がん研究班会議で V_I 型を軽度不整と高度不整に分けることになり，後者は，内腔狭小，辺縁不整，輪郭不明瞭，表層被覆上皮の染色性の低下・消失などを呈するものと定義された[4]．V_N 型 pit pattern および V_I 高度不整を指標とすれば，粘膜下層深部浸潤癌（SM massive 癌）を高率に診断できる[4]．

文　献
1) 工藤進英, 三浦宏二, 高野征雄, 他：微小大腸癌の診断—実体顕微鏡所見を含めて．胃と腸　1990；25：801-812
2) 今井　靖, 工藤進英, 鶴田　修, 他：座談会—Ⅴ型 pit pattern 診断の臨床的意義と問題点．早期大腸癌　2001；5：595-613
3) 工藤進英, 倉橋利徳, 樫田博史, 他：大腸腫瘍に対する拡大内視鏡観察と深達度診断—箱根シンポジウムにおけるⅤ型亜分類の合意．胃と腸　2004；39：747-752
4) 樫田博史, 笹島圭太, 小林泰俊, 他：拡大観察による大腸 sm 癌の深達度診断．消化器内視鏡　2006；18：293-301

大腸の pit pattern 分類（工藤分類）

I 型

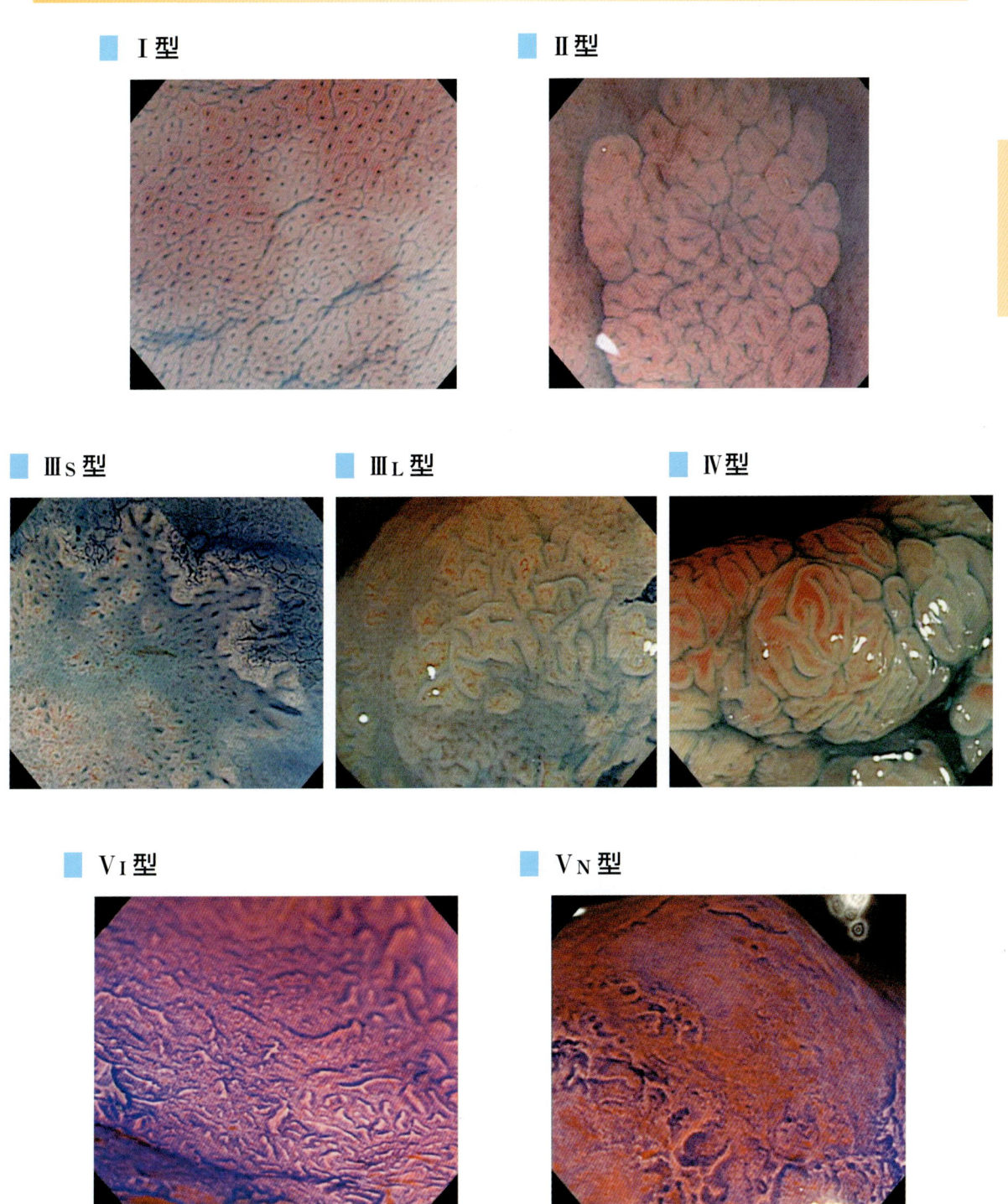

II 型

IIIs 型

IIIL 型

IV 型

VI 型

VN 型

大腸の pit pattern 分類—Ⅴ型 pit pattern の亜分類

■ V_I pit pattern のシェーマ

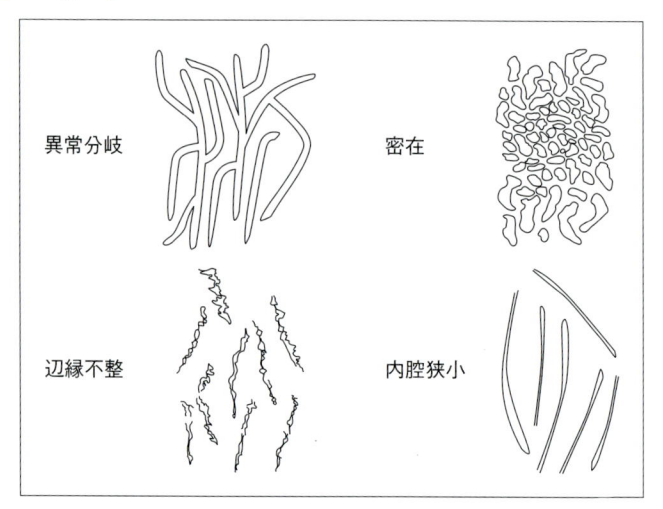

異常分岐　　　　密在

辺縁不整　　　　内腔狭小

■ V_I 軽度不整と V_I 高度不整

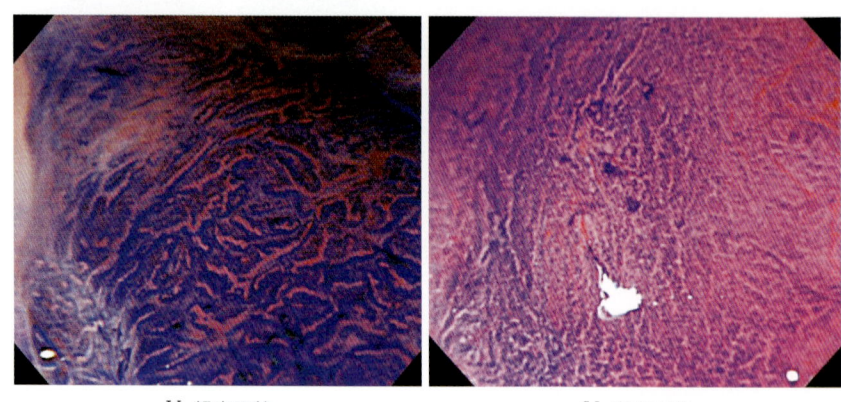

V_I 軽度不整　　　　V_I 高度不整

Column

コラム V型 pit pattern・箱根コンセンサス

これまでV_I型とV_N型 pit pattern の診断基準が各内視鏡医によって微妙に異なっており，不整な pit の間隙にどの程度無構造様所見が出現したものをV_N型 pit と診断するかが問題になっていた．

べっとりとした白苔が付着したまったくの無構造状態はV_N型 pit pattern の終末像であり，このような所見は，わざわざ拡大観察しなくても通常観察で十分診断可能である．実際のV_N型 pit pattern には種々の程度が存在し，不整 pit の間隙にある程度超微小な無構造様所見が出現していれば，pit 構造が残存してもV_N型 pit pattern と診断する施設が多かった．ただ，この定義がV_NのN（non-structure；無構造）という言葉と矛盾するとか，超微小な無構造様所見の診断が難しいなどの批判があった．

これに関して，厚生労働省がん研究助成金による工藤班「大腸腫瘍性病変における腺口構造の診断学的意義の解明に関する研究」の一環として，箱根においてコンセンサス会議が2004年4月に開催された．その結果（**表1，図1**），明らかな無構造領域を有するもののみをV_N型 pit pattern とすることで合意が得られ，不整腺管構造V_I型 pit pattern に混在する超微小な無構造様所見はV_N型 pit pattern としないこととなった．なお，SM癌の指標としての invasive pattern・高度不整腺管群・scratch sign は付記事項となった．

以上が箱根コンセンサスの内容であるが，これによって，専門外の医師や外国人内視鏡医にもV_N型 pit pattern の理解が容易になったといえる．ただし，逆にV_I型 pit pattern のなかに高度異型腺腫からSM多量浸潤癌まで多彩な病変が含まれることになり，V_I型 pit pattern の分析が今後重要な課題となった．

このような状況下，2005年の厚生労働省がん研究助成金による工藤班「大腸腫瘍性病変における腺口構造の診断学的意義の解明に関する研究」では，V_I型 pit pattern の細分類（軽度不整 vs 高度不整）の定義が決まり[1]，標準化を目指した具体的運用方法が議論されている．V_I型 pit pattern 高度不整の定義は，**表2**のごとくである．逆に，V_I型軽度不整とは，pit の構造異型（不整）が強い，配列の乱れがある，大小不同が強いなどの不整があるが既存の pit が破壊されていないものである（**図2**）．

しかし，V_I高度不整の所見は明らかになったが，その所見の運用（たとえばどれが必須項目であるとか，診断には何項目必要であるなど）については，一定の基準がなく，施設間で若干の差異がある．いずれにしてもV_I高度不整であればSM

表1 箱根 pit pattern シンポジウムによるコンセンサス（2004年）

1．不整腺管構造をV_Iとする．
2．明らかな無構造領域を有するものをV_Nとする．
3．SM癌の指標としての invasive pattern・高度不整腺管群・scratch sign は付記してもよい．

V_Iのさらなる検討を班会議を中心として継続する．

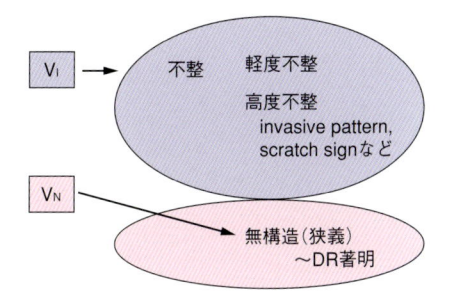

図1 箱根コンセンサスによるV型 pit pattern の定義（2004年）
DR：desmoplastic reaction

表2 V_I型 pit pattern 高度不整に関するコンセンサス（2005年12月，工藤班，横浜）

定義：既存の pit pattern が破壊・荒廃したもの
（所見）
1）pit の内腔狭小化
2）pit 辺縁の不整
3）pit の輪郭不明瞭
4）pit 間被覆上皮（stromal area）の染色性低下・消失
5）scratch sign

注）定義は定まったものの，個々の所見をどのように運用するかについてはまだコンセンサスが得られておらず，今後の検討課題である．

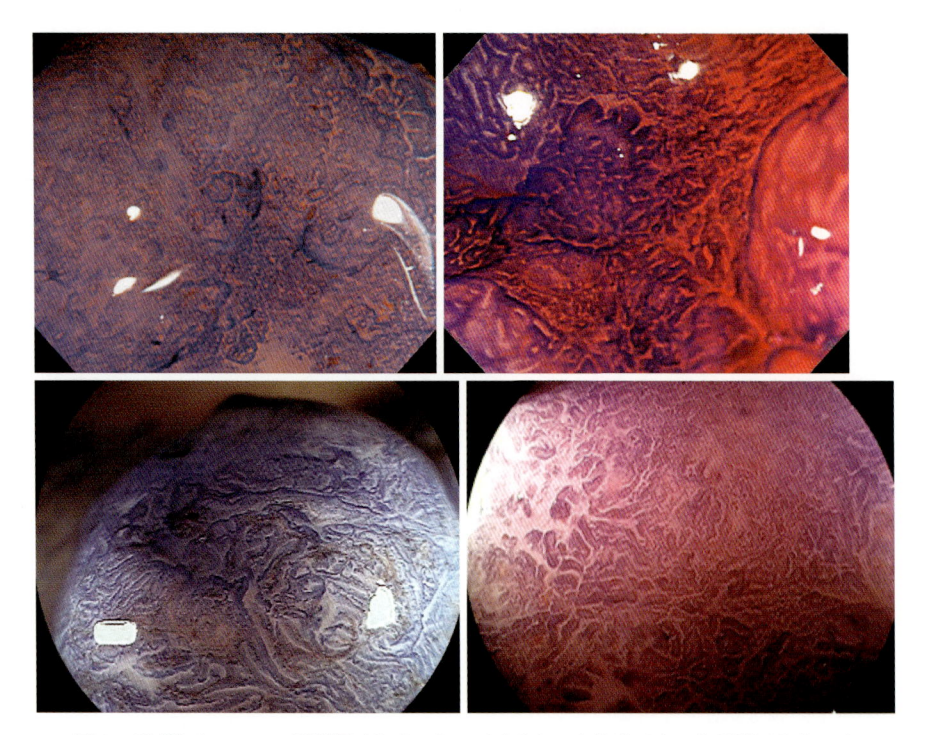

図2 V_I型 pit pattern 細分類（クリスタルバイオレット染色でないと診断できない.）
上段（V_I型軽度不整）：明らかな無構造領域やpitの破壊や荒廃は認めないが，pitの大小不同・配列の乱れや不整構造を呈する．
下段（V_I型高度不整）：不整で辺縁がギザギザしたpit構造，介在粘膜染色性（SA pattern）は不良で，pit辺縁は不明瞭である．

深部浸潤癌の可能性を考えなくてはならないが，V_I軽度不整であれば，M～SM微小浸潤である可能性が高い．

文 献

1) 工藤進英，笹島圭太，小林泰俊，他：V型 pit pattern は箱根合意後に何が変わったか—V_I 高度不整の定義について．早期大腸癌 2006；10：185-193

〔田中信治〕

Column

コラム 大腸腫瘍と生検

　大腸腫瘍の生検に関しては，胃病変とは異なった考え方が必要である．もちろん，浸潤癌と診断し外科的手術を行う症例の組織学的確定診断に生検は必須である．

　一般に，隆起型大腸腫瘍（ポリープ）の場合，腺腫性病変が圧倒的に多く，癌であってもごく一部の腺腫内癌であることが多い．したがって，ポリープを生検して腺腫と病理診断されても，他部位に腺腫内癌が存在する可能性は否定できない．ポリペクトミーは治療手技であると同時に完全生検（total biopsy）としての診断手技でもある．外科的手術の適応でないと判断されたら，拡大観察を含めた内視鏡観察で完全生検としてポリペクトミーを行うか否かを判定しなくてはならない．大きさ，形態，pit pattern などからその適応を決定する．通常，III_L 型 pit pattern の径 5 mm 以下のポリープは治療の必要はない．

　一方，表面型腫瘍の場合，内視鏡的に切除する可能性のある病変に対する生検は禁忌である．大腸の粘膜や粘膜筋板は薄いため，不用意に生検すると，粘膜下層に線維化を生じて non-lifting sign が陽性となる（図）．non-lifting sign が生じるほどの線維化ではなくても，スネアリング時に生検した部位がスネアで絞扼できないことが多く，分割切除にならざるをえなくなる．内視鏡治療目的で紹介された病変が，生検で生じた線維化のために治療に難渋することは少なくない．

〔田中信治〕

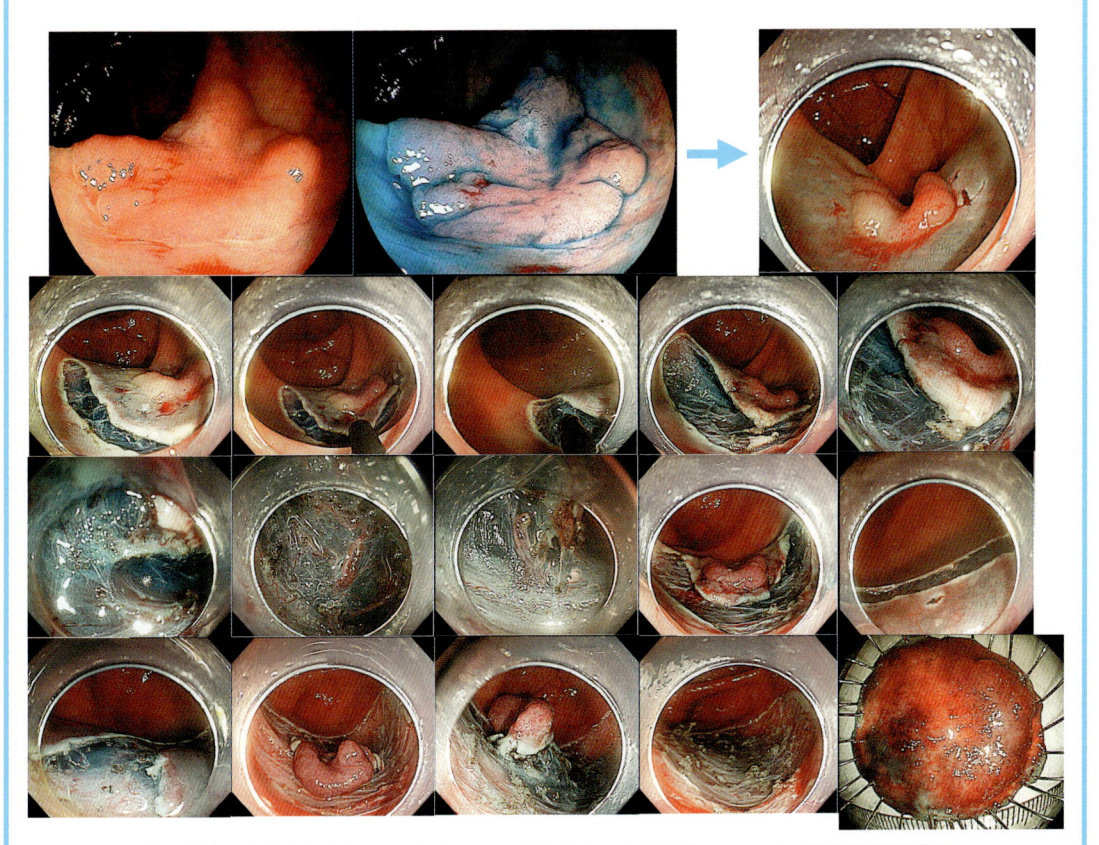

図　術前の生検のために non-lifting sign 陽性になった最大径 30 mm 大の表面隆起型腺腫
病変の中心に生検によるひきつれがみられる．本症例は non-lifting sign 陽性であったが，拡大観察で III_L 型 pit pattern と診断できたため粘膜内病変と診断し，内視鏡的粘膜下層剥離術（ESD）で完全一括摘除を行った．切除標本の病理学的検索の結果は，管状腺管腺腫であった．

大腸鋸歯状病変の分類

岩館峰雄, 佐野 寧

大腸鋸歯状病変の分類

　大腸鋸歯状病変の分類は, まだ議論の余地はあるが, 2010 年 WHO の分類によると Hyperplastic polyp (HP), Traditional serrated adenoma (TSA), Sessile serrated adenoma/polyp (SSA/P) の三つのカテゴリーに大別される[1] (**表**). この鋸歯状病変群は同一病変内に共存し, 通常型腺腫が共存する場合も少なくない. 大腸鋸歯状病変が最近注目されているのは, ミスマッチ修復遺伝子の機能異常に起因する microsatellite instability (MSI) が関与し, 従来の adenoma-carcinoma sequence とは異なった経路 (serrated pathway) で癌化すると考えられているからである.

　1990 年, Longarce, Fengolio-Preiser らが HP に特徴的な鋸歯状構造を有し, 核の異型と重層化を伴う腫瘍性病変を serrated adenoma (SA) と呼称し, その 11% に癌の合併を報告している[2]. SA の癌化は通常型腺腫とほぼ同様の癌化率であり, 治療は通常型腺腫と同様の扱いでよいと考えられる. 一方, 非腫瘍性病変と考えられていた HP にも direct に癌化する症例が報告されはじめ, 興味深いことにほとんどの症例が右側結腸に存在し, 大きさが 10 mm を超える large HP を発生母地としていた. この large HP は, 1994 年 Warner らが提唱した呼称であり内視鏡像も大きな HP として認識されることから臨床的に理解しやすい名称であったが, 2005 年 Snover, Jass らにより sessile serrated polyp (SSP)/adenoma (SSA) という用語が提唱され, 現在 SSA/P と呼ぶことが主流となっている[3,4].

SSA/P の治療基準

　SSA/P の治療基準は, まだコンセンサスが得られていないが, 少なくとも右側結腸にあ

表　大腸鋸歯状病変の分類

HP
Microvesicular type (MVHP)
Goblet cell-rich type (GCHP)
Mucin poor type (MPHP)
SSA/P
Without cytological dysplasia
With cytological dysplasia
TSA
Without conventional dysplasia
With conventional dysplasia

〔文献 1) より〕

る 10 mm 以上の SSA/P は癌化のリスクが高く切除すべき病変と考えられる．

文　献

1) Snover DC, Ahnen DJ, Burt RW, et al：Serrated polyps of the colon and rectum and serrated ("hyperplastic") polyposis. WHO classification of tumours. Pathology and genetics. Tumours of the digestive system（4th ed）. IARC, 2010
2) Longacre TA, Fenoglio-Preiser CM：Mixed hyperplastic adenomatous polyps/serrated adenomas. A distinct form of colorectal neoplasia. Am J Surg Pathol　1990；14：524-537
3) Warner AS, Glick ME, Fogt F：Multiple large hyperplastic polyps of the colon coincident with adenocarcinoma. Am J Gastroenterol　1994；89：123-125
4) Snover DC, Jass JR, Fenoglio-Preiser C, et al：Serrated polyps of the large intestine：a morphologic and molecular review of an evolving concept. Am J Clin Pathol　2005；124：380-391

大腸鋸歯状病変

過形成性ポリープ（HP）

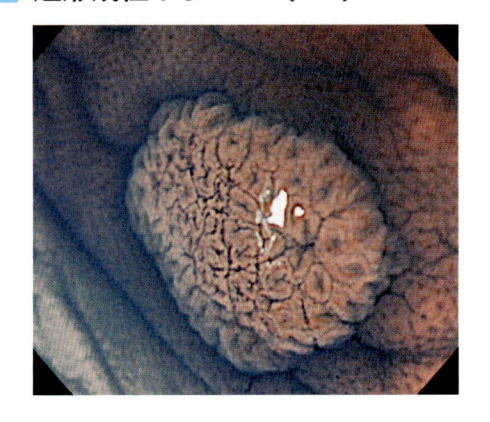

SSA/P

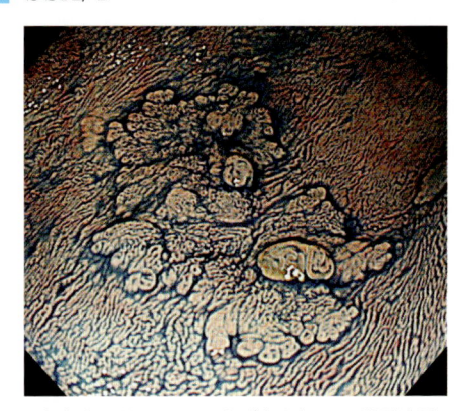

病変内辺縁に SA および中心部に通常型腺腫の小結節を伴っている．

鋸歯状腺腫（TSA）

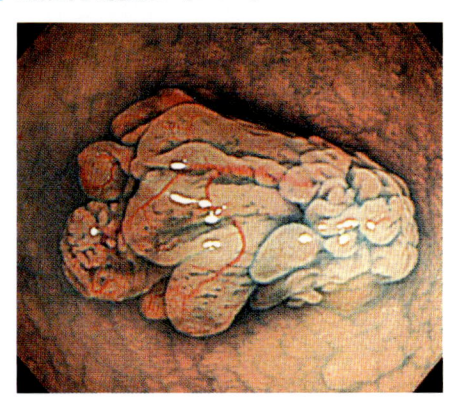

大腸ポリポーシスの分類と鑑別

松本主之, 飯田三雄

大腸ポリポーシスの分類

　大腸ポリポーシスは大腸の広い範囲に各 segment にわたって隆起性病変が多発する病態で, 消化管ポリポーシスの一部分症であることが多い. 組織所見から腺腫性, 過誤腫性, 炎症性, 化生性, その他に大別され（**表**）, 前二者は遺伝性を有している.

　家族性大腸腺腫症では, 多発性大腸腺腫（通常 100 個以上）を認めるが, 腺腫が散在性にとどまることもある. 一方, Turcot 症候群は脳腫瘍を合併するまれな疾患である. Peutz-Jeghers 症候群は Peutz-Jeghers 型ポリープが多発し, 若年性ポリポーシスでは若年性ポリープが多発する. 一方, Cowden 病に発生する隆起の大部分は過形成性ポリープで, 種々の過誤腫が混在する. Cronkhite-Canada 症候群は脱毛や爪の変形などの症状を呈し, 若年性ポリープに類似した隆起が密在する. 炎症性ポリポーシスは既存の大腸炎症性疾患の治癒期に認められる. リンパ濾胞性ポリポーシスは健常者にも認められるが, リンパ増殖性疾患の部分症として発生することがある.

大腸ポリポーシスの内視鏡所見[1]

　腺腫性ポリポーシスでは通常の大腸腺腫と同一の隆起が多発する. 家系や年齢により密

表 大腸ポリポーシスの分類と鑑別点

組織分類			大腸病変			大腸外病変
			形態	数	分布	
腺腫性	家族性大腸腺腫症	あり（常優）	無茎, 亜有茎	無数	全大腸	上部消化管, 骨・軟部腫瘍
	Turcot 症候群	あり（常劣？）	亜有茎	散在（？）	全大腸	脳腫瘍
過誤腫性	Peutz-Jeghers 症候群	あり（常優）	亜有茎, 有茎	散在〜多発	全大腸	色素沈着, 悪性腫瘍
	若年性ポリポーシス	あり（常優）	無茎, 亜有茎, 有茎	散在〜多発	全大腸	心・血管奇形, 大腸癌
	Cowden 病	あり（常優）	無茎	無数	遠位大腸	皮膚・口腔過誤腫
	結節性硬化症	あり（常優）	無茎	無数	遠位大腸	脳内結節, 血管線維腫
炎症性	炎症性ポリポーシス	なし	無茎, 亜有茎	多発	一定せず	炎症性腸疾患
化生性	化生性ポリポーシス	なし	無茎	散在〜多発	遠位大腸	炎症性腸疾患
その他	Cronkhite-Canada 症候群	なし	無茎, イクラ状粘膜	無数	全大腸	胃・小腸
	リンパ濾胞性ポリポーシス	なし	無茎	多発	全大腸	

生型と，非密生型に大別される．また，介在粘膜には平坦型腺腫を伴う．Peutz-Jeghers 症候群と若年性ポリポーシスでは比較的大きな有茎性・亜有茎性隆起が散在し，前者では小結節と脳回状の表面性状を伴うことが多い．一方，Cowden 病と結節性硬化症では遠位大腸に無茎性で褪色調の小隆起が密集し，化生性ポリポーシスが鑑別診断となる．Cronkhite-Canada 症候群では粘液付着を伴う無茎性ないし亜有茎性隆起が密集し，イクラ状の変化が認められる．リンパ濾胞性ポリポーシスは褪色調で平滑な小隆起が全大腸に認められる．一方，炎症性ポリポーシスでは治癒期ないし瘢痕期の潰瘍を伴う．

　以上のように，大腸ポリポーシスの鑑別には個々の隆起の性状と分布に着目する必要がある．加えて，各疾患の大腸外病変の特徴を熟知しておくことも重要である．

文　献
1) 松本主之，檜沢一興，中村昌太郎，他：消化管ポリポーシスの内視鏡診断．胃と腸　2000；35：285-292

大腸ポリポーシス

■ 家族性大腸腺腫症

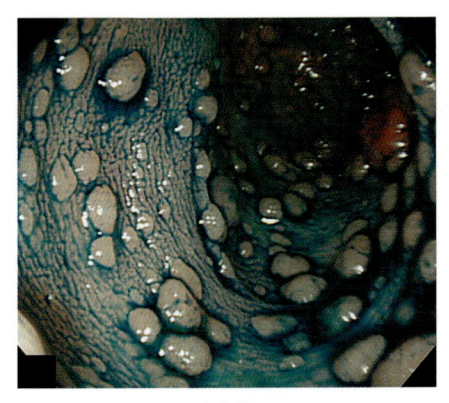

密生型

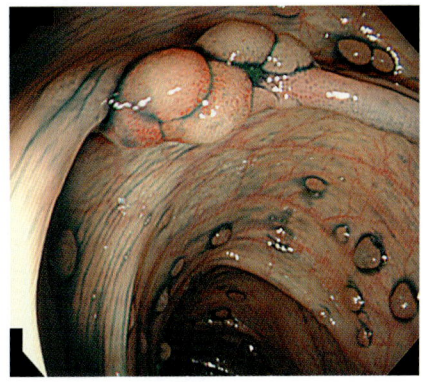

非密生型

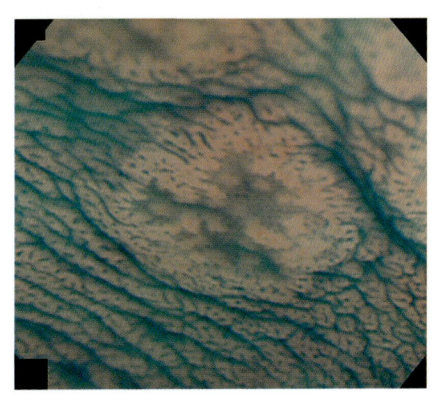

介在粘膜には平坦型腺腫を伴う．

III. 疾患別内視鏡像　[大腸・小腸]

大腸ポリポーシス

Peutz-Jeghers 症候群

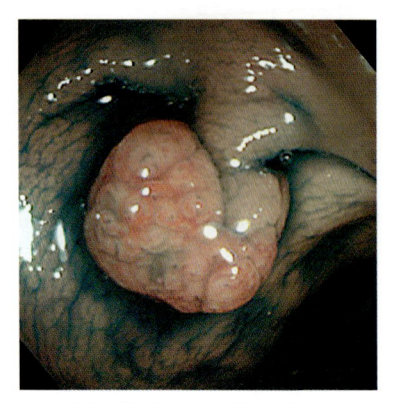

小結節と脳回状の表面性状を伴うことが多い.

若年性ポリポーシス

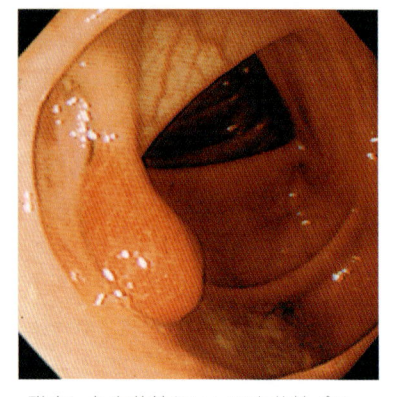

発赤した有茎性ないし亜有茎性ポリープの形態をとる.

Cowden 病

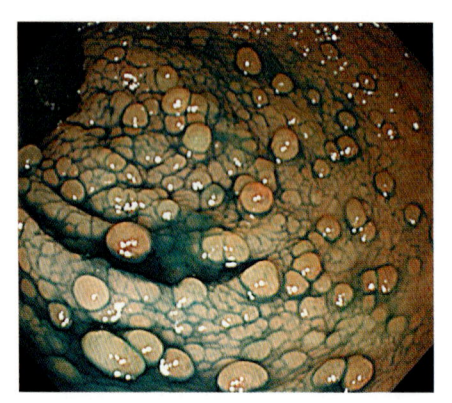

遠位大腸に無茎性で褪色調の小隆起が密集.

Cronkhite-Canada 症候群

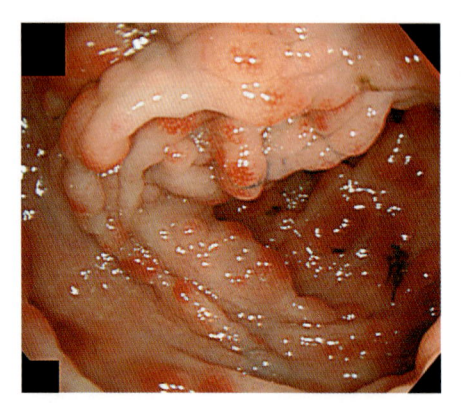

粘液付着を伴う無茎性ないし亜有茎性隆起が密集し, イクラ状の変化が認められる.

Column

コラム　大腸癌のハイリスクとは？

＜大腸癌のリスクファクター＞

これまでの疫学研究などに基づき，大腸癌の発がん要因については，食事や嗜好品などを含めた環境因子の関与が大きいと考えられている．その危険因子としては，動物性脂肪，アルコールなどが，抑制因子として食物繊維，βカロチン，非ステロイド性消炎鎮痛剤などが挙げられる．その他の要因として，女性ホルモン（危険因子），適度な運動（抑制因子）なども報告されている．しかしこのような因子は，関連性が弱かったり，測定が困難であったりするために，大腸癌のハイリスクの指標として一般化するのが難しい[1]．

＜大腸癌のハイリスク群＞

上記のような危険因子に比べ，大腸癌との関連が強く，また明らかとされている，以下のような要因を有するグループがハイリスク群と考えられる．

1）遺伝的要因

家族性大腸腺腫症（familial adenomatous polyposis；FAP）：APC遺伝子の異常により生じる常染色体優性遺伝性疾患で，放置すれば大腸癌の発生危険率はきわめて高く，40歳までに約50％が大腸癌に罹患する．全大腸癌の約1％を占める．

遺伝性非ポリポーシス性大腸癌（hereditary non-polyposis colorectal cancer；HNPCC）：常染色体優性遺伝性疾患で，adenomatous polyposisの合併なく大腸癌を高頻度に発生する．全大腸癌の約5％を占め，若年者や右側結腸に多発してみられることが多い[2]．

2）先行疾患

炎症性腸疾患：癌発生の機序として，慢性的に繰り返す上皮の脱落と再生による細胞の突然変異が考えられ，潰瘍性大腸炎やCrohn病などの炎症性腸疾患患者の発がん率は高い．発がん率は侵された腸管の長さ，発症年齢，罹患期間の長さなどにより増加する[3]．

大腸腺腫の保有者：大腸癌の相当数は，腺腫のがん化によるものと考えられる（adenoma-carcinoma sequence）．一般に大きな腺腫ほどがん化している率が高く，2 cm以上の腺腫の50％以上はがんを混在しているといわれる．

がんの既往：過去に大腸癌の既往がある場合，異時性の大腸癌発生頻度が高いといわれる．また，乳癌・卵巣癌・子宮体癌など婦人科がん患者では，大腸癌のリスクが高いと報告されている．

がん以外の手術既往：胆嚢摘出術や尿管腸吻合術の既往がある場合，大腸癌発生頻度が高い．

家族歴および年齢：大腸癌の家族歴をもつ場合，もたない場合に比べリスクが高く，男女とも加齢に伴いそのリスクは増加する．

文　献

1) 村上良介，日山與彦：大腸癌のハイリスクグループとは？　岩永　剛編：癌診療Q＆A―大腸癌．16-17，医薬ジャーナル社，大阪，1995
2) Lynch HT, Albano WA, Lynch JF, et al：Recognition of the cancer family syndrome. Gastroenterology 1983；84：672-673
3) Morson BC：Cancer and ulcerative colitis. Gut 1996；7：425-426

〔松田尚久，佐野　寧〕

大腸悪性リンパ腫の分類

中村昌太郎, 松本主之

大腸悪性リンパ腫の分類

　　消化管は節外性リンパ腫の好発部位であるが, その多くは胃または小腸に発生する. 大腸悪性リンパ腫はまれであり, 大腸悪性腫瘍の 0.1～0.7%, 消化管原発悪性リンパ腫の 3～10% を占めるにすぎない. 悪性リンパ腫の組織分類は WHO 分類に従うよう推奨されている[1),2)]. 大腸悪性リンパ腫の組織分類とその特徴について表に示す. 大腸では MALT (mucosa associated lymphoid tissue) リンパ腫がもっとも多く, びまん大細胞型 B 細胞リンパ腫 (diffuse large B-cell lymphoma；DLBCL), T 細胞性リンパ腫, 濾胞性リンパ腫なども比較的頻度が高い. また, 頻度は低いが, Burkitt リンパ腫やマントル細胞リンパ腫などの aggressive リンパ腫も大腸病変をきたしうることを念頭におくべきである. 組織型により, 治療方針および臨床経過が異なるので病理組織学的鑑別が重要である.

大腸悪性リンパ腫の内視鏡所見

　　大腸悪性リンパ腫の肉眼形態は多彩であるが, 組織型と相関がみられる (表). MALT リンパ腫は隆起型が多く, 表面平滑ないし結節状の無茎性の粘膜下腫瘍様隆起を呈し, しばしば特徴的ないくら状ないし顆粒状粘膜や拡張した異常小血管が観察される[3),4)]. 一方, DLBCL の多くは潰瘍型や大型の腫瘤を呈し, 進行癌との鑑別を要することがある. 広範囲に多発小隆起を呈する MLP (multiple lymphomatous polyposis) 型は, マントル細胞リンパ腫, 濾胞性リンパ腫, MALT リンパ腫などでみられるが, 大腸では濾胞性リンパ腫の頻度が高い. 顆粒状, 粗糙ないし不整な粘膜をびまん性に認めるびまん型は T 細胞性リンパ

表　大腸悪性リンパ腫の組織分類

	臨床経過	特異的マーカー	肉眼型・内視鏡所見
B 細胞性リンパ腫		**CD20＋, CD79a＋**	
MALT リンパ腫	indolent	t (11；18)/*API2-MALT1*	隆起型＞びまん型, 顆粒状粘膜, MLP 型
濾胞性リンパ腫	indolent	CD10＋, BCL2＋	MLP 型＞隆起型, 混合型
マントル細胞リンパ腫	aggressive	cyclinD1＋, CD5＋	MLP 型＞隆起型, 混合型
びまん大細胞型リンパ腫	aggressive		潰瘍型≧隆起型
Burkitt リンパ腫	aggressive	星空像 (HE)	隆起型≧潰瘍型
その他			
T 細胞性リンパ腫		**CD3＋**	
Enteropathy 関連リンパ腫	aggressive	CD56＋, CD103＋	びまん型 (粗糙粘膜, 多発潰瘍を伴う)
成人 T 細胞白血病/リンパ腫	aggressive	HTLV-1 proviral DNA	びまん型 (粗糙粘膜, アフタを伴う)
その他			

腫または MALT リンパ腫に特徴的である[4]．リンパ腫は，その組織型にかかわらず，小腸および胃病変の検索も必要である．

文　献

1) Swerdlow SH, Campo E, Harris NL, et al（eds）：WHO Classification of Tumours of Haematopoietic and Lymphoid Tissues（4th ed）. IARC, Lyon, 2008
2) Nakamura S, Matsumoto T, Iida M, et al：Primary gastrointestinal lymphoma in Japan：A clinicopathologic analysis of 455 patients with special reference to its time trends. Cancer　2003；97：2462-2473
3) Matsumoto T, Shimizu M, Iida M, et al：Primary low-grade, B-cell, mucosa-associated lymphoid tissue lymphoma of the colorectum：Clinical and colonoscopic features in six cases. Gastrointest Endosc　1998；48：501-508
4) 中村昌太郎, 梁井俊一, 藤田恒平, 他：直腸悪性リンパ腫の臨床病理学的特徴. 胃と腸　2010；45：1359-1370

大腸悪性リンパ腫

■ MALT リンパ腫（隆起型）

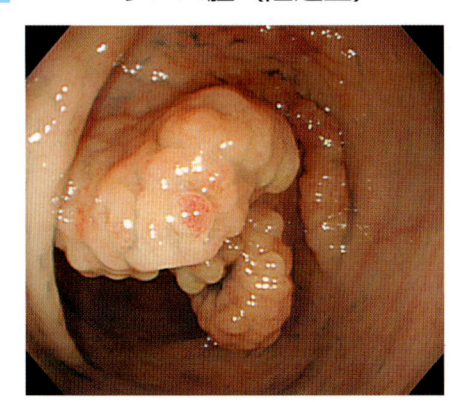

横行結腸の多結節状隆起

■ MALT リンパ腫（びまん型）

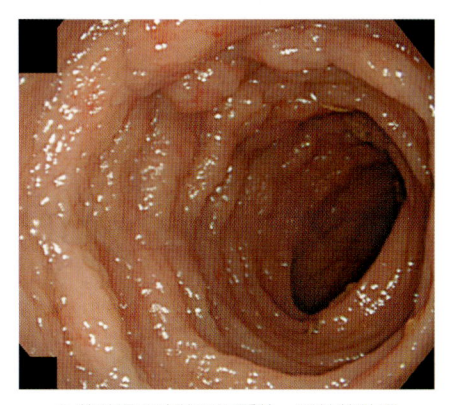

S 状結腸の広範な浮腫状・顆粒状粘膜

■ 濾胞性リンパ腫（MLP 型）

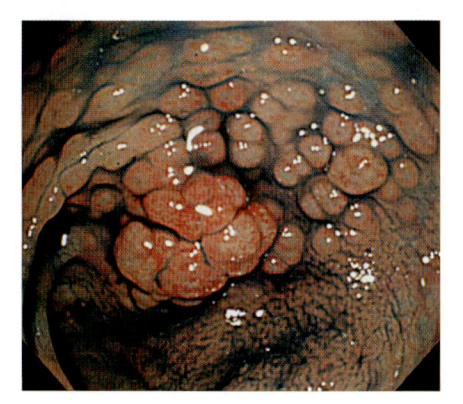

直腸の多発小隆起

大腸悪性リンパ腫

■ マントル細胞リンパ腫（混合型）

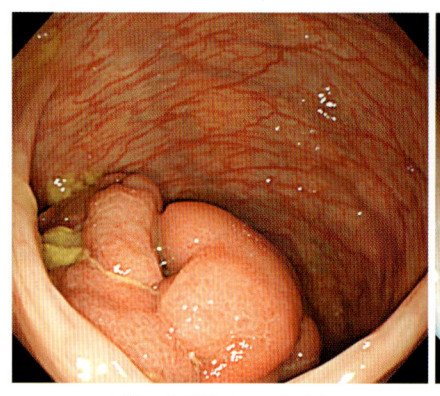

左右同一例

盲腸の多発性 SMT 様隆起

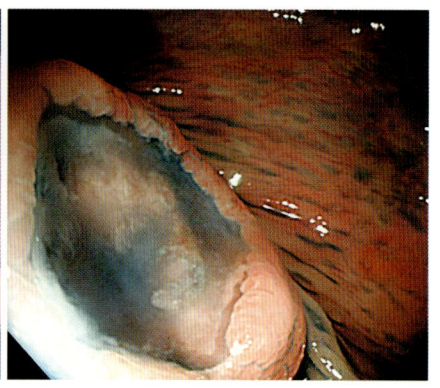

上行結腸の大型潰瘍性腫瘤

■ DLBCL（潰瘍型）

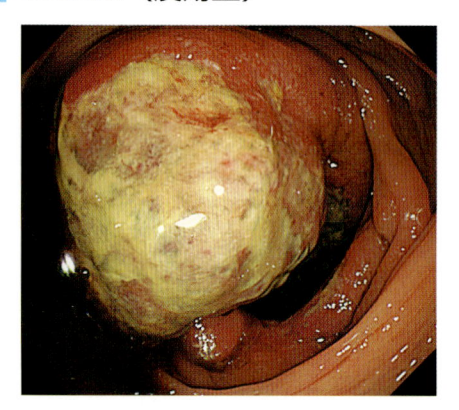

盲腸の巨大な潰瘍性腫瘤

■ DLBCL（隆起型）

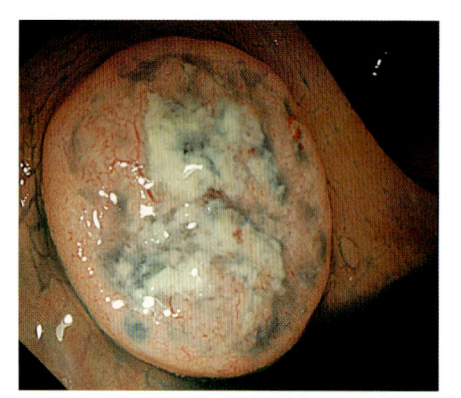

直腸の平盤状隆起

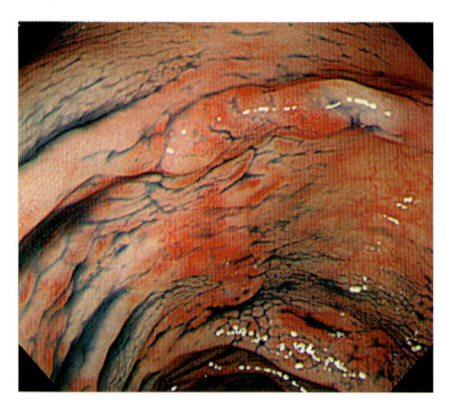

■ 成人 T 細胞リンパ腫（びまん型）

上行結腸の発赤・びらんを伴う浮腫状粘膜

■ 末梢性 T 細胞リンパ腫（混合型）

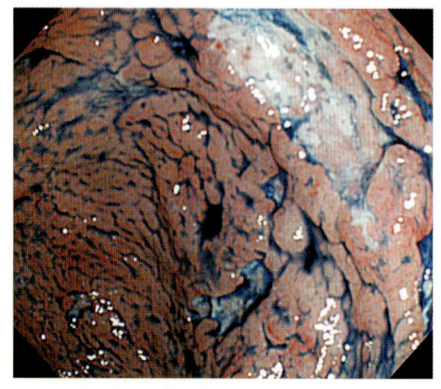

横行結腸のびまん性粗糙粘膜と多発潰瘍

Column

コラム 悪性黒色腫の大腸転移

悪性黒色腫の大腸転移性病変の内視鏡像を提示する[1]．悪性黒色腫は，早期に他臓器転移をきたす非常に予後の悪い疾患である．消化管原発の悪性黒色腫は，食道と肛門管に認められ，その他の部位では小腸原発例の報告がある[2]が，きわめてまれである．原発の診断は，皮膚や多臓器に病変が存在しないこと，消化管上皮基底層に異型メラノサイトを認めその表層では"Pagetoid"様の広がりを病理組織学的に確認することが重要である[3]．

皮膚原発病変からのまれな転移部位としては，脾臓，心臓，甲状腺，副腎，消化管などがある．剖検例での検討では，約半数に消化管への occult metastases を認め，大腸は22％であったと報告されているが[4]，生存中に大腸転移が確認できたのは1％以下であったとの報告もあり[3]，内視鏡検査で悪性黒色腫の大腸転移性病変を観察することは，非常にまれである．

文献

1) Tamura S, Aono R, Onishi S, et al：Metastatic malignant melanoma involving the colon. Gastrointest Endosc 2000；52：393
2) Kadivar TF, Vanec VW, Krishnan EU：Primary malignant melanoma of the small bowel：A case study. Am J Surg 1992；58：418-421
3) Blecker D, Abraham S, Furth EE, et al：Melanoma in the gastrointestinal tract. Am J Gastroenterol 1999；94：3427-3433
4) Das Gupta T, Brasfield R：Metastatic melanoma：A clinicopathologic study. Cancer 1964；17：1323-1338

〔田村 智〕

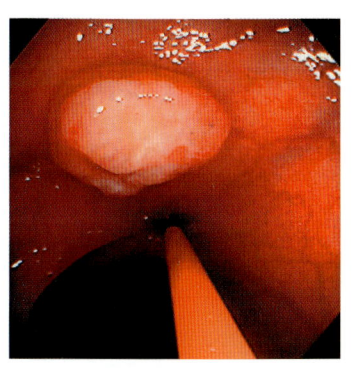

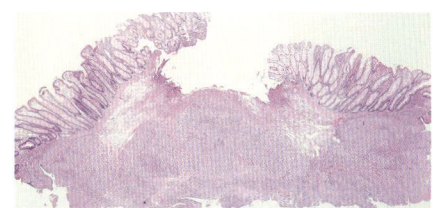

図1

労作時の呼吸困難を主訴に受診した症例で，5年前に右足の黒子の焼灼治療を受けていた．胸部X線検査で，肺に多発 coin lesion を認め，転移性肺腫瘍と診断し，原発巣検索の目的で大腸内視鏡検査を施行した．下行結腸に，13 mm大の亜有茎性病変を認めた．病変の立ち上がりは正常粘膜であり，中央は易出血性の潰瘍形成を伴う病変であった．黒色調を呈する部分は認めなかった．

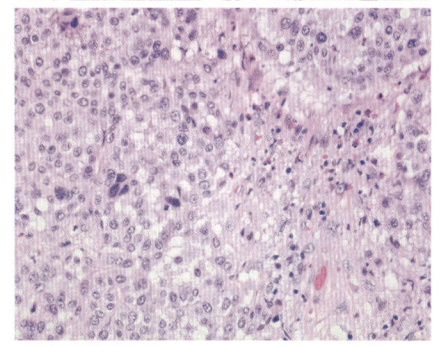

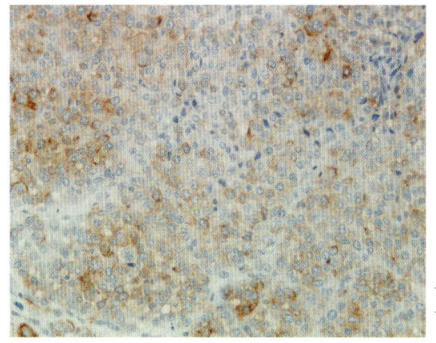

図2

a：診断目的で，EMRを施行した．表面は正常大腸粘膜であり，潰瘍部では粘膜下層が露出していた．（HE，×5）
b：粘膜下層の病変部には，腺癌細胞は認めず，病理組織学的に悪性黒色腫と診断された．（HE，×100）
c：粘膜下層の病変部では，HMB-45が陽性であった．（HMB-45 免疫染色，×100）

Ⅲ. 疾患別内視鏡像　[大腸・小腸]

GIST（Gastrointestinal Stromal Tumor）の定義

浜本順博, 笹田寛子, 平田一郎

GIST の定義とその病理組織学的特徴

現在, 消化管の間葉系腫瘍を c-kit 遺伝子産物（以下, KIT レセプター）の発現の有無で区別することは, KIT レセプター活性阻害薬であるメシル酸イマニチブ（STI-571）が治療薬として使われるようになった今, 臨床的にも重要性を増している. 免疫組織化学でのKIT レセプター発現を golden standard とし, その発現をみるものを GIST という独立した間質系腫瘍として取り扱うことが NIH（National Institute of Health）における GIST のワークショップでも提唱された[1]. 現在の GIST の定義としては, 消化管壁に発生する間葉系腫瘍のうち KIT レセプターを発現する腫瘍ということができる[2]. なお, HE 染色による組織像で GIST を疑うが, 免疫染色で KIT レセプターの発現がみられない場合は KIT レセプターの突然変異の有無を調べることで, より確実な診断に至ると考えられる[3].

肉眼的に GIST は粘膜下腫瘍の形態を呈し, 頂部に潰瘍を形成することがある. 割面像では分葉傾向を認め, 褐色から白色で, 出血と壊死を伴うことが多い（図 1a）. 組織学的には紡錘細胞型（70％）（図 1b, c）, 上皮細胞様型（20％）, 混合型（10％）の 3 種類に

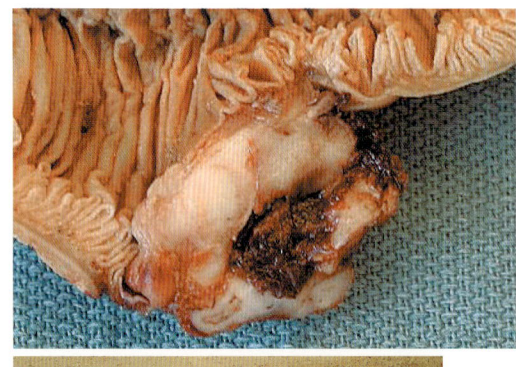

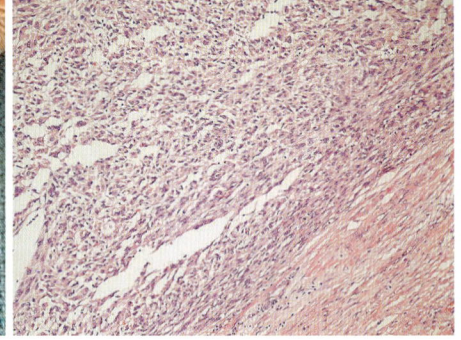

a：肉眼像. 割面は灰白色で分葉状である. 中央に出血と壊死を認める. 明らかな粘膜浸潤はみられない.
b：病理組織像（HE 染色）. 紡錘形の腫瘍細胞で構成されている. 近接する間質組織と比べると細胞密度が高いことがわかる.
c：KIT レセプター免疫染色像. 腫瘍細胞がびまん性に染色されている.

図1　小腸にみられた GIST

分けられる．紡錘細胞型の GIST は比較的均一な好酸性の腫瘍細胞が束状または渦巻状に配列している．核は平滑筋腫のものより丸みを帯び，長径が短く，クロマチンは薄い．核の柵状配列，間質のリンパ球浸潤，小囊胞状の間質の変性がしばしば認められ，schwannoma の組織に似ることがある．また薄い壁の血管に富み，間質の出血を伴うことが多い．上皮細胞様型の GIST は好酸性もしくは透明な細胞質を有する丸みを帯びた腫瘍細胞からなり，上皮性腫瘍やメラノーマなどと間違われることがある．混合型の GIST では上記 2 種類の組織像の混合型，または移行像を示す．

　KIT レセプター陽性の腫瘍を GIST と定義する以上，GIST の大半は KIT レセプターが陽性を示すが，KIT レセプター以外にも GIST では約 70～80％の症例で CD34 陽性であり，また 20～30％の症例で α-smooth muscle actin（α-SMA）陽性を示す．desmin および S-100 蛋白は基本的には陰性である．また，KIT レセプター陰性の症例でも形態学的および免疫組織化学的に GIST と違いを見出せない腫瘍（とくに CD34 陽性例）は GIST と診断すべきとされている[2]．免疫原性には臓器に比較的特異性があり，CD34 陽性例は大腸や食道原発の腫瘍に多く，α-SMA 陽性例は小腸の腫瘍に多い．

GIST の発生部位および予後の組織学的評価について

　GIST は腸管のどこにでも発生するが，それに加え近年同様の病変が腸管外（おもに腸間膜，大網，後腹膜，胆囊や膀胱）からも発生することが明らかになってきた．頻度的には 50～60％が胃，20～30％が小腸，10％が大腸，5％が食道，残りの 5％ほどが腹腔内の各所から発生するといわれている．

　GIST の予後に関しては，発生部位によって違いがあるといわれているが，その違いが腫瘍サイズの違いによるものか，部位による組織形態の違いによるものかについてはまだ明らかではない．GIST の悪性度を規定する因子としてさまざまなものが提唱されているが，予後にもっとも相関すると考えられる因子は腫瘍サイズと細胞分裂数である．また粘膜への浸潤，腫瘍内壊死，細胞密度などが，いくつかの施設での報告において予後に相関する因子であると示されている．しかし，GIST は腫瘍サイズが非常に小さくかつ細胞分裂数が非常に少なくても，まれに転移などで再発することがあり，そのことからも GIST は uncertain malignant potential をもつ腫瘍であると考えたほうがよい．したがって GIST に関しては，良性と悪性の線引きをするよりは，リスク評価を行うことが推奨されている[1]．

大腸の GIST の特徴

　大腸での GIST の発生はまれである．Miettinen らは 37 例の大腸 GIST 症例に関する臨床病理学的特徴を報告している[3]．それによると，大腸 GIST の典型例は腸管腔内外に膨張性に発育し，組織学的に 92％が紡錘細胞型，8％が上皮細胞様型であった．25 例中 19 例で CD117 陽性，27 例中 16 例で CD34 陽性であった．偶発的に発見された例では再発はみられなかったが，1 cm 以上あり細胞分裂像がほとんど認められなかった 10 例のうち 2 例が肝転移で死亡した．また腫瘍径が 1 cm 以上で細胞分裂数が 5/HPF 以上認められた例ではほぼ全例が腫瘍死した．部位では左側から横行結腸に多くみられた（71％）[3]〜[5]．

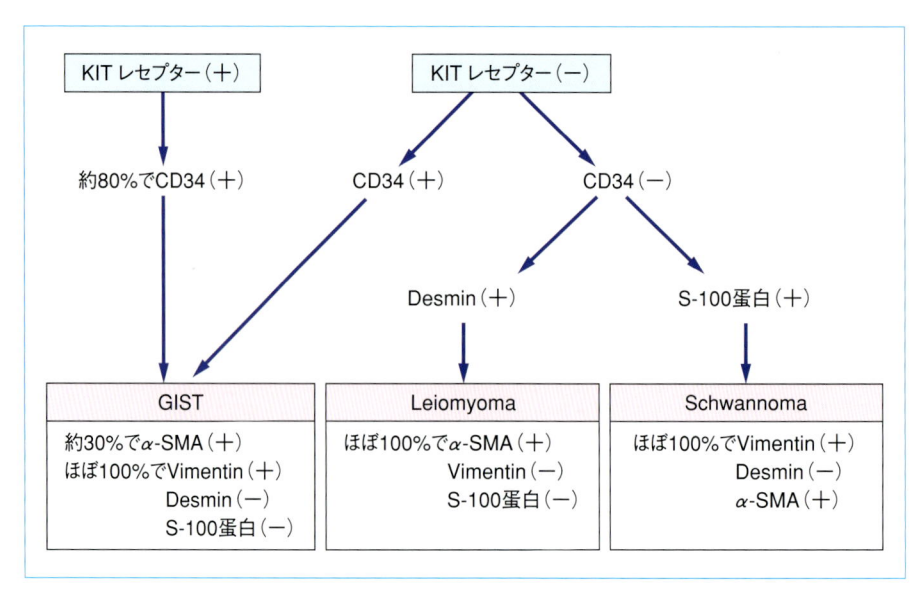

図2 免疫組織化学による消化管間葉系腫瘍の鑑別
〔文献2）より引用〕

他の消化管間葉系腫瘍との鑑別診断

　GISTの概念が導入された初期には，消化管間葉系腫瘍全体を広義のGISTとした経緯があり，一つの腫瘍としての特殊性については明確にされていなかった．しかしCD34さらにはKITレセプターが消化管間葉系腫瘍のうち，ある特定の腫瘍にのみ発現し，明らかな平滑筋腫瘍や神経腫瘍では発現がみられないことが示され，GIST，平滑筋腫瘍，神経腫瘍の分類が明確にできるようになった．HE染色での組織学的特徴から，ほとんどの場合は診断可能であるが，確認のために必ず免疫染色を行い，最終診断を下すことが必要である．実際は図2に示すようなフローチャートで，消化管にみられるおもな間葉系腫瘍を免疫組織化学的に分類することが可能である[2]．なお，免疫染色での分類が明確となり，GISTが独立した特異的な腫瘍として認識されるようになった現在，GISTをsmooth muscle type，neural type，combined typeなどに亜分類することは行われていない．

文　献

1) Fletcher CD, Berman JJ, Corless C, et al：Diagnosis of gastrointestinal stromal tumors：A consensus approach. Hum Pathol　2002；33：459-465
2) 廣田誠一：GISTにおけるc-kit遺伝子の機能獲得性突然変異と分子標的治療．日消誌　2003；100：13-20
3) Miettinen M, Sarlomo-Rikala M, Sobin LH, et al：Gastrointestinal stromal tumors and leiomyosarcomas in the colon：a clinicopathologic, immunohistochemical, and molecular genetic study of 44 cases. Am J Surg Pathol　2000；24：1339-1352
4) Goldblum JR：Gastrointestinal stromal tumors. A review of characteristics morphologic, immunohistochemical, and molecular genetic features. Am J Clin Pathol　2002；117：S49-S61
5) Tworek JA, Goldblum JR, Weiss SW, et al：Stromal tumors of the abdominal colon：a clinicopathologic study of 20 cases. Am J Surg Pathol　1999；23：937-945

GIST

■ 直腸の GIST

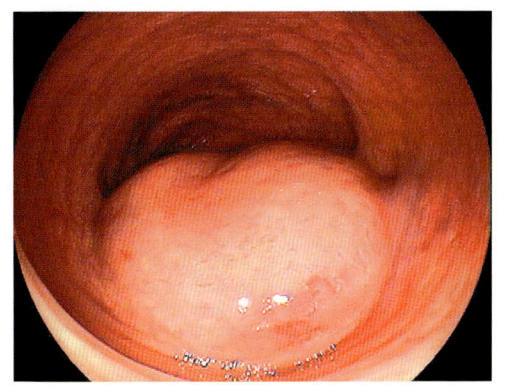

（広島大学　田中信治先生の症例）

■ 小腸（空腸）の GIST

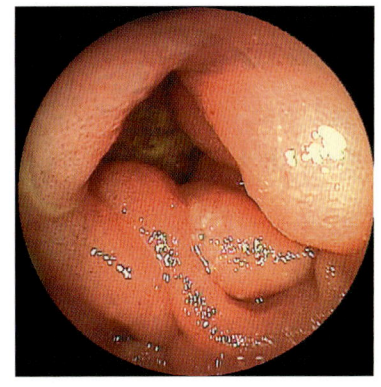

（福岡大学　八尾建史先生の症例）

疾患別内視鏡像

GIST（Gastrointestinal Stromal Tumor）の定義

313

潰瘍性大腸炎の内視鏡所見

岩男　泰

潰瘍性大腸炎の診断

　潰瘍性大腸炎の診断は，厚生省（現　厚生労働省）特定疾患難治性炎症性腸管障害調査研究班で作成された診断基準（案）（**表1**）が主として用いられている[1]．病変の拡がりによる病型分類（**表2**），病期分類（**表3**），臨床的重症度による分類，活動期内視鏡所見による分類，臨床経過による分類，病変の肉眼所見による病型分類などがある．ここでは，活動期内視鏡所見による分類（**表4**）を示すが，軽度，中等度，強度に分類されており，古くから汎用されているMattsの分類（318頁，表）も，基本的には同様の内容である[2]．

潰瘍性大腸炎の内視鏡所見

　潰瘍性大腸炎の活動期には，粘膜内へのびまん性の炎症細胞浸潤のため，粘膜は混濁して浮腫状となり，血管透見像は消失する．また，発赤，びらん・小潰瘍の形成，膿性粘液の付着がみられ，粘膜表面は粗糙で細顆粒状を呈する．炎症が強くなると粘膜の浮腫は増強し潰瘍形成がみられ，さらに融合して地図状の潰瘍を呈する．粘膜は脆弱で容易に接触出血を起こすようになる．重症になると著明な自然出血がみられ，潰瘍も深く大きくなり，広範囲の粘膜脱落のため，島状に取り残された残存粘膜がポリープ状にみえることもある．これらの所見が肛門輪直上から上行性に，口側へ向かってびまん性・連続性にみられれば診断は容易であるが，重症度の判定には病変の範囲（罹患範囲）も加味する必要がある．また，病期や経過年数，治療による影響が加わり，その内視鏡像は多彩でさまざまな所見をとりうることも知っておく必要がある．粘膜の脱落が激しく深掘れの潰瘍を伴ったものは，血管網が回復しても走行が不規則で枯れ枝状，樹枝状の血管網を呈する．また，炎症性ポリープや粘膜橋（mucosal bridge）などや，多発潰瘍瘢痕のために偽憩室の形成をみることもある．

　なお，急性活動期の内視鏡重症度分類は治療法の選択に際して有用であるが，治癒過程にある内視鏡所見を表現するには適していない欠点がある．すなわち，内視鏡的に強度の内視鏡像が中等度，軽度へと変化するわけではない．治療効果判定には自然出血の消失や，周囲粘膜の浮腫の軽減など，経時的に比較して総合的な判断を行う必要がある．

文　献
1) 棟方昭博：潰瘍性大腸炎診断基準（案）．厚生省特定疾患難治性炎症性腸管障害調査研究班平成9年度研究報告書．96-99，1998
2) Matts, SGF：The value of rectal biopsy in the diagnosis of ulcerative colitis. Quart J Med　1961；30：393-407

表1　潰瘍性大腸炎診断基準改訂案

次のa）のほか，b）のうちの1項目，およびc）を満たし，下記の疾患が除外できれば，確診となる．
a）臨床症状：持続性または反復性の粘血・血便，あるいはその既往がある．
b）①内視鏡検査：i）粘膜はびまん性におかされ，血管透見像は消失し，粗ぞうまたは細顆粒状を呈する．さらに，もろくて易出血性（接触出血）を伴い，粘血膿性の分泌物が付着しているか，ii）多発性のびらん，潰瘍あるいは偽ポリポーシスを認める．
　　②注腸X線検査：i）粗ぞうまたは細顆粒状の粘膜表面のびまん性変化，ii）多発性のびらん，潰瘍，iii）偽ポリポーシス，を認める．その他，ハウストラの消失（鉛管像）や腸管の狭小・短縮が認められる．
c）生検組織学的検査：活動期では粘膜全層にびまん性炎症性細胞浸潤，陰窩膿瘍，高度な杯細胞減少が認められる．緩解期では腺の配列異常（蛇行・分岐），萎縮が残存する．上記変化は通常直腸から連続性に口側にみられる．

b）c）の検査が不十分，あるいは施行できなくとも，切除手術または剖検により，肉眼的および組織学的に本症に特徴的な所見を認める場合は，下記の疾患が除外できれば，確診とする．

除外すべき疾患は，細菌性赤痢，アメーバ赤痢，サルモネラ腸炎，キャンピロバクタ腸炎，大腸結核などの感染性腸炎が主体で，その他にクローン病，放射線性大腸炎，薬剤性大腸炎，リンパ濾胞増殖症，虚血性大腸炎，腸管ベーチェットなどがある．

注1）まれに血便に気付いていない場合や，血便に気付いてすぐに来院する（病悩期間が短い）場合もあるので注意を要する．
注2）所見が軽度で診断が確実でないものは「疑診」として取り扱い，後日再燃時などに明確な所見が得られた時に本症と「確診」する．

〔厚生省特定疾患難治性炎症性腸管障害調査研究班　平成9年度報告書〕

表2　病変の拡がりによる病型分類

全大腸炎	total colitis
左側大腸炎	left-sided colitis
直腸炎	proctitis
右側あるいは区域性大腸炎	right-sided or segmental colitis

注3）直腸炎は，前述の診断基準を満たしているが，内視鏡検査により直腸S状部（Rs）の口側に正常粘膜を認めるもの．
注4）左側大腸炎は，病変の範囲が横行結腸中央部を越えていないもの．
注5）右側あるいは区域性大腸炎は，クローン病や大腸結核との鑑別が困難で，診断は経過観察や切除手術または剖検の結果を待たねばならないこともある．

〔厚生省特定疾患難治性炎症性腸管障害調査研究班　平成9年度報告書〕

表3　病期の分類

活動期	active stage
寛解期	remission stage

注6）活動期は血便を訴え，内視鏡的に血管透見像の消失，易出血性，びらん，または潰瘍などを認める状態．
注7）寛解期は血便が消失し，内視鏡的には活動期の所見が消失し，血管透見像が出現した状態．

〔厚生省特定疾患難治性炎症性腸管障害調査研究班　平成9年度報告書〕

表4　活動期内視鏡所見による分類

軽度	血管透見像消失　粘膜細顆粒状　発赤，小黄色点
中等度	粘膜粗ぞう，びらん，小潰瘍，易出血性（接触出血），粘血膿性分泌物付着
強度	広範な潰瘍，著明な自然出血

〔厚生省特定疾患難治性炎症性腸管障害調査研究班　平成9年度研究報告書〕

Ⅲ．疾患別内視鏡像　［大腸・小腸］

潰瘍性大腸炎の活動期内視鏡所見

■ 軽　　度

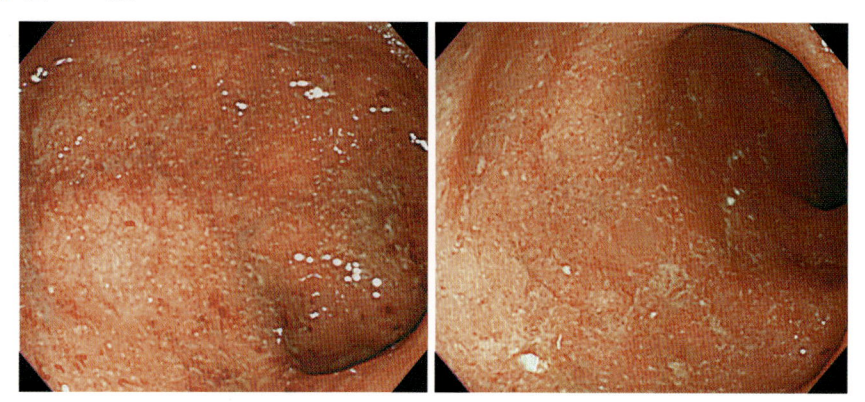

粘膜は混濁し血管透見が消失，小びらんが多発し，細顆粒状を呈している．

■ 中 等 度

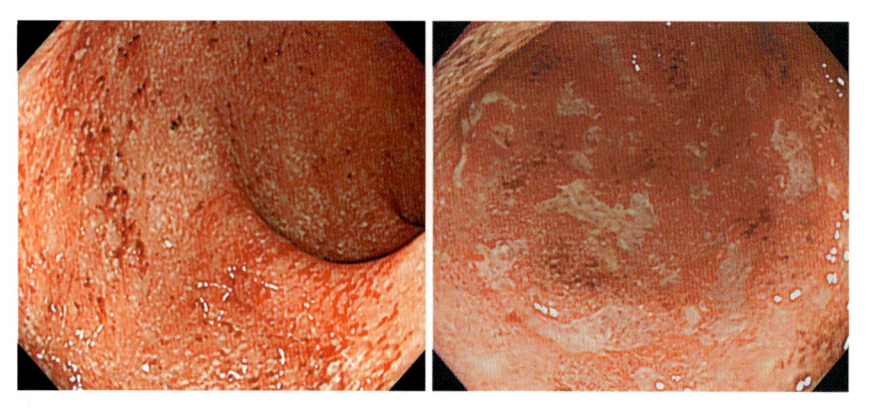

a：粘膜は脆弱で易出血性である．

b：浅い潰瘍が融合し地図状潰瘍を形成している．

■ 重　　度

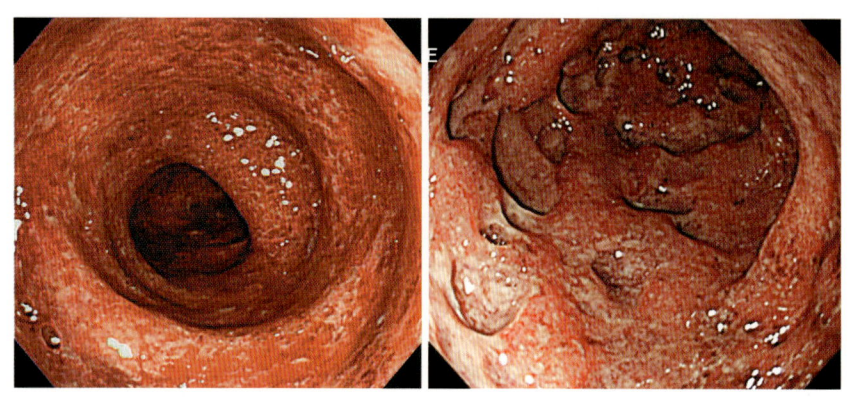

a：著明な自然出血を認める．

b：粘膜が広範囲に脱落し，残存粘膜がポリープ状にみえる．

Column

過敏性腸症候群
（irritable bowel syndrome；IBS）

　大腸を中心とした腸管の機能異常で腹痛と便通異常を慢性に訴える一つの症候群で，器質的疾患が除外されていることが前提である．消化器病患者の，約20％を占めるといわれている．

　便通異常から，下痢型：便秘型：交替型に分類され，その比は2：1：0.5である．

　原　因：病態として，ストレスに端を発する，"脳・腸相関"が重要で，以下の異常をもたらす．
　① 消化管運動異常
　② 消化管知覚過敏（痛みの閾値低下）
　③ 心理的異常（うつ状態，不安神経症など）
が存在し，具体的には，lower esophageal sphincter 圧低下に伴う胃食道逆流や，胃結腸反射の亢進．さらに，便秘型ではS状結腸内圧上昇に伴い，S状結腸が弁の役割をするため，痙攣性便秘を起こし，兎糞状の便を排泄する．下痢型では，全体の内圧低下に伴い，わずかの蠕動で便通過が促進される．

　症　状：腹痛，便通異常，放屁．腸管外症状としては，疲労感，頭痛，動悸，息切れ，頻尿，抑うつ，不眠，などを呈する．

　診断基準：2006年に提唱されたRome III 基準では，機能性腸障害に分類され，「6カ月以上前の発症で，過去3カ月間，月に3日以上腹部症状が発現し，次の2項目以上を認める：① 排便で軽快，② 発症時に排便回数が変化，③ 発症時に便性状が変化」とあるが，器質的疾患の除外が必要である．

　治　療：

　1．薬物；軽症，中等症，重症と進むにつれて，腹部症状に対する薬物から，抗不安薬・抑うつ薬・睡眠薬あるいはその併用が必要になり，症状に応じてそれらを増量したり，抗精神薬への変更が必要となる．

　2．生活指導；軽症，中等症，重症と進むにつれて，単なるライフスタイルの改善から，精神科的サポートを行う．

〔田村　智〕

潰瘍性大腸炎の Matts 内視鏡分類

五十嵐正広

潰瘍性大腸炎の内視鏡分類

　Matts 分類とは，潰瘍性大腸炎の内視鏡的重症度を示す分類として 1961 年 Matts[1] により呈示されたものであり，表 のように分類されている．その後本邦では，厚生省研究班により活動期（軽度，中等度，強度）の内視鏡分類（p. 315, 表 4）が示されている[2]．Matts 分類は，活動期を示す内視鏡分類として研究発表や研究論文でも広く使用されている．この分類は現在のように内視鏡検査が容易に行われる以前の時代の分類であり，Grade 4 では幅広い状態が含まれることになる．すなわち，一部に潰瘍がみられるものから粘膜が広汎に脱落するものまでを含む．しかし，これに代わる分類がないことから臨床的で実用的な分類として受け入れられている．一方，内視鏡画像が高解像度となり，微細な病変まで観察可能となった現在の状況にそぐわない[2]ことも事実であり，高解像度画像による新たな分類が提唱されてもよい時代ではと考える．

潰瘍性大腸炎の Matts 分類（内視鏡的重症度）

　Matts 分類では潰瘍性大腸炎の内視鏡的重症度を以下の 4 段階に分類している．

表　Matts の内視鏡分類

Grade 1	正常	
Grade 2	軽度	血管透見像なし
		易出血性なし，または軽度
		自然出血なし
		粘膜発赤軽度，微細顆粒状
		膿性粘液の付着なし
Grade 3	中等度	血管透見像なし
		易出血性あり
		自然出血あり
		粘膜浮腫状，発赤しやや粗糙
		膿性粘液の付着あり
Grade 4	強度	潰瘍
		易出血性
		自然出血著明
		膿性粘液の付着あり
		腸管の拡張不良
		広汎な粘膜の脱落

Grade 1（正常）：血管透見像も正常であり，易出血性もない状態．

Grade 2（軽度）：血管透見像が消失，易出血性はないか軽度，自然出血なく，粘膜の発赤は軽度で微細顆粒状，膿性粘液の付着がない状態．

Grade 3（中等度）：血管透見像なく，易出血性で自然出血を伴い，粘膜は浮腫状で発赤してやや粗糙であり膿性粘液が付着している状態．

Grade 4（強度）：a．浅い潰瘍が多発するものから，b．潰瘍が明らかで易出血性，自然出血も著明，膿性粘液の付着があり腸管の拡張不良な状態を示す状態．また，c．広汎な潰瘍のため粘膜が脱落しているものなども含まれる．

文　献

1) Matts SGF：The value of rectal biopsy in the diagnosis of ulcerative colitis. Quart J Med　1961；120：393-407
2) 棟方昭博：潰瘍性大腸炎診断基準改定案．厚生省特定疾患難治性炎症性腸管障害調査研究班（班長：下山　孝）平成9年度研究報告書．96-99，1998

潰瘍性大腸炎の Matts 内視鏡分類

Grade 2

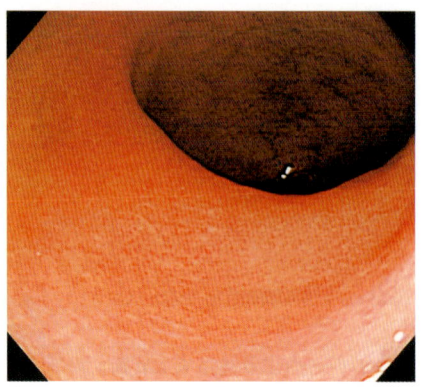

血管透見像みられず粘膜の発赤軽度で膿性粘液の付着はみられない．

Grade 3

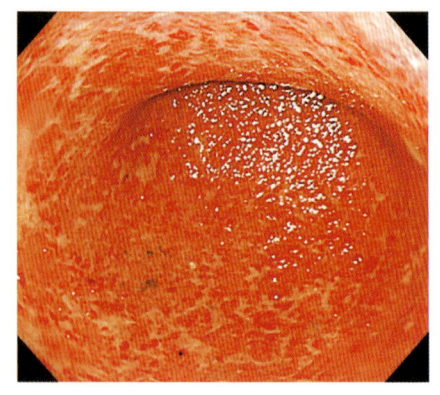

血管透見像なく，粘膜は発赤し浮腫状，膿性粘液が付着している．

Grade 4

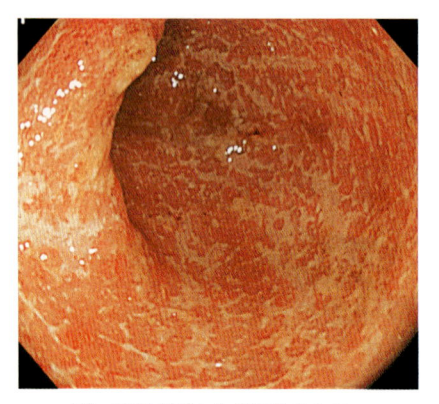

a：浅い潰瘍がびまん性にみられる．

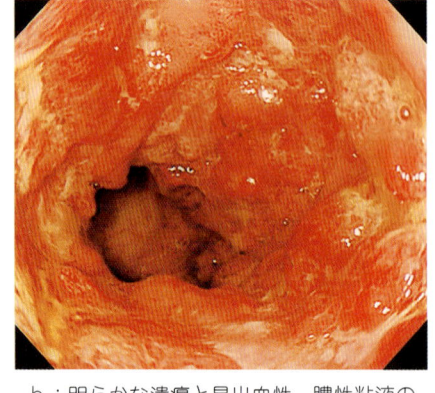

b：明らかな潰瘍と易出血性，膿性粘液の付着，腸管の拡張不良を認める．

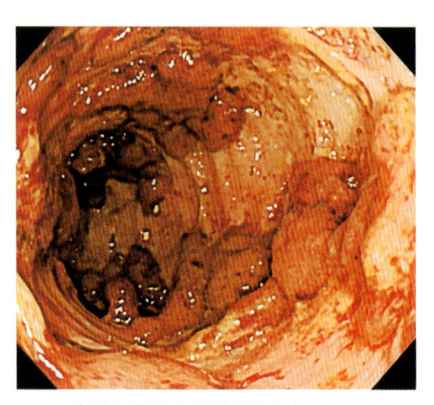

c：広汎な粘膜の脱落がみられる．

Column

潰瘍性大腸炎の Matts 以外の内視鏡分類

Matts 分類はわが国では頻用されているが，元来内視鏡評価を目的に提案されたものではないため海外での引用頻度は低い．現在欧米で用いられる頻度の高い分類を三つ紹介する（表 1～3）．

1）Baron index[1]（表 1）

出血程度に基づいた分類である．出血の程度は評価者間でばらつきが少ないとの考えに基づき作成されているが，内視鏡施行者本人でなければ判定し難い面もある．

2）Rachmilewitz index[2]（表 2）

顆粒像，血管透見像，粘膜の脆弱性および粘膜損傷の 4 項目をスコア化し，合計 0～12 点の index を提唱している．治療による経時的変化を捉えやすくなっていることが特徴であり，スコア 4 以下は Endoscopic remission とされ，粘膜治癒が定義づけられている．

3）Mayo score[3]（表 3）

infliximab の潰瘍性大腸炎に対する臨床試験（ACT1，ACT2）で本 index が引用されているように，近年の clinical trial での採択率は高い．内容は Matts 分類に近似している．

文 献

1) Baron JH, Connell AM, Lennard-Jones JE：Variation between observers in describing mucosal appearances in proctocolitis. Br Med J 1964；1：89-92
2) Rachmilewitz D：Coated mesalazine（5-aminosalicylic acid）versus sulphasalazine in the treatment of active ulcerative colitis：a randomised trial. BMJ 1989；298：82-86
3) Schroeder KW, Tremaine WJ, Ilstrup DM：Coated oral 5-aminosalicylic acid therapy for mildly to moderately active ulcerative colitis. A randomized study. N Engl J Med 1987；317：1625-1629

〔上野義隆，田中信治〕

表 1　Baron の内視鏡所見分類

所　見	活動度	グレード
正常粘膜（自然出血なし，易出血性なし）	正常	0
グレード 0 と 2 の間の所見	異常だが出血なし	1
自然出血は認めないが，易出血性	中等度出血あり	2
自然出血を認め，易出血性	高度出血あり	3

〔Baron JH, et al：Br Med J 1964；1：89-92[1] より改変引用〕

表 2　Rachmilewitz の内視鏡所見分類

評価項目	スコア 0	スコア 1	スコア 2	スコア 4
1：顆粒像（反射光による判定）	正常	—	あり	
2：血管透見像	正常	弱い/乱れ	まったくない	
3：粘膜の脆弱性	なし	—	軽度（接触出血）	高度（自然出血）
4：粘膜損傷（粘液，フィブリン，滲出物，びらん，潰瘍）	なし	—	軽度	高度

全スコア：各スコアの合計　　〔Rachmilewitz D：BMJ 1989；298：82-86[2] より改変引用〕

表 3　Mayo の内視鏡所見分類（Schroeder の症状スコアより）

所　見	グレード
正常か非活動性	1
軽症（発赤，血管透見像の減少，軽度脆弱性）	2
中等症（著明な発赤，血管透見像の消失，脆弱性，びらん）	3
重症（自然出血，潰瘍形成）	4

〔Schroeder KW, et al：N Engl J Med 1987；317：1625-1629[3] より改変引用〕

大腸クローン病の内視鏡所見

岩男　泰

クローン病の診断

　クローン病の診断は厚生労働省難治性疾患克服研究事業難治性炎症性腸管障害調査研究班で作成された診断基準（案）が用いられている[1]．病変部位・分布によって小腸型，小腸大腸型，大腸型に分類される．大腸型のうち直腸に限局する直腸型や，胃・十二指腸などの上部消化管，直腸，虫垂・盲腸などに限局する特殊型も報告されている．内視鏡的重症度による分類も試みられているが，汎用されているものはない．内視鏡所見による分類はなされていないが，診断基準（表）で主要所見，副所見とされた特徴的な内視鏡所見を示す．

表　クローン病診断基準（案）

（1）主要所見
　〈A〉縦走潰瘍（註7）
　〈B〉敷石像
　〈C〉非乾酪性類上皮細胞肉芽腫（註8）
（2）副所見
　〈a〉消化管の広範囲に認める不整形〜類円形潰瘍またはアフタ（註9）
　〈b〉特徴的な肛門病変（註10）
　〈c〉特徴的な胃・十二指腸病変（註11）
確診例：｛1｝主要所見の〈A〉または〈B〉を有するもの．（註12）
　　　　｛2｝主要所見の〈C〉と副所見の〈a〉または〈b〉を有するもの．
　　　　｛3｝副所見の〈a〉〈b〉〈c〉すべてを有するもの．
疑診例：｛1｝主要所見の〈C〉と副所見の〈c〉を有するもの．
　　　　｛2｝主要所見の〈A〉または〈B〉を有するが虚血性腸病変や潰瘍性大腸炎と鑑別ができないもの．
　　　　｛3｝主要所見の〈C〉のみを有するもの．（註13）
　　　　｛4｝副所見のいずれか2つまたは1つのみを有するもの．

註7）小腸の場合は，腸間膜付着側に好発する．
註8）連続切片作成により診断率が向上する．消化管に精通した病理医の判定が望ましい．
註9）典型的には縦列するが，縦列しない場合もある．また，3ヶ月以上恒存することが必要である．また，腸結核，腸型ベーチェット病，単純性潰瘍，NSAIDs潰瘍，感染性腸炎の除外が必要である．
註10）裂肛，cavitating ulcer，痔瘻，肛門周囲膿瘍，浮腫状皮垂など，Crohn病肛門病変肉眼所見アトラスを参照し，クローン病に精通した肛門病専門医による診断が望ましい．
註11）竹の節状外観，ノッチ様陥凹など，クローン病に精通した専門医の診断が望ましい．
註12）縦走潰瘍のみの場合，虚血性腸病変や潰瘍性大腸炎を除外することが必要である．敷石像のみの場合，虚血性腸病変を除外することが必要である．
註13）腸結核などの肉芽腫を有する炎症性疾患を除外することが必要である．

〔厚生労働科学研究費補助金難治性疾患克服研究事業　難治性炎症性腸管障害に関する調査研究班　平成21年度総括・分担研究報告書〕

クローン病の典型的な内視鏡所見

1. 縦走潰瘍

クローン病の典型的な内視鏡所見は腸管の長軸方向に走向する縦走潰瘍である．小腸では腸間膜付着側，大腸では結腸ひもに沿ってみられることが多い．多発することが多く，小さな縦走潰瘍が縦に連なる程度のものから，深く幅広いものまで，その長さや幅はさまざまである．4〜5 cm 以上の長さをもつものと定義されているが，絶対的な基準ではない．びまん性の炎症を起こしている場合を除けば，潰瘍間の介在粘膜のどこかに血管透見を認め，孤立性潰瘍（discrete ulcer）としての性質が確認できる．辺縁に玉石様の隆起を高頻度に伴う．

2. 敷石像

敷石像は完成像といえるもので，敷石の表面は比較的平滑でみずみずしく，急性増悪期を除くと発赤など粘膜面の炎症所見が軽いことが多い．縦走潰瘍の間の粘膜に玉石状の隆起が多発し，敷き詰められたようになったものが敷石像と考えてよい．

3. 縦列する不整形潰瘍またはアフタ

初期病変としてはアフタ病変や不整形の小潰瘍がある．それだけでは他の疾患にもみられ鑑別が必要であるが，消化管の広範囲に認める場合や腸管の長軸方向に沿って配列する所見があればクローン病の確率はかなり高い．さらに非乾酪性類上皮細胞肉芽腫が検出されれば確定診断となる．

4. 上部消化管病変

下部消化管に典型像を呈していない疑診例では，上部消化管の検索と生検による検索が重要になる．胃病変は前庭部に頻度が高く，発赤やアフタ，たこいぼびらんなどの所見が多い．噴門部直下の竹の節様所見もよくみられる所見であり，十二指腸では小びらんや潰瘍の縦走配列，数珠状隆起などの所見がみられる．

5. 肛門病変

クローン病では痔瘻，肛門周囲膿瘍など肛門部病変を高率に随伴する．複雑痔瘻や cavitating ulcer など難治性の肛門病変は Crohn's anus とも呼ばれる特徴的な所見を呈する．

文献

1) 飯田三雄：新しいクローン病診断基準（案）．厚生労働科学研究費補助金難治性疾患克服研究事業 難治性炎症性腸管障害に関する調査研究班 平成 21 年度総括・分担研究報告書, p.483, 2010

大腸クローン病

■ 縦走潰瘍

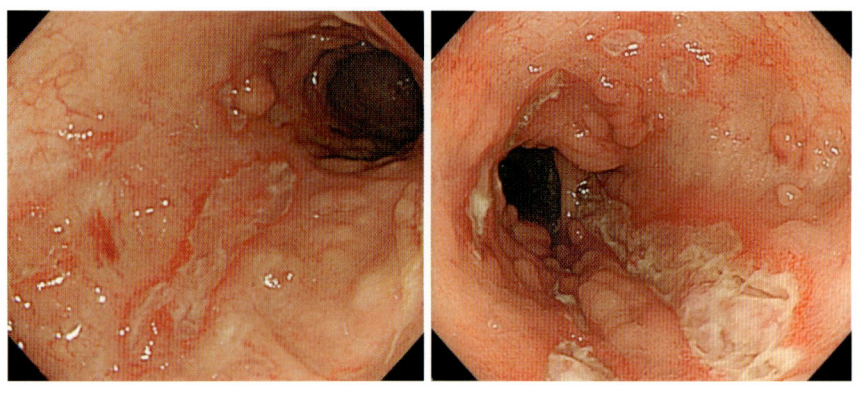

幅広で帯状の縦走潰瘍を認める．周囲の介在粘膜には血管透見像もみられる．

■ 敷石像

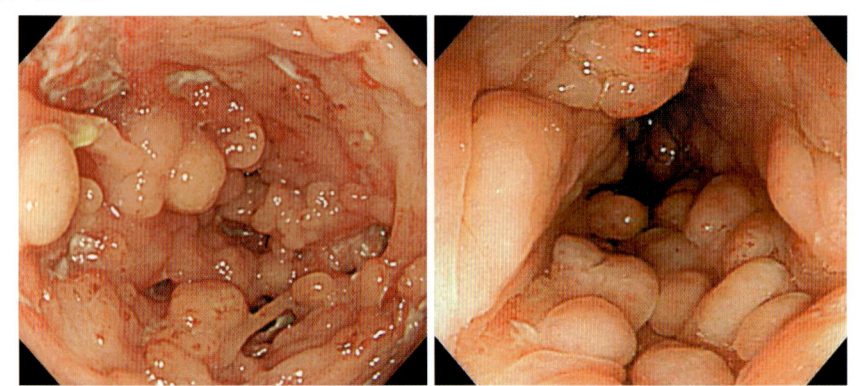

丸い玉石状の隆起が密集している．

■ 縦列する小不整形潰瘍

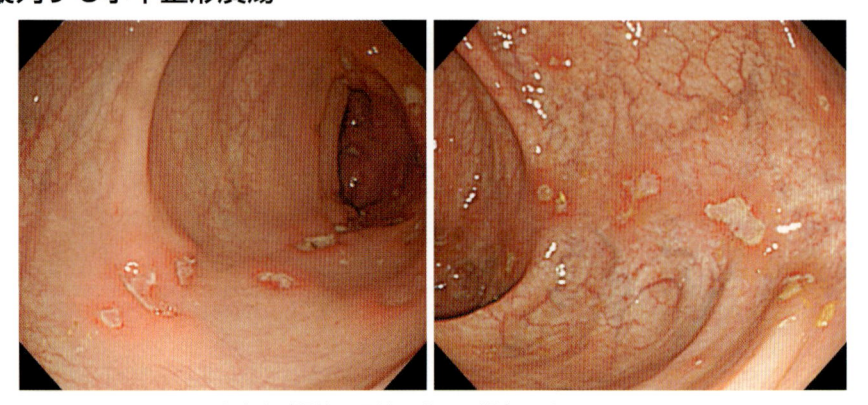

小潰瘍が腸管の長軸に沿って縦走配列している．

大腸クローン病

■ 上部消化管病変

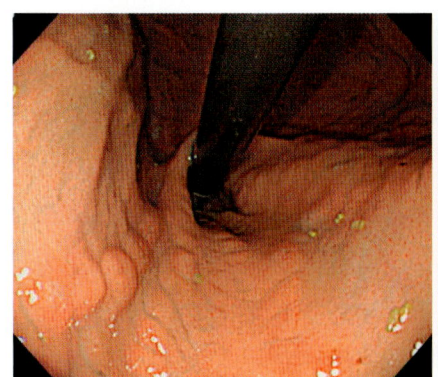

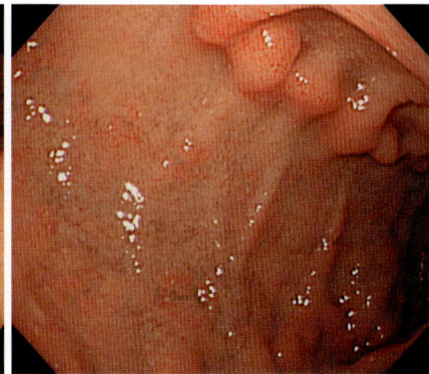

噴門部直下の竹の節様所見と十二指腸の半球状隆起

III. 疾患別内視鏡像　[大腸・小腸]

小腸クローン病の内視鏡所見

八尾建史

クローン病の分類についての概説・現況

　厚生科学研究費補助金特定疾患対策研究事業「難治性炎症性腸管障害に関する調査研究」班（班長：下山孝）によると，クローン病の病型は，縦走潰瘍，敷石像または狭窄の存在部位による（例：小腸型，小腸大腸型，大腸型，直腸型，胃十二指腸型など）．これらの所見を欠く場合は特殊型とする．

　特殊型には多発アフタ型や盲腸虫垂限局型などがある．とくに，小腸・大腸のいずれにも完成された縦走潰瘍や敷石像を認めず，小潰瘍・アフタ様びらんのみからなるクローン病の診断基準は表（p.322）に示す診断基準に準じる．

　クローン病の小腸病変は，小腸のすべての部位に認めうるが，終末回腸から骨盤内回腸が好発部位である．病変の分布はクローン病の一般的な分布と同じく介在正常粘膜を伴い，区域性またはスキップしている．縦走潰瘍がクローン病にもっとも特徴的所見であり，通常は腸間膜付着側に偏在している．したがって，小腸内視鏡検査を透視下で行っている場合は，縦走潰瘍が腸間膜付着側に位置するか否かの確認をX線透視下で行う．一般に腸間膜付着側は，ループの内側に位置するが，クローン病患者の場合，繰り返す全層性の炎症や手術の影響により腸管が癒着し，腸管のループが捻れ，腸管膜付着側の同定が困難な場合も多い．敷石像は，5～10mm大の半球状の密接した隆起の集合からなる．多発するアフタ様びらん・小潰瘍のみでは，クローン病の診断はできないが，長期間存在する縦列したアフタ様びらん・小潰瘍はクローン病を強く疑う所見であり，この場合も腸間膜付着側に偏在する傾向が特徴的である．炎症性ポリープは，大腸と異なり頻度は少ない．

病型を決定する縦走潰瘍と敷石像の内視鏡像

1．縦走潰瘍

　クローン病の小腸の縦走潰瘍は，長く潰瘍が深いため，偏側性の硬化像が目立つのが特徴である．小腸の縦走潰瘍は大腸と異なり，炎症性ポリープを伴う頻度が少ない．小腸では，虚血性小腸炎や腸重積による縦走潰瘍が鑑別診断に挙がるが，これらの虚血による潰瘍は浅く，急速な治癒傾向を示し，臨床経過も異なる．

2．敷石像

　敷石像の内視鏡像は，5～10mm大の立ち上がりが鈍な半球状の大小の隆起の集簇からなる．隆起は急性期には図に示すように発赤腫脹していることが多い．敷石像は小腸には頻度は少ないがクローン病に特異的である．敷石像の成り立ちは，多発した潰瘍に囲まれた粘膜が浮腫のため相対的に隆起した組織構築であり，潰瘍や炎症の活動性により，発赤

腫脹の程度や密度が異なる．炎症の活動性が低くなるにつれ炎症性ポリープの集簇像に移行し，敷石像で同定できなかった縦走潰瘍が明らかになる．敷石像と集簇した炎症性ポリープは，基本的に病態は同じであり，炎症の活動性が異なった時期の病変である．

3．アフタ様びらん・小潰瘍

小腸のアフタ様病変やびらんは小腸を罹患部位とする，ありとあらゆる急性または慢性の炎症性腸疾患に認めうる．病変がアフタ様病変やびらんのみしか認めない場合，内視鏡診断に留意する点は，

① 腸管の長軸方向または横軸方向の配列，すなわち縦列傾向があるか否か
② 腸間膜付着側との関係
③ パイエル板上にあるか否か

である．

炎症性腸疾患におけるアフタ様病変やびらんの疾患特異的な内視鏡像は，クローン病患者における，しばしば腸間膜付着側に認める腸管の長軸方向に縦列した3個以上のびらんや，腸結核患者におけるパイエル板に一致するびらんやびらん様病変である．

参考文献

1) 樋渡信夫：クローン病診断基準改訂案．厚生科学研究費補助金特定疾患対策研究事業「難治性炎症性腸管障害に関する調査研究」班（班長：下山　孝）平成13年度研究報告書．192-193，2002
2) 八尾恒良：Crohn病診断基準（案）．厚生労働省特定疾患難治性炎症性腸管障害に関する調査研究班（班長：武藤徹一郎）平成6年度研究業績集．63-66，1995
3) 八尾恒良，櫻井俊弘，松井敏幸，他：アフタ性病変のみからなるCrohn病—8例の呈示とアフタの経過についての考察．胃と腸　1990；29：507-516

Ⅲ. 疾患別内視鏡像　［大腸・小腸］

小腸クローン病

■ 縦走潰瘍

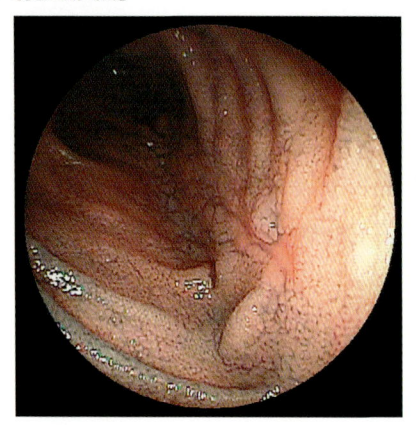

腸間膜付着側の長い縦走潰瘍瘢痕．偏側性の硬化像が明らかである．大腸と異なり炎症性ポリープを伴っていない．

■ 敷石像

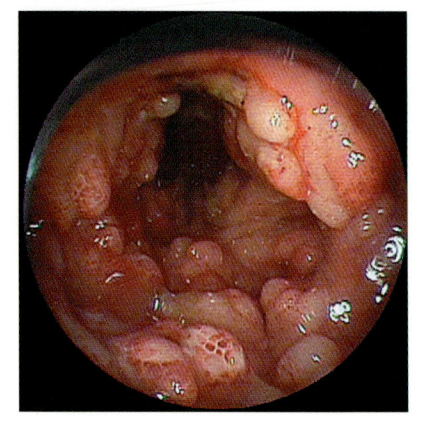

発赤腫脹した半球状の小隆起が密に集簇している．

■ アフタ様びらん

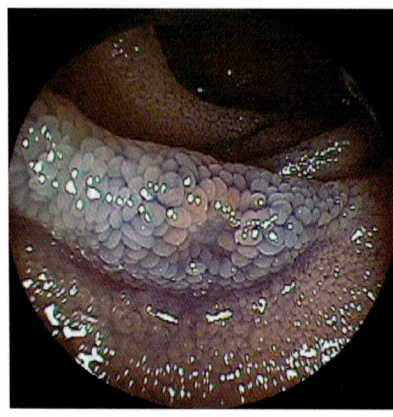

紅暈を伴ったアフタ様びらん．

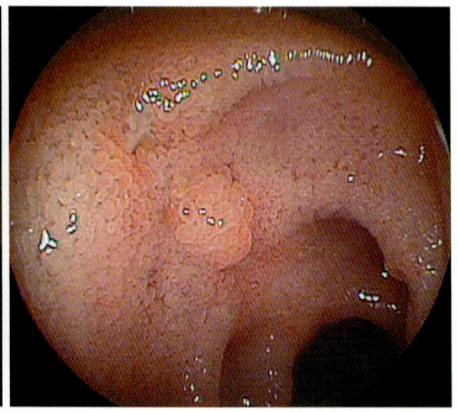

縦列したアフタ様びらん．

Column

コラム 受動湾曲の細径スコープ

　大腸内視鏡検査における患者苦痛のおもな原因は腸管の過伸展であり，スコープの直線化を保ち腸管を短縮しながら挿入できれば患者の苦痛はほとんど生じない．しかし，実際にはやせ型，腸管の癒着，過長などを伴う例では，スコープを直線化したままでの挿入は困難であり，プッシュ操作を主体とした挿入となる場合が多い．これにより，鋭角な屈曲の形成，さらには腸管の過伸展のためどうしても苦痛が生じる．超軟性スコープを使用すれば，プッシュ操作主体の挿入を行っても苦痛の少ない検査が可能であるが，深部大腸への挿入はきわめて困難であり，これまでは一部S状結腸鏡検査用に用いられてきたのが現状であった．

　オリンパスメディカルシステムズ（株）では，2010年6月に，屈曲部のプッシュ挿入時の苦痛を少なく，かつ簡単にする「受動湾曲機能」と深部挿入性を高めた「高伝達挿入部」を搭載した細径大腸内視鏡PCF-PQ260 I/Lを発売した[1]（図1）．筆者らはこれまでに本機を使用して，431例の大腸内視鏡検査を施行したが，このうちの231例は前回の検査で挿入不能，または挿入に強い苦痛を伴っていた挿入困難例であった．無麻酔でのプッシュ操作主体の挿入で，これら患者の97.7%で全大腸内視鏡検査が可能であり，15分以内の挿入も80.3%で可能であった．特筆すべきは，苦痛の程度は全体で1.9±2.3（0〜10のVASで計測）であり，挿入困難例においても苦痛の平均は2.6±2.5と，無麻酔でほとんどの患者で受容可能な大腸内視鏡検査が可能であった（図2）．

　「受動湾曲機能」と「高伝達挿入部」を搭載したPCF-PQ260 I/Lは，やせ型，癒着などの挿入困難例においても，苦痛の少ない全大腸内視鏡検査が可能であり，是非ともお試しいただきたいきわめて有用な内視鏡である．

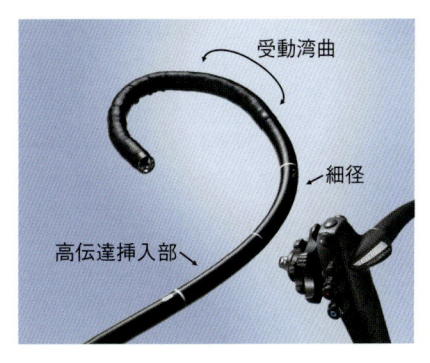

図1　PCF-PQ260 I/L の挿入先端部

全体：平均値1.9±2.3
P<0.0001：student's t-test
（困難因子なし vs あり）

困難因子あり
231（53.6%）
平均値2.6±2.5

困難因子なし
200（46.4%）
平均値1.05±1.7

431

〈困難因子〉
・前医で挿入不能：32
・複数回腹部手術による癒着：88
・前回検査が非常につらかった：18
・やせ型：70（BMI<18.5）
・S, T過長：87
・通常スコープから機種変更：40

図2　PCF-PQ260 I/L を用いた大腸内視鏡検査時の苦痛度（VASによる計測：0〜10）

文　献

1) 津田純郎，斉藤裕輔：画期的な新しい機能を搭載した細径大腸内視鏡—OLYMPUS EVIS LUCERA PCF-PQ260．臨牀消化器内科　2011；26：249-257

〔斉藤裕輔，小澤賢一郎，垂石正樹〕

III．疾患別内視鏡像　[大腸・小腸]

感染性腸炎の分類と鑑別

五十嵐正広

感染性腸炎の病因分類

　感染性腸炎の病因別分類を**表**に示した．感染性腸炎のうち急性腸炎をきたす頻度の高いものは，細菌による腸炎であり，そのおもなものは，カンピロバクター，サルモネラ，病原性大腸菌（O 157 など），エルシニア菌，腸炎ビブリオなどが挙げられる．細菌以外のものとしては，ノロウイルス，ロタウイルスによるものなどがある．また，慢性のものとして頻度の高いものは，細菌では結核，ウイルスではサイトメガロウイルス，原虫ではアメーバ赤痢，寄生虫の糞線虫などがある．

表　感染性腸炎の分類

細　菌	赤痢菌，コレラ菌，チフス菌，パラチフス菌 腸管出血性大腸菌（O 157） ボツリヌス菌 カンピロバクター，サルモネラ，腸炎ビブリオ，ブドウ球菌，MRSA，エルシニア菌，*Clostridium difficile*，腸管病原性大腸菌など
ウイルス	ノロウイルス，ロタウイルス サイトメガロウイルス
寄生虫，原虫	アメーバ赤痢，ランブル鞭毛虫，クリプトスポリジウム，イソスポーラ回虫，東洋毛様線虫，糞線虫，旋尾線虫，横川吸虫，日本住血吸虫，条虫，アニサキスなど
真菌症	カンジダ症，放線菌症

感染性腸炎の内視鏡所見と鑑別診断

　細菌性腸炎の場合には，原因菌の検出，同定が確定診断となるので菌の検索は必須である．
　各腸炎の内視鏡所見の特徴を以下に示す．
　カンピロバクター腸炎：右側結腸に頻度が高く，炎症はびまん性で潰瘍性大腸炎と鑑別を要することがある．びらんを伴う腫大したバウヒン弁が特徴的である．
　サルモネラ腸炎：まだらな発赤，浮腫などが不均一にみられ，炎症の強いものでは散在性に不整形の潰瘍を伴うこともある．治療にやや抵抗性で病変の消失に時間を要する．
　O 157 腸炎：右側結腸を主体に強い浮腫，発赤，びらんを認め，粘膜内出血を伴い，うろこ状の所見を呈する．
　エルシニア腸炎：盲腸，終末回腸のリンパ装置が腫大し表面にびらんを伴うことが多い．

サイトメガロウイルス腸炎：深くえぐれたような潰瘍が特徴的であり，潰瘍性大腸炎に合併すると内視鏡診断が困難となる．
　　アメーバ赤痢：直腸や回盲部に分布することが多い．たこいぼ状のびらんが多発し，潰瘍底に膿汁様の分泌液を伴っていることが多い．
　　腸結核：輪状に分布する不整な多発潰瘍が特徴的で瘢痕萎縮帯といわれる萎縮した粘膜や小形の炎症性ポリープを伴うことが多い．
　　糞線虫症：回盲部や小腸に頻度が高く，腸管は短縮しびまん性に発赤びらんを認める．
　　感染性腸炎の診断では，まず感染症を疑い原因の検索が重要である．

感染性腸炎

■ カンピロバクター腸炎

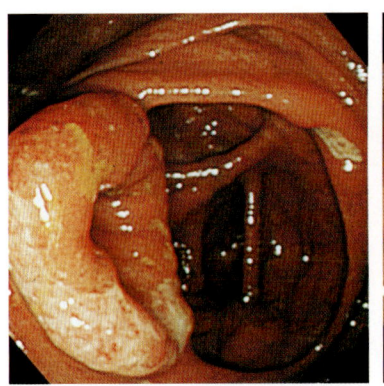

びまん性の発赤，びらんがみられ，腫大したバウヒン弁にもびらんを伴っている．

■ サルモネラ腸炎

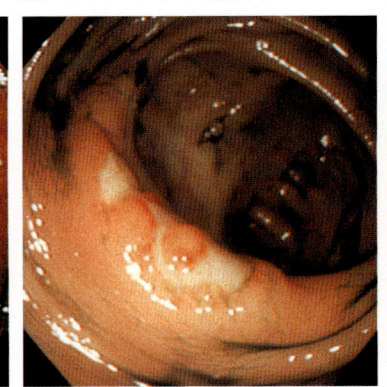

まだらで暗赤色の発赤と粘膜の浮腫がみられる．潰瘍を伴うものもある．

■ O 157 腸炎

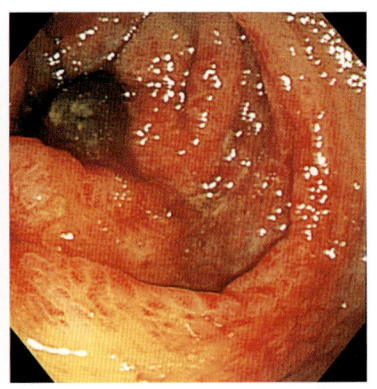

右側結腸を主に著明な浮腫と発赤，びらんを認める．強い発赤と浮腫により"うろこ状"の所見が特徴とされている．

■ エルシニア腸炎

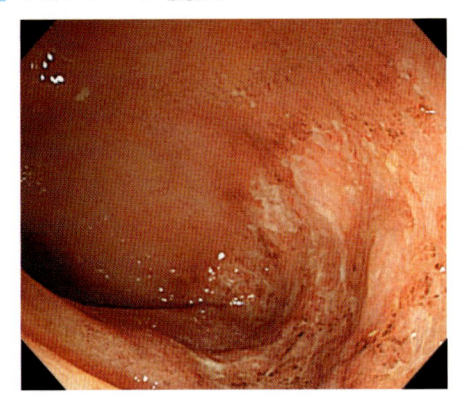

終末回腸のパイエル板に潰瘍・びらんを認める．

■ サイトメガロウイルス腸炎

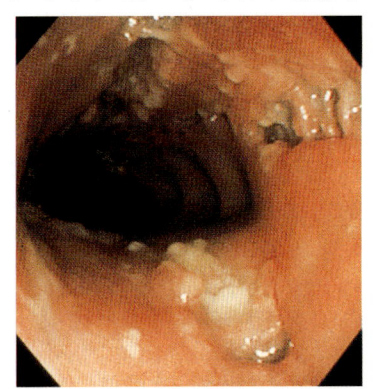

多発する深い潰瘍で辺縁は比較的明瞭なものが多い．

III．疾患別内視鏡像　［大腸・小腸］

感染性腸炎

■ アメーバ赤痢

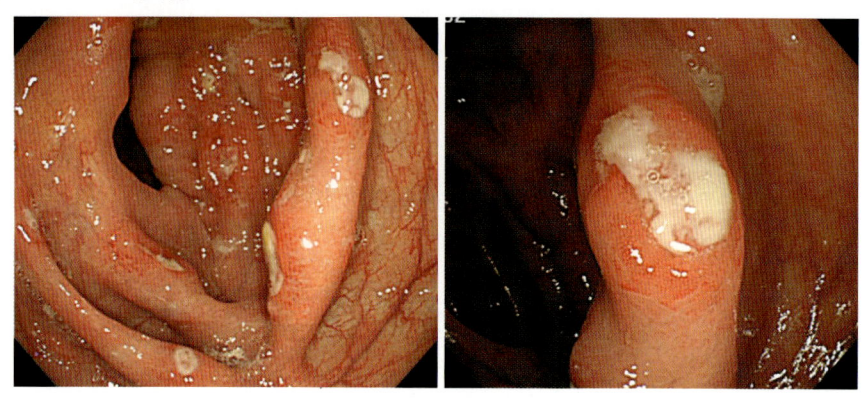

たこいぼ状のびらんが特徴とされ，びらん面に汚い粘液を伴うものが多い．

■ 腸結核

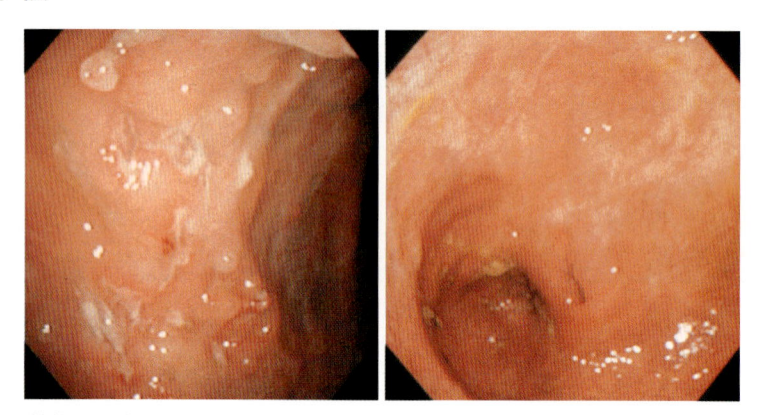

輪状に配列する不整な潰瘍が特徴的である．しかし，病状によりびらんから帯状の全周性潰瘍まで多彩な病変がみられる．右図のような瘢痕萎縮帯が伴っていれば診断は容易である．

■ 糞線虫症

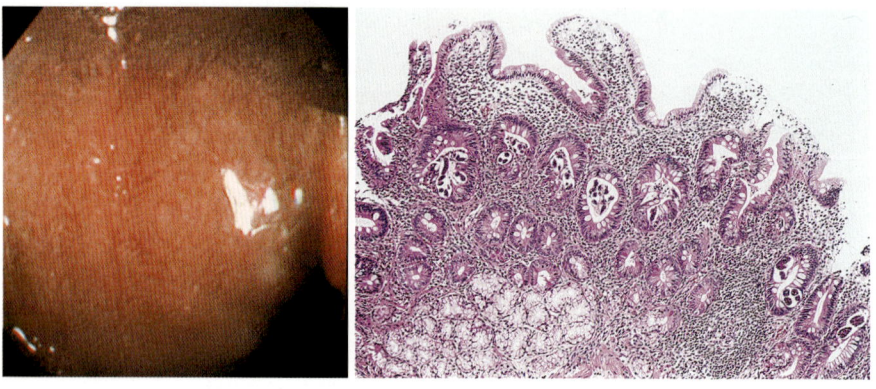

粘膜は短縮し浮腫状のことが多い．生検で粘膜固有層内に糞線虫体がみられる．

コラム

Column
AIDSの下部消化管病変

近年,後天性免疫不全症候群(acquired immunodeficiency syndrome;AIDS)はその病態と予後,そして疫学的見地からきわめて重大な位置を占めてきた.AIDSはレトロウイルスの一種であるHIV(human immunodeficiency virus)感染患者に発現する免疫機能の低下を背景に種々の悪性腫瘍や感染症を発症する疾患である.

HIV感染に関連した消化管悪性腫瘍はKaposi肉腫,悪性リンパ腫,癌腫などで高頻度に発生する[1].また,日和見感染症におけるcytomegalovirus(CMV)感染症,カンジダ真菌症,アメーバ腸炎,*Cryptosporidium*,*Mycobacterium avium* complex(MAC),herpes simplex virus(HSV),結核等では消化管に潰瘍性病変や隆起性病変を伴い腫瘍との鑑別に苦慮することも少なくない.

<CD4⁺T細胞数>

HIVは初感染において,ヒトの免疫応答において中心的役割を担うCD4⁺T細胞(CD4)に感染し,細胞数の急激な減少を引き起こす.AIDSへの進行速度はHIV-RNAレベルと相関し,またAIDSの発症と並行しCD4は急速に減少し重篤な状態に至る.自験例[2]のCD4値はKaposi肉腫19.1(6〜288),悪性リンパ腫79.1(26〜127),大腸癌288(267〜310),カンジダ真菌症30.8(4〜107),CMV 53.5(11〜206),アメーバ腸炎224.4(26〜624),MAC 10.9(2〜27),HSV 2であった.CD4と消化管疾患との関連については,<500:Kaposi肉腫,<200:カンジダ真菌症,<75:MAC,<50:CMV・悪性リンパ腫との報告がある[3].しかし,自験例の多くはその範疇に入るが,Kaposi肉腫ならびにカンジダ真菌症以外の疾患では比較的CD4が保たれた例も見られた.

<下部消化管悪性腫瘍の内視鏡診断>
● **Kaposi肉腫の小腸・大腸病変**

下部消化管のKaposi肉腫を,著者らは10例経験した.

通常内視鏡所見,ならびに拡大内視鏡観察による微小病変の早期診断:

小腸病変は食道・胃と同様に小さな病変ではわずかに隆起し頂部に小陥凹を有する.また,1cm前後では広基性の隆起やⅡa+Ⅱc類似の粘膜下腫瘍の形態を示し,さらに大きくなると1型や2型進行癌様の形態となり,多くはびらんないし潰瘍を伴う.さらに病変の拡大内視鏡観察では,絨毛形態は指状の正常絨毛形態から逸脱し,著しく腫大した棍棒状の絨毛となり,絨毛間は窮屈でびらん部分では平坦化した.また,表面の色調は鮮やかな赤味を有した(図1).これらの病変では,同部の生検により絨毛内および粘膜固有層にKaposi肉腫に相当する紡錘形細胞の増殖・浸潤ならびに微小血管の増生,そして赤血球の血管外漏出が確認された.

大腸病変は,発赤が強い血豆様またはその集簇により,うろこ状の表面構造を呈し,境界は明瞭である.また,形態は上部消化管と同様にⅠs様からⅡa様,Ⅱa+Ⅱc様,1型ないし2型進行癌様の形態を示した(図2).また,大小の顆粒ないし結節の集合したいわゆる側方発育型腫瘍(LST;laterally spreading tumor)類似の病変も観察された.さらに,病変の配列には基本的に規則性はみられないが,時に病変が腸管軸に沿って縦走する傾向がみられた.

拡大内視鏡観察では,赤みの強い表面にⅠ型pitの疎な配列が観察され,陥凹部分ではpit模様

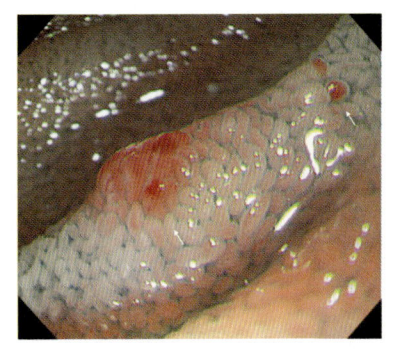

図1 十二指腸の微小なKaposi肉腫の拡大内視鏡像
絨毛は棍棒状に腫大し鮮やかな赤みを伴う.

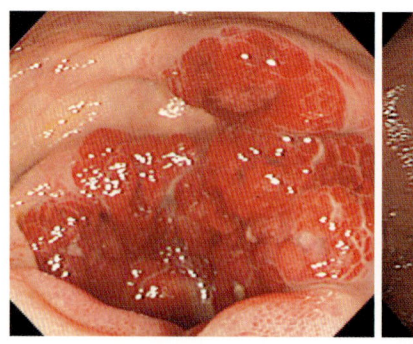

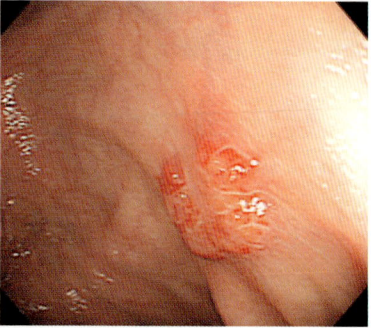

図2 大腸のKaposi肉腫（通常内視鏡像）
発赤が強い血豆様ないしうろこ状で一部潰瘍を伴う病変もみられる．

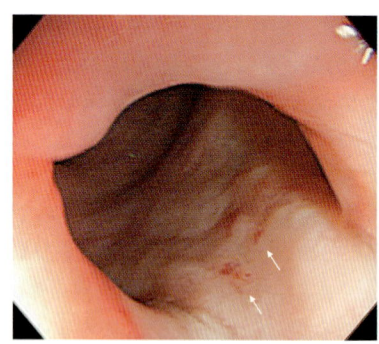

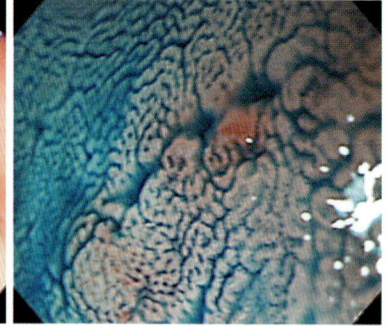

図3 直腸の微小なKaposi肉腫
通常観察では微小な発赤として認識され，拡大内視鏡観察では赤みの強い部分でⅠ型pitの疎な配列がみられる．

は不明瞭となった（図3）．2例とも生検組織の病理組織学診断にて正常腺管周囲の間質における紡錘形腫瘍細胞の増殖，ならびに血管の増生，すなわちKaposi肉腫が証明された．

● **悪性リンパ腫，および上皮性悪性腫瘍**

AIDS関連の悪性リンパ腫を著者らは7例経験したが，胃原発5例，十二指腸原発1例，大腸原発例1例，ならびに胃から十二指腸に多発した例を1例に認めた．また，CD4値はいずれも低値で26～127 cells/μlに分布し，平均79.1 cells/μlと低く，またHIV-RNA定量値（6例）は平均28.3×10⁴ copies/mlであった．十二指腸原発症例は，下行脚に比較的大きな潰瘍形成を伴う病変で潰瘍型であった．また，大腸原発の1例は渡辺らの分類，すなわち表面型・隆起型・潰瘍型・びまん浸潤型・複合型のうちの隆起型に分類された．同病変は盲腸原発で正常から軽度発赤したLST様の平坦，隆起の形態を示し，また拡大内視鏡観察では間質の開大したⅠ型pitを認め，Kaposi肉腫に比べ淡い赤みで境界は不鮮明であった．

大腸癌とHIV感染との関連性についての詳細な報告はないが，著者らはAIDS患者154例中3例（男2例，女1例，平均66.0歳）1.9％に大腸癌4病変〔進行癌3病変，早期癌（LST）1病変〕と高頻度に癌が診断された．したがって，HIV感染者はすでに悪性腫瘍のhigh risk groupという認識で内視鏡診断を行う必要がある．

＜下部消化管の日和見感染症＞

Kaposi肉腫や悪性リンパ腫などのAIDS関連の悪性腫瘍と鑑別を要する日和見感染症としてCMV，アメーバ腸炎，MACにおけるびらん・潰瘍や隆起があげられる．

CMV感染症を16例経験したが，病変はびらん・潰瘍を形成し，食道・胃・小腸・大腸と全消化管に分布した．潰瘍は辺縁のシャープな打ち抜

き様の不整形潰瘍で，大きさは 2〜3 cm から 5 cm 前後とさまざまで多発傾向にあった．

アメーバ感染症は，主として大腸に好発する．アメーバ性大腸炎は全大腸に分布するが，とくに直腸〜S 状結腸，そして盲腸にその頻度は高い．病変は発赤を伴い頂部に不整形の白苔を伴ったアフタ様病変の多発から，類円形，これらの癒合した地図状の不整形潰瘍を呈するものまでみられる．

HSV 感染症による消化管病変は，主として食道・直腸にみられ不整形の潰瘍を形成する．その多くは，皮膚粘膜移行部に herpes 感染症特有のびらん・潰瘍を伴うが潰瘍辺縁は不整形ながらなだらかで，CMV やアメーバ腸炎における潰瘍とは形態が異なる．

MAC 感染症による十二指腸病変を 3 例経験した．MAC 感染症の消化管病変は白色調ないし霜降り状を呈し，絨毛は白色調・棍棒状に腫大する．その組織背景は，MAC を貪食した多数の macrophage が粘膜固有層に存在することで，その生検組織によって確定診断される．

文　献

1) Center for Disease Control and Prevention：1993 Revised classification system for HIV infection and expanded surveillance case definition for AIDS. MMWR　1992；4［RR-17］：1-19
2) 為我井芳郎，芹沢浩子，永田尚義，他：免疫異常における消化管腫瘍の臨床像と内視鏡診断―特に AIDS 関連消化管悪性腫瘍の拡大内視鏡による早期診断について．胃と腸　2005；40：1117-1133
3) 山田義也，江川直人，小澤宏裕，他：AIDS の消化管病変の臨床と病理．胃と腸　1999；34：845-855

〔為我井芳郎〕

虚血性腸炎の重症度分類

松本主之，飯田三雄

虚血性大腸炎の病型

　虚血性大腸炎とは血管閉塞を伴わない可逆性大腸虚血性病変の総称である．特発性虚血性大腸炎は，突発する腹痛と下血で発症し，左側結腸に好発する．確定診断のためには，薬剤性大腸炎や感染性大腸炎を除外する必要がある[1]が，臨床像から本症を疑うことは比較的容易である．

　本症は短期間に治癒傾向を示す疾患で，ほぼ完全に治癒する一過性型，管腔狭小化を伴って治癒する狭窄型，および腸管の全層性壊死へと進展する壊疽型に大別される[2]．ただし，壊疽型を急性腸管虚血の亜型とし，一過性型と狭窄型を狭義の虚血性大腸炎とするのが妥当と考えられている[3]．一方，一過性型と狭窄型の区別には，病変固定期のX線所見における30％以上の管腔狭小化の有無が指標となる[1]．ただし，狭窄型では必ずしも内視鏡通過が困難な高度狭窄をきたすとは限らない．また，狭窄型は高度の虚血による全周性潰瘍の治癒過程と考えられるが，それ自体が外科的治療の適応を判断する重症度の指標とはならない．

虚血性大腸炎の重症度分類（図）

　虚血性大腸炎の重症度判定には前述の病型に加えて病期を考慮する必要がある[4]．急性期（一週間以内）には腸管浮腫と攣縮，粘膜下出血，壊死状の暗赤色粘膜が観察され，浅い縦走潰瘍が認められることもある．暗黒色粘膜やスコープ挿入困難な浮腫は重症虚血性大腸炎を示唆する所見とされている[5]が，超急性期に内視鏡所見のみから病型を予測する

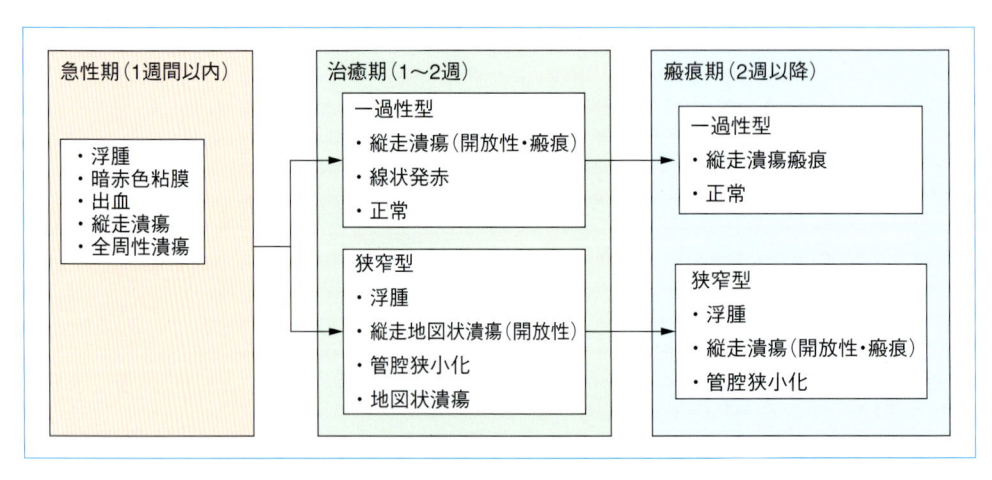

図　虚血性大腸炎の重症度（病型）分類と内視鏡所見

ことは容易ではない．

　一方，治癒期（1週間から2週間後）には潰瘍性病変が観察され，重症度の評価が容易となる．すなわち，軽症例ないし一過性型の内視鏡所見は数条の浅い縦走潰瘍や線状発赤にとどまるが，狭窄型では深い帯状の開放性潰瘍が観察され，伸展不良を伴う浮腫像が残存する．

　瘢痕期（2週間以降）には潰瘍がほぼ瘢痕化し，一過性型ではわずかな縦走発赤にとどまることもある．一方，狭窄型では縦走潰瘍瘢痕に加えて，主病変部に管腔狭小化を伴うようになる．なお，発症後長期間にわたって開放性潰瘍が残存し狭窄型へと進展する症例も存在する．

文　献

1) 飯田三雄，松本主之，廣田千治，他：虚血性腸病変の臨床像．虚血性大腸炎の再評価と問題点を中心に．胃と腸　1993；28：899-912
2) Boley SJ, Schwartz S, Lash J：Reversible vascular occlusion of the colon. Surg Gynecol Obstet 1963；116：53-60
3) Williams LF, Wittenberg J：Ischemic colitis：an useful clinical diagnosis, but is it ischemic? Ann Surg　1975；182：439-448
4) 松本主之，飯田三雄：虚血性大腸炎の内視鏡像．消化器内視鏡　1992；5：603-611
5) 櫻井幸弘：虚血性大腸炎の重症度と病型分類．臨牀消化器内科　2002；17：1675-1679

Ⅲ．疾患別内視鏡像　［大腸・小腸］

虚血性腸炎

■ 急性期（1週間以内）

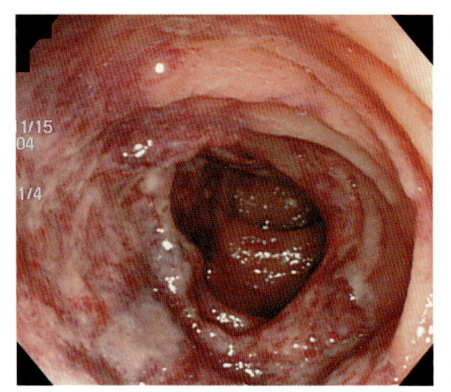

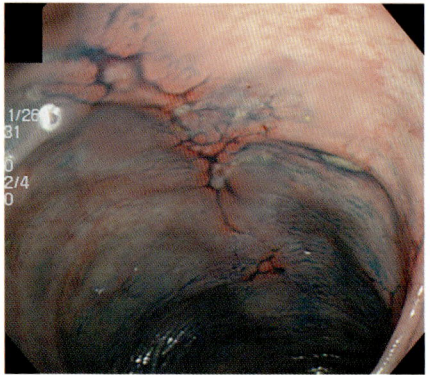

一過性型　　　　　　　　　　　　　　　　　　　　　　　　　　　　狭窄型

腸管浮腫と攣縮，粘膜下出血，壊死状の暗赤色粘膜が観察され，浅い縦走潰瘍が認められることもある．

■ 治癒期（1週間～2週間後）

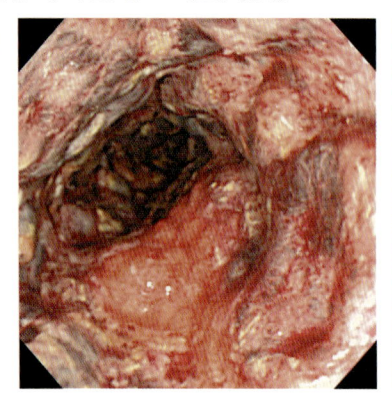

一過性型　　　　　　　　　　　　　　　　　　　　　　　　　　　　狭窄型

一過性型の内視鏡所見は数条の浅い縦走潰瘍や線状発赤にとどまる．

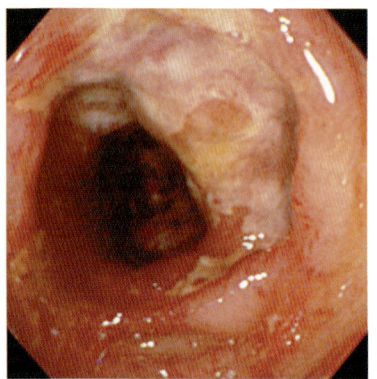

狭窄型では深い帯状の開放性潰瘍が観察され，伸展不良を伴う浮腫像が残存する．

■ 瘢痕期（2週間以降）

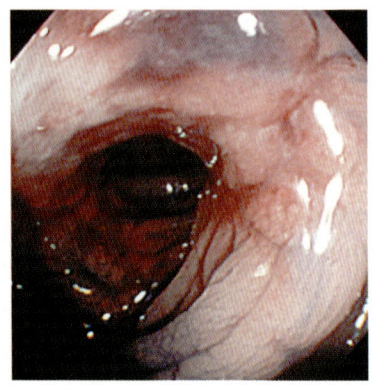

一過性型　　　　　　　　　　　　　　　　　　　　　　　　　　　　狭窄型

一過性型ではわずかな縦走発赤にとどまることもある．

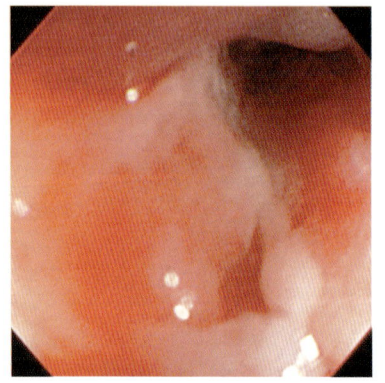

狭窄型では縦走潰瘍瘢痕に加えて，主病変部に管腔狭小化を伴うようになる．

Column

コラム blue rubber bleb nevus (BRBN) 症候群

　blue rubber bleb nevus 症候群（青色ゴムまり様母斑症候群）は，1958 年に Bean[1]が消化管血管腫を合併した青味を帯びたゴムの乳首様の外観と感触を有する皮膚の多発性血管腫に命名した症候群で，病理組織学的には海綿状血管腫である．常染色体優性遺伝との報告もあるが，大部分の症例は散発例で胎生期の発育異常とされている．皮膚血管腫の発症は 10 歳以下の症例が大部分を占める．消化管以外の臓器にも約 60% の頻度で血管腫を認め，とくに中枢神経系や心臓内に血管腫を合併する症例はその出血により予後不良である．消化管に多発することの多い本血管腫はその出血により貧血を起こしうるが，polidocanol（エトキシスクレロール®）の血管腫内局注療法[2]などの内視鏡治療が有効である．

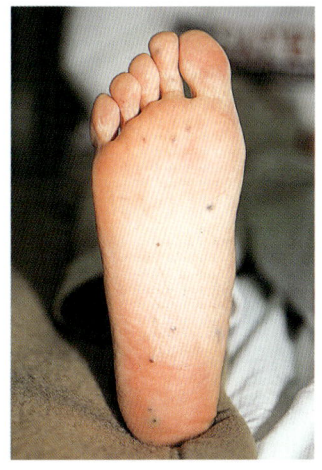

図 1　足底の暗青色の多発性腫瘤を認め，全身の皮下にも散在性に認めた．

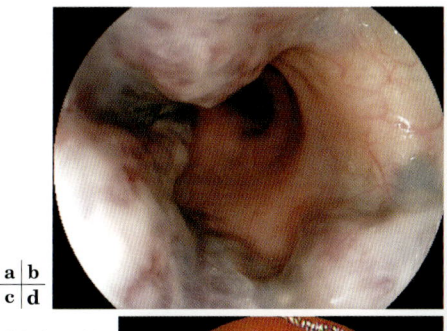

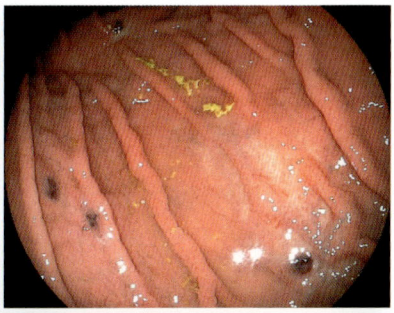

図 2　消化管血管腫病変の内視鏡像
  a：食道血管腫．びまん性の血管拡張を認める．
  b：胃血管腫．青色調の小血管腫が多発している．
  c：小腸血管腫．凹凸不整の血管腫を認める．
  d：大腸血管腫．広基性・青色調の血管腫を認める．

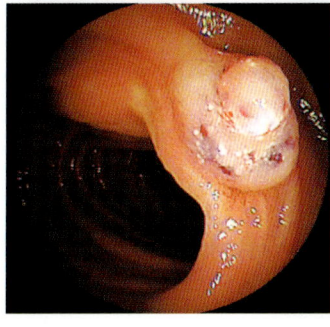

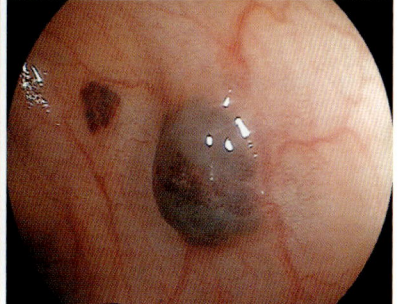

文献
1) Bean WB：Vascular spider and related lesions of the skin. 178-185, Thomas CC Publisher, Springfield, Illinois, 1958
2) 濱田康彦，田中信治，岡　志郎，他：Blue rubber bleb nevus syndrome の診断と治療．臨牀消化器内科　2010；25：593-598

〔田中信治〕

薬剤性大腸炎の分類と特徴

松本主之, 蔵原晃一, 飯田三雄

薬剤性大腸炎の病態と診断

　種々の外因性化学物質のうち,薬剤で惹起される大腸炎は薬剤性大腸炎と呼ばれる.診断には発症前の原因薬剤投与の確認,感染性大腸炎の否定,薬剤中止後の症状・画像所見の改善の確認が必要である[1].薬剤性腸傷害は,虚血性腸炎型,偽閉塞症型,腸炎惹起型,アレルギー型,吸収不良型などに大別されるが,薬剤性大腸炎は下記薬剤によるものが大部分を占め,原因薬剤に内視鏡所見を加味した分類が一般的である.

薬剤性大腸炎の分類と内視鏡所見 (表)

1. 抗生物質起因性大腸炎

　偽膜性大腸炎と非偽膜性大腸炎に大別される[2].
　偽膜性大腸炎は抗生物質投与後の菌交代現象により異常増殖した *Clostridium difficile* の毒素が原因である.内視鏡では全大腸に黄白色で半球状ないし平盤状を呈する偽膜が付着し,特徴的な所見を呈する.偽膜は壊死した上皮細胞とフィブリンよりなる.治癒期にはアフタ様病変を認めることもある.
　非偽膜性大腸炎のなかでは急性出血性大腸炎が多い.原因薬剤としてペニシリン系の薬剤が多いことから,アレルギー機序の関与が推測される.大腸に区域性,あるいは連続性に発赤した易出血性粘膜を認め,極期には著明な浮腫と顆粒状変化を伴うが,直腸は正常に保たれる場合が多い.一方,アフタ様病変にとどまる薬剤性大腸炎も存在する.

2. NSAIDs 起因性大腸炎

　非ステロイド性抗炎症薬(NSAIDs)は下部消化管にも粘膜傷害を惹起する.内視鏡所見

表　薬剤性大腸炎の分類

原因薬剤による分類	大腸内視鏡所見による細分類	内視鏡所見
抗生物質起因性大腸炎	偽膜性大腸炎 出血性大腸炎 アフタ性大腸炎	偽膜,アフタ 発赤,浮腫,出血 アフタ
NSAIDs 起因性大腸炎	潰瘍型 腸炎型	明瞭な潰瘍 発赤,出血,アフタ
抗癌剤起因性大腸炎		潰瘍,出血
その他		

と組織所見から潰瘍型と腸炎型に大別可能である[3]．潰瘍型は，正常粘膜に囲まれ辺縁明瞭で治癒傾向の強い潰瘍を特徴とし，治癒期には管腔狭小化をきたすこともある．組織学的には軽度の非特異的炎症にとどまる．

一方，腸炎型の内視鏡所見は非偽膜性抗生物質起因性大腸炎に酷似した出血性大腸炎，ないしアフタ様病変を呈し，好酸球浸潤を伴うことが多い．

3．抗癌剤起因性大腸炎

5-FUや塩酸イリノテカンなどの抗癌剤は上皮細胞周期の異常を介した大腸炎を惹起することがある．ただし，大腸内視鏡像に関する報告は少なく，所見も一定しない．

文　献

1) 斉藤裕輔, 渡　二郎, 藤谷幹浩, 他：薬剤性腸炎の起因薬剤と病態・発生機序. 胃と腸　2000；35：1117-1124
2) 林　繁和, 神部隆吉, 家田秀明, 他：抗生物質起因性腸炎の臨床像と鑑別診断. 胃と腸　2000；35：1125-1134
3) 松本主之, 飯田三雄, 蔵原晃一, 他：NSAID起因性下部消化管病変の臨床像. 胃と腸　2000；35：1147-1158

Ⅲ．疾患別内視鏡像　［大腸・小腸］

薬剤性大腸炎

■ 偽膜性大腸炎

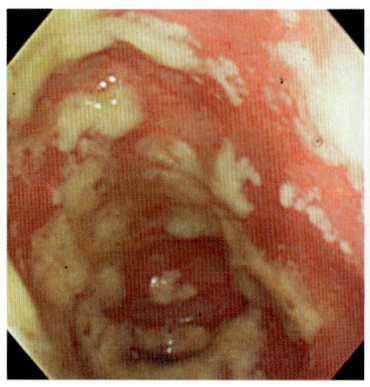

偽膜性大腸炎のS状結腸内視鏡所見（セフェム系抗生物質の静注後に下痢で発症）．黄白色調の偽膜が付着．

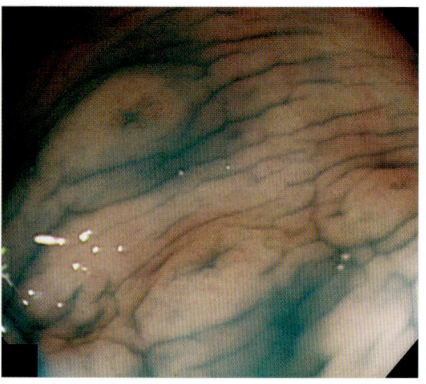

治癒期の内視鏡所見．アフタ様病変あり．

■ 出血性大腸炎

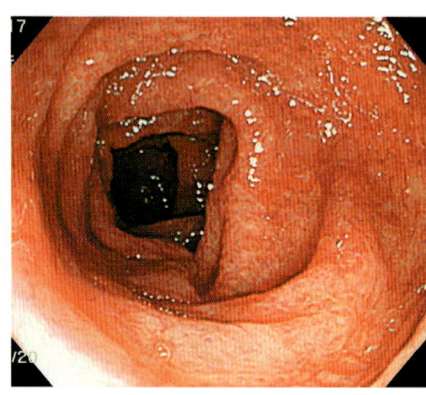

出血性大腸炎の横行結腸内視鏡所見（アモキシシリン内服後に下血で発症）．発赤の強い浮腫状粘膜あり．

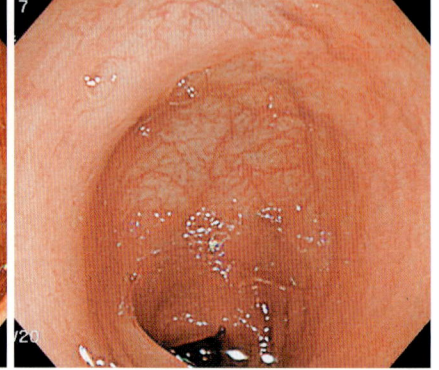

出血性大腸炎の直腸内視鏡所見．正常の粘膜所見を呈する．

薬剤性大腸炎

■ NSAIDs 起因性大腸炎（潰瘍型）

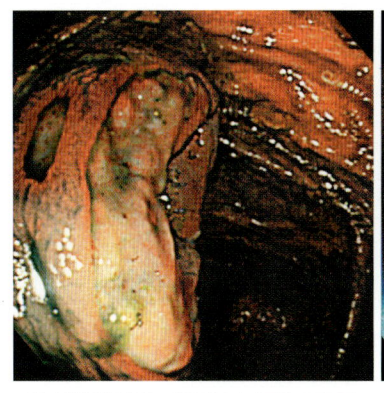

潰瘍型 NSAIDs 起因性大腸炎の盲腸の内視鏡所見（ジクロフェナク内服後に下血で発症）．回盲弁に辺縁の明瞭な潰瘍が多発．

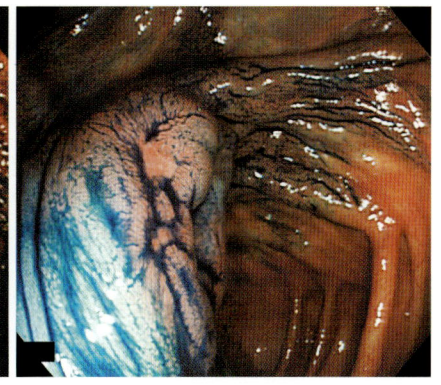

3週間後の内視鏡所見．潰瘍は瘢痕化．

■ NSAIDs 起因性大腸炎（潰瘍型）

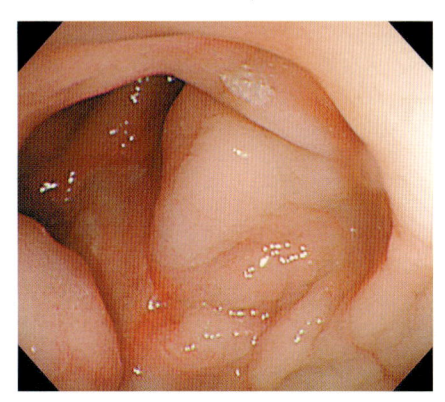

潰瘍型 NSAIDs 起因性大腸炎の横行結腸内視鏡所見（ロキソプロフェン内服中に貧血で発症）．治癒傾向の強い開放性潰瘍とひだ集中あり．

■ NSAIDs 起因性大腸炎（腸炎型）

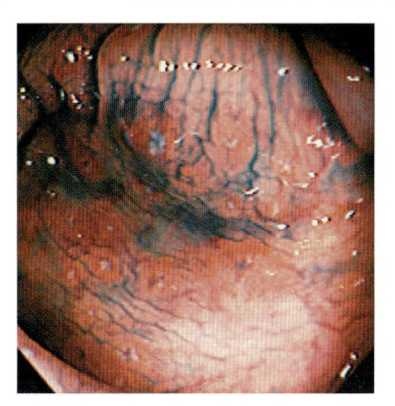

腸炎型 NSAIDs 起因性大腸炎のS状結腸内視鏡所見（イブプロフェン内服後に下痢で発症）．白苔を伴うアフタ様病変が多発．

腸の血管性病変の分類

浜本順博, 平田一郎

　腸の血管性病変は虚血を原因として引き起こされる疾患群と限局性血管性病変に大別される（**表1**）．前者は虚血性腸炎に代表されるが，その病像は多彩であり，また多くの炎症性腸病変でも血流ならびに微小循環障害が，病態と密接に関連していることが知られている．後者は動静脈奇形（arteriovenous malformation；AVM），血管拡張症（angioectasia），および腫瘍性病変で構成されているが，病理学的な分類はさまざまなものが存在し，統一した見解が得られていないのが現状である．

　AVMとangioectasiaは混同して用いられていることが多いが，病理学的にまったく異なる疾患概念である．

表1　腸管の血管性病変

1．虚血性腸病変
1）虚血性腸炎（Intestinal ischemia）
2）急性腸管膜動脈閉塞症（Acute mesenteric artery occlusion）
3）腹部アンギーナ（Abdominal angina）
2．限局性血管性病変
1）動静脈奇形（Arteriovenous malformation；AVM）
2）血管拡張症（angioectasia）
3）血管腫（Hemangioma）
a．多発静脈拡張症（Multiple phlebectasia）
b．海綿状血管腫（Cavernous hemangioma）
c．単純性毛細血管腫（Hemangioma simplex）
d．血管腫症（Hemangiomatosis）
4）Glomus腫瘍（Glomus tumor）
5）膿原性肉芽腫（Pyogenic granuloma）
6）血管肉腫（Angiosarcoma）
7）Kaposi肉腫（Kaposi's sarcoma）
8）血管周皮腫（Hemangiopericytoma）
3．その他の血管性病変
1）放射線照射性腸炎（Radiation colitis）
2）静脈硬化性虚血性腸炎（Phlebosclerotic colitis）
3）直腸静脈瘤（Rectal varices）

動静脈奇形（arteriovenous malformation；AVM）

　AVMは動静脈が相互に連絡する病態が存在し，先天的なものがその多くを占め，Mooreらの病型分類が一般に用いられている（**表2**）[1]．後天性の病変（Moore分類のⅠ型）を

表 2　動静脈奇形の病型（Moore ら）

Ⅰ型	後天性に形成され，通常 55 歳以上で出血を伴って発症し，右側結腸に好発する孤立性の微小なもの
Ⅱ型	先天性に形成され，50 歳以前に発症する小腸に好発する粗大なもの
Ⅲ型	遺伝性出血性末梢血管拡張症（Rendu-Osler-Weber 症候群，Osler 病）に属するもの

angioectasia と呼称する場合もある．AVM の成因については未だ明確ではない．頻度としては小腸，大腸，十二指腸の順に多い．確定診断には腹部血管造影検査が必要であるが，内視鏡では隆起，血管の拡張，増生として認識される．

血管拡張症（angioectasia）

　一方，angioectasia は薄い血管壁からなる静脈の特徴をもった異常血管が蛇行して構成され，加齢による粘膜下層の血管閉塞がその原因の一つであるとされている．angioectasia は血管形成異常（vascular malformation），angiodysplasia などという用語が用いられてきたが，先天性異常でも腫瘍性病変でもないため，vascular ectasia もしくは angiectasia と呼称されるようになった．その後，消化器内視鏡用語集第 3 版では vascular ectasia という表現が造語上の違和感があるということで，"angioectasia" のみが採用されている[2]．その多くは無症状であるが，まれに出血をきたすことがある．また，肝，腎疾患，循環器疾患などに合併することが多い．肉眼的には拡張した微細血管が集簇したような発赤斑で，平坦ないしはわずかに隆起した病変として認識される．しかし実際には AVM と angioectasia を内視鏡的に区別することが困難な場合も多い．

血管の腫瘍性病変

　血管の腫瘍性病変は比較的まれな疾患で，内視鏡像の報告例も少ない．良性腫瘍の代表である血管腫の内視鏡像は暗褐色，ビロード状粘膜，紫色の色調，粗大顆粒状粘膜などと表現される．

文　献
1) Moore JD, Thompson NW, Appleman HD, et al：Arteriovenous malformation of the gastrointestinal tract. Arch Surg　1976；111：381-389
2) 日本消化器内視鏡学会用語委員会：消化器内視鏡用語集（第 3 版）．医学書院，東京，2011

Ⅲ．疾患別内視鏡像　［大腸・小腸］

腸の血管性病変

■ 虚血性腸炎・一過性型

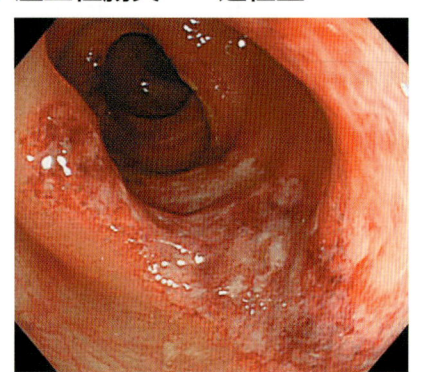

周囲に発赤を伴った縦走潰瘍を認める．潰瘍は浅く，炎症性の滲出物が潰瘍表面に付着している．

■ 虚血性腸炎・壊疽型

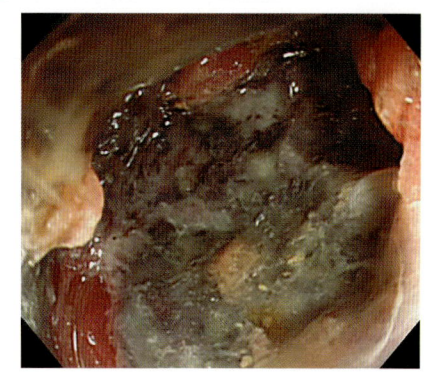

ほぼ全周性に潰瘍を形成し，壊死に陥った粘膜が灰白色調を呈している．

■ 動静脈奇形

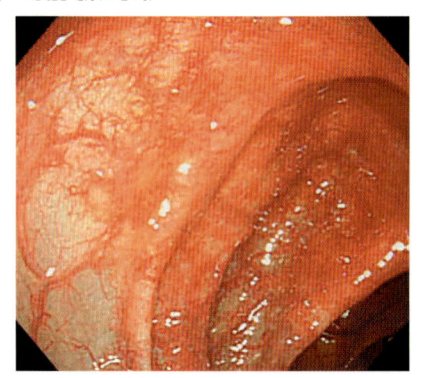

血管の増生が大腸粘膜に広範かつびまん性にみられる．血管の集簇が密な部分はまだらな発赤として認識される．

■ 海綿状血管腫

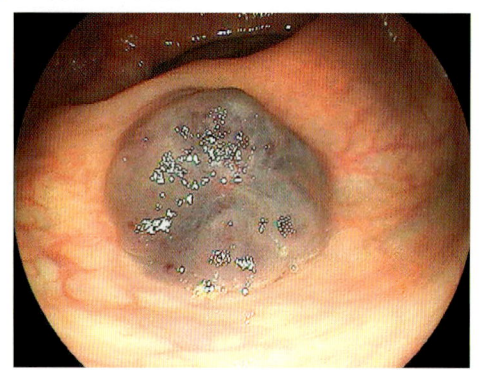

弾性軟で暗紫色の分葉状の粘膜下腫瘍として観察され，腫瘍の表面に，毛細血管が集合した微小発赤の散在を認める．

（提供：広島大学　田中信治先生）

■ 血管拡張症

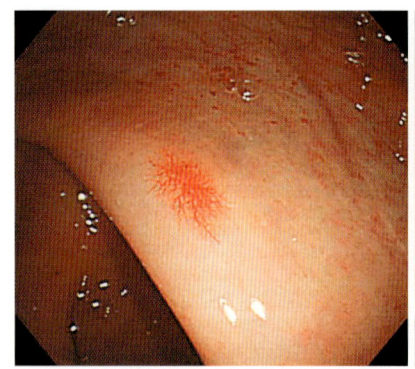

明瞭な毛細血管が放射状に分岐，集簇している．血管の増生は比較的，粗である．

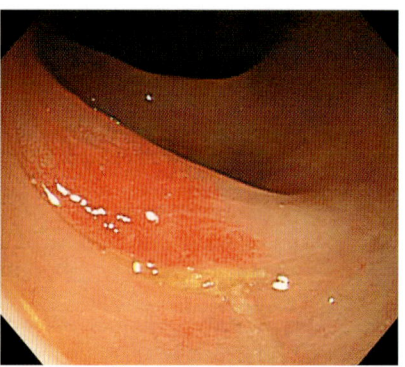

毛細血管が密に重畳し，発赤斑として認識される．

腸の血管性病変

■ 放射線照射性腸炎

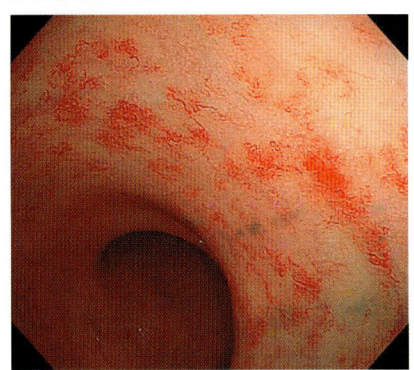

血管拡張症様に毛細血管の粗な増生が散在性にみられる．介在粘膜は血管透見が消失している．

■ 静脈硬化性虚血性腸炎

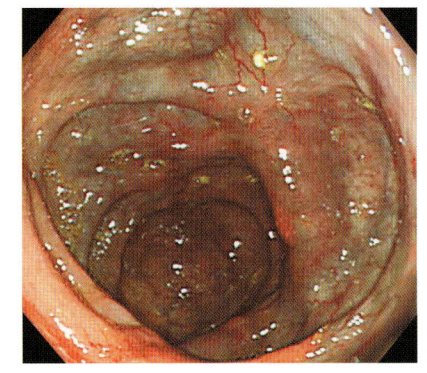

暗青紫色の粘膜がびまん性にみられる．粘膜下のうっ血した静脈叢が透見されることにより，このような内視鏡像を呈していると考えられる．

■ 直腸静脈瘤

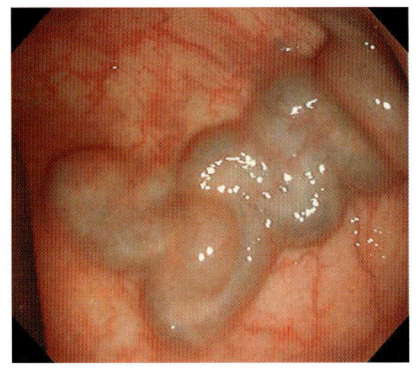

直腸に青色の蛇行した太い血管を認める．肝硬変に伴う門脈圧亢進症が原因の多くを占める．

特発性静脈硬化症

中村昌太郎, 松本主之

特発性静脈硬化症の臨床病理学的所見

　特発性静脈硬化症（idiopathic mesenteric phlebosclerosis）は，腸間膜および腸壁の静脈硬化に起因した慢性虚血性腸病変である[1]．病理学的には，主として右側結腸壁の静脈に線維性肥厚，硝子化，石灰化をきたし，粘膜下層の線維化，粘膜内の膠原線維沈着などがみられる．このため，腸管壁は高度に肥厚し，伸展不良をきたす．比較的まれな疾患で，これまでにアジア地域から100例程度の文献報告があるにすぎない[1〜3]．

　発症時年齢は20歳代〜80歳代と幅広く，やや女性に多い．腹痛や下痢などで緩徐に発症，慢性に経過し，進行すると嘔吐などのイレウス・サブイレウス症状を繰り返す．一方，下血・血便は少なく，無症状の例もある．病因は不明であるが，地域偏在，夫婦発症や漢方薬の多量摂取例の存在などから，なんらかの環境要因の関与が推測されている[2,3]．

　なお，以前は静脈硬化性大腸炎（phlebosclerotic colitis）の名称も使用されたが，現在の病名は特発性静脈硬化症とされている．

特発性静脈硬化症の内視鏡所見

　内視鏡では，右側結腸，とくに盲腸から上行結腸にかけて暗紫色ないし暗褐色調の浮腫状粘膜をびまん性に認め，びらん・潰瘍や狭窄などを伴う．X線では右側結腸にハウストラ消失を伴う浮腫状粘膜と壁硬化像を認め，腸管走行に一致した石灰化像が特徴的である．生検で粘膜内に著明な膠原線維の沈着と静脈壁の線維性肥厚が観察されれば，確定診断される．

文　献
1) Iwashita A, Yao T, Schlemper RJ, et al：Mesenteric phlebosclerosis：a new disease entity causing ischemic colitis. Dis Colon Rectum　2003；46：209-220
2) Chang KM：New histologic findings in idiopathic mesenteric phlebosclerosis：clues to its pathogenesis and etiology—probably ingested toxic agent-related. J Chin Med Assoc　2007；70：227-235
3) Miyazaki M, Nakamura S, Matsumoto T：Idiopathic mesenteric phlebosclerosis occurring in a wife and her husband. Clin Gastroenterol Hepatol　2009；7：e32-e33

特発性静脈硬化症

■ 大腸内視鏡所見

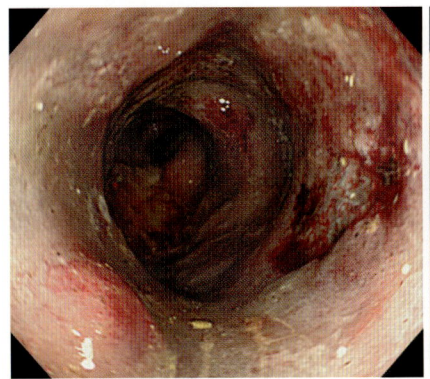

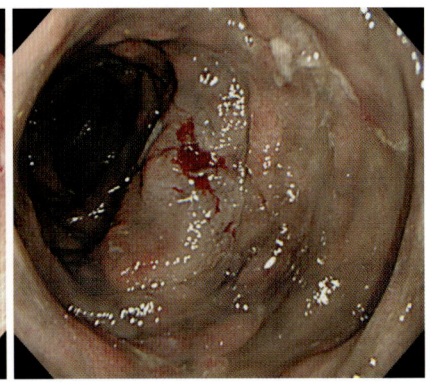

上行結腸（左）および横行結腸（右）に，血管透見像が消失した浮腫状・暗紫色調粘膜を認め，上行結腸には易出血性の潰瘍・狭窄を伴っている．

■ 注腸 X 線所見

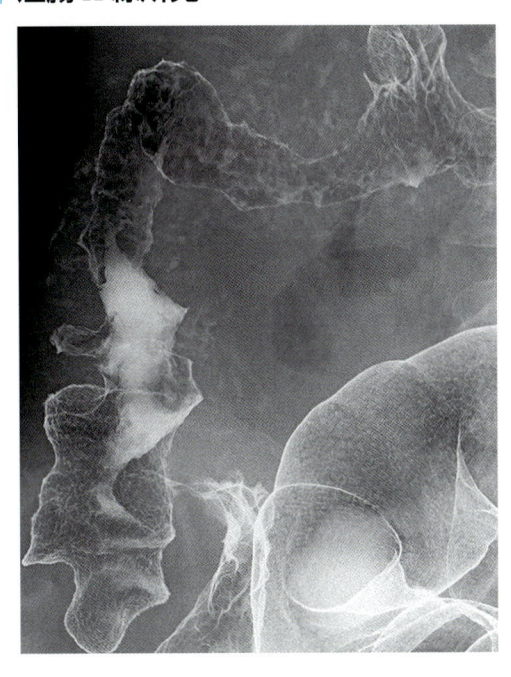

盲腸・上行結腸から横行結腸にかけてハウストラ・正常粘膜像の消失，管腔の狭小化，壁硬化像を認める．腸管外には線状の石灰化が観察される．

Collagenous colitis

石原裕士, 松井敏幸

Collagenous colitis の疾患概念

　Collagenous colitis（以下，CC）は1976年にLindströmにより「慢性水様性下痢を主症状とし，下部消化管内視鏡検査や注腸X線検査で異常所見を認めず，大腸粘膜生検による病理組織学的所見において被蓋上皮直下に肥厚したcollagen bandを証明することで診断される」として初めて提唱された疾患である[1]（図）．その後，慢性水様性下痢患者の大腸粘膜生検より，病理組織学的においてのみ異常を認めるものをmicroscopic colitis（以下，MC）と定義し，現在ではCCはMCの1亜型として位置づけられている[2]．またMCにはCCのほかにlymphocytic colitis（以下，LC）が亜分類されている．

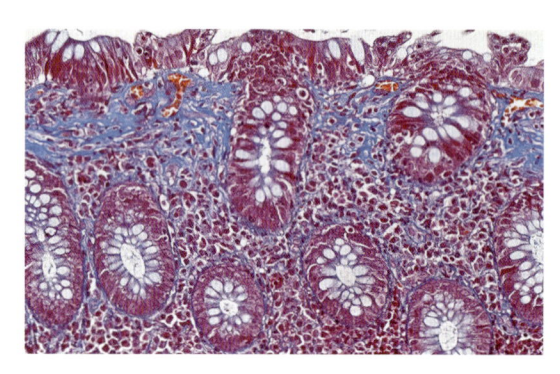

図　肥厚した collagen band
　Masson trichrome 染色にて肥厚したcollagen bandを認める（×50）．

Collagenous colitis の成因

　成因については今なお解明されていないが，遺伝的素因，自己免疫性疾患，胆汁酸排泄異常，腸管感染症などとの関連が示唆されている．また薬剤関連性の報告も多く，欧米では非ステロイド性抗炎症薬（NSAIDs）の内服患者に[3]，本邦においてはランソプラゾール（LPZ）の内服患者に発生頻度が高い[4]傾向にある．

Collagenous colitis の臨床症状

　慢性水様性下痢が主症状で，体重減少や低蛋白血症を伴うこともある．まれだが腹痛や下血を認め，腸管穿孔をきたす重症例も存在する．欧米では重症例や再燃寛解を繰り返す報告が多いが，本邦での重症例はきわめてまれで，原因薬剤中止により再燃なく経過する症例が多い．

Collagenous colitis の治療

整腸薬や止痢薬，ステロイドが用いられることが多く，最近ではブデソニドの有効性が確立しCCに対する治療薬として期待されている[5]．薬剤関連性であれば原因薬剤の中止で症状が改善することが多い．

Collagenous colitis の内視鏡所見

所見に乏しい疾患であるが，本邦においては症例数の増加に伴い，いくつかの特徴的内視鏡所見の報告もある．頻度が高いのは血管網増生や粗糙・顆粒状粘膜である．さらに周囲に浮腫像を伴わない縦走潰瘍が特徴的とされ，本邦においてはとくにLPZ（ランソプラゾール）関連のCCに認められることが多い．血管網増生は全結腸において，顆粒状粘膜は右側結腸に，縦走潰瘍は左側結腸に出現頻度が高いとされている．CCに伴う縦走潰瘍は境界明瞭で潰瘍幅が狭く，細長い．また周囲に浮腫像や炎症を伴わず，潰瘍形態や背景粘膜の面から虚血性腸炎やほかの炎症性腸疾患との鑑別は比較的容易と思われる．しかしながら治癒期の虚血性腸炎とは鑑別が困難な場合もある．

文　献

1) Lindström CG：'Collagenous colitis' with watery diarrhoea—a new entity? Pathol Eur　1976；11：87-89
2) Olesen M, Eriksson S, Bohr J, et al：Microscopic colitis：a common diarrhoeal disease. An epidemiological study in Orebro, Sweden, 1993-1998. Gut　2004；53：346-350
3) Riddell RH, Tanaka M, Mazzoleni G：Non-steroidal anti-inflammatory drugs as a possible cause of collagenous colitis：a case-control study. Gut　1992；33：683-686
4) 石原裕士，松井敏幸，原岡誠司，他：collagenous colitisの16例—内視鏡像と組織像との関連．胃と腸　2009；44：1983-1994
5) Miehlke S, Heymer P, Bethke B, et al：Budesonide treatment for collagenous colitis：a randomized, double-blind, placebo-controlled, multicenter trial. Gastroenterology　2002；123：978-984

Ⅲ．疾患別内視鏡像　［大腸・小腸］

Collagenous colitis

■ 血管網増生

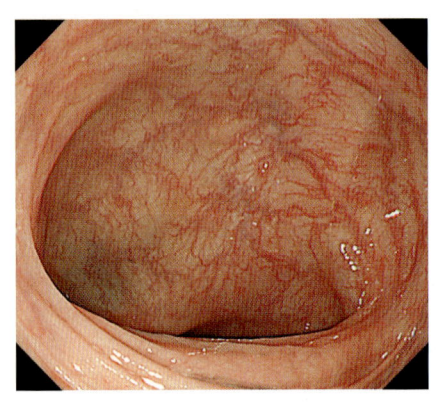

横行結腸で増生した血管網を認め，蛇行などの走行異常を呈す．

■ 粗糙・顆粒状粘膜

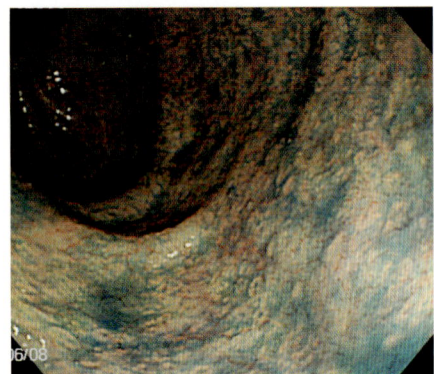

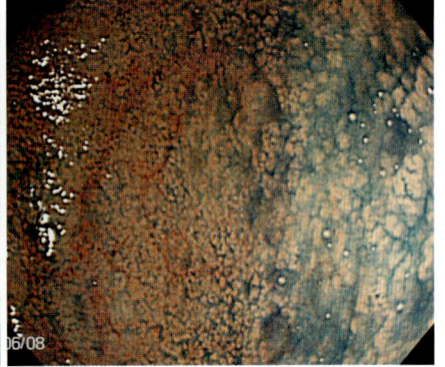

色素散布後に上行結腸で認められた粗糙・顆粒状粘膜．微細で不整な凹凸を呈する．

■ 縦走潰瘍

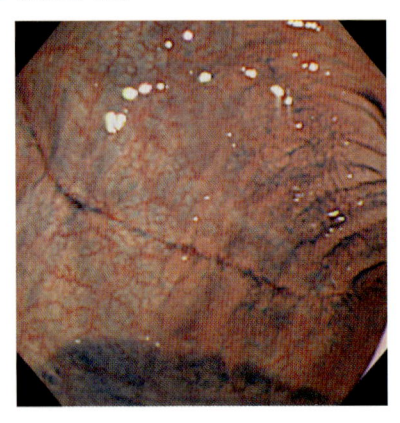

S状結腸で認められた縦走潰瘍．幅が狭く，細長い．周囲には浮腫像を認めず，背景粘膜に発赤・びらんなどの炎症所見を示唆するものはなかった．同部からの生検で肥厚した collagen band が認められた．

コラム　空気量

〈存在診断時〉

　存在診断時の空気量（腸管の伸展度合）に関しての考え方には，術者により多少の違いがみられる．発見対象が隆起性病変を主体としていた時代には，十分伸展して見落としのないように，と指導されることが多かった．しかし，陥凹型を含めた丈の低い表面型腫瘍や，より微細な変化の発見を目的とした場合，過伸展状態はこれらの存在診断を困難とする．また，横走ひだの発達した部位における過伸展は，ひだの裏側の観察を不十分なものにする．

　現時点では，一定の区域に対し，スコープを出し入れしつつ過伸展に注意して空気量を変えながら（送気・吸引を小まめに行いながら）観察している．なお，過送気による患者の苦痛を鑑み，体位による腸管内の空気分布を念頭に置いて，少ない空気を効率よく利用できる体位変換を適宜行いながらの観察を心がけている．近年は炭酸ガス（CO_2）が用いられることも多く，検査中，検査後の患者の苦痛軽減に寄与している．

〈精密診断時〉

　病変の質的・量的診断を目的とした場合の空気量調整には，大きく三つの意味合いがあるだろう．① 空気量の変化に伴う病変の変形具合とその程度をみる．② 腸管を十分伸展した場合の病変の周囲の変化を読む．③ 病変の観察角度や観察距離を調節する．

　それぞれ具体的に述べると，

　① 病変がある程度以上の硬さをもっている場合，空気量が変化しても病変の形態は変化しない．柔らかい場合には，空気量の増減により病変が伸展し平坦化したり折れ曲がったりする．これらを応用して，質診断や深達度に有用な情報を得る．陥凹型病変における空気変形は，MからSM軽度浸潤陥凹型癌においては，空気を減ずると陥凹が顕著化し，空気量を増大させると平坦に近づく変化．また，SM深部浸潤をきたすと，これらの変化が乏しくなるため深達度診断にも役立つとされる．

　② 腫瘍性病変の深部浸潤や線維化によって病変部の伸展が制限されると，周囲正常部の良好な伸展との間に差が生じるために起こる所見を捉えるもの．この差が強ければ，弧の硬化像や台状変形と表現される伸展不良所見を呈する．

　③ 空気量を減ずることによって，接線方向でしか観察できなかった病変の正面視ができるようになったり，病変との距離を調節できることがある．これは，治療時にも応用できる．

〔安藤正夫〕

Cap polyposis

中村　直，赤松泰次，山本香織

Cap polyposis の疾患概念および自覚症状

　Cap polyposis（CP）は 1985 年に Williams らによって inflammatory 'cap' polyps of the large intestine として報告[1]された炎症性腸疾患で，1993 年に Campbell らが 'cap polyposis' として報告[2]した疾患である．大腸のポリープ状隆起の頂部に白苔を載せているその内視鏡的特徴から命名された疾患である．原因は機械刺激説，感染説，免疫説など諸説あり未だに不明ではあるが，2002 年に H. pylori 除菌療法後に改善した CP 症例を Oiya らが報告[3]して以来，同様の報告が相次いでいる．H. pylori 感染による免疫学的機序か，H. pylori 以外の微生物が除菌されたために改善したのか，未だに不明である．

　発症年齢はさまざまであるが，女性に多く発症し，自覚症状は下痢か血便のどちらかである．蛋白漏出が顕著となると低アルブミン血症となり，浮腫を呈することもある．

Cap polyposis の内視鏡所見および病理組織所見

　病変は直腸を含んだ左側結腸に多く，内視鏡所見は，ポリープ状の隆起の頂部がびらんを呈し，粘液や壊死物質が付着している典型的な所見以外に，地図状の発赤粘膜を呈することもある．地図状発赤から経過中に隆起状の典型的 CP 像を呈した症例の報告[4,5]もみられており，この所見は CP の初期像と考えられる．介在粘膜は基本的に正常であるが，隆起周辺ではやや浮腫状で白斑を伴うこともあるが，特異的所見ではない．

　病理組織所見は，腺管長が延び蛇行し過形成の所見を呈する．これは隆起した 'ポリープ' 以外の地図状発赤病変からの生検でも同様の所見が得られる．いわゆる 'cap' 部の生検では炎症性肉芽組織がみられる．

文　献

1) Williams GT, Bussey HJR, Morson BC：Inflammatory 'cap' polyps of the large intestine. Br J Surg 1985；72（Suppl）：S133
2) Campbell AP, Cobb CA, Chapman RW, et al：Cap polyposis—an unusual cause of diarrhoea. Gut 1993；34（4）：562-564
3) Oiya H, Okawa K, Aoki T, et al：Cap polyposis cured by Helicobacter pylori eradication therapy. J Gastroenterol 2002；37（6）：463-466
4) 清水誠治，木本邦彦，岸本光夫，他：発症初期から典型像形成に至る経過を観察しえた cap polyposis の 1 例．胃と腸　2002；37（1）：103-108
5) 津金永二，赤松泰次，大和理務，他：妊娠中に発症した分類不能型大腸炎の 1 例．Endoscopic Forum for Digestive Disease　1989；5：258-262

Cap polyposis

■ Cap polyposis（典型像）

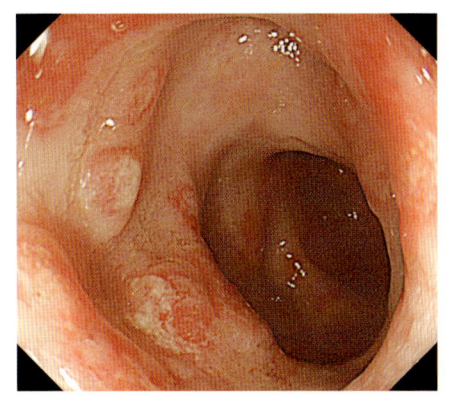

直腸からS状結腸にかけての内視鏡像でCPとしては典型像である．やや発赤した隆起の表面に壊死物質と思われる滲出物の付着がみられる．周辺粘膜は浮腫状である．

■ Cap polyposis（地図状発赤）

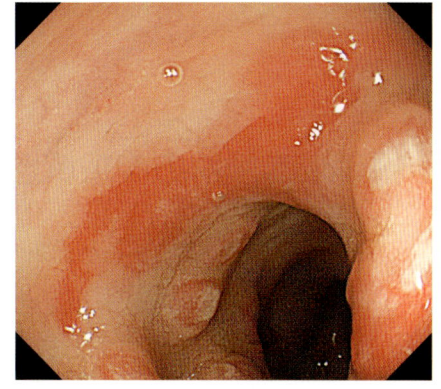

発赤した隆起以外に不整形の発赤所見もみられる．地図状発赤などと表現されることもある．

■ 生検組織像

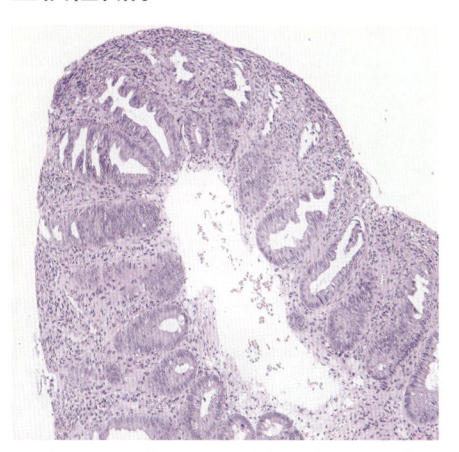

不整形な発赤領域からの生検組織であるが，腺管上皮が過形成を示し，表層に向かうに従い肉芽組織に移行する．表面に滲出物を載せたポリープ部の生検では表層に壊死物質を認める．

粘膜脱症候群の疾患概念

　粘膜脱症候群は，腸管粘膜が慢性的な機械的刺激を受けることによって起きる炎症性疾患である．下部直腸のほか，憩室が多発しているS状結腸，人工肛門の口側腸管，手術後の腸管吻合部近傍など，腸管の逸脱によって機械的刺激を受けやすい部位に発生する．とくに直腸に発生する粘膜脱症候群が一般によく知られており，本稿では直腸粘膜脱症候群について解説する．直腸粘膜脱症候群は1983年にBoulayら[1]によって提唱され，従来「孤立性直腸潰瘍」あるいは「深在性嚢胞性大腸炎」と呼ばれていた疾患を含む広い疾患概念である．

直腸粘膜脱症候群の臨床症状

　排便時の血便，粘液分泌，肛門違和感，残便感などの症状を訴えることが多い．排便習慣について問診すると，「いきみを繰り返す」とか「トイレにこもる時間が長い」といった内容がよく聞かれる．腹痛，発熱，下痢，体重減少などの消化器症状を伴うことはまれである．

直腸粘膜脱症候群の診断

　上記の臨床症状に加えて，排便習慣の異常を認める場合は本疾患を疑う．全身状態は良好で，血液検査は正常のことが多く，貧血，炎症反応の高値，低蛋白血症などを認めることはまれである．診断は大腸内視鏡検査を行い，下部直腸前壁を中心に発赤した広基性隆起性病変や潰瘍形成を認め，生検組織所見で線維筋症の所見があれば診断が確定する．内視鏡所見は，隆起型，潰瘍型，混合型の3型に分類される[1,2]が，平坦な発赤粘膜（平坦型）を認める場合もある[3]．

鑑別診断

　隆起型や平坦型はcap polyposisとの鑑別が必要になる場合もあり，両者の鑑別点を表に示す．一方，潰瘍型は放射線性直腸潰瘍，急性出血性直腸潰瘍，大腸癌などとの鑑別が重要で，①病変が存在する部位，②潰瘍周辺の粘膜所見，③病歴聴取の内容，に注目することが大切である．

表　直腸粘膜脱症候群と cap polyposis の鑑別点

	直腸粘膜脱症候群	cap polyposis
臨床症状	排便習慣の異常（排便時間が長い，いきみ），排便後の残便感，血便	粘血便，粘液下痢，腹痛，下腿浮腫
性差	なし	女性に多い
低蛋白血症	まれ	しばしば認める
好発部位	下部直腸前壁	直腸またはS状結腸
内視鏡所見	隆起性病変または潰瘍性病変	多発性広基性ポリープまたは平皿状隆起，表面は発赤と粘液の付着，介在粘膜は正常，軽症例では地図状発赤を呈することがある
組織所見	線維筋症	粘膜表面には炎症性肉芽組織 粘膜表層は炎症性細胞浸潤と上皮細胞の萎縮 粘膜深層は crypt の延長および蛇行
治療	排便習慣の改善（いきみを避ける）	*Helicobacter pylori* 除菌療法

〔文献2）より引用〕

直腸粘膜脱症候群の治療

　直腸粘膜脱症候群は，残便感や肛門違和感のために異常な排便習慣が身につくことにより下部直腸の機械的刺激がさらに強くなり，病変が増悪してますます症状が悪化するという悪循環に陥っていることが多い．治療に当たっては患者に対して病態のメカニズムをよく理解させ，この悪循環を断ち切るように排便習慣の改善（「無理にいきまない」，「トイレに長くこもらない」など）に努めるように説明することが大切である．緩下剤の投与が有効なこともある．排便習慣の指導だけで効果が不十分な場合は，隆起型では経肛門的あるいは内視鏡的に病変を切除したり，潰瘍型ではステロイドや5-アミノサリチル酸製剤の局所療法（座薬）を行う[2]．

文献
1) Boulay CEH, Fairbrother J, Issacson P：Mucosal prolapse syndrome—a unifying concept for solitary ulcer syndrome and related disorders. J Clin Pathol　1983；36：1264-1268
2) 赤松泰次, 長屋匡信, 中村　直：直腸粘膜脱症候群と cap polyposis. INTESTINE　2010；14：68-73
3) 大川清孝：粘膜脱症候群．赤松泰次，斉藤裕輔，清水誠治 編：炎症性腸疾患鑑別診断アトラス．172-175, 南江堂, 東京, 2010

直腸粘膜脱症候群

■ 隆起型

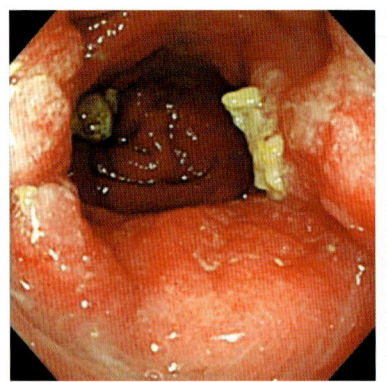

下部直腸前壁を中心に拡がるやや発赤した広基性隆起性病変を認める．

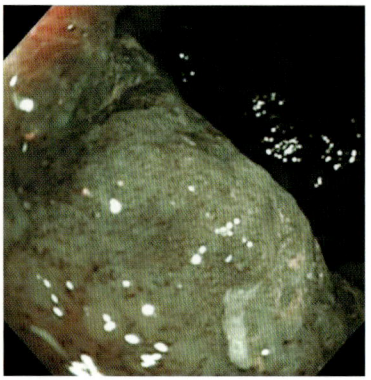

隆起性病変の一部の近接像（Narrow band imaging）．表面にⅠ型 pit pattern が観察される．

■ 潰瘍型

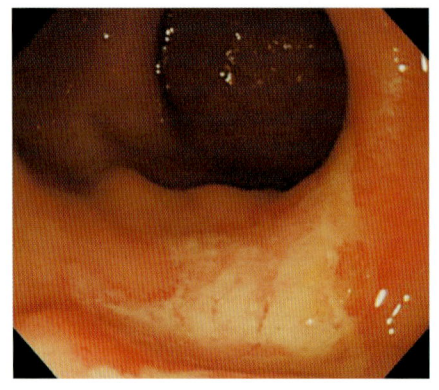

下部直腸前壁に不整形の潰瘍性病変を認める．

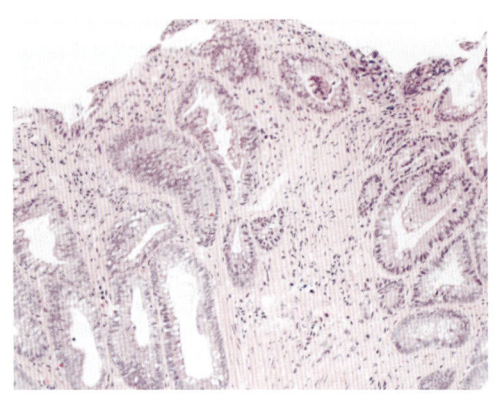

直腸粘膜脱症候群（隆起型）より採取した生検組織像（ヘマトキシリン・エオジン染色）．不整な crypt と間質の増生が認められ，線維筋症の所見である．

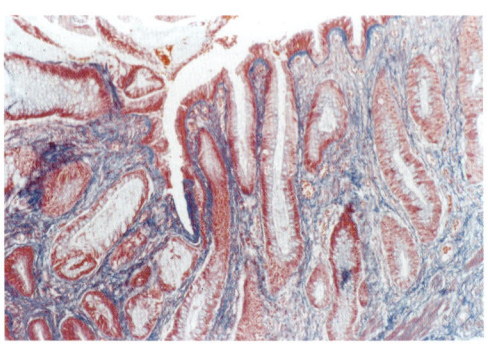

同アザン・マロリー染色．増生した間質の線維が青く染まっている．

Column
コラム 鉗子触診

　内視鏡観察に際して，主として目的部位の硬さと可動性をみる場合に有用な手技である．硬さの判断としては，粘膜下腫瘍様の所見において，粘膜下に存在するものを類推することができる．一般に軟らかいものではいわゆるクッションサインがみられ，その凹みの程度や復元の仕方などよって，漿液性か脂肪か気体かなどもある程度わかる．クッションサインがない場合は，その硬さの程度により，GIST とカルチノイドとの鑑別なども可能である．さらに可動性も加味すれば，病変の局在が粘膜下か，固有筋層に達しているか，壁外なのか，などの判断の一助となる情報も収集しうる．

　上皮性の病変においても，まず，その硬さから多くの情報が得られる．一般に良性腫瘍は軟らかく容易に変形する．悪性腫瘍は硬い部分を有し，変形しにくい．線維化をきたした部分は硬い．上皮性腫瘍で明らかに硬い部分を有すれば悪性を考える．

　特筆すべきは，癌における粘膜下浸潤の有無と程度を判断する際に，非常に有用な情報を与えてくれる点である．拡大内視鏡や超音波内視鏡の情報がない，もしくは乏しいときでも，治療の適応判定に非常に有効である．すなわち，主として 2 cm 以下の表面型や無茎性病変において，その辺縁（側面）をめくるように押し上げた場合，浸潤がない部分は軟らかく持ち上がり変形もきたしうる．SM2 以上の浸潤があると，同部は持ち上がらない．これらは，上皮性病変の粘膜下層における接着の程度を見ていることになる．ただし，大きく丈の高い病変や有茎性病変には応用しづらい．

〔安藤正夫〕

内視鏡医が知っておくべき肛門病変

松田保秀

概　説

　大腸内視鏡検査を始める前には，まず布で覆われている患者の殿部，肛門部の視診と，直腸肛門指診が必須である．視診では病変があれば，その色調，しこり，腫脹，脱出の有無，病変の範囲，分泌物の有無をすばやく診て確認し記載する．肛門部ではやはり痔核，裂肛，痔瘻，腫瘍の存在を確認しておくことが第一である．次いで肛門指診を行い，肛門管が緩くないか，狭くないか，硬くないか，強い痛みがないか，などを診るが，示指だけでなく拇指と示指による双指診がより有効である（双指診：ゴム手袋を付けて，右示指にゼリーを塗布した後，肛門入口部にゼリーを塗って滑りを良くして，肛門管にそっと指を挿入する．右示指と拇指で内外肛門括約筋を挟んで，全周にその性状を調べる．しこりがあったり硬化していたら，血栓性外痔核や悪性腫瘍を，弾力性があって圧痛を伴うなら肛門周囲膿瘍を考える）．そして，直腸肛門部から，直腸深部へ10数cmまでを触診する．男性では前立腺の大きさ，硬さを，女性では子宮筋腫の有無，直腸膣壁の弛緩程度をチェックしておく．しかし，これらの一連の診察を数十秒ですませるべきである．肛門病変が発見されたら内視鏡検査中に直腸・結腸病変との関連性を考慮し，治療に関する検討をする．内視鏡医の守備範囲であれば改めて処置し，外科系のものであれば依頼する．ここで具体的な疾患（**表**）について解説する[1,2]．

表　内視鏡医が知っておくべき肛門病変

1．痔核	7．肛門部悪性疾患
2．肛門周囲膿瘍	1）痔瘻癌
3．痔瘻	2）扁平上皮癌
4．裂肛	3）Paget病
5．膿皮症	4）直腸肛門部癌浸潤によるPagetoid現象
6．その他の肛門疾患	5）Bowen病
1）尖圭コンジローマ	6）平滑筋肉腫
2）毛巣瘻	7）直腸GIST
3）直腸瘤	8）肛門管癌
4）直腸脱	9）肛門部悪性リンパ腫
5）肛門ポリープ	
6）帯状疱疹	
7）壊疽性筋膜炎（Fournier症候群）	
8）クローン病	
9）出産時裂傷	

1．痔　核
　　肛門周囲の外痔核性皮垂が著明だったり，血栓性外痔核でしこりができていたり，嵌頓痔核では全周性に腫脹と脱出が著明である．

2．痔瘻・肛門周囲膿瘍
　　肛門周辺の瘻孔や排膿をみたら，まずは肛門周囲膿瘍・痔瘻を考える．肛門後方の肛門挙筋が硬いときは深部痔瘻である．もし肛門部のむくみや深く掘れた裂肛を診たときはクローン病を考慮する．

3．裂　肛
　　指診で痛みが強く，出血するときは裂肛で，肛門前後にできやすい．硬い皮垂や肛門ポリープを形成しやすい．肛門ポリープだけが脱出して目立つこともある．

4．膿皮症
　　殿部にできる病変で比較的頻度が高く大切なものである．これは皮膚の慢性炎症であり，化膿性汗腺炎の形態をとることもある．肛門周辺から殿部にかけて黒ずんで，肥厚した皮膚病変で，痔瘻と鑑別しにくく，切開排膿後も外側に進展してゆき完治せず，痔瘻を高頻度に合併する．治療は切除して縫合する．広範囲のものは円形くり抜き法で切除したり，全層皮膚移植術を行う．

5．尖圭コンジローマ
　　肛門周囲，肛門管に褐色または白っぽい疣（乳頭腫）が密集する疾患で，ヒト乳頭腫ウイルス（HPV）による性行為感染症である．最近HIV感染症との合併例が多くなってきたので，内視鏡洗浄で注意すべき疾患である．

6．肛門部悪性疾患
　　痔瘻の瘻孔からゼリー状粘液性物質が出たら痔瘻癌を疑う．肛門縁に硬い痔核様硬結があれば扁平上皮癌（HPVが原因という報告もある）を，粘液状分泌物を出すしこりは肛門管癌を，肛門管で異常に黒っぽい痔核様病変をみたら悪性黒色腫を想定する．肛門周辺の赤褐色を帯びた難治性の肛囲皮膚炎をみたら，Paget病または，直腸肛門部癌の浸潤によるPagetoid現象を思い浮かべる．同じく，丘疹と鱗屑ではBowen病を疑う．
　　以上いずれにしても，見慣れた病変と違う印象をもったら慎重に対処すべきである．

文　献
1) 松田保秀：その他の肛門疾患．岩垂純一 編著：肛門疾患診療プラクティス．117-146，永井書店，大阪，2001
2) 松田保秀，浅野道雄：その他の肛門良性疾患の診断と治療．外科治療　2003；89：659-666

Ⅲ．疾患別内視鏡像　［その他］

内視鏡医が知っておくべき肛門病変

■ 痔　核

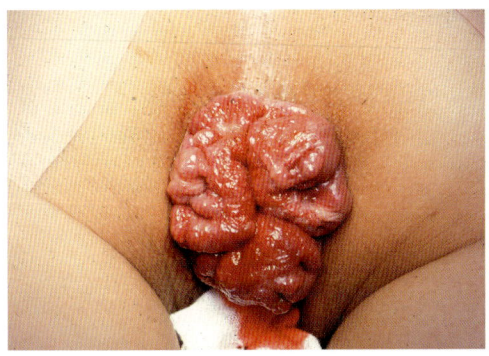

a：全周性の内痔核が拍動を伴って脱出・腫脹している．強くこすらなければ多量に出血することはない．

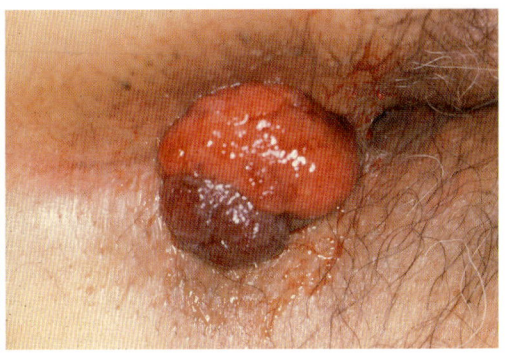

b：痔核のようにみえるが，直腸肛門部の直腸ポリープ（腺腫）である．括約筋に絞られて血行障害を起こし，一部変色している．

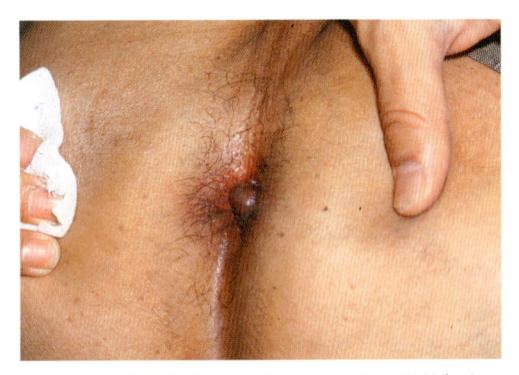

c：小豆粒ほどの血栓性外痔核である．意外と痛みが強い．

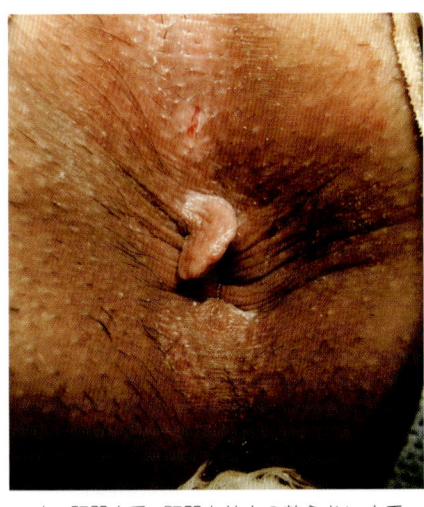

d：肛門皮垂．肛門部右前方の軟らかい皮垂である．肛門部のべとつきとかゆみが特徴．裂肛の刺激で生じることも多い．

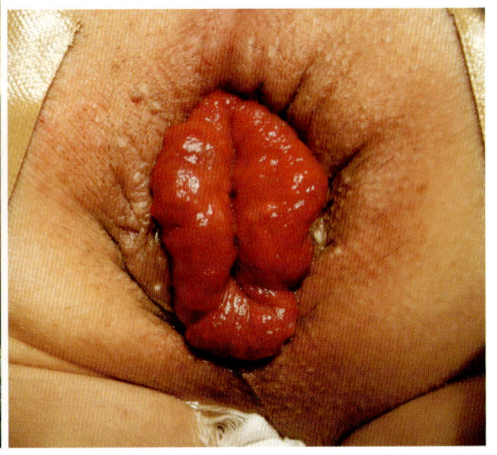

e：直腸粘膜脱．直腸脱と違って全周性に直腸粘膜が痔核のように脱出し，排便時はポタポタ出血する．

内視鏡医が知っておくべき肛門病変

■ 痔　核

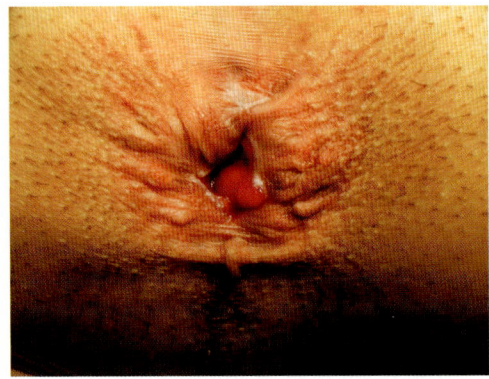

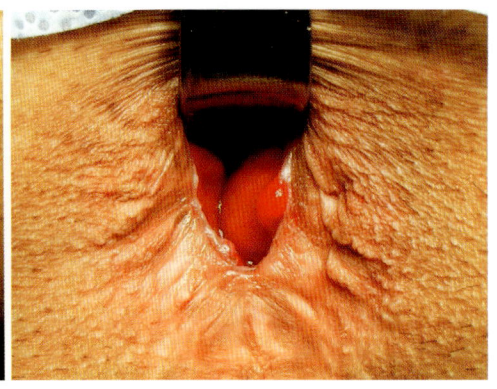

f：ホワイトヘッド肛門．
左：全周性の瘢痕状狭窄と粘膜脱がある．
右：皮膚と直腸粘膜が全周に縫合されていて肛門上皮が欠損している．

■ 肛門周囲膿瘍

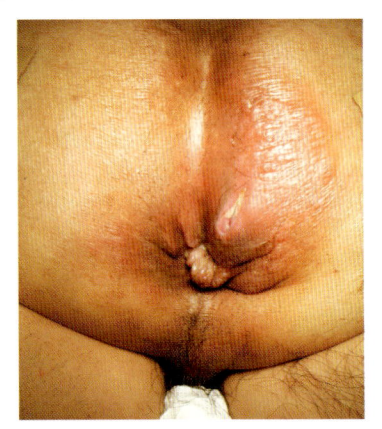

肛門後方から右側全体の膨隆と発赤，腫脹があり膿の貯留を思わせる．

■ 痔　瘻

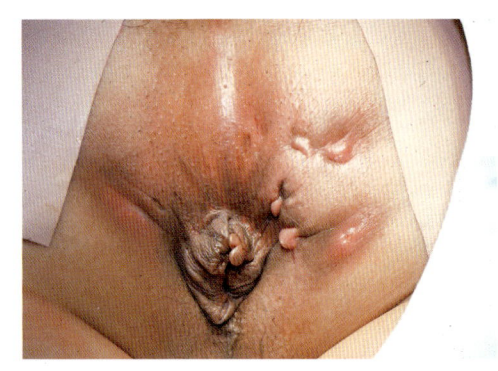

肛門周囲の右側に複数の二次口（外口）をもつ坐骨直腸窩痔瘻（複雑痔瘻）である．

■ 膿皮症

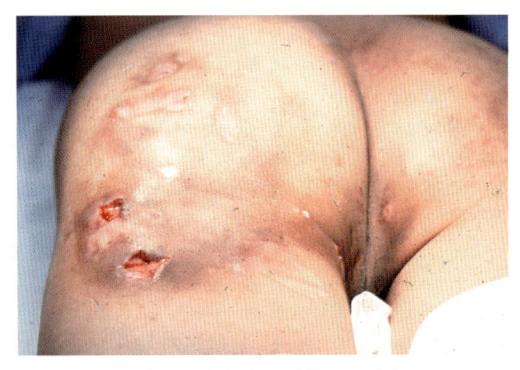

両側殿部，とくに左殿部に広範囲に変色し肥厚した感染病巣があり，排膿を認める．慢性的にゆっくり拡大していくので受診・治療が遅れる．

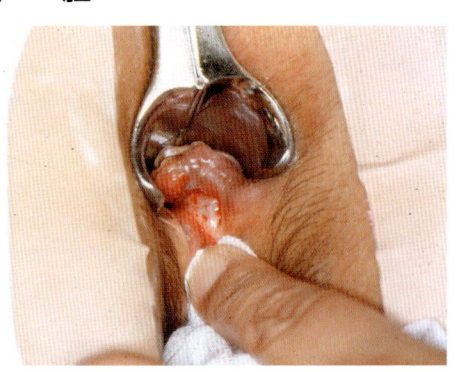

■ 裂　肛

肛門前方に線維化した裂創がある．その奥にある肛門ポリープ状に腫大した痔核が排便時に引っ張られて慢性的な裂創を生じ，そのために痔核がさらに腫大するという悪循環を繰り返している（症候性裂肛）．

III. 疾患別内視鏡像 ［その他］

内視鏡医が知っておくべきその他の肛門病変

■ 尖圭コンジローマ

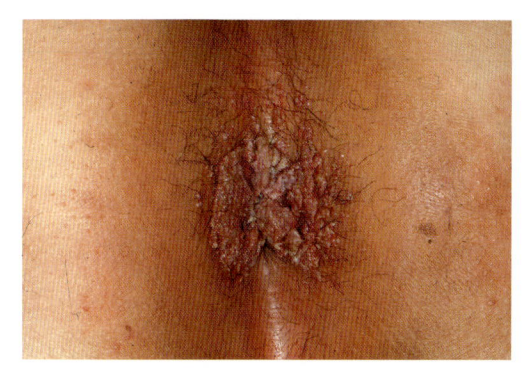

肛門部全周に集簇性で白色調の疣贅が発生しており，肛門縁が見えない．湿潤して痒みを伴い徐々に拡大する．性行為感染症の一つとして頻度が高く重要な疾患である．

■ 毛巣瘻

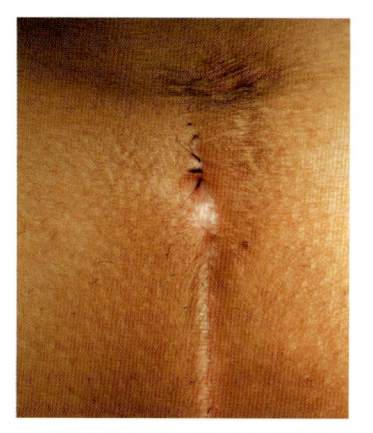

尾骨の後方で正中線上に化膿性しこりと，排膿する瘻孔があり，数本毛髪を排出する．

■ 直腸瘤

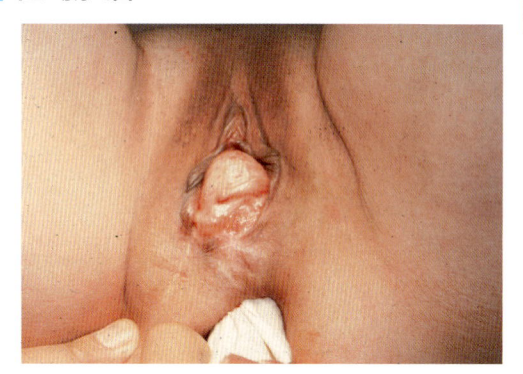

中高年の女性で排便時に肛門・膣部の膨らみを伴うものであり，便が出口まではくるが，それ以上力んでも出ないという典型的な症状を呈する．排便障害の最大の原因である．

■ 直腸脱

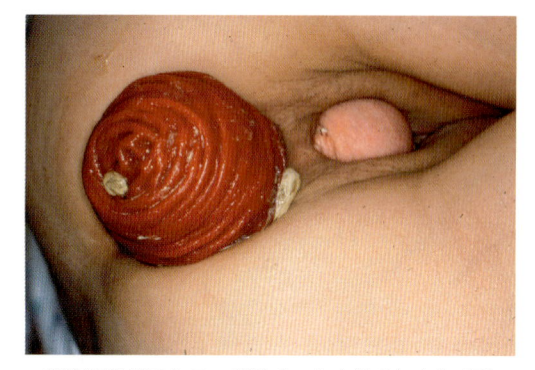

肛門括約筋のトヌスが低く，力ませると大きく脱出する．確実な診断は，怒責診で行う．この症例は膣脱，子宮脱もあった．

■ 直腸脱

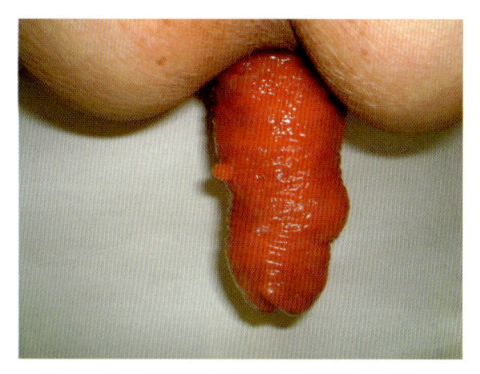

15 cm の長さに直腸が脱出している．ポリープも認められるが，脱出の先端はもともと直腸S状結腸部の粘膜である．

■ 肛門ポリープ

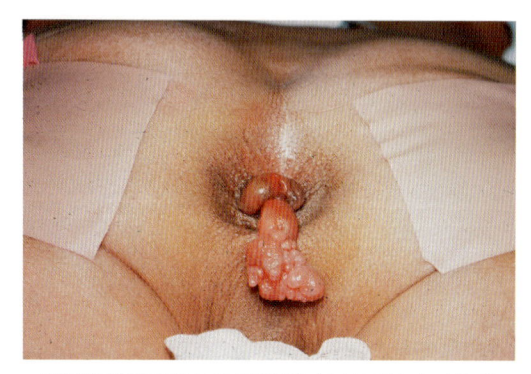

肛門歯状線の肥大乳頭が刺激を受けて大きく伸びたものである．裂肛の副産物としてよくできるが，悪性変化はしない．

内視鏡医が知っておくべきその他の肛門病変

■ 肛門帯状疱疹

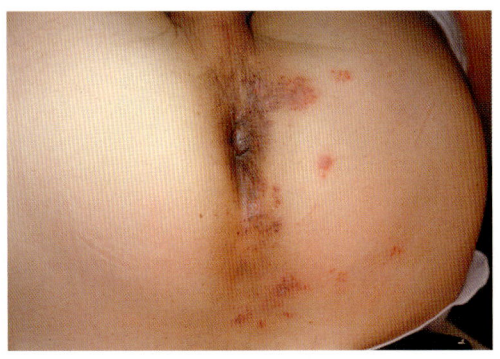

肛門左側に片側性に水疱，膿疱を伴う疱疹が散在している．時期が過ぎると黒く変色してくる．発疹前から神経痛様疼痛がある．

■ 壊疽性筋膜炎（Fournier 症候群）

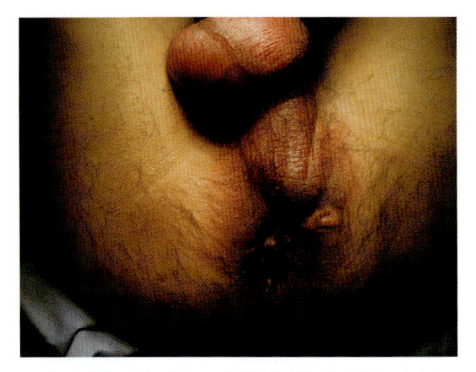

陰嚢が発赤腫脹し，会陰部に膿瘍の貯留を認める．

■ クローン病

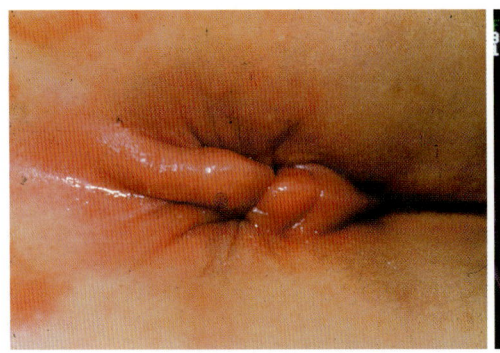

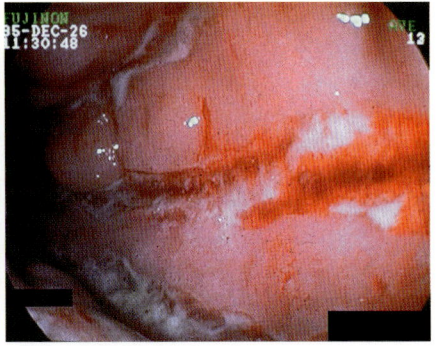

中年女性で，肛門周囲皮膚が浮腫状に腫大し，一部痔瘻形成もある．右は同症例の直腸縦走潰瘍である．

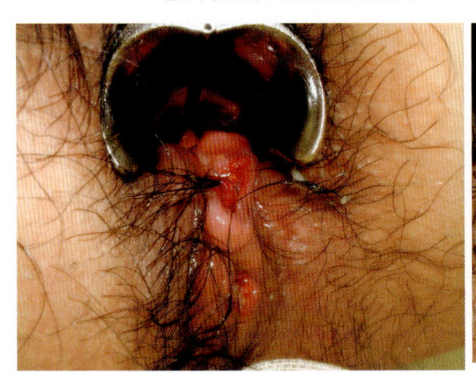

クローン病における下掘れ裂肛．

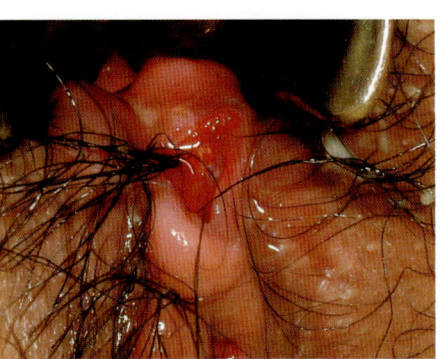

拡大写真．不整形の潰瘍を認める．

Ⅲ．疾患別内視鏡像　[その他]

内視鏡医が知っておくべきその他の肛門病変

■ クローン病

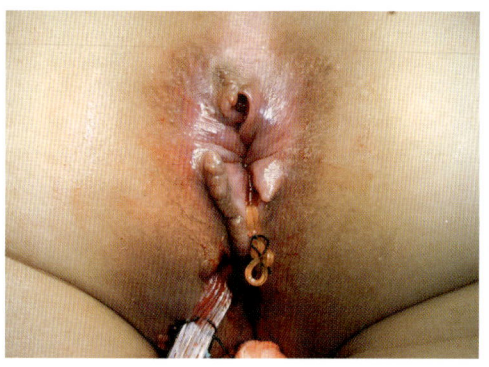

多発する瘻口，複雑な瘻管と浮腫状の皮膚肥厚が特徴的．

■ 出産時会陰裂傷

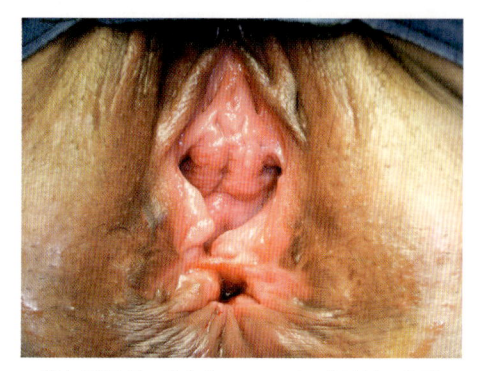

膣と肛門が一体となっている．会陰筋・肛門括約筋は完全に断裂している．

内視鏡医が知っておくべき肛門部悪性疾患

■ 痔瘻癌

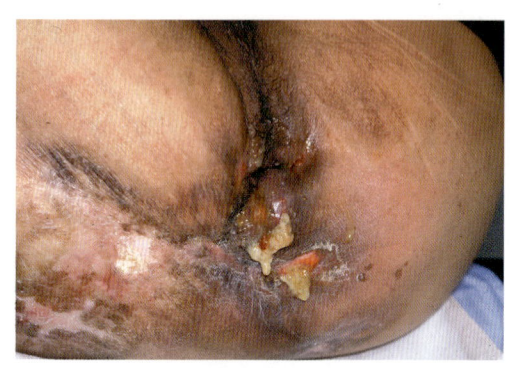

肛門後方で，硬い手術瘢痕から粘液物質が出てきている．痔瘻が断続的に10数年活動していた．

■ 扁平上皮癌

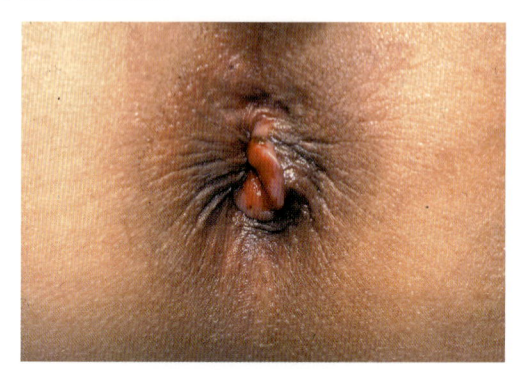

肛門左後方に出血を伴い痛みの少ない裂肛様の病変がある．周囲の組織と明らかに硬さが違うので，生検をした結果，診断がついた．

■ Paget病

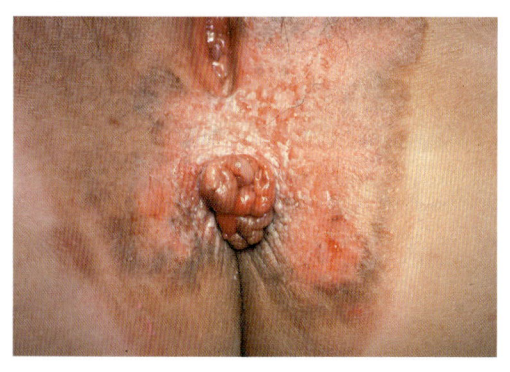

肛門・膣部を中心に，やや赤みを帯びた鱗屑を伴う湿疹様病変があり，表面は平滑なところと細顆粒状のところがある．Paget細胞の検出が決め手である．

内視鏡医が知っておくべき肛門部悪性疾患

■ Pagetoid 現象

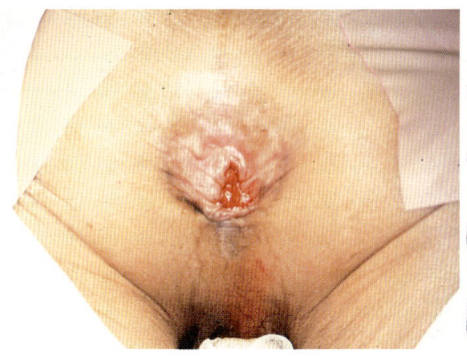

a：左側を中心とする肛門周辺の湿疹を思わせる色素沈着と肛門皮膚の浮腫状変化がある．

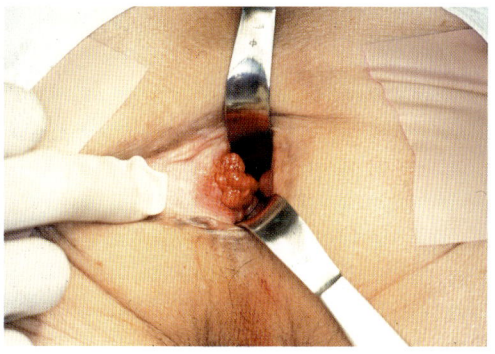

b：肛門左前方寄りの直腸肛門部に癌腫（腺癌）があり，癌細胞の浸潤が肛門皮膚に及んでいるために，あたかも Paget 病の皮膚外観を有するものである．

■ 肛門管癌

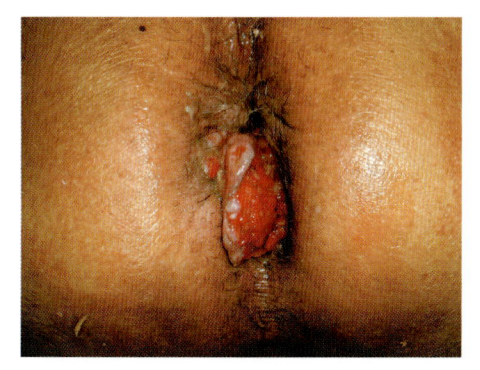

肛門後方の肛門管粘膜から発生した高分化腺癌であった．硬くて易出血性である．

■ 肛門部悪性リンパ腫

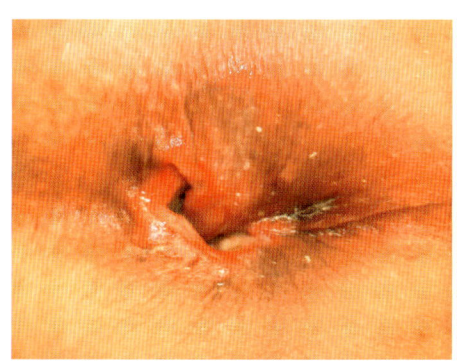

肛門出血，疼痛，分泌物で来院．不整形潰瘍と治癒傾向に乏しい肉芽が認められる．

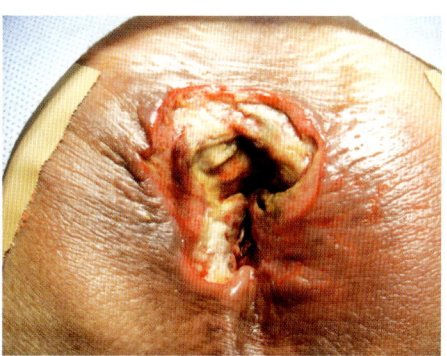

3カ月後，急速に潰瘍が増大し次第に肛門管全周の上皮が融解し，肛門外へ病変が拡大した．

●索引 （太字の頁には，症例画像があることを示す）

和　文

あ

アウエルバッハ神経叢　46
アフタ　148, 198
　——のみのクローン病　199
　——様潰瘍　208
　——様大腸炎　198, **201**
　——様の小潰瘍　212
　——様びらん　327
　打ち抜き状——　203
アミロイドーシス　198, 237, 244, **254**
　小腸——　268
アメーバ　236
　——感染症　335
　——赤痢　198, **203**, 232, 236, **243**, 331, **332**
　——腸炎　206, **215**
アモキシシリン　342
青色ゴムまり様母斑症候群　339
悪性黒色腫の大腸転移　309
悪性リンパ腫　**160**, 198, **201**, 206, 244, **252**
　——の内視鏡所見　306
　——の分類　306
　——：空腸　**264**
　——：小腸　268
　——肛門部　**367**
　——腫瘤型　**252**
亜有茎性　147

い

イブプロフェン　343
インジゴカルミン　77, 84, 182
インフォームド・コンセント　29
いきみ　209, 356
萎縮瘢痕帯　245, 269
遺伝性非ポリポーシス性大腸癌　305
芋虫状　147
印環細胞癌の病理組織像　**292**

う

打ち抜き状アフタ　203
打ち抜き状びらん　200
打ち抜き様の潰瘍　187, 218

え

エバンスブルー　77
エルシニア腸炎　198, **203**, 206, 330, **331**
　——：小腸　268
壊疽性筋膜炎　365
円形　148
円形潰瘍　208
炎症性腸疾患　305
炎症性腸病変の罹患部位　207
炎症性ポリープ　204, 211, 269
炎症性ポリポーシス　152, 302
円柱細胞　46

お

オピスタン　32, 36
横行結腸
　——中央屈曲部　**44**
　——中部　53
凹凸不整　148
帯状潰瘍　207, 208

か

カプセル内視鏡検査　67, 73, 260, 269
　——の禁忌　68
　——の偶発症　68
　——の有害事象　74
　——の FICE　70
カプセル内視鏡像
　——小びらん　**74**
　——正常小腸　**74**
カルチノイド　**165**

直腸——　177, 229
カルチノイド腫瘍　286
　——の EUS 像　**142**
　——の病理組織像　**293**
カンピロバクター腸炎　198, 206, **216**, 236, 330, **331**
　——：小腸　268
回腸の正常絨毛　63
海綿状血管腫　**166**, **231**, **339**, **346**
回盲弁小帯　45, **46**
潰瘍　147, 148, 206
　打ち抜き様——　187, 218
潰瘍性大腸炎　**189**, 198, 204, 206, **214**, 223, 236, **242**, 244, 253
　——，活動期　**181**, **232**, 316
　——，寛解期　**180**, **233**, 253, 258
　——診断基準　315
　——に見られる炎症性ポリープ　**232**
　——の活動期内視鏡所見　315, 316
　——のサーベイランス内視鏡　119
　——の内視鏡所見　314
　——の病理組織像　**290**
　——の EUS 像　**138**, **139**
　——病期分類　315
　——病型分類　315
潰瘍性大腸炎の内視鏡分類　318
　——：Baron の内視鏡所見分類　321
　——：Matts 内視鏡分類　318, **320**
　——：Mayo の内視鏡所見分類　321
　——：Rachmilewitz の内視鏡所見分類　321
架橋ひだ　147, 148
拡大観察　83
過形成性病変　163
　表面型——　162

369

索　引

過形成性ポリープ（HP）　**162**，237，286，**301**
　　──の病理組織像　**293**
下行結腸　**43**
化生（過形成）性ポリポーシス　152，**302**
画像強調観察（IEE）　93，123，128
画像強調内視鏡観察法の分類　93
家族性大腸腺腫症（FAP）　152，261，**302**，305
　　──：非密生型　**303**
　　──：密生型　**303**
　　──の介在粘膜　**303**
過敏性腸症候群　317
顆粒（状）　147，148
顆粒細胞腫　**165**
陥凹
　　──主体　**183**
　　──主体の大腸 SM massive 癌　**190**，**191**
　　──の存在発見　182
　　──を伴う隆起型 M 癌　**192**
陥凹内隆起　193
管外性圧排　244
鉗子触診　155，359
鉗子チャンネルに色素を流す散布方法　81
管状絨毛腺腫の病理組織像　**291**
管状腺腫の病理組織像　**291**
感染性腸炎　198，236，244
　　──の内視鏡所見　330
　　──の病因分類　330
関連痛　19
肝彎曲部　44，53

き

キシロカイン　31
偽憩室　180
　　──様変形　245
寄生虫　236
偽膜性大腸炎　187，201，340，342
　　──：発症時　**201**
偽膜性腸炎　**234**
吸引による陥凹　**186**
牛眼像　147
臼歯状　147
急性出血性直腸潰瘍　**189**，206，**209**

急性腸管膜動脈閉塞症　344
狭窄　244
狭小化　244
棘状　148
虚血性小腸炎　268，**272**
虚血性腸炎　**188**，198，**202**，**206**，**219**，**223**，**234**，237，244，248，344
　　──，急性期　248，**338**
　　──，治癒期　248，**338**
　　──，瘢痕期　248，**338**
　　──：一過性型　**338**，**346**
　　──：壊死型　**258**，**346**
　　──：狭窄型　**338**
　　──の重症度分類　336
　　──の病型　336
鋸歯状　148
鋸歯状腺腫　**162**，**195**，**228**，**301**
　　──の病理組織像　**291**
鋸歯状病変　300
菌交代現象　**234**
緊満感　155，157

く

クッションサイン　147，148，151，167，230，231，265
クラミジア腸炎　198，**202**
クリスタルバイオレット　78，84
クリップ法　235
グルカゴン　36
クローン病　**189**，198，**204**，**206**，**211**，**212**，**223**，236，244，245，248，322
　　──，活動期　**233**
　　──，寛解期　**181**
　　──：アフタ様びらん（小腸）　**328**
　　──：敷石像（小腸）　**328**
　　──：敷石像（大腸）　**324**
　　──：縦走潰瘍（小腸）　**328**
　　──：縦走潰瘍（大腸）　**324**
　　──：縦列する小不整形潰瘍（大腸）　**324**
　　──診断基準　322
　　──の肛門病変　323，**365**，**366**
　　──の小腸病変　**267**，268，**272**，326
　　──の上部消化管病変　323，325

　　──の初期病変　**204**，323
　　──の病理組織像　**290**
空気量　172，353
偶発症　31，32

け

憩室（多発）　245
憩室炎　244，**257**
外科的追加腸切除　285
下血　23
血管炎症候群（小腸）　268
血管拡張症　344，345，**346**
血管腫　344
血管周皮腫　344
血管性病変　344
血管透見　147，148
　　──像の消失　**236**
　　──の低下　**181**
血管肉腫　344
血管の腫瘍性病変　345
血管網増生　352
結節　148
結節集簇病変　**156**
　　──の NBI 拡大観察所見　**156**
結節状　147
結節性硬化症　302
結腸ひも　46
下痢　21，22
原因不明の消化管出血（OGIB）　73，260

こ

コンゴーレッド　78
コントラスト法　77
　　──による拡大観察　84
硬化　148
抗癌剤起因性大腸炎　341
抗菌薬　244
抗コリン薬　31，36
抗生物質起因性大腸炎　**210**，340
高伝達挿入部　329
高分化管状腺癌の病理組織像　**291**
紅暈　199，215
肛門管癌　367
肛門指診　360
肛門周囲膿瘍　**361**，**363**

肛門帯状疱疹　365
肛門皮垂　362
肛門部悪性疾患　361
肛門部悪性リンパ腫　367
肛門扁平上皮癌　366
肛門ポリープ　364
鼓腸　25
孤立性直腸潰瘍　356
根治度判定　284

さ

サーベイランス内視鏡　118
サイトメガロウイルス
　──腸炎　198，206，**212**，236，331，**331**
サルモネラ腸炎　**187**，198，206，**216**，**217**，236，**257**，330，**331**
　──：小腸　268
細菌性腸炎　198
細径スコープ　329
臍形成　147，148
佐野分類　98，111
蚕食像　148

し

ジクロフェナク　343
シングルバルーン内視鏡　59
　──の挿入　60
耳介様　148
痔核　361，**362**，363
敷石状結節　248
敷石像　199，236，323，324，326，328
色素内視鏡観察　77
色調　222
子宮癌のＳ状結腸浸潤（EUS像）　141
子宮内膜症　**169**，244，251，**251**
軸保持短縮法　51
持続性刺激痛　20
持続性鈍痛　20
下掘れ潰瘍　207，208
下掘れ傾向　200
実体顕微鏡観察　87
脂肪腫　**167**，230，261
　──のEUS像　**141**
島状粘膜残存　148
島状隆起　148

若年性ポリープ　164，228
若年性ポリポーシス　152，302，304
縦走潰瘍　199，207，208，211，236，248，323，326，352
縦裂変形　244
集中　148
周堤隆起　148，149
絨毛（状）　**63**，147
重力方向と病変の位置関係　55
縦列する不整形潰瘍またはアフタ　323
宿便性潰瘍　206，**210**
出血　32
術後吻合部狭窄　244，**250**
術後吻合部潰瘍，小腸　268
出産時会陰裂傷　366
術前マーキング　235
受動湾曲　329
腫瘍の見つけ出し診断　77
消化管血管腫　339
消化管ポリポーシス　152
上行結腸　44
錠剤型経口腸管洗浄剤　35
小腸潰瘍の原因疾患　268
小腸癌　**263**
小腸疾患の鑑別　63
小腸内視鏡挿入観察法　57
小腸のアフタ　266
小腸のびらん　266
小腸の隆起性病変　260
上皮性病変　152
静脈硬化性虚血性腸炎　206，**217**，344，**347**
静脈硬化性大腸炎　237，**243**
昭和分類　99
痔瘻　211，361，**363**
痔瘻癌　366
心因性疼痛　20
神経内分泌腫瘍　288
　──のGrade分類　288
深在性嚢胞性大腸炎　356
伸展不良　191

す

スクリーニング　103
随伴病変　245

せ

セフェム系抗生物質　342
セルシン　32，36
センナ　228
生検場所　195
性行為感染症　364
成人Ｔ細胞白血病（ATL）　206，**217**，306
成人Ｔ細胞リンパ腫　306，**308**
星芒状　148
赤痢　198
線維筋症　358
尖圭コンジローマ　361，**364**
鮮血便　23，24
穿孔　32
仙骨前面の仙骨腫による直腸圧排　251
線状　148
洗浄・消毒　37
染色法　78
　──による拡大観察　84
前処置　35
疝痛　20
前投薬　31

そ

双指診　360
桑実状　147
粗糙　147
粗糙・顆粒状粘膜　352

た

タール便　23
ダブルバルーン内視鏡　58，260
　──の挿入　60
たこいぼ状　147
　──びらん　203
　──隆起　147
たこいぼ様　243
台状挙上　148，149，191
褪色　223
大腸
　──の区分　276
　──の血管支配　46
　──の正常組織所見　46

索　引

──の正常粘膜（アーチファクト）　239
──の走行　41
──の病理組織分類　286
大腸 M 癌
　　──：0-Ⅰs　155
　　──：0-Ⅱa（LST-NG）　179
　　──：0-Ⅱc＋Ⅱa（LST-NG）　226
　　──の EUS 像　136
大腸 SM 癌
　　──：0-Ⅰp　157
　　──：0-Ⅰp（決潰を伴う）　156
　　──：0-Ⅰs　157, 158, 159, 225
　　──：0-Ⅰs（決潰を伴う）　155
　　──：0-Ⅰsp　155, 220, 230
　　──：0-Ⅰsp＋Ⅱc　155
　　──：0-Ⅱa　160
　　──：0-Ⅱa＋Ⅱc　159, 174, 175, 226, 242
　　──：0-Ⅱc＋Ⅱa　174
　　──：浅い陥凹を伴う　193
　　──：ひだ集中変形　247
　　──の EUS 像　136, 137
　　──の浸潤距離実測法　196
大腸癌
　　──のリスクファクター　305
　　通常型・スキルス──　244
大腸癌治療ガイドライン　196, 284
大腸癌取扱い規約　276, 283
大腸腫瘍（表在型）
　　──：0-Ⅰp 型　278
　　──：0-Ⅰs＋Ⅱa 型（複合型）　280
　　──：0-Ⅰsp 型　278
　　──：0-Ⅰs 型　278
　　──：0-Ⅱa＋Ⅱc 型　281
　　──：0-Ⅱa 型　279, 280
　　──：0-Ⅱb 型　280
　　──：0-Ⅱc 型　281
　　──：0-Ⅱc 型＋Ⅰs 型（複合型）　280
大腸腫瘍治療選択のための内視鏡診断ストラテジー　117
大腸腫瘍と生検　299

大腸腫瘍の肉眼形態分類　277
大腸進行癌
　　──：1 型　161, 227, 282
　　──：2 型　161, 176, 219, 227, 252, 282
　　──：2 型（Ⅱa 様）　219
　　──：2 型（結節集簇様病変）　219
　　──：3 型　161, 282
　　──：4 型　161, 282
　　──：4 型（lymphangiosis type）　254
　　──：4 型（muconodular type）　255
　　──：4 型（scirrhous type）　255, 256
　　──：Ⅰs＋Ⅱc 様　176
　　──の EUS 像　136
大腸腺腫
　　──：0-Ⅰp　154
　　──：0-Ⅰs　154
　　──：0-Ⅰsp　224
　　──：0-Ⅱa　239
　　──：0-Ⅱa（LST-NG）　179, 225
　　──：0-Ⅱc（LST-NG）　241
　　──：0-Ⅱb　240
　　──：0-Ⅱc　224, 240
　　──の保有者　305
大腸内視鏡挿入観察法　49
大腸内視鏡における NBI の位置づけ　113
大腸ポリポーシスの内視鏡所見　302
大腸ポリポーシスの分類　302
大腸リンパ濾胞増殖症　198
滞留　68, 74
脱気水　134
多発性炎症性ポリープ　161
単純性潰瘍　198, 206, 218, 244, 247
　　──：小腸　268

ち

地図状　148
遅発性穿孔　33
虫垂開口部　45

中分化管状腺癌の病理組織像　291
腸炎ビブリオ　236
超音波内視鏡（EUS）　133→EUS 像も見よ
　　──によるリンパ節転移診断　137
　　──の前処置　134
　　──の前投薬　134
　　正常層構造の──像　135
腸管 Behçet 病　218, 247
　　──：小腸　268
腸管アデノウイルス　236
腸管外腫瘍による圧迫　251
腸管出血性大腸菌　244
腸管出血性大腸菌腸炎　206, 210, 257
腸管囊腫様気腫症（EUS 像）　141, 168
腸間膜脂肪織炎　244, 256
腸間膜との関係　269
腸結核　198, 204, 206, 213, 223, 249, 331, 332
　　──：小腸　267, 268, 271
　　──：盲腸　188
　　活動性──　180
　　陳旧性──　180
腸チフス　206
直腸静脈瘤　231, 344, 347
直腸脱　364
直腸粘膜脱　362
直腸粘膜脱症候群　356
　　──：潰瘍型　358
　　──：隆起型　358
　　──と cap polyposis の鑑別点　357
直腸横ひだ　42
直腸瘤　364

て

低分化管状腺癌の病理組織像　292
転移性腫瘍　206, 244
転移性大腸癌　164, 245, 254, 255, 256
点墨　235

と

トルイジンブルー 78
ドルミカム 32, 36
動静脈奇形 344, **346**
　　――の病型 345
等張性腸管洗浄液 35
特発性静脈硬化症 348, **349**

な

内視鏡検査の適応と禁忌 29
内視鏡治療後 244
　　――の瘢痕 178
内視鏡摘除 pSM 癌の治療方針決定 285
内視鏡摘除標本の切除断端の評価 283
内視鏡の持ち方 50
内視鏡用超音波プローブ 134
内臓痛 19
内分泌細胞 46
内分泌細胞癌 286
　　――の病理組織像 **292**

に

ニフレック 36
二段隆起 195
日本住血吸虫症 **234**
乳頭状 147
乳頭腺癌の病理組織像 291

ね

粘液癌の病理組織像 **292**
粘液の洗浄 259
粘血便 24
粘膜下腫瘍 231, 244
粘膜橋 211, 244, **258**
粘膜脱症候群 169, 206, 356
　　――：潰瘍型 169, 209
　　――：隆起型 169

の

膿原性肉芽腫 344
膿皮症 361, **363**

は

パイエル板 219
ハウストラの消失 181
ハウストラの変形 180
パネート細胞 46
パラチフス 206, **219**
　　――：小腸 268
バルーン内視鏡 269
　　――の原理 57
白苔 147, 148
白斑 155, 157
半球状 147
半月ひだ 46
　　――消失 253, 244, 254
瘢痕萎縮帯 199, 204
反応法 78

ひ

ビジクリア 35
ビブリオ 198
ひげ状 148
ひだ集中 148, 173, 174, 175, 176, 177, 178, 180, 191, 247
　　処置に伴う―― 173
ひだの消失 173
ひだのひきつれ 173, 180
ひだ乗り上げ所見 173, 179
びまん大細胞型リンパ腫 306
びらん 147, 148, 198
　　打ち抜き状―― 200
非偽膜性大腸炎 340
非上皮性病変 150
非特異性多発性小腸潰瘍症 268, 271
病原性大腸菌 236
病変の位置どり 54
表面型過形成性病変 162
表面陥凹型大腸 M 癌 185
表面陥凹型大腸腺腫 185
日和見感染症 334
平皿状 148
広島分類 99, 114
　　――と組織型・深達度診断 114
脾彎曲部 43, 53

ふ

ブリリアントブルー 77
プロナーゼ 83
深掘れ潰瘍 214, 247
腹水 25
腹痛と病態生理 19
腹痛の原因 20, 21
腹部アンギーナ 344
腹部膨満感 24, 25
腹壁圧迫 51
腹膜刺激痛 19
不整 148
不整形 148
　　――潰瘍 208
不明瞭 148
糞線虫症 331, **332**

へ

ペニシリン 233
ペパーミントオイル 36
平滑 147
平滑筋腫 261
　　――の EUS 像 **141**
閉塞性腸炎, 小腸 268
平坦 148
平盤状 147
変形 244
便秘 22, 23

ほ

ポリペクトミー後遺残再発病変 **177**
ポリポーシス症候群の小腸病変 262
ホワイトヘッド肛門 363
放散痛 19
放射線照射性腸炎 344, **347**
放射線性腸炎 244, 253, **253**
　　――：小腸 268
発赤 223

ま

マイスネル神経叢 46
マグコロール P 35

373

索　引

マントル細胞リンパ腫　306
　　──：混合型　308
まだら色を呈する病変　228
末梢性T細胞リンパ腫（混合型）
　　308
慢性出血性小腸潰瘍症　271

む

無茎性　147
無血管領域　158
無構造　147, 148

め

メシル酸イマチニブ　310
メチレンブルー　78
メラノーシス　228
明瞭　148
面状変形　244

も

毛細血管拡張　166
毛巣瘻　364

盲腸　53

や

薬剤性腸炎　198, 233, 244, 257,
　　340, 342, 343
　　──：小腸　273

ゆ

有茎性　147

ら

ランソプラゾール　350

り

リーベルキューン陰窩　46
リケッチャー　198
リンパ管腫　167
リンパ濾胞過形成　199, 202
リンパ濾胞性ポリポーシス　152,
　　302
隆起主体　183

　　──の大腸 SM massive 癌
　　193, 194, 195
隆起性病変　150
輪状潰瘍　180, 199, 207, 208,
　　249
輪状変形　244

る

ルゴール　78
類円形　148
　　──潰瘍　208

れ

裂肛　361, 363

ろ

ロキソプロフェン　343
ロタウイルス　236
濾胞性リンパ腫　306
　　──：MLP型　307

欧　文

A

α-SMA 陽性　311
α ループ法　51
abdominal distension　24
abdominal fullness　24
aberrant crypt foci（ACF）　162, 205
adult T cell leukemia（ATL）　217
AFI（Autofluorescence Imaging system）　128
　　──による大腸病変の質的診断　130
　　──による大腸ポリープ拾い上げ診断　129
　　──の原理　128
AIDS　232
　　──の下部消化管病変　333

angioectasia　344, 345
aphtha　148
arteriovenous malformation（AVM）
　　263, 344
avascular area（AVA）　158

B

β-catenin-accumulated crypts
　　（BCAC）　205
B細胞性リンパ腫　306
Bauhin 弁　45
Behçet 病　187, 198, 206, 244
　　──：小腸　273
　　──の4主症状　218
blue rubber bleb nevus（BRBN）症候群　339
bridging fold　147, 148

brownish area　109, 224, 225
bull's eye appearance　147
Burkitt リンパ腫　306

C

Capillary pattern　110
cap polyposis　170, 354, 355
　　──：地図状発赤　355
　　──の生検組織像　355
$CD^{4+}T$ 細胞数　333
CEST（capsule endoscopy structured terminology）　70
Clostridium difficile　234, 340
CMOS（Complementary Metal Oxide Semiconductor）　68
CMV 感染症　334
cobblestone appearance　211, 236

coffee bean sign　250
colitic cancer　121
collagen band　350
collagenous colitis　350，**352**
colonic mucosubmucosal elongated polyp（CMSEP）　**168**
Cowden 病　152，261，302，**304**
Cronkhite-Canada 症候群　152，261，302，**304**
CTNIG コンセンサス　117
cushion sign　147，148

D

DALM（dysplasia associated lesion or mass）　289
delle　147，148
desmoplastic reaction　195
DLBCL（潰瘍型）　**308**
DLBCL（隆起型）　**308**
dysplasia　120，121，286，289

E

EMR 後瘢痕　**178**，229
encroachment　148
EndoCapsule　74
Enteropathy 関連リンパ腫　306
EUS 像
　カルチノイド腫瘍の――　**142**
　潰瘍性大腸炎の――　**138**，**139**
　子宮癌のS状結腸浸潤の――　**141**
　正常大腸の5層構造　135
　脂肪腫の――　**141**
　大腸進行癌の――　**136**
　大腸早期癌の――　**136**，**137**
　腸管嚢腫様気腫症の――　**141**，**168**
　平滑筋腫の――　**141**

F

familial adenomatous polyposis（FAP）　305
fibromuscular obliteration　169
FICE（Flexible spectral Imaging Color Enhancement）　123
　――の原理　123

――分類　124
fold convergence　148
Fournier 症候群　**365**

G

Gardner 症候群　152
gastrointestinal stromal tumor（GIST）　**165**，206，261
　――の定義　310
　――の病理組織学的特徴　310
　空腸――　263，**313**
　小腸――　268
　直腸――　**313**
Glomus 腫瘍　344

H

head invasion　197
hematochezia　23，24
hereditary non-polyposis colorectal cancer（HNPCC）　305
herpes simplex virus（HSV）感染症　335
hyperplastic polyp（HP）　286，300

I

IBD cancer　286
idiopathic mesenteric phlebosclerosis　348
inverted hyperplastic polyp　191
irritable bowel syndrome（IBS）　317
islet-like nodule　148

K

Kaposi 肉腫　333，**333**，**334**，344
KIT レセプター　310

L

LST（laterally spreading tumor）　170，277
　――におけるひだ所見　173
LST-NG 遺残再発病変　**178**
lymphocytic colitis　350

M

malignant lymphoma　**190**
MALT リンパ腫　306
　――びまん型　**307**
　――隆起型　**307**
　回腸 MALT lymphoma　63
marginal swelling　149
Matts 分類　318
Meckel 憩室　268
micropneumatosis の病理組織像　**293**
microscopic colitis　350
moth-eaten appearance　148
mucosal prolapse syndrome（MPS）　169，206，**209**
Mycobacterium avium complex（MAC）感染症　335

N

NBI（Narrow Band Imaging）　103，108
　――による潰瘍性大腸炎サーベイランス内視鏡　119
　――による腫瘍・非腫瘍の鑑別　108
　――による組織型・深達度診断　114
　――による拾い上げ診断　103
　――の炎症性腸疾患での有用性　118
NBI International Colorectal Endoscopic（NICE）Classification　100，117
NET（neuroendocrine tumor）　288
non-lifting sign　299
NPG（non polypoid growth）　193，220
NSAIDs　244，350
NSAIDs 起因性小腸炎　268，**273**
NSAIDs 起因性腸炎　**186**，200，203，249，340
　――：潰瘍型　**343**
　――：腸炎型　**343**

O

O157腸炎　330，**331**
obscure gastrointestinal bleeding（OGIB）　73

P

Pagetoid現象　**367**
Paget病　**366**
pedunculated（Ⅰp）　147
penis like appearance　157
Peutz-Jeghers型ポリープ　**164**
Peutz-Jeghers症候群　152，261，264，302，**304**
PG（polypoid growth）　220
PG・NPG分類　220
PillCam SB2　67
pit pattern分類　87，294
　——：Ⅰ型　295
　——：Ⅱ型　295
　——：ⅢL型　295
　——：ⅢS型　295
　——：Ⅳ型　295
　——：VI型　295，296，297
　——：VI軽度不整　**296**
　——：VI高度不整　**296**
　——：VN型　295，297
　——箱根コンセンサス　294，297

pneumatosis cystoides intestinalis（PCI）　**168**
polidocanol　339
pseudo-stalk　164

R

radiating pain　19
RAPID Access 6.5　69
referred pain　19
right turn shortening　51
RomeⅢ基準　317
RSからS状結腸への屈曲部　**42**
RS junction　50

S

S状結腸から下行結腸への屈曲部　**43**
S状結腸捻転症　**250**
S状結腸の走行　43
SD junction　50，53
sedation　36
semipedunculated（Ⅰsp）　147
serrated adenoma　**162**，195
sessile（Ⅰs）　147
sessile serrated adenoma/polyp（SSA/P）　286，300，**301**
　——の病理組織像　**293**
skin tag　211
SM深部断端　283

SMT lymphangioma　**231**
Spauldingの分類　37
stalk invasion　156
standard precausion　37
surface pattern　94

T

T細胞性リンパ腫　**306**
telangiectasia　**166**
traditional serrated adenoma（TSA）　300
Turcot症候群　152，302

U

ulcer mound　149

V

varioliform of erosive gastritis　147
vascular pattern　94
visceral pain　19
von-Recklinghausen病　261

W

worm eaten appearance　200，204

改訂第3版
内視鏡診断のプロセスと疾患別内視鏡像
[下部消化管]

2005年10月10日	第1版1刷発行
2007年 2月 1日	第2版1刷発行
2010年 3月 1日	第2版3刷発行
2011年10月25日	第3版1刷発行

監　修　田尻　久雄
編　集　田中　信治，長南　明道，武藤　　学
発行者　増永　和也
発行所　株式会社 日本メディカルセンター
　　　　東京都千代田区神田神保町1-64（神保町協和ビル）
　　　　〒101-0051　TEL 03（3291）3901㈹
印刷所　三報社印刷株式会社

ISBN978-4-88875-242-8

©2011　乱丁・落丁は，お取り替えいたします．

本書に掲載された著作物の複写・転載およびデータベースへの取り込みに関する許諾権は日本メディカルセンターが保有しています．

JCOPY　＜㈳出版者著作権管理機構　委託出版物＞

本書の無断複写は著作権法上での例外を除き禁じられています．複写される場合は，そのつど事前に，㈳出版者著作権管理機構（電話 03-3513-6969, FAX 03-3513-6979, e-mail：info@jcopy.or.jp）の許諾を得てください．